聴覚障害学

Audiology

編著：
中川尚志
廣田栄子

医歯薬出版株式会社

執筆者一覧

編者

| 中川　尚志 | なかがわ　たかし | 九州大学大学院医学研究院耳鼻咽喉科学分野 |
| 廣田　栄子 | ひろた　えいこ | 筑波大学名誉教授 |

執筆者　（執筆順）

中川　尚志	なかがわ　たかし	編者欄に同じ
舘野　誠	たての　まこと	リオン株式会社
中市　健志	なかいち　たけし	リオン株式会社
福井　恵子	ふくい　けいこ	福岡国際医療福祉大学医療学部言語聴覚学科
石川浩太郎	いしかわ　こうたろう	国立障害者リハビリテーションセンター病院
堀井　新	ほりい　あらた	新潟大学医学部耳鼻咽喉科・頭頸部外科
佐野　肇	さの　はじめ	北里大学医療衛生学部リハビリテーション学科言語聴覚療法学専攻
前山　啓充	まえやま　のぶみち	大手前病院耳鼻咽喉科
北　義子	きた　よしこ	武蔵野大学大学院人間社会研究科言語聴覚士養成課程
樫尾　明憲	かしお　あきのり	東京大学医学部附属病院耳鼻咽喉科・頭頸部外科
尾形エリカ	おがた　えりか	東京大学医学部附属病院耳鼻咽喉科・頭頸部外科
赤松　裕介	あかまつ　ゆうすけ	東京大学医学部附属病院耳鼻咽喉科・頭頸部外科
今川　記恵	いまがわ　のりえ	県立広島大学保健福祉学部保健福祉学科コミュニケーション障害学コース
富澤　晃文	とみざわ　あきふみ	国際医療福祉大学保健医療学部言語聴覚学科
廣田　栄子	ひろた　えいこ	編者欄に同じ
原　由紀	はら　ゆき	北里大学医療衛生学部リハビリテーション学科言語聴覚療法学専攻
白根　美帆	しらね　みほ	宮崎大学医学部附属病院難聴支援センター
野原　信	のはら　あきら	帝京平成大学健康メディカル学部言語聴覚学科
岡野　由実	おかの　ゆみ	群馬パース大学リハビリテーション学部言語聴覚学科
大金さや香	おおがね　さやか	国際医療福祉大学医療福祉学部言語聴覚学科
大原　重洋	おおはら　しげひろ	聖隷クリストファー大学リハビリテーション学部言語聴覚学科
佐藤紀代子	さとう　きよこ	県立広島大学保健福祉学部保健福祉学科コミュニケーション障害学コース
三瀬　和代	みせ　かずよ	帝京大学医学部附属溝口病院耳鼻咽喉科
前田　晃秀	まえだ　あきひで	東京都盲ろう者支援センター
柴﨑　美穂	しばさき　みほ	東京都心身障害者福祉センター
中津　真美	なかつ　まみ	東京大学多様性包摂共創センター

序 文

聴覚は音声コミュニケーションに欠かせないものであり，周囲の異常な音に気付くレーダーの役割ももつ．また背景雑音の存在は周囲とのつながりを感じ，安心感を与える．聴覚障害の適切な診断と治療は言語聴覚士にとって重要な課題の一つである．また，聴覚障害は障害程度やその種類により，生じうる問題が多様である．このため，障害程度に応じた適切な対応が必要となる．

聴覚障害が生じた時期により，当事者に与える影響が異なる．小児期，特に乳幼児期の難聴は適切な介入がなされないと言語発達が障害され，その後の人生に大きな影響を与える．成人・高齢期の難聴は周囲との間に壁をつくり，社会性が低下する．また難聴は認知症の原因の一つでもある．

言語聴覚士の主要な業務の一つは，言語・聴覚のリハビリテーションである．聴覚障害について十分に理解しておくことは必須である．当たり前であるが，原因疾患を十分に理解しないと適切な指導を行うことができない．代表的な疾患のうち，言語聴覚士として知っておきたい疾患を網羅した．本書は言語聴覚士国家試験出題基準を満たすとともに，実際の臨床におけるポイントを取り上げ，最新の知見を盛り込んでいる．また，図表を多用し視覚的に訴えて理解しやすいように工夫した．

近年，病態の解明が進んだ遺伝性疾患や，発達が著しい補聴器，補聴支援機器，人工内耳などの人工聴覚器にも触れている．視覚聴覚二重障害に対応するためには聴覚単独の障害と異なるアプローチが必要となる．言語聴覚士として身につけておきたい知識についてわかりやすく，最新の進歩を踏まえて解説した．

2001 年に世界保健機関（WHO）で国際生活機能分類（ICF）が，その理念に基づき，2006 年に国際連合で障害者権利条約が採択された．2013 年には日本でも障害者基本法や障害者差別解消法の成立とともに障害者権利条約が批准され，インクルージョン（共生）の概念および障害者の人権が法的根拠を得た．本書はこの理念の解説も行い，手話言語話者の立場も尊重している．ただ言語聴覚士の業務を鑑み，音声言語が中心となり構成されていることをここに断っておく．

本書が言語聴覚士の学生時代の教科書として，また臨床業務でも役立つように，編集・執筆した．ことばと聞こえの専門家として，社会に貢献できる言語聴覚士が増える一助になれば幸いである．

最後に執筆者および医歯薬出版編集担当者，茂野靖子氏に厚く感謝申し上げる．

2024 年 11 月

中川尚志

目次

第1章 聴覚の生活機能の考え方 ……………………………………………（中川尚志）1

- 1. 国際生活機能分類（ICF）………………………………………………… 1
- 2. 障害者権利条約 ……………………………………………………………… 2
- 3. 障害に基づく差別と合理的配慮 ………………………………………… 2
- 4. 聴覚障害 ……………………………………………………………………… 2
- 5. 手話言語と音声言語 ……………………………………………………… 3
  - 確認Check! ………………………………………………………………… 3

第2章 音と音声の基礎知識 …………………………………（舘野　誠，中市健志）4

- 1. 音の物理的特性 …………………………………………………………… 4
  - 1）音速，周波数，周期，波長 …………………………………………… 4
  - 2）音の強さ（音圧），音圧レベル ……………………………………… 5
  - 3）音の周波数分析 ………………………………………………………… 6
  - 4）音の距離減衰 …………………………………………………………… 6
  - 5）回折，反射，吸収，透過 ……………………………………………… 7
- 2. 聴覚の心理的特性 ………………………………………………………… 7
  - 1）音の大きさ（ラウドネス）…………………………………………… 7
  - 2）聴力レベル，閾値上のレベル ………………………………………… 8
  - 3）マスキング ……………………………………………………………… 9
- 3. 聴覚評価（心理物理学的測定法）の基礎 ……………………………… 9
- 4. 音声の可視化と聞こえの評価 ………………………………………… 10
  - 1）音声の特徴 …………………………………………………………… 10
  - 2）音声の可視化 ………………………………………………………… 10
  - 3）音声のレベル ………………………………………………………… 10
  - 4）マスカーのレベル …………………………………………………… 10
  - 5）音声の強さの周波数分布 …………………………………………… 11
    - 確認Check! …………………………………………………………… 12

第3章 聴覚系の構造と機能 ……………………………………………（中川尚志）13

- 1. 聴器の解剖 ……………………………………………………………… 13
  - 1）外耳 …………………………………………………………………… 13
  - 2）鼓膜 …………………………………………………………………… 13
  - 3）中耳 …………………………………………………………………… 14
  - 4）内耳 …………………………………………………………………… 14
  - 5）中枢 …………………………………………………………………… 17
  - 6）顔面神経 ……………………………………………………………… 17

2. 聴器の生理機能 ... 18

1) 聴覚機能 ... 18
2) 平衡機能 ... 21

3. 聴器の発生 ... 23

1) 内耳の発生 ... 23
2) 外耳の発生 ... 23
3) 中耳の発生 ... 24
4) 鼓膜の発生 ... 24

✅ 確認Check! ... 24

第4章 難聴と併発する症状（耳疾患の症状） ...（中川尚志）30

1. 耳漏 ... 30

2. 耳痛 ... 30

3. 耳閉（塞）感 ... 30

4. 耳鳴 ... 30

5. めまい ... 30

6. 顔面神経麻痺 ... 31

✅ 確認Check! ... 31

第5章 難聴の種類と原因（聴覚障害） ...（中川尚志, 福井恵子）34

1. 聴覚障害とは ... 34

1) 難聴の原因 ... 34
2) 難聴の発症時期 ... 34
3) 難聴の種類 ... 36
4) 難聴の程度 ... 36
5) 聴力型 ... 37
6) 難聴への対応と聴覚管理 ... 37

2. 難聴の種類 ... 38

1) 伝音難聴 ... 38
2) 感音難聴 ... 38
3) 混合難聴 ... 39

3. 外耳疾患 ... 39

1) 外耳炎 ... 39
2) 外耳道形態異常 ... 39
3) 耳介形態異常 ... 39
4) 耳垢栓塞 ... 39

4. 中耳疾患 　40

1）急性中耳炎 　40
2）滲出性中耳炎 　40
3）慢性中耳炎 　40
4）先天性耳瘻孔 　41
5）後天性真珠腫性中耳炎 　41
6）先天性真珠腫性中耳炎 　41
7）癒着性中耳炎 　41
8）耳管機能不全 　41
9）耳硬化症 　43
10）中耳形態異常 　43
11）外傷性鼓膜穿孔 　43

5. 内耳疾患 　43

1）内耳形態異常 　43
2）遺伝性難聴 　44
3）外リンパ瘻 　44
4）側頭骨骨折 　44
5）突発性難聴 　46
6）音響外傷 　46
7）加齢性難聴 　47
8）薬剤性難聴 　47
9）ムンプス難聴 　47
10）若年発症型両側性感音難聴 　48
11）ベル麻痺，ラムゼイハント症候群 　48

6. その他の聴覚障害 　48

1）聴神経腫瘍 　48
2）中枢性聴覚障害 　49
3）機能性難聴（心因性難聴） 　49
4）視覚聴覚二重障害 　50

7. 平衡疾患 　50

1）平衡機能障害とは 　50
2）眼振とは 　50
3）良性発作性頭位めまい症（Benign Paroxysmal Positional Vertigo：BPPV） 　50
4）前庭神経炎 　51
5）メニエール病 　51
6）上半規管裂隙症候群 　51
7）その他 　52
　　☑ 確認Check! 　55

| 第6章 | 聴覚と平衡機能の検査 | | 58 |

第6章　聴覚と平衡機能の検査 ……… 58

● **1. 聴覚検査の概要** （石川浩太郎）60
  - 1）検査の適用・意義・役割・概要 ……… 60
  - 2）視診・耳鏡検査 ……… 61
  - 3）耳鳴検査 ……… 62

● **2. 聴覚機能検査による評価** （石川浩太郎）63
  - 1）純音聴力検査（気導聴力検査・骨導聴力検査） ……… 63
  - 2）語音聴力検査 ……… 67
    - 【語音了解閾値検査】 ……… 69
    - 【語音弁別検査】 ……… 69
  - 3）内耳機能検査 ……… 69
    - 【自記オージオメトリー】 ……… 69
    - 【SISI検査（short increment sensitivity index test）】 ……… 71
    - 【バランステスト（alternate binaural loudness balance test：ABLB検査）】 ……… 71
  - 4）中耳機能検査 ……… 72
    - 【インピーダンスオージオメトリー】 ……… 72
      - 【ティンパノメトリー（チンパノメトリー）】【アブミ骨筋反射（音響性耳小骨筋反射）】
    - 【耳管機能検査（音響法）】 ……… 73
  - 5）聴性誘発反応検査 ……… 74
    - 【聴性脳幹反応（auditory brainstem response：ABR）】 ……… 74
    - 【聴性定常反応（auditory steady-state response：ASSR）】 ……… 74
    - 【耳音響放射（otoacoustic emissions：OAE）】 ……… 75

● **3. 平衡機能検査の概要** （堀井　新）77
  - 1）検査の適用・意義 ……… 77
  - 2）検査の分類 ……… 77
  - 3）概要 ……… 77

● **4. 平衡機能検査による評価** （堀井　新）78
  - 1）体平衡検査 ……… 78
    - 【重心動揺検査】 ……… 78
    - 【歩行検査】 ……… 79
    - 【偏倚検査】 ……… 79
  - 2）眼振検査 ……… 80
    - 【非注視下検査】 ……… 80
    - 【注視下検査】 ……… 80
    - 【機器を用いた検査】 ……… 81
  - 3）迷路刺激検査 ……… 82
    - 【温度刺激検査】 ……… 82
    - 【ビデオヘッドインパルス検査（vHIT）】 ……… 84
    - 【前庭誘発筋電位検査（VEMP）】 ……… 86
  - 4）視刺激検査 ……… 87
    - 【追跡眼球運動検査（ETT）】 ……… 87
    - 【急速眼球運動検査】 ……… 87
    - 【視運動性眼振検査（OKN）】 ……… 87
  - ✓ 確認Check! ……… 88

第7章 聴覚補償機器と支援 90

1. 補聴器 91
- 1）補聴器の適用 （佐野　肇）91
- 2）補聴器の構造と機能 （佐野　肇）92
- 3）補聴器フィッティングの基礎 （佐野　肇）97
- 4）補聴器フィッティングの実際 （佐野　肇）103
- 5）補聴器装用指導・支援 108
  - 【成人の補聴器装用指導・支援】 （前山啓充）108
  - 【小児の補聴器装用指導・支援】 （北　義子）112

2. 人工聴覚器（人工内耳・人工中耳） 115
- 1）人工内耳の概要 （樫尾明憲）115
- 2）人工内耳の仕組み （樫尾明憲）116
- 3）人工内耳と補聴器 （樫尾明憲）118
- 4）人工内耳の適応基準 （樫尾明憲）118
- 5）人工内耳のコード化法とプログラミング・音入れ （樫尾明憲）121
- 6）人工内耳の効果の評価：聴取能の個人差 （尾形エリカ）123
- 7）人工内耳プログラミングと装用支援 （赤松裕介）125
- 8）人工中耳・植え込み型骨導補聴器 （樫尾明憲）128
  - 確認Check! 131

第8章 音響環境と補聴援助・情報保障 ...... （富澤晃文）138

1. 音響環境と聴取への影響 138

2. 聴覚補償支援 141
- 1）補聴援助とは 141
- 2）補聴援助が必要となる場面 141
- 3）補聴援助システムの種類 141

3. 視覚代替支援（情報保障） 145
- 1）情報保障とは 145
- 2）必要とする場面と支援方法 146
- 3）手話通訳 146
- 4）要約筆記 146
- 5）ノートテイク・パソコンテイク 147
- 6）字幕表示 147
- 7）電話リレーサービス 148

4. 生活支援機器 148
- 確認Check! 148

第9章　小児聴覚障害概論 （廣田栄子）　151

1．小児聴覚障害と発達　151
　1）言語獲得　151
　2）聴覚障害と発達への影響　151
　3）言語発達の「臨界期」　152
　4）言語獲得の理論　153

2．小児聴覚障害と社会・リハビリテーション　153
　1）聴覚障害児への早期介入の流れと効果　153
　2）小児難聴の疫学統計　154
　3）難聴の発症率　154
　4）リハビリテーションとノーマライゼーション　155
　5）小児難聴の療育と教育の歴史　155
　6）療育施設と体制　155
　7）インクルーシブ環境と療育　156
　8）小児聴覚障害と生活機能　156
　9）聴覚障害児の早期介入と難聴ケアの地域体制　157

3．小児聴覚障害と障害特性　158
　1）難聴種類と障害特性　158
　2）難聴原因と障害特性　159
　3）難聴程度（重症度）と障害特性　159
　4）難聴発症時期と障害特性　161
　5）難聴耳（両側性・一側性）と障害特性　161
　　　確認Check!　162

第10章　小児聴覚障害リハビリテーション　163

1．小児聴覚障害の臨床の流れ　（廣田栄子）　163
　1）聴覚に関する医学的診断　163
　2）リハビリテーションの流れ　163

2．情報収集（問診）　（廣田栄子）　164

3．評価　165
　1）聴覚評価　（廣田栄子）　165
　　（1）聴覚検査　（原　由紀）　165
　　（2）聴覚スクリーニング検査　（白根美帆）　171
　　（3）聴取能評価　（廣田栄子）　176
　　（4）聴覚閾値検査（音場閾値検査）　（廣田栄子）　176
　　（5）行動観察評価　（廣田栄子）　178
　2）言語・コミュニケーション発達評価　（廣田栄子）　179
　3）発声発語評価　（廣田栄子）　183
　4）認知発達評価　（廣田栄子）　185
　5）行動・情緒・パーソナリティ・社会性評価　（廣田栄子）　186
　6）書記言語力評価　（廣田栄子）　187

4. リハビリテーション指導 （廣田栄子） 187

1) リハビリテーション計画立案 ……………………………………………… 187
2) コミュニケーションモード（会話法）の適用 ………………………… 189
3) 聴覚補償機器の適応 ………………………………………………………… 191
4) 聴覚活用指導（聴覚学習） ……………………………………………… 192
5) 読話併用指導 ………………………………………………………………… 194
6) コミュニケーション指導 ………………………………………………… 195
7) 言語発達指導 ………………………………………………………………… 198
8) 読み書きの指導 …………………………………………………………… 206
9) 発声発語指導 ………………………………………………………………… 209
10) ライフステージの見通しと支援 ……………………………………… 209

5. 難聴を伴う障害児の評価と指導 （野原 信） 211

1) 難聴を伴う障害児とは …………………………………………………… 211
2) 難聴と併発する主な障害 ………………………………………………… 211
3) 難聴を併せもつ主な小児期の障害と支援 …………………………… 212
4) 聴力検査の実施時の留意点 ……………………………………………… 212

6. 家族支援 （岡野由実） 214

1) 家族が置かれている状況 ………………………………………………… 215
2) 家族支援の方法 …………………………………………………………… 215
　✓ 確認Check! ………………………………………………………………… 217

第**11**章 **成人聴覚障害概論** …………………………… （大原重洋） 221

1. 成人聴覚障害の概要 221

1) 成人聴覚障害の特性 ………………………………………………………… 221
2) 成人聴覚障害の状況 ………………………………………………………… 221
3) 年齢に応じた聴覚障害の傾向 …………………………………………… 221

2. 聴覚障害とライフステージにおける影響 221

3. 難聴原因と障害支援のニーズ 222

1) 発症時期と障害特性 ………………………………………………………… 222
2) 難聴程度と障害特性 ………………………………………………………… 224
　✓ 確認Check! ………………………………………………………………… 227

第**12**章 **成人聴覚障害リハビリテーション** …………… 228

1. 成人聴覚障害の臨床の流れ （大原重洋） 228

1) 臨床の記録方法 …………………………………………………………… 228

2. 情報カウンセリングと同意 （大原重洋） 229

● **3. 情報収集** （大原重洋） 229
  1） 本人への問診 229
  2） 家族からの情報収集 231
  3） 他機関・他職種からの情報収集 231

● **4. 評価** （大原重洋） 231
  1） 聴覚評価 232
  2） 読話評価 237
  3） コミュニケーション評価 239
  4） 活動参加状況の評価 240

● **5. リハビリテーション計画立案** （大原重洋） 241
  1） 目標設定と支援構成 242

● **6. リハビリテーション指導** （大原重洋） 243
  1） コミュニケーションモードの基本的選択 ... 243
  2） 聴覚活用指導 245
  3） コミュニケーション指導 246
  4） 読話訓練 248

● **7. リハビリテーション支援** （佐藤紀代子） 249
  1） 成人期発症の難聴者の心理 249
  2） 環境・関係調整，ピア活動支援 251
  3） 高齢期発症の難聴とケア 254
    ✓ 確認Check! 256

第 **13** 章 **視覚聴覚二重障害** 262

● **1. 視覚聴覚二重障害とは** （前田晃秀） 262
  1） 実態 262
  2） 障害程度による分類 262
  3） 発症時期・順序による分類 263

● **2. 原因疾患と病態** （前田晃秀） 263
  1） 視覚障害と聴覚障害の発症原因が共通の疾患 ... 264
  2） 視覚障害と聴覚障害の発症原因がそれぞれ固有の疾患 ... 264

● **3. コミュニケーション手段** （前田晃秀） 265
  1） 発信方法 265
  2） 受信方法 266

● **4. コミュニケーションの困難と支援** （柴﨑美穂） 267
  1） コミュニケーションの困難 267
  2） コミュニケーション支援 268
    ✓ 確認Check! 271

第14章 社会・地域資源の活用と参加 ……………………………………… 272

● 1. 社会福祉サービスの利用 （中津真美） 272
　　1）障害者施策に関する法令 ……………………………………………… 272
　　2）身体障害者手帳制度 …………………………………………………… 273
　　3）障害者総合支援法とサービス ………………………………………… 275
　　4）情報保障 ………………………………………………………………… 277
　　5）就労に関する支援制度 ………………………………………………… 278

● 2. 多職種連携と協働 （廣田栄子） 280
　　1）医療での多職種連携・協働の成り立ち ……………………………… 280
　　2）医療での多職種連携・協働の多様な形態 …………………………… 280
　　3）高齢者の医療・介護連携の特色 ……………………………………… 281
　　4）高齢難聴の多職種連携・協働による支援 …………………………… 281
　　5）小児難聴の多職種連携・協働による支援 …………………………… 282
　　6）専門職連携教育（Interprofessional Education：IPE）と総合的保健サービス …… 282
　　　　✓ 確認Check! ………………………………………………………… 283

Column　聴覚中枢の働き ………………………………………… （中川尚志） 25
　　　　　蝸牛の能動的音受容 ……………………………………（中川尚志） 26
　　　　　騒音下の聞き取り ………………………………………（中川尚志） 27
　　　　　耳音響放射 ………………………………………………（中川尚志） 28
　　　　　危ないめまいと危なくないめまい ……………………（中川尚志） 32
　　　　　耳かきは必要？ …………………………………………（中川尚志） 33
　　　　　遺伝の基礎知識 …………………………………（中川尚志，福井恵子） 56
　　　　　聞き取り困難症（LiD）／聴覚情報処理障害（APD） ………（中川尚志） 57
　　　　　ロンバール検査，ステンゲル検査，遅延側音検査 …（石川浩太郎） 89
　　　　　残存聴力活用型（Electric Acoustic Stimulation：EAS）人工内耳 ……（樫尾明憲）132
　　　　　神経反応テレメトリー …………………………………（樫尾明憲）133
　　　　　音情報を聞きやすく，得やすくするための工夫 ……（富澤晃文）149
　　　　　騒音防止ガイド …………………………………………（富澤晃文）150
　　　　　新生児聴覚スクリーニング後の難聴の進行 …………（白根美帆）218
　　　　　成人期の聴覚健診（労働安全衛生法）…………………（大原重洋）257
　　　　　リハビリテーション指導プログラムの構成事例 ……（大原重洋）258

事例1　高齢期人工内耳事例：装用指導・支援 …………………（今川記恵）134
事例2　特別な配慮の必要な小児事例①：内耳形態異常（奇形）例 ………（赤松裕介）135
事例3　特別な配慮の必要な小児事例②：知的発達症重複例 ……（赤松裕介）137
事例4　小児難聴発達評価と指導経過報告 ………………………（大金さや香）219
事例5　加齢性難聴：聴覚リハビリテーションと支援など ……（三瀬和代）260

索引 …………………………………………………………………………………… 284

第 1 章

聴覚の生活機能の考え方

学習の
ねらい

・国際生活機能分類より「共生社会」の概念，障害者の権利を理解しよう．
・障害者の人権と社会の義務を知ろう．
・「共生社会」の概念から聴覚障害を考えてみよう．

1. 国際生活機能分類（ICF）

　かつて，障害者が不利益に面するのは「その人に障害があるから」と考えられていた．この概念によると，疾患による機能・形態異常が，能力障害を引き起こし，社会的不利益を生む．能力障害による社会的不利益は不可避であるため，障害を克服するのはその人と家族の責任だと考えられていた（個人モデル）．この考え方では，障害者の劣等感や心的苦痛，文化を含めた社会環境には配慮されていなかった．

　これに対し，2001年に世界保健機関（WHO）で国際生活機能分類（International Classification of Functioning, Disability and Health：ICF）が採択された．ICFは，健康状態を「心身機能・身体構造」「活動」「参加」の3因子から構成される「生活機能」として肯定的に表現した．その他，全体に影響を及ぼす「背景因子」として，「環境因子」と「個人因子」を挙げた（**図1-1**）．

　ICFは，障害もこの枠組みの中で考え，**障害者が受ける不利益は，社会が「障害（障壁）」を作っているからであり，取り除くのは社会の責務であるとする（社会モデル）**．ICFは障害を形成するこれらの因子に対する**多層的な介入が必要であること**を示している．

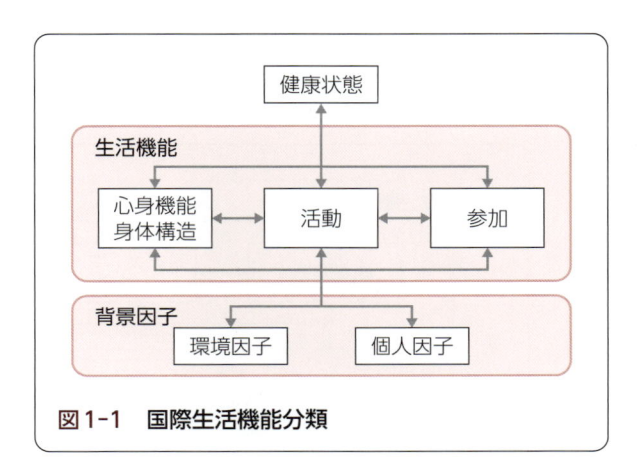

図1-1　国際生活機能分類

2. 障害者権利条約

　医療や生活の質の向上に伴い，障害者の人権という概念が生まれた．2001 年に国連総会で「障害者の権利及び尊厳を保護・促進するための包括的・総合的な国際条約」が提案された．2006 年には国際人権法に基づく条約として，障害者権利条約が採択され，個人および社会は差別や貧困にさらされやすい**障害者の人権を増進，擁護するための義務と責任を負うことを約束した．**また「**われわれのことをわれわれ抜きで決めるな（Nothing about us without us !）**」と障害者の視点に立ち，**自尊心や人間の多様性を尊重すること，アイデンティティを保持すること**などが述べられている．2013 年に日本でも障害者基本法の改正や障害者差別解消法の成立によって，障害者権利条約が批准され，<u>インクルージョン</u>（共生）の概念および障害者の人権が法的根拠を得た．

3. 障害に基づく差別と合理的配慮

　障害に基づく差別とは，障害に基づくあらゆる区別，排除または制限をいう．
　他者との平等を基本とし，すべての人権および基本的自由を享受し，または行使することを確保するための必要かつ適切な変更および調整を配慮という．**合理的配慮**とは，特定の場合において必要とされるものであり，不釣り合いな，または過剰な負担を課さないものである．<u>ユニバーサルデザイン</u>もこの考えに基づいている．障害も個人の多様性と考え，社会の一員として障害に基づく差別を受けずに生活できる社会を**共生社会**と呼ぶ．

4. 聴覚障害

✏️ つながる知識
【インクルージョンとインテグレーション】
1950 年代に障害者の人権と社会への統合（インテグレーション）が目標として掲げられた．特に教育現場で通常教育への統合のみが重視され，個別の対応がなされないことがあった．1990 年代に社会モデルに基づき，個々に適した支援を用意し，包み込む（インクルージョン）場を提供するインクルージョン教育に転換していった．

　聴覚障害があると**コミュニケーションと情報収集の障害**をもたらす．
　小児期からの聴覚障害は時期や程度によって異なるが，**言語力の低下**が生じる．その結果，就学・就労や社会活動が制限される．聴覚障害への個に応じた支援がなく，本人と周囲に聴覚障害の知識がないと，それらを**背景因子**として，生活機能は低下する（**図 1-2**）．

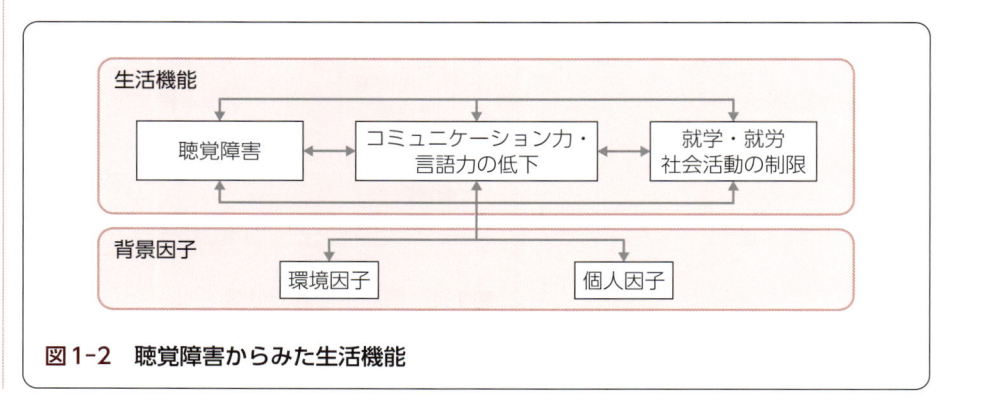

図 1-2　聴覚障害からみた生活機能

聴覚障害には介入や合理的配慮が必要となる．個人因子としては，聴覚障害そのものおよび本人の特性を評価し，補聴器や人工内耳などの補装具を用いた**適切な聴覚補償**や，成育において**音声言語や手話言語などの言語の導入**を行う．就学時は，特別支援教育や聴覚特別支援学校などの**聴覚障害児教育**が必須である．自分の障害の特性を知り，自分の権利を擁護するため，自分で対処し，かつ相手と交渉できる技術をセルフアドボカシーという．その技術を学ぶことが，外向的な姿勢を身に付け，自尊心を育むことにつながる．環境因子としては，視覚的手段などを用いた情報保障の充実，障害者雇用促進法や手話言語条例の制定などの**法的整備**が挙げられる．

成人聴覚障害者でも同様で，周囲との**コミュニケーションの支援**や情報保障，当事者の**自尊心の尊重**，社会活動の支援が大切である．

5. 手話言語と音声言語

障害者権利条約第二条において，手話，その他の形態の非音声言語は「言語」として定義されている．**手話言語と音声言語は並列であり，互いを尊重する姿勢**が基本である．厚生労働省から示された「難聴児の早期発見・早期療育推進のための基本方針」において，**多様性を認め合う寛容性をもった社会，聞こえる人も聞こえにくい人も聞こえない人も共に生きる共生社会作り**が重要であると記されている．言語は思考の礎にもなる重要な要素であり，個々の聴覚障害児が**本来もつ力を生かす言語の選択肢が保障・尊重される**ことが望ましい．また，どのような選択をしても，療育および教育が受けられる環境を整えていくこと，本人が成長した時に言語・コミュニケーション手段を自ら選択し，**決定するという過程を保障する**ことが重要である．

本書は，聴覚障害によって影響を受ける音声言語について主に記載されている．しかしながら，本書の構成は，手話言語の選択を否定するものではない．聴覚障害児の成育を専門とする言語聴覚士として，手話言語の選択にも対応できる幅広い知識を学ぶことが好ましい．

（中川尚志）

✓ **確認Check!** ☐ ☐ ☐
・**個人モデルと社会モデルの違い**を述べよう．⇒1頁
・**障害者権利条約の概念**を述べよう．⇒2頁
・**聴覚障害が及ぼす生活機能への影響と介入，合理的配慮**を述べよう．⇒2〜3頁

第2章

音と音声の基礎知識

学習の
ねらい

- 音の性質と強さの表し方，デシベル（dB）の意味について理解しよう．
- 聴覚閾値，ラウドネス，マスキングなど聴覚の性質を理解しよう．
- 音声（話し声）の発生原理と強さの表し方，音声を可視化する方法を知ろう．

章の概要

　人は音に囲まれて生活している．音は，空気の粒子の一時的な偏りが周期的な波となって周囲に広がっていく現象であり，様々な物理的性質をもっている．水中や固体を伝わる音も同様である．音は気圧のわずかな変動として観測することができるため，音の強さは音圧と呼ばれる．圧力なので単位はパスカル（Pa）である．音の強さを正確に測定することは，聴覚や難聴について考えるために重要である．

　人が音を聞く能力，すなわち聴覚についても様々な性質が知られている．聴覚検査や補聴器の適合の方法は聴覚の性質をもとに確立されているので，それらについて正しく理解しておく必要がある．一方で人は，自分の考えや感情を伝えるために音を利用している．それが話し声，すなわち音声である．聴力低下による音声コミュニケーションの障害が最たる問題であるが，音声についての十分な知識をもつことによって，補聴に対しても正しく判断することができる．

1. 音の物理的特性

1 音速，周波数，周期，波長

（1）音速

　音波は1秒間に約340mの速さで伝わる．音速は媒質の密度に関係するため温度が上昇すると速くなる．水中ではより速く，約1,500m/秒である．音が伝わる時に空気の粒子が1秒間に何回振動するかによって「音の高さ（ピッチ）」が異なる．この秒あたりの回数は周波数と呼ばれ，その単位はヘルツ（Hz）である．

（2）周波数，周期，波長

　音が伝わる時，粒子は密（集まった状態）になったり，疎（空いた状態）になったりしながら進んでいく．密になると大気圧（1,013hPa）に対して圧力がわずかに高くなり，疎になると低くなるので，音は周期的な圧力変化として観測できる．これを音圧という．疎密を繰り返す時間を周期といい，周波数の逆数になる．また，音速に周期を乗算した長さを波長という．例えば，5Hzの純音の場合，周期は1÷5＝0.2秒であり，波長は音速が約340m/秒なので，340×0.2＝68mである．音が続いている間，進行方向に沿って疎や密が波長の間隔で配列しながら進んでいる．図2-1に音波のイメージを示す．

つながる知識
【音の高さ（ピッチ）】
主に音の周波数成分に依存するが，音圧，波形にも関係する．人がその音と同じ高さであると判断した純音の周波数で表すことができる[5]．音の高さの感覚量はメル（mel）で表し，1,000 Hz・音圧レベル40 dBの純音の音の高さを1,000 melとする．1,000 melに対して倍の高さに聞こえる周波数は約3,000 Hz，半分に聞こえる高さは約400 Hzである．

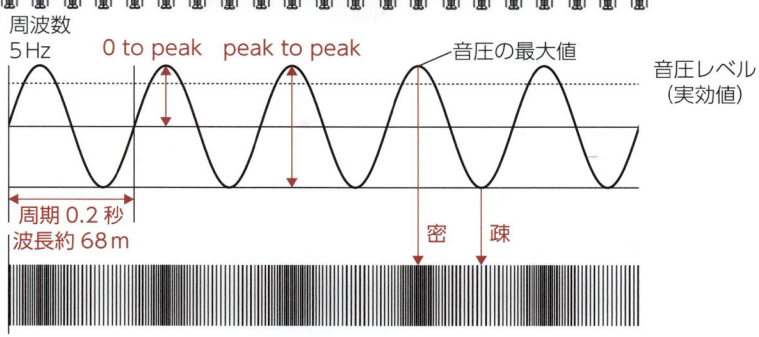

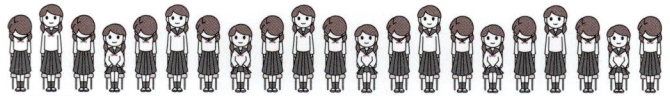

図2-1 音波のイメージ

純音が伝わっている時，ある1点では空気の圧力が大気圧を中心に，中段の図のように正弦波の形で周期ごとに変化している．また，ある時間でみると，音の進行方向に沿って波長の間隔で圧力の高い場所と低い場所（疎密）ができている．下段の図はそれに伴う粒子の疎密のイメージで，圧力が高い時に密，低い時に疎になる．なお，音波は媒質（一般には大気）中の粒子の振動が伝播されるもので，粒子自体は進行しない．音圧の値は圧力の最大変化量を2の平方根で割った値（**実効値**）で表す．また最大変化量を0 to peak，正の最大値と負の最大値の差をpeak to peakと呼ぶ．

🔑 キーワード

【実効値】
実効値は，エネルギーに基づいて時間信号の平均的な強さを表す．音や電気の他，様々な量に使用されている．実効値を得るには，対象となる信号波形を2乗（square）したものを一定の時間平均（mean）し，それの平方根（root）を計算する．そのためrms（root mean square）と略称されることもある．

✏️ つながる知識

【PaとμPa（マイクロパスカル）】
単位の前にk（キロ）をつけると1,000倍という意味になる．同様にM（メガ）は100万倍，G（ギガ）は10億倍である．逆にm（ミリ）は1,000分の1，μ（マイクロ）は100万分の1，n（ナノ）は10億分の1，p（ピコ）は1兆分の1である．よって20μPaは20/1,000,000＝0.00002 Paである．天気予報で気圧を報じるのに用いられているhPa（ヘクトパスカル）は100Paを意味する．すなわち台風の時の960 hPaは96,000 Paのことである．なぜ100倍というような中途半端な単位を用いるかについては，かつて用いられていたミリバール（mbar）という単位に数字を合わせたかったからだと思われる．

2 音の強さ（音圧），音圧レベル

（1）音の強さ（音圧）

音響学では物理的に計測される音の強弱を「音の強さ」といい，人が心理的に感じる強弱を「音の大きさ」と呼んでいる．前述したように，音は空気の圧力変化として観測できるので，音の強さ（音圧）の単位は Pa（パスカル）を用いる．人に聞こえる音の範囲は $20\,\mu\text{Pa}$ から $20\,\text{Pa}$ と100万倍に及んでいる．

（2）音圧レベル

同じ周波数であれば，強い音（音圧が大きい）ほど大きく聞こえる．音の大きさの違いがわかる最小の変化（弁別閾）は他の感覚と同様，ウェーバーの法則にならって刺激の強さに比例して大きくなる．すなわち，音圧が大きいと弁別閾も大きくなる．感じる音の大きさの違いもウェーバー・フェヒナーの法則に則り，音圧の差よりも音圧の比にほぼ対応している．そのため，音の強さは音圧の値の比率を示す対数で表し，dB（デシベル）値で表示される．

デシベルは2つの物理量（例えばaとb）の比を感覚的に理解しやすい数値で表現する方法で，音圧や電圧でよく用いられる．aに対するbの比を意味するデシベルの値は式（1）のように，$\frac{b}{a}$ の常用対数の20倍として計算する．

$$\text{デシベルの値} = 20\,log_{10}\frac{b}{a}\ (\text{dB}) \qquad 式（1）$$

$$\text{音圧レベル} = 20\,log_{10}\frac{p}{p_0}\ (\text{dB}) \qquad 式（2）$$

音圧レベルは，式（2）のようにある音圧 p と基準となる音圧 p_0 との比をデシベ

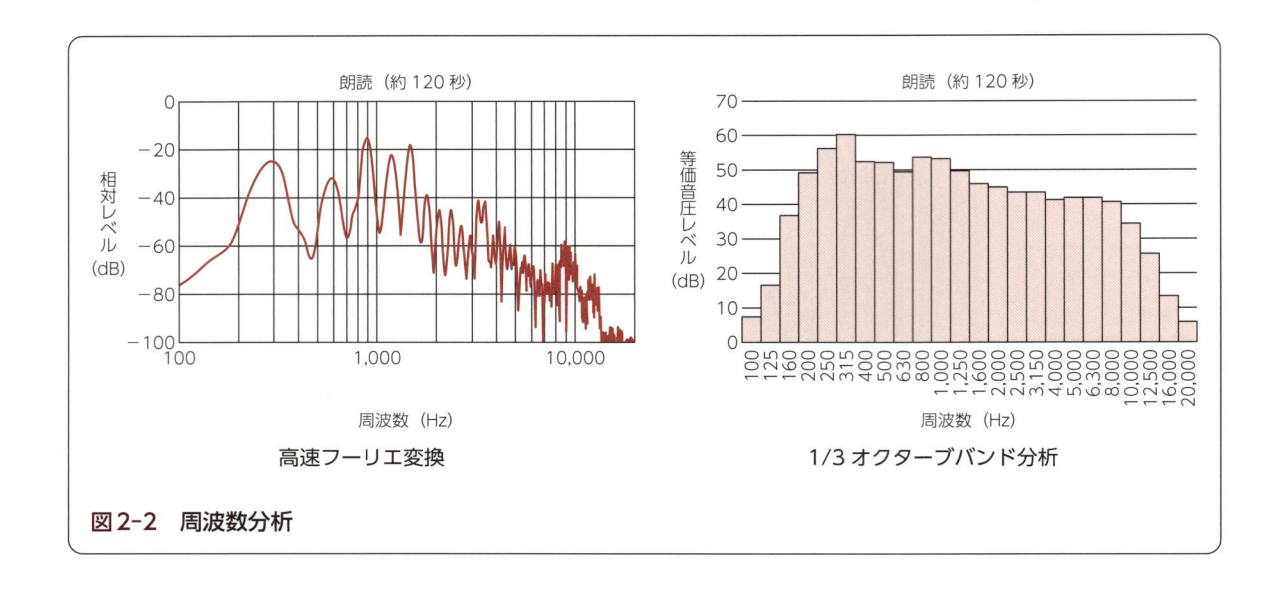

図2-2　周波数分析

つながる知識

【デシベルの計算】

音圧 (Pa) が2倍になると音圧レベルは約6 dB高くなり, 1/2になると6 dB低く (すなわち−6 dBに) なる. また10倍だと20 dB高くなり, 1/10だと同じだけ低くなる. 100倍は10倍の10倍なので20+20=40 dB, 5倍は10倍にしてから1/2にするのと同じなので20−6=14 dB のように計算できる. このように掛け算の代わりに足し算で計算できるのが容易であり, また, 1,000,000倍が120 dBになるなど桁数の多い数字を考えなくてすむのが便利である. 音圧レベルや聴力レベルのように0 dBの値を決めることによって, 音の絶対的な強さを表すのにも用いられる.

ルで表すことによって, 音の物理的な強さを表現している. p_0 は $20\,\mu$Pa と決められていてそれが音圧レベルの 0 dB になる. したがって, p が $2,000\,\mu$Pa すなわち 2 mPa であれば音圧が 100 倍なので, 音圧レベルは 40 dB になる. 1.0 Pa の音圧レベルは 94 dB である. 正式に定められた表記ではないが, 音圧レベル 30 dB を 30 dB SPL と書く場合もある.

③ 音の周波数分析

　純音は 1 つの周波数からなる音で,「ピー」とか「プー」のように聞こえる. それに対して, 音声や環境音など日常で聞く音は複数の周波数を含んでいる. 含まれる周波数の種類や強さのバランスによって音の波形が異なる. ある音について, どの周波数成分をどの程度の強さで含んでいるかを測定または計算してグラフなどに表すことを周波数分析という. 周波数分析の方法には, 高速フーリエ変換 (FFT), オクターブバンド分析, 1/3 オクターブバンド分析などがある (**図2-2**). 周波数 1Hz あたりに含まれる音の強さを表したものをスペクトルレベルという.

　連続的に聞こえる音でも, 含まれる周波数成分によって音の波形と音色が異なる. 音の高さ (周波数), 音の強さ (振幅すなわち音圧), 音の音色 (波形と周波数成分) のことを「音の三要素」という.

④ 音の距離減衰

　音源から離れると, 音は減衰して弱くなり, 音圧レベルは減少する. 距離による減衰量については残響や反射が無視できる場合, 音圧は距離に反比例する. すなわち, 距離が 2 倍になると音圧レベルは約 6 dB 低くなる.

　図2-3 に教室での音源 (教師) と受音点 (生徒) の距離による違いの例を示す. 教壇から発せられた教師の音声が最前列の机 (1 m) で音圧レベル 65 dB であったとすると, 2 m, 4 m, 8 m 後方の机では, 59 dB, 53 dB, 47 dB になる.

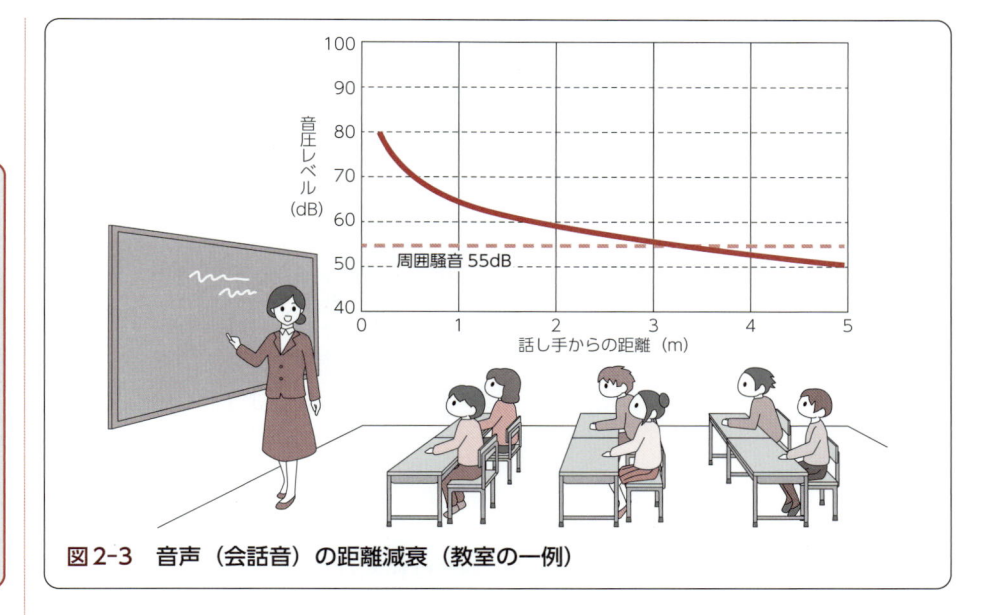

図 2-3　音声（会話音）の距離減衰（教室の一例）

つながる知識
【周囲騒音の影響】
教室の騒音の強さが 55 dB であったとすると，音声と騒音の強さの比（SN比）は，2 m，4 m，8 m 後方の机では，それぞれ 4 dB，−2 dB，−8 dB となり，後方の席ほど音声が弱くなり聞き取りが困難になる．4 m 以上では，55 dB の周囲騒音を下回ってしまう．

5 回折，反射，吸収，透過

（1）音の回折

　音は音源から直進して伝わるが，塀の向こう側の話し声が聞こえるのは音波が障害物（塀）を回り込んでくるためであり，**回折**という．同様に，例えば，人の右側から到来する音は回折によって左耳にも到達するが，頭部による音の反射や吸収が起こるため，右耳に比べて音の強さは減少する．障害物の大きさによって，減少する周波数成分は異なる．頭部の場合，300 Hz（波長は 1.13 m）では減衰量は約 1 dB，1,100 Hz（0.31 m）では約 4 dB 以下である[1]．

（2）反射，吸収，透過

　音が物体に到達すると反射や吸収，透過が起こる．窓を閉めていても外の音が聞こえるのは窓によって音が反射される以外に，**透過**するためである．この時，重さなど透過する物の物性で変化するが，一般的に周波数が高い音よりも低い音の方がより透過しやすい．

　音が壁などで**反射**すると，直接到来する音とわずかに時間が遅れた反射音が合成され，音が響いて聞こえる場合がある．聴覚実験などを無響室ではない場所で行う際，このような影響を低減したければ，カーテンなどで壁を覆って音を**吸収**させ，反射の影響を減らすことができる．

つながる知識
ソーンは難しい
音の大きさを感覚量で表す場合，1,000 Hz，40 dBSPL を 1 sone とする．1,000 Hz の場合，1 sone に対し 2 倍に聞こえる音の大きさは 50 dB，4 倍に聞こえる音は 60 dB となるが，周波数によって異なる．このことは等ラウドネス曲線の間隔が周波数によって変わることからもわかる．最小可聴閾値が異なる難聴者では 1 sone の基準音が聴取できない場合もあるため，sone を用いて評価することが難しい．

● 2. 聴覚の心理的特性

■ 1 音の大きさ（ラウドネス）

　音響心理学では音圧（物理的な音量）を音の強さといい，人が聞いて感じる心理的な音量（感覚量）を**音の大きさ（ラウドネス）**という．音の強さが増すと音の大きさも上昇するが，音の強さと音の大きさの変化の仕方は同じではない．音の大きさの単位は <u>sone（ソーン）</u>で，音圧レベルが 40 dB の 1,000 Hz の純音が聴力正常者に

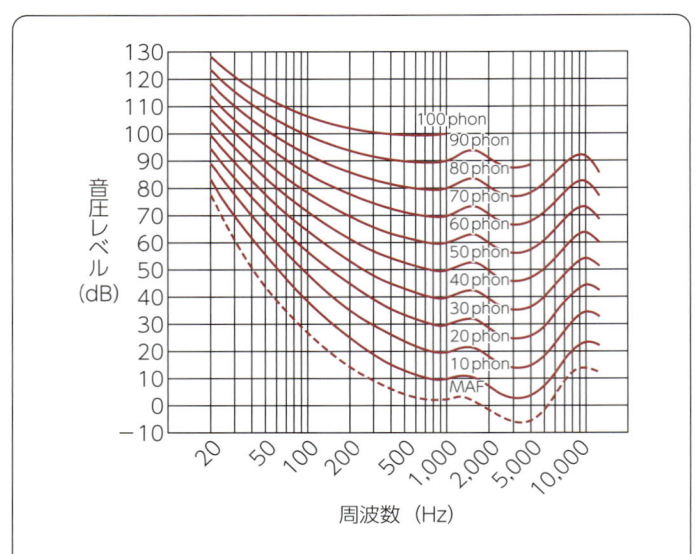

図2-4 等ラウドネス曲線
例えば，40 phonは音圧レベル40 dBの1,000 Hzの純音と同じ大きさに聞こえる他の周波数の音の強さを，曲線で結んだものである．
MAFは音場での聴覚閾値（minimum audible field）である．

聞こえる大きさを1 sone としている．これに対して2倍に聞こえる（感じる）音の大きさが2 sone で，同じ1,000 Hz の純音では約10 dB 強い音に相当する．さらに10 dB レベルを上げると，その2倍の4 sone になる．音圧レベルが同じでも周波数によって音の大きさ（ラウドネス）は異なる（**図2-4**）．

音の強さを，同じ大きさに聞こえる1,000 Hz の純音の音圧レベルで表したものを**ラウドネスレベル**といい，単位には **phon**（フォン）を用いる．純音の周波数に対してラウドネスレベルが等しい音圧レベルを曲線で結んだものを等ラウドネス曲線という[2]（**図2-4**）．例えば100 Hz において，1,000 Hz の40 dB と同じ大きさ，すなわち40 phon に相当する音圧レベルは約64 dB であることがわかる．このように100 Hz 以下などの低い周波数においては，音を強くしないと感じにくい性質がある．

▌2 聴力レベル，閾値上のレベル

ある人が聞き取れる最小の音を**最小可聴値**または**聴覚閾値**という．聴力正常者の聴覚閾値を0 dB として表す音の強さを**聴力レベル**（hearing level：HL）といい，音圧レベルの0 dB とは異なる．この聴力レベルを **dB HL** と表記することもある．

聴力レベル（dB HL）の0 dB は各国の18〜25歳の聴力正常者の中央値に基づいて国際規格で定められており[3]，これを基準等価閾値音圧レベルという．日本においては JIS（日本産業規格）で決まっている．純音聴力検査の結果（オージオグラム）は聴力レベルで表される．ある難聴者の聴力レベルが **40 dB** の場合，聴力正常者より音を **40 dB** 高くしないと聞こえないということが直感的に理解できる．

その人の聴覚閾値に対してそれより何 dB 強い音であるかを，閾値上レベル（sensation level：SL）といい，dB SL と表記する場合もある．例えば，SISI 検査に用いられる検査音は，一般に聴覚閾値上20 dB（20 dB SL）が用いられる．

3 マスキング

マスキングとは，ある音に対する最小可聴値が他の音の存在によって上昇する現象である．

聞こうとする音（マスキー）とマスカー（マスキングを起こす音）の周波数成分が近接している場合には，マスカーよりも弱い音は聞こえなくなる．周波数が異なっていてもマスキングは生じるが周波数が離れるほどマスキング量（どの程度の強さの音までが聞こえなくなるかの量）は小さくなる．

また，聞こうとする音よりもマスカーの周波数成分が低い場合には，高い場合よりもマスキング量が大きくなる．騒音下では，このマスキング現象によって音声の弱い成分が聞こえなくなるため，ことばの理解が困難になる．

(1) 継時マスキング

マスキングは聞こうとする音とマスカーが同時に存在する場合だけでなく，時間がわずかにずれていても生じる．ある音に対しマスカーの方が先行している場合をプレマスキング，遅れている場合をポストマスキングという．時間のずれの量が同じだと，プレマスキングの方がマスキング量は大きくなる．

(2) 同時マスキング

近接する 2 つの周波数の音を別々に聞くと認知できるが，同時に聞くと区別できないことを同時マスキングという．周波数の違いでマスキングが起こっているため，周波数マスキングともいう．

3. 聴覚評価（心理物理学的測定法）の基礎

聴覚の評価には，純音聴力検査や耳鳴検査のように被検者の自主的な反応による自覚的な測定方法と，ABR や OAE などのように生理学的な反応を他覚的に観測する検査方法とがある．

自覚的な測定は，主に刺激に対する閾値や弁別閾などの決定に使用される．そのための心理物理学的測定法には，極現法，恒常法，調整法，適応法などがある．聴覚検査の多くは，極現法とその派生法によって行われることが多い．

極現法：刺激の強度や特性を一定のステップで変化させ，それに対する被検者の反応または判断が変化する点を求める方法である．例えば，聴覚閾値の測定であれば音のレベルを一定量ずつ上昇もしくは下降させ，聞こえ始めるレベルまたは聞こえなくなるレベルを特定する．極現法は検査時間が短いという利点がある一方で，被検者が慣れによって刺激の変化を予測あるいは期待してしまうことによる期待誤差が生じる．

恒常法：刺激をランダムな順序で変化させ，都度被検者の判断を求める方法である．

調整法：被検者自身に目的の条件を満たす調整状態を決めさせる方法である．例えば，標準刺激と比較刺激を提示した上で，被検者自身に比較刺激の強度などを調整させ，同じ大きさに聞こえるようにする．

適応法：被検者の反応に応じて，閾値などの変化点に接近するように刺激を変化させる方法である．

4. 音声の可視化と聞こえの評価

1 音声の特徴

　母音は，声帯振動と喉頭から口唇にかけての声道（共鳴管）の太さの分布を様々に変えることによって発音（構音）されている．

　子音のうち/p/ /g/などの破裂音は，舌や口蓋，歯牙，口唇を使って，一時的に息を遮断した後にそれを開放することによって発音されている．/s/や/h/などの摩擦音は，声道の一部を狭め，そこを息が通ることによって発音されている．/n/や/m/などの鼻音は，声帯振動の音の一部または全部を鼻腔から放出することにより発音されている．

　声帯振動や声道の周波数的特徴を表す（可視化する）ために，各種の周波数分析手法〔高速フーリエ変換（FFT），ケプストラム分析，線形予測分析など〕が用いられている．

2 音声の可視化

　音声の周波数成分の時間的な変化を可視化するためには，**サウンドスペクトログラム**が有用である．サウンドスペクトログラムは，楽譜と同様に横軸は時間，縦軸は音の高さ（周波数）を意味している．横軸の時間に対してその時間を含む短時間における周波数成分の強さを色の濃淡で表現したものである．サウンドスペクトログラムによって，音声やその他の音の周波数成分の時間的な変化を読み取ることができる．サウンドスペクトログラムの一例を**図 2-5** に示す．

3 音声のレベル

　音声は純音のように一定の強さが続くのではなく，ことばに合わせて変動している．音節と音節の間は無音になる場合もある．しかし，語音聴力検査などを行う際には，何らかの方法で語音（音声）の強さを管理する必要がある．

　音声の音の強さ，すなわちスピーチレベル（音声レベル）[4]を表記する方法には，音声区間（ことばの始まりから終わりまで）の時間平均音圧レベル，VU 値（<u>VUメーター</u>の最大指示値が同じになる純音のレベル），波形のピーク値などがある．音声資料（検査や実験に用いる音源，語音材料と呼ぶこともある）には，音声レベルに対応した校正音が含まれている．語音聴力検査や聴覚の実験でオージオメーターなどを用いて音声を聴取させる場合には，この校正音を用いて音の強さを正しく管理する必要がある．

4 マスカーのレベル

　ノイズ下での語音聴力検査のように，音声とノイズ（マスカー）を同時に提示する場合には，音声とノイズそれぞれの校正音の音圧レベルを騒音計などで測定し，それが所望の SN 比（音声とノイズの強さの比，レベル差）となるように提示レベルを調整する．

　マスカーには，周波数分析を行った際に周波数分布（スペクトルレベル）が一様になるホワイトノイズ，オクターブバンド周波数分析を行った際に各バンドの音圧

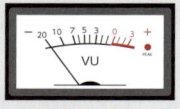

---

a) 「かとう（左）」「さとう（右）」

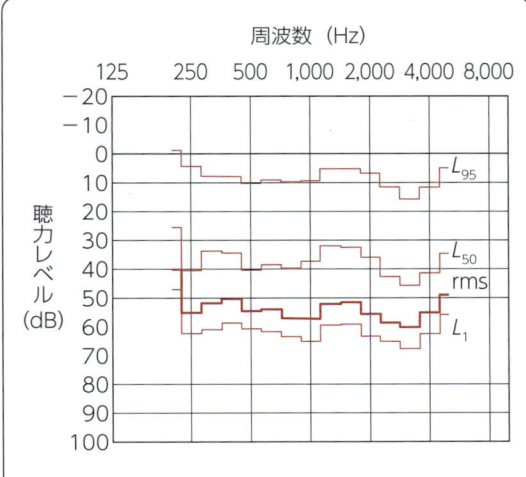

b) 「しろい（左）」「ひろい（右）」

図2-5　音声波形（上）とサウンドスペクトログラム（下）
a) 摩擦音 /s/ と破裂音 /k/ は周波数特性，持続時間が異なる.
b) 同じ構音様式の摩擦音 /h/ /s/ であるが，舌の位置によって生成される雑音成分の周波数特性が異なる.

図2-6　音声の周波数別レベル分布
女性話者朗読文（約3分）を0.1秒ごとに1/3オクターブバンド分析を行い，周波数別のレベル度数分布を作成し，L_{95}（下端から5%），L_{50}（下端から50%），L_1（上端から1%），実効値（rms）の音圧レベルを示す.

✏️ **つながる知識**
【L_{50}】
日本産業規格（JIS Z 8202：2000）は量と単位について定めており，周波数，音圧，音圧レベルなどの記号は，アルファベット1文字，イタリックの書体を用い，それぞれ f, p, L として表される. よって，「L_{50}」とは，音圧レベルのことを表している. 下付き文字の50の意味は，例えば，ある音を1秒間ごとに音圧レベルを測定した場合，1分間では60個の音圧レベルが得られる. この60個を大きい順に並べ，30番目の値が L_{50} となり測定した値の中央値を示す. L_1, L_{95} は測定結果の最大値から順番で1%，95%にあたる音圧レベルを示す.

✏️ **つながる知識**
【オージオメーターのダイヤル値】
オージオメーターには，検査音のレベル（強さ）を操作するためのダイヤル（信号レベル調整器）がある. ダイヤルにはメモリ（数字）が表記されており，聴力検査時は聴力レベルの値，マスキング音を提示している場合は実効マスキングレベルの値，語音聴力検査を行っている場合は語音聴力レベルの値を示している.

レベルが一様となるピンクノイズ，周波数分析を行った際に音声に近い周波数分布をもつスピーチノイズなどが用いられる.

　オージオメーターには，語音聴力検査用のマスキング音としてスピーチノイズ（音声と同様の周波数分布をもつノイズ）が内蔵されている. スピーチノイズのレベルを調節する**ダイヤル値**は，語音に対する実効マスキングレベルであり，これは対象とする語音（わが国においては主に57-S語表や67-S語表）によって異なるため，これをマスカーとして利用する場合にも音圧レベルを測定して提示レベルを管理する.

5 音声の強さの周波数分布

　音声（会話音）の周波数成分は100～4,000 Hz に分布している. **図2-6** に女性話者による朗読音声の1/3オクターブバンドレベルの強さの分布を累積度数%として示している. 1/3オクターブバンドレベルとは，オクターブ（2倍の周波数間隔）をさらに3等分した周波数帯域に含まれる音の強さのことをいう. **図2-6** は聴力と比

較（その周波数成分が聞こえるか聞こえないか）しやすいように，オージオグラム上の聴力レベルに変換して表している．L_{50} は変動している 1/3 オクターブバンドレベルのうち，時間比率で 50% がそのレベルを超えていることを意味している．実効値は会話音全体の平均の 1/3 オクターブバンドレベルの強さの分布である．会話音の 1/3 オクターブバンドレベルは，低い周波数から高い周波数に向けてレベルが低くなる傾向にあるが，このように人の最小可聴値を基準とする聴力レベルに変換したことにより，ほぼ平坦な周波数分布にみえる．

文献

1) P.H. リンゼイ，D.A. ノーマン：情報処理心理学入門 1 感覚と知覚 第 2 版，サイエンス社，2002，p181.
2) ISO 226：2003．Acoustics — Normal equal-loudness-level contours.
3) ISO 389-1：2017．Acoustics — Reference zero for the calibration of audiometric equipment — Part 1：Reference equivalent threshold sound pressure levels for pure tones and supra-aural earphones.
4) ISO 8253-3：2022．Acoustics — Audiometric test methods — Part 3：Speech audiometry.
5) JIS Z 8106：2000．音響用語.
6) IEC 60268-17：1990/COR1：1991 Corrigendum 1 - Sound system equipment. Part 17：Standard volume indicators.

（舘野　誠，中市健志）

✅ 確認Check! ☐ ☐ ☐

・音の強さ（音圧）と大きさ（ラウドネス）の違いを説明しよう．⇒7頁
・音の減衰が聞こえに影響する要因を述べよう．⇒6～7頁
・音圧レベルと聴力レベルの違いを説明しよう．⇒7～8頁
・音の見える化（可視化）の方法を挙げよう．⇒10～11頁

第3章

聴覚系の構造と機能

**学習の
ねらい**

- 聴覚，平衡系，顔面神経の構造を知ろう．
- 聞こえや平衡感覚の仕組みを理解しよう．
- 外耳，中耳，内耳の発生を知ろう．

章の概要

　聴覚伝導路は，音振動を効率よく内耳に伝える外耳と中耳（伝音系），音振動を神経信号に変換する内耳，内耳からの神経信号を伝え，信号処置をする蝸牛神経・橋の蝸牛神経核・聴皮質に至る神経（感音系）から構成されている．

　平衡神経系は，前庭と半規管よりなる末梢前庭器，視覚，体性感覚から入力があり，中枢で認知，統合し，空間識を作り，視野がぶれないように眼を動かし，倒れないように四肢・体幹の筋を緊張させる．顔面神経は，運動神経，副交感神経，味覚の感覚神経より構成され，第Ⅶ脳神経として，内耳道，中耳側壁を走行し，顔面表情筋，涙腺，顎下腺，舌下腺を支配している．

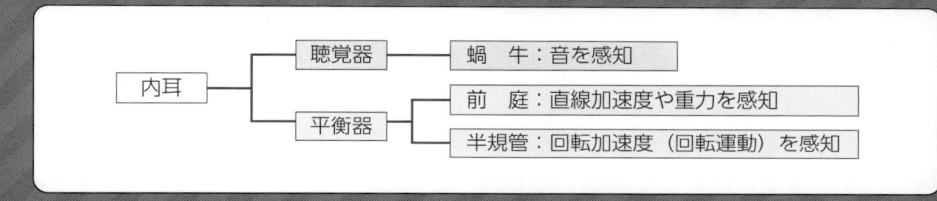

1. 聴器の解剖

　外耳と中耳は音を機械的に内耳へ伝えるので**伝音系**，内耳から中枢は音を感じ，神経伝達，認知，弁別するので**感音系**と呼ぶ．また，内耳には平衡器もある．

1 外耳

　耳介，外耳道，鼓膜の外耳面より構成される．成人では，外耳孔から鼓膜までの長さは平均3.5cmであり，外側1/3を占める**軟骨部**と，鼓膜側2/3を占める**骨部**からなる．軟骨部と骨部の間は**狭部**と呼ばれ，屈曲している．軟骨部外耳道に**有毛部**，**耳垢腺**などの皮膚組織がある．骨部外耳道は薄い皮膚に覆われており，皮下組織がない．

2 鼓膜

　正常の鼓膜の厚さは0.1mm以下である．鼓膜は三層構造からなり，外耳側の上皮層，中耳側の**粘膜層**，その間に線維組織よりなる**固有層**がある．鼓膜の各部位の名称は**図5-6**（⇒**42頁**）に示した．

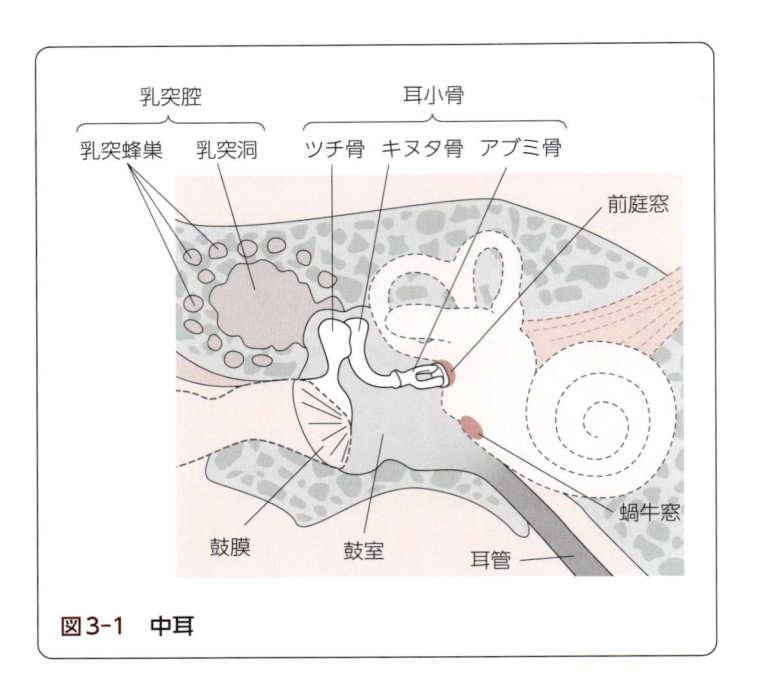

図3-1　中耳

■3 中耳 （図3-1）

耳管，鼓室，乳突腔より構成される．

耳管は鼓室と上咽頭側壁をつないでおり，側頭骨側 1/2 が**骨部耳管**，上咽頭側 1/2 が**軟骨部耳管**となる．耳管には**口蓋帆張筋**，**口蓋帆挙筋**が起始し，両方の筋ともに口蓋垂に停止している．これらの筋の収縮・弛緩により，耳管が開閉する．

鼓膜の後方の高さを**中鼓室**，鼓膜より下方を**下鼓室**，上方を**上鼓室**と呼ぶ．鼓膜から音を伝えるのは耳小骨であり，鼓膜側から**ツチ骨**，**キヌタ骨**，**アブミ骨**と並ぶ．ツチ骨柄は鼓膜の上皮層と粘膜層の間に挟まっており，鼓膜とともに振動する．アブミ骨は底板が内耳の**前庭窓**にはまっている．

中耳腔は鼓室から**乳突洞口**を通って，**乳突洞**につながっている．乳突洞の周りは骨が蜂巣状になり，中耳粘膜に覆われた**乳突蜂巣**がある．乳突洞と乳突蜂巣をあわせて，**乳突腔**と呼ぶ．

■4 内耳

内耳は聴覚感覚器である**蝸牛**，末梢平衡器官である**前庭**と**半規管**より構成される（**図3-2**）．内耳は骨の構造物そのものを指す**骨迷路**と，骨迷路の中にある細胞により構成されている**膜迷路**よりなる．膜迷路の中にはカリウム濃度が高い**内リンパ**があり，その周囲を脳脊髄液と交通する**外リンパ**が取り巻いている．

(1) 蝸牛 （図3-3）

蝸牛は三層構造となっており，上方が**前庭階**，下方が**鼓室階**，その間が**中央階**である．前庭階と鼓室階には**外リンパ**，中央階には**内リンパ**が含まれている．ヒトの蝸牛は二回転半しており，前庭に近い部分を**基底回転**，回転の先端部分を**頂回転**という．

前庭階に**前庭窓**（卵円窓），鼓室階に**蝸牛窓**（正円窓）と 2 つの**内耳窓**が開いてい

✏️ **つながる知識**

【内耳リンパ液】
鼓室階と前庭階はナトリウムが多い外リンパ，中央階はカリウムが多い内リンパで満たされている．外リンパには蝸牛小管を通して脳脊髄液が流入し，内リンパは蝸牛内で作られる．内リンパは細胞内と異なり，+90mV と陽性に荷電している．

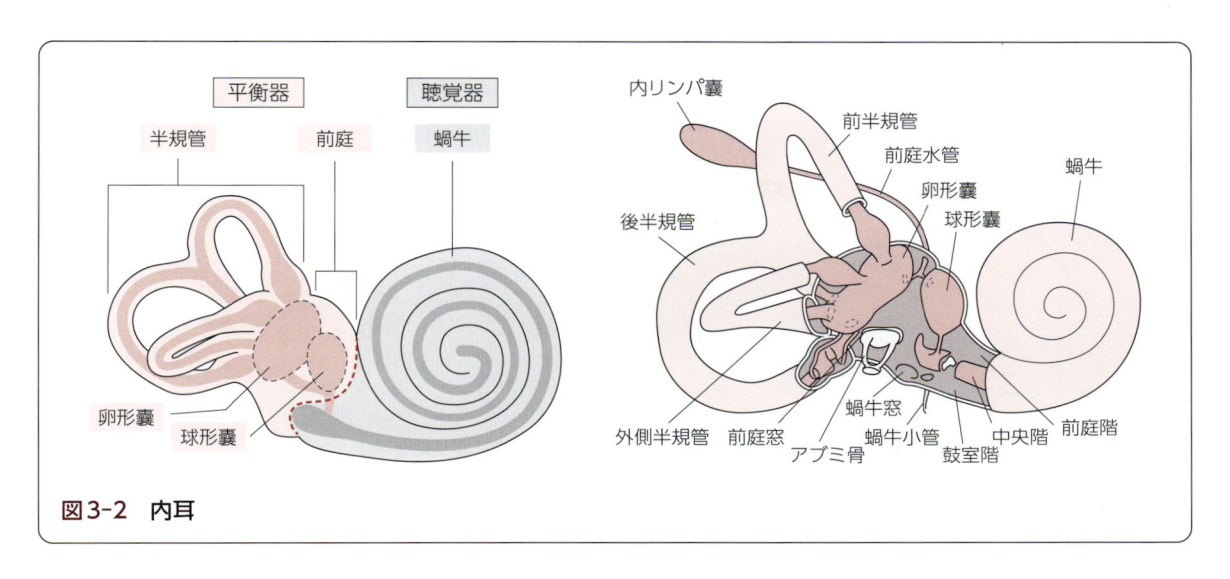

図3-2　内耳

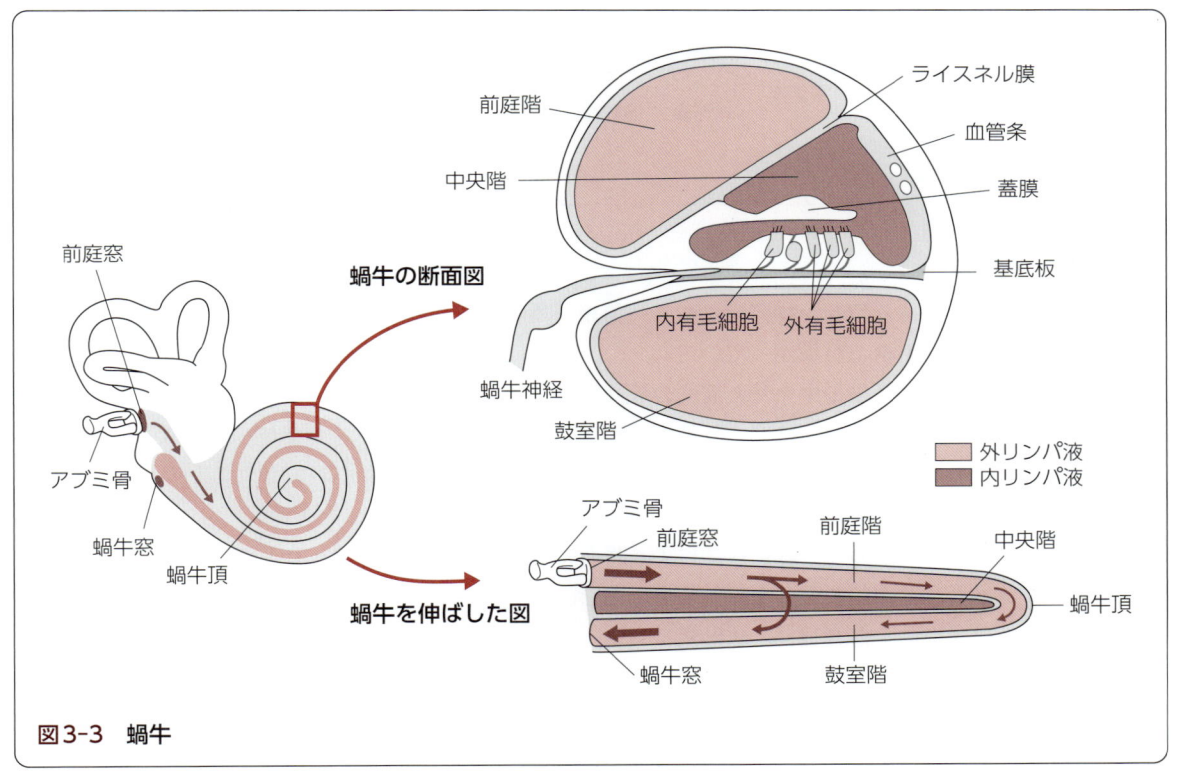

図3-3　蝸牛

る．前庭窓にはアブミ骨が関節を形成して，耳小骨を伝わってきた音振動の内耳への入り口となる．蝸牛窓は蝸牛窓膜で閉鎖している．中央階と鼓室階の間には**コルチ器**があり，基底板の上に載っている．コルチ器には内側に1列の内有毛細胞が，外側に3列の外有毛細胞が並んでいる．有毛細胞の聴毛は**蓋膜**で覆われ，接している．中央階の外側壁には複数の細胞層よりなる**血管条**がある．

　中央階と前庭階の間は**ライスネル膜**で境界されている．内有毛細胞はほぼ20本の蝸牛神経と連絡し，中枢へ音情報を伝えている．蝸牛細胞の細胞体は蝸牛管内側に

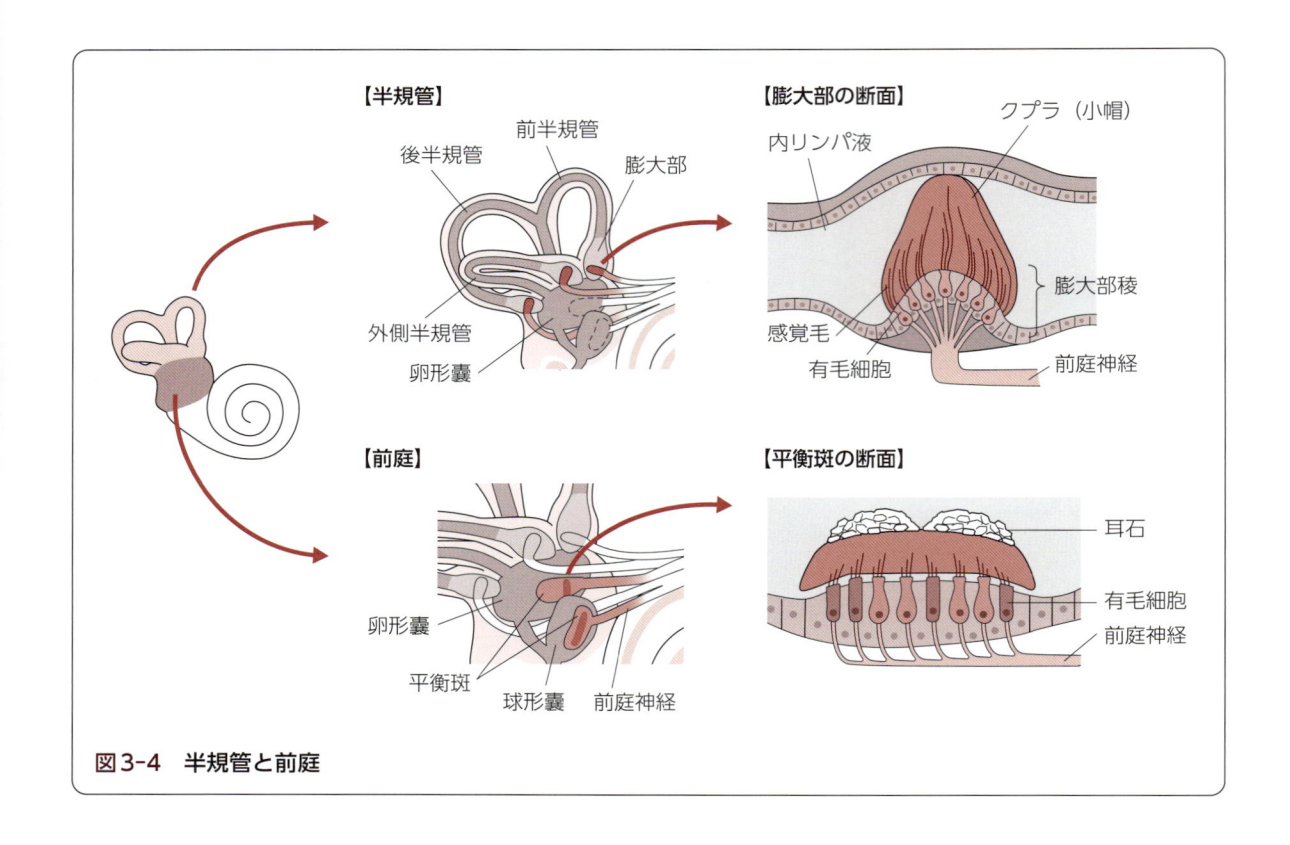

図3-4 半規管と前庭

ある**ラセン神経節**にあり，第Ⅷ脳神経である内耳神経の一部である**蝸牛神経**として中枢とつながっている．

　蝸牛の中央階と前庭の膜迷路は，小脳表面の硬膜の上にある**内リンパ嚢**と，蝸牛と前庭の連絡部より**前庭水管**という細い管を通して，つながっている．内リンパは血管条で産生され，前庭水管を通って，内リンパ嚢で吸収される．

(2) 前庭（図3-4）

　重力と直線加速度により**耳石**に力が加わり，耳石膜と有毛細胞の感覚毛の間でズレが起こると，感覚毛が屈曲し，有毛細胞から前庭神経へ信号が送られる．**卵形嚢**は上前庭神経，**球形嚢**は主に下前庭神経に支配されている．

(3) 半規管（図3-4）

　卵形嚢につながる半円形の管で，**外側（水平）半規管，前（上）半規管，後半規管**からなり，**三半規管**とも呼ばれる．外側半規管は，頭部の水平面に対して，前上方に30度傾いている．それぞれの半規管は互いに直角の関係にある．半規管の卵形嚢への入り口手前に**膨大部**がある．膨大部の膨大部稜には有毛細胞が整列しており，**クプラ**と呼ばれるゼラチン状の物質が有毛細胞の感覚毛の上にあり，内リンパ流の力を受け，有毛細胞の感覚毛を偏位させる．半規管内に生じたリンパの流れにより，それぞれの平面における**回転加速度**を感知している．**外側半規管と前半規管は上前庭神経，後半規管は下前庭神経に支配されている**．

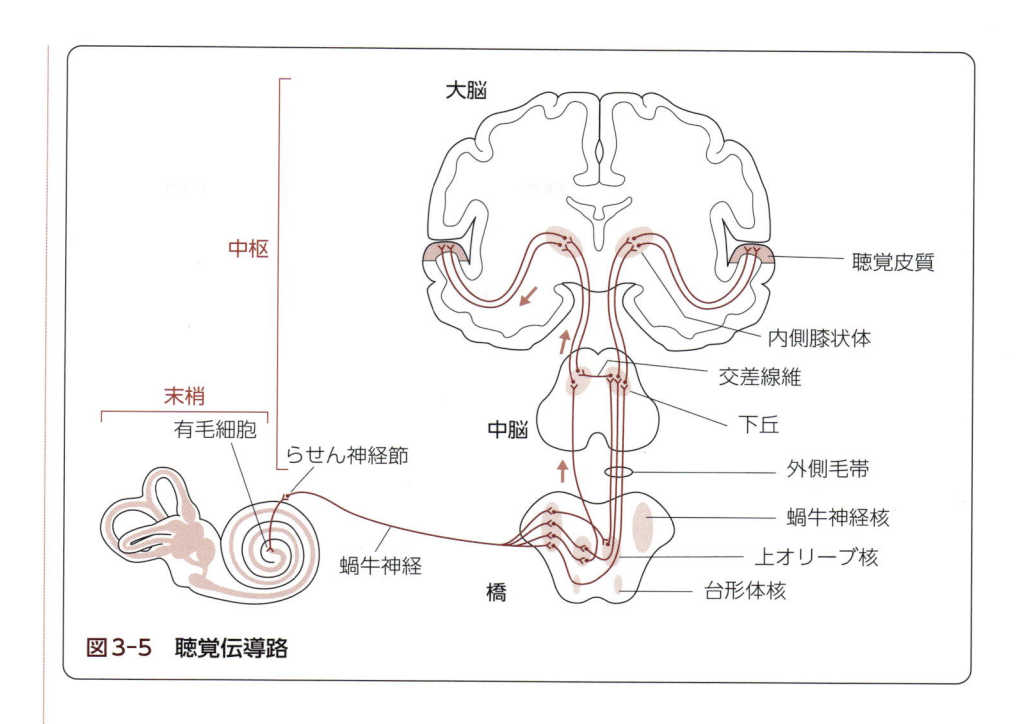

図3-5　聴覚伝導路

5 中枢

(1) 蝸牛中枢

　蝸牛神経は同側の橋の**蝸牛神経核**に終末を作っている．その後，中枢側に向かって，複数の神経核で神経を変え，他の神経からの信号を受けるとともに，交叉神経で左右間とも連絡を取りながら，**聴皮質**にある感覚性聴覚野へとつながっている（**図 3-5**）．

(2) 平衡中枢

　上・下前庭神経は，第Ⅷ脳神経である内耳神経の一部として，橋にある**前庭神経核**と連絡している．前庭神経核は，上向性に眼球運動を支配する**動眼神経核，滑車神経核，外転神経核**と結合し，また下向性に**脊髄前核**と結合している**前庭脊髄路**がある．前庭神経核から上下につながっている神経線維を**内側縦束**と呼ぶ．前庭神経核は小脳とも連絡している．また，前庭神経核から延髄の迷走神経，舌咽神経核に入り，**前庭自律神経反射路**を形成している．

6 顔面神経 （図3-6）

　顔面神経は第Ⅶ脳神経である．**運動神経**として顔面の表情筋，**副交感神経**として涙腺と唾液腺の分泌を支配している．感覚神経として，**舌前 2/3 の味覚**を感知している．橋の運動神経核である**顔面神経核**，副交感神経である**上唾液核**，感覚神経である**孤束核**から出た神経が合流し，内耳孔から内耳道を通って，側頭骨内に入り，**膝神経節**を形成する．**大錐体神経**が膝神経節より分枝し，**涙腺**へ至る．膝神経節より，中耳内側壁をまず水平に走行し，蝸牛と外側半規管の間で垂直方向に屈曲している．内耳道を出て膝神経節までを**迷路部，水平部，垂直部**，間の屈曲しているところを**第二膝部**と呼ぶ．膝部から垂直部に移行したところで**アブミ骨筋神経**，その

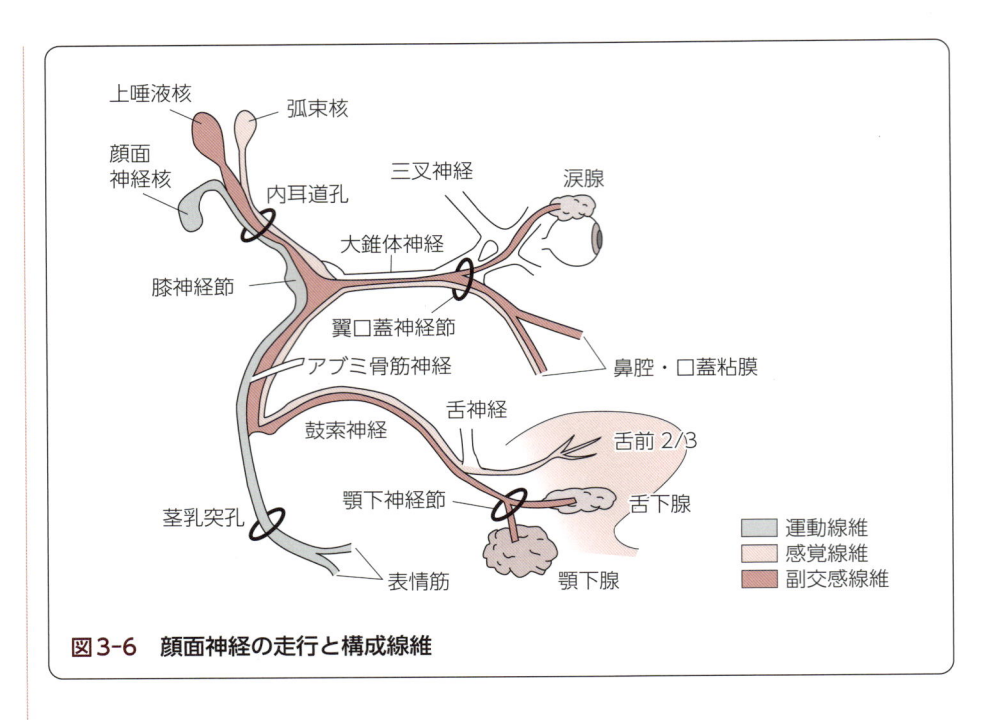

図3-6　顔面神経の走行と構成線維

下方で**鼓索神経**を分枝し，それぞれ**アブミ骨筋・顎下腺・舌下腺**，舌前 2/3 に至っている．本幹は**茎乳突孔**より側頭骨外に出て，耳下腺の中を通り，顔面表情筋に連絡している．

2. 聴器の生理機能

1 聴覚機能

(1) 外耳

　外耳道皮膚には**遊走能**があり，**自浄作用**を有している（「column：耳かきは必要？」⇒ **33頁**）．外耳道は奥が鼓膜で閉じられている管状のため，2〜3 kHz の間の周波数に共鳴し，音を増幅する．補聴器の調整に影響する．

(2) 中耳

　中耳の粘膜は**呼吸上皮**であり，中耳腔を2つの方法で換気している．1つは**中耳粘膜によるガス交換**であり，緩徐な換気を行っている．もう1つは**耳管の開閉による中耳腔の急速な圧調節**である．嚥下などにより耳管が開放されると，中耳腔と上咽頭がつながり，換気によって圧が調整される．

　音は気体の振動として空気を伝わる．液体や固体に伝わる時に，気体と液体・固体とでは，インピーダンスが異なるために気体の振動は反射され，1/1,000 しか，液体・固体に伝達しない．気体の振動である音を効率よく受け止めるために，鼓膜が働いている．鼓膜は 0.1 mm 以下と薄く，かつ軽いため，気体のインピーダンスと近く，音は反射せずにそのまま鼓膜に伝わり，鼓膜の振動となる．一方，鼓膜は固体であるので，耳小骨に振動を反射されることなく，伝えることができる．鼓膜のおかげで，音が効率的に受容できる．このことを**インピーダンスの整合**と呼ぶ．

　鼓膜から内耳のリンパに伝わる音は，3つの仕組みで増幅される．1つは**面積比**で

ある（図3-7）．音を受け止める鼓膜の大きさは約9mm×7mmであるが，音を内耳に伝える前庭窓にはまっているアブミ骨底板の大きさは約2mm×1mmしかない．音は圧として鼓膜で受け止められ，圧×面積の力となる．アブミ骨底板の面積は小さいため，面積あたりの圧が増え，より大きな圧として内耳に伝えられる．2つ目はてこ比である（図3-7）．ツチ・キヌタ関節の運動軸と，鼓膜の中心に位置するツチ骨臍，キヌタ・アブミ関節の長さの違いにより，この間にてこの原理による動きの強さの差が生じる．力が加わるツチ骨臍への方が長いので，音の力が増幅される．3つ目はキャンセル効果（遮蔽効果）である（図3-8）．前庭窓と蝸牛窓に同じ音面積比で25dB，てこ比で2.5dB，遮蔽効果で12.5dBの増幅効果がある．

中耳はインピーダンスの整合や，3つの増幅効果で入ってきた音を，効率的に内耳に伝達している．伝音系が働かないと60dBの伝音難聴となる．

（3）蝸牛

蝸牛は音を神経信号に変換し，蝸牛神経へ伝達する働きをもつ．①音の神経信号変換，②能動的音受容，③周波数分析という3つの働きである．

アブミ骨底板がはまっている卵円窓から外リンパに伝わった音は，基底板を振動させ，基底板に載っているコルチ器を刺激する．コルチ器の中にある有毛細胞の聴毛が屈曲し，音振動を電気信号に変換し，有毛細胞の興奮・抑制に合わせて，蝸牛神経に神経伝達物質を放出し，音信号を伝える．

①音の神経信号変換

蝸牛有毛細胞は，感覚毛である聴毛が頂部にあり，蝸牛神経とシナプスを形成している基底部と細胞内に極性がある（図3-9）．基底板が振動し，有毛細胞の上に載っている蓋膜と有毛細胞の聴毛の間

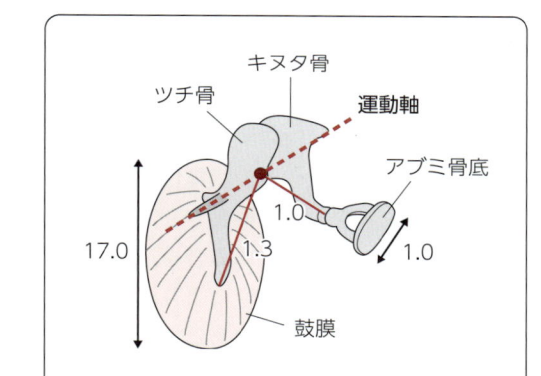

図3-7　中耳の音圧増強作用
中耳による音圧増強作用は，鼓膜とアブミ骨底の面積比（約17：1），ツチ骨のキヌタ骨のてこ比（約1.3：1.0）などによりもたらされる．

つながる知識
【有毛細胞】
頭部にある聴毛が刺激で偏位すると，細胞内に聴毛からカリウムイオンが流入し，細胞が脱分極し，基底部にあるシナプスに神経伝達物質が放出される．機械刺激である音を神経の電気信号に変換（機械電気変換）する感覚細胞である．

【シナプス】
神経細胞は他の神経・感覚細胞とボタンの形をしたシナプスを介し，信号を伝達している．神経伝達物質は細胞間にあるシナプスに接した狭い隙に放出され，一方の細胞の膜電位を脱分極または過分極し，信号を伝える．

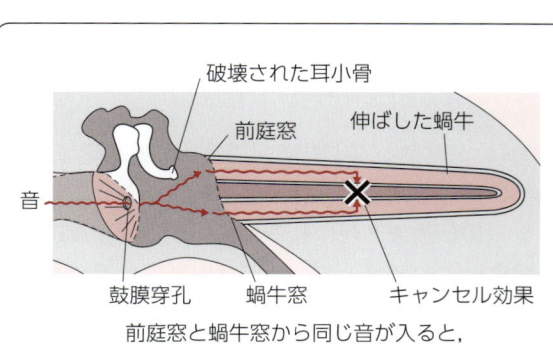

破壊された耳小骨

前庭窓　　伸ばした蝸牛

音

鼓膜穿孔　蝸牛窓　　キャンセル効果

前庭窓と蝸牛窓から同じ音が入ると，蝸牛内で互いが打ち消し合う

音

綿球

蝸牛窓に綿球を置くと，音が弱いのでキャンセル効果が生じない（遮蔽効果）

図3-8　キャンセル効果（遮蔽効果）

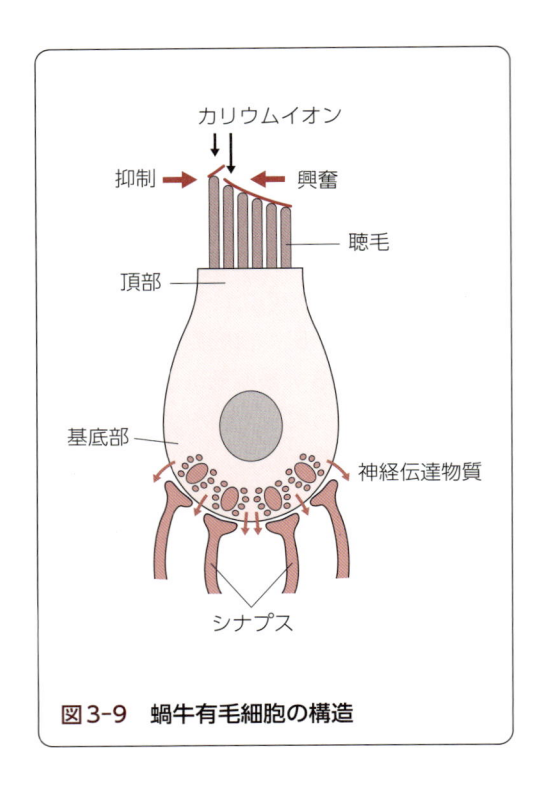

図 3-9　蝸牛有毛細胞の構造

図中ラベル：カリウムイオン／抑制／興奮／聴毛／頂部／基底部／神経伝達物質／シナプス

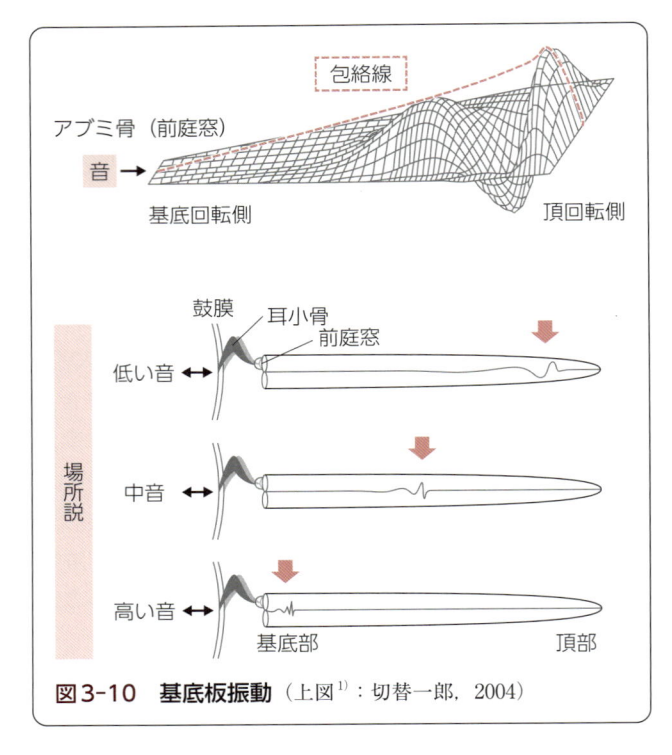

図 3-10　基底板振動（上図[1]：切替一郎，2004）

図中ラベル：包絡線／アブミ骨（前庭窓）／音／基底回転側／頂回転側／鼓膜／耳小骨／前庭窓／低い音／中音／高い音／基底部／頂部／場所説

にずれが生じ，屈曲すると内リンパから高濃度のカリウムイオンが細胞内に流れ込み，膜電位が変化する．内有毛細胞は基底部より神経伝達物質を放出し，蝸牛神経を興奮させ，中枢に音情報を伝達し，音受容を担っている．このように機械的刺激である音を，電気信号である神経信号に変換する働きを機械電気変換と呼ぶ．大きな音により強い刺激が入ると神経はより興奮し，小さな音による弱い刺激では神経の興奮は抑えられる．音の大きさにより神経の興奮の程度を変化させ，音の大きさを神経に伝えている．

②能動的音受容

外有毛細胞は基底板振動により膜電位が変化するが，神経伝達物質はほとんど放出しない．膜電位の変化により細胞が伸縮，弛緩する運動能を有している．運動能により基底板振動が増幅され，能動的音受容を行っている（「column：蝸牛の能動的音受容」⇒ 26 頁）．中枢からの神経は，外有毛細胞にシナプスを作り，膜電位を調節していると考えられている．

③周波数分析

アブミ骨から蝸牛に伝わった振動は，前庭窓から中央階を通過して鼓室階に入り，蝸牛窓に抜けていく（**図 3-3**）．外リンパのエネルギーは基底板を振動させる．音によって生じた基底板振動は，ベケシーの伝達波と呼ばれる．高い音は内耳窓に近い基底回転を，低い音は頂回転を抜ける．この結果，高い音では内耳窓に近い基底板が最も振動し，音が低くなっていくと内耳窓から遠い頂回転側の基底板が最も振動する．音の高さによって振動する場所が異なる．基底板の振動振幅が高いほど，上に載っているコルチ器が最も刺激され，音の周波数によって最大振幅の場所が変化する（**図 3-10**）．高周波数の音では蝸牛の基底回転側の蝸牛神経が刺激され，低周

波数の音では頂回転側の蝸牛神経が刺激される．また基底板振動は音が大きいほど振幅が大きくなり，神経の発火頻度を増やす．このように基底板振動が音の大きさと時間情報を特定の周波数成分ごとに取り出すことを**基底板の周波数分析能**と呼ぶ．

音の三成分（音の大きさ，音の高さ，音の時間的変化）はそれぞれ，神経の発火頻度，最も刺激される基底板の場所，神経発火の時間的変化に基づき，音を中枢に伝えている．

（4）聴覚中枢

蝸牛で分析された音の三成分は，認知，統合され，聴覚伝導路の各部位で音の on-off，音の方向，両耳からの音情報の統合などが行われ，聴皮質へ伝えられる（「column：聴覚中枢の働き」⇒ **25頁**）．両耳の音情報を統合する機能には，両耳の音を合わせて聞く**両耳合成能**と，それぞれの音を選択して聞く**両耳分離能**がある．両耳合成能には，2つの音を加える**両耳加重現象**と，2つの音の成分を合わせる**両耳融合現象**がある．両耳分離能には，両方の音を別々の音として認知する**両耳分離現象**と，内容をそれぞれ聞き分ける**両耳弁別現象**がある．

聴覚中枢における音情報の処理は複雑で，まだ十分には理解されていない．

2 平衡機能

（1）平衡系の働き（図3-11）

頭や全身の傾きや動きを感知，倒れないように体幹に力を配分，ものがぶれて見えないように眼の動きを調整し，意識せずにバランスを取る神経系を平衡神経と総称する．**視覚**で周囲のものを知覚し，**末梢前庭器**で重力と加速度を受容，**体性感覚**で起立筋群にかかる重力を感知する．これらの情報を中枢へ入力，中枢で情報が統合され，空間識が形成される．空間識に基づき周囲がぶれて見えないように**眼球**を動かし，倒れないように四肢・体幹の筋緊張を調整している．また**自律神経**にも出力している．

（2）末梢前庭器

①半規管

半規管は半円形の管なので，**回転加速度**を感受している．外側半規管は膨大部に

✏️ **つながる知識**

【空間識】

視覚，末梢前庭器，体性感覚からの情報を統合し，自分の体が周囲の空間に対してどのような状態になっているかを認知することを空間識と呼ぶ．急性発症のめまいでは空間識が乱れ，回転性となる．フクロウは空間識を認識し，暗闇で活動できる．

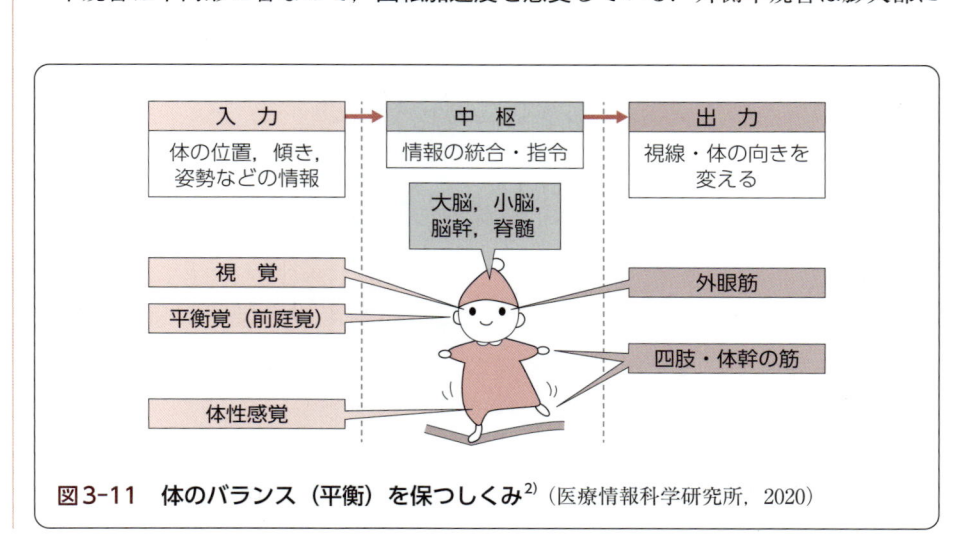

図3-11 体のバランス（平衡）を保つしくみ[2]（医療情報科学研究所，2020）

向かうリンパ流で興奮性に刺激されるが，上半規管は逆の応答をする．半規管は左右対称なために，ある刺激に対し，左右反対に反応する．左右反対の反応をすることで，入力をより確実なものにしている．半規管の平面はそれぞれ3次元の軸を表しているので，すべての方向への加速度を区別することができる．

②前庭

前庭は**球形嚢**と**卵形嚢**からなり，それぞれの中にある**平衡斑**には有毛細胞の上に耳石が載った耳石器がある．重力と直線加速度により**耳石**に力が加わり，耳石膜と有毛細胞の感覚毛の間でズレが起こると，感覚毛が屈曲し，有毛細胞から前庭神経へ信号が送られる．平衡斑の中心部で刺激を受ける方向が逆転しており，かつ，起立時には，球形嚢はほぼ垂直，卵形嚢はほぼ水平に位置しており，すべての向きに対応している．

(3) 眼球運動

眼球運動には5つの種類がある．

①新たな視標に視線を移すための**衝動性眼球運動**．

②ゆっくりと動くものを追う，**滑動性眼球運動**．

③同じ速度で移動している際に，周囲のものを見る時に起こる，滑動性眼球運動と衝動性眼球運動が組み合わされた**視運動性眼振**．

④頭の動きで自動的に眼球が動き視標を捉えるための**前庭眼反射**．

⑤視標の距離が変わった時に両眼が反対方向に動く**輻輳・開散運動**．

(4) 前庭眼反射

頭部を回旋させると半規管が刺激され，また頭部を傾けると耳石器で感知され，反対方向へ眼球が回旋する（**図3-12**）．このように視点を一点に固定するための末梢前庭器と動眼系の反射を**前庭眼反射**と呼ぶ．

(5) 前庭脊髄反射

斜面に立った時，身体を支えるために低い方の四肢体幹に力が入る（**図3-13**）．空間識の変化に応じて，頸部，体幹，四肢の筋緊張を変化させ，頭部や体幹の立ち直りを行う反射を**前庭脊髄反射**と呼ぶ．

(6) 前庭自律神経反射

乗り物酔いを引き起こす．個人差がある．

✎ つながる知識

【乗り物酔い】
動揺病とも呼ばれる．乗り物の振動で空間識が混乱し，生じるとの説がある．平衡系から自律神経へ出力され，嘔気や発汗，顔面蒼白などの自律神経症状を呈する．活動を低下させ，安全を確保することが目的ではないかと考えられている．

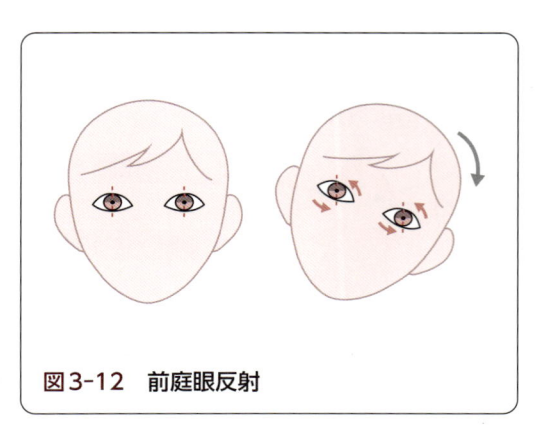

図3-12　前庭眼反射

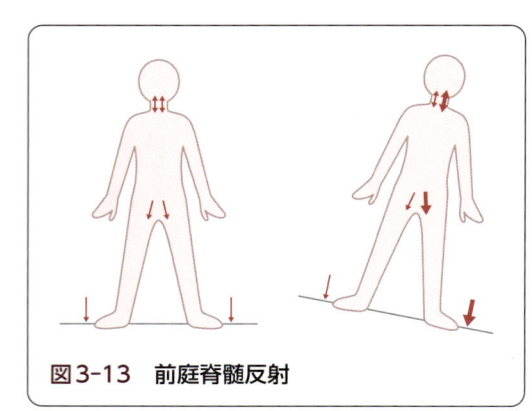

図3-13　前庭脊髄反射

(7) 小脳の働き

小脳半球は滑動性眼球運動を円滑にする．小脳虫部は固視機能を保持する働きがある．

3. 聴器の発生

つながる知識

【先天性形態異常】
先天性形態異常は妊娠期間のどの時期でも起こるものではなく，発生過程のどの時期に生じたかによって，形態異常の部位や程度が異なる．一般的に妊娠4～10週を器官形成期と呼ぶ．妊娠日数は最終月経開始日を0日としてカウントする．

1 内耳の発生 （図3-14）

胎生2週頃，外胚葉が肥厚し，**耳板**ができる．そこが陥凹し，**耳窩**となり，入り口が閉じて耳胞となる．いくつかのくびれや隆起ができて，前庭，半規管，蝸牛に発達する．耳胞と接した内耳神経節より神経線維が伸びて，前庭神経と蝸牛神経になる．胎生10～11週で蝸牛が二回転半になる．12週でラセン器の分化が始まり，24週で完成する．15週に内耳周辺の軟骨の骨化が始まり，21週頃に骨迷路となる．

2 外耳の発生 （図3-15）

胎生4週頃，**第1鰓溝**が深くなり，軟骨部外耳道となる．12週に鼓室側壁まで伸

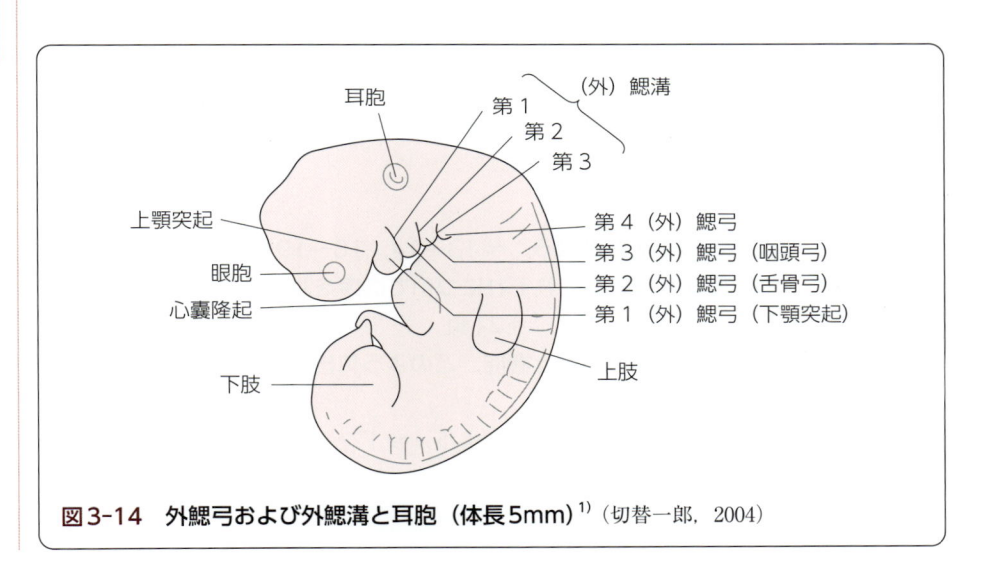

図3-14　外鰓弓および外鰓溝と耳胞（体長5mm）[1]（切替一郎，2004）

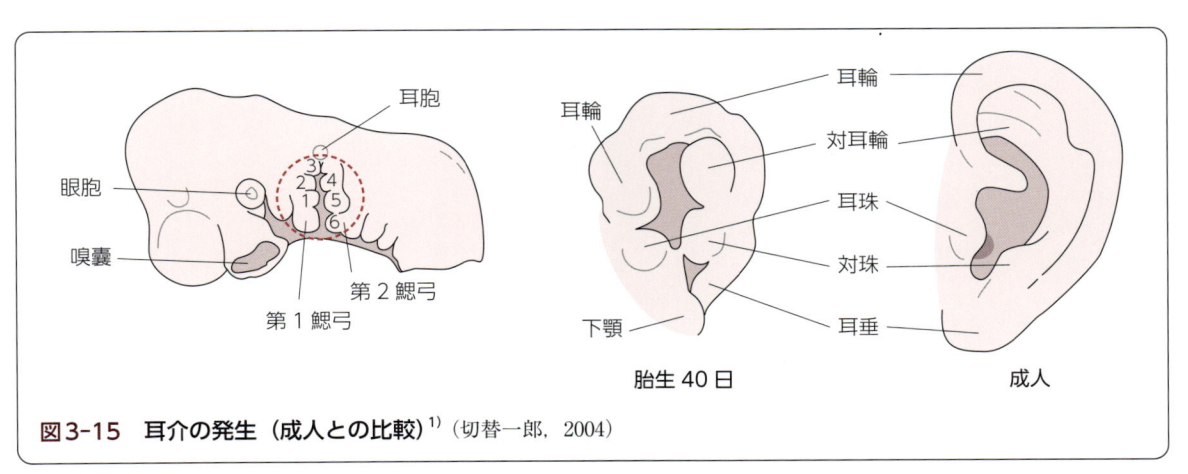

図3-15　耳介の発生（成人との比較）[1]（切替一郎，2004）

び，18週で鼓膜輪も作られ，28週に完成する．胎生4週頃に第1鰓弓と第2鰓弓に3つずつ**耳介結節**ができ，それらが融合して耳介となる．

3 中耳の発生

第1内鰓溝が咽頭窩から陥凹，伸長，耳管が形成されるとともに，底部が広くなり，鼓室になる．耳管内側壁は胎生16週に上皮で覆われる．鼓室内は胎生結合組織で埋まっているが，20週頃より耳管上皮が侵入し，腔が形成されていく．**第1外鰓溝と鼓室の間にある第1鰓弓**からツチ骨とキヌタ骨の原基となる**メッケル軟骨**が，**第2鰓弓**からアブミ骨，茎状突起，舌骨小角の原基となる**ライヘルト軟骨**が発生する．胎生16週に骨化が起こり，耳小骨となる．

4 鼓膜の発生

外耳道と鼓室に挟まれた中胚葉成分が薄くなり，外側は外胚葉である外耳道，内側は内胚葉である耳管上皮に覆われる．

文献
1）切替一郎著，野村恭也編：新耳鼻咽喉科学，改訂10版，南山堂，2004．
2）医療情報科学研究所：病気がみえる vol.13　耳鼻咽喉科，メディックメディア，2020．

（中川尚志）

☑ **確認Check!** ☐ ☐ ☐

・伝音系の構造と働きを述べよう．⇒13〜14，18〜19頁
・蝸牛の3つの働きを挙げ，それぞれについて機序を説明しよう．⇒19〜21頁
・平衡系とは何かを説明しよう．⇒21頁
・平衡系を構成する器官の構造と機能，どのように出力されているか説明しよう．⇒16〜17，21〜23頁
・顔面神経の走行と働きについて述べよう．⇒17〜18頁

Column

聴覚中枢の働き

　音の変化には2つの時間成分が含まれている（**図1**）．1つは位相情報である．複雑な音の変化は，含まれている各周波数の成分に分けることができる（周波数分析，フーリエ変換）．ある周波数で波が起こる周期の特定の位置を位相と呼ぶ．波が繰り返す度に位相は元に戻る．ある位相の時間的位置を把握することで波の始まる時と終わる時が特定される．ある周波数の波を位相の位置で特定することを位相固定という．もう1つは包絡線情報である．変化している音波のピーク（最大値と最小値）を結んだ線を包絡線と呼ぶ．包絡線は特定の周期でなく，時間によって変化する．

　神経の発火には不応期があり，1kHz以上の情報は速すぎてついていけない．このため，高い音は包絡線情報が，低い音は位相情報が，音情報として中枢に伝えられている．位相情報には両耳間の音の時間的違いや速い音の変化が含まれているので，両耳間時間差を利用して聞こえてくる音の方向の同定や，各周波数を合わせて成りたっている音楽のメロディの聴取に役立っている．また，ことばの聞き取りには包絡線情報が使われている．

　中枢に入った音処理について，DillonとCameronがモデルを提唱している[1]．音情報はまず音そのものが解析され，その解析結果を用いて，音韻情報が認識される．音韻情報を合わせて，語彙や統語，文章などの言語が分析，理解される（**図2**）．

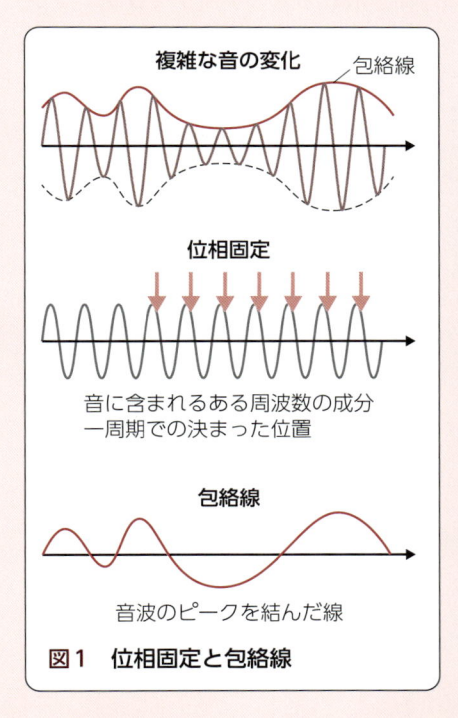

図1　位相固定と包絡線

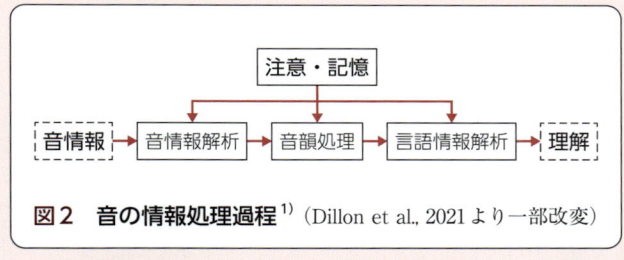

図2　音の情報処理過程[1]（Dillon et al., 2021より一部改変）

文献
1) Dillon H, Cameron S：Separating the Causes of Listening Difficulties in Children. Ear Hear, **42**：1097-1108, 2021.

（中川尚志）

Column

蝸牛の能動的音受容

　蝸牛は，①音の神経信号変換，②能動的音受容，③周波数分析の３つの働きをもつ．蝸牛の内有毛細胞が音を受容し，蝸牛中枢へ伝達する．どの位置の基底板が最も振動するかにより，周波数分析が行われる．蝸牛の外有毛細胞が音刺激によって収縮・弛緩し，基底板振動を増幅することを能動的音受容と呼ぶ．能動的音受容によって広い範囲の音の大きさを聞くことができ，蝸牛は音に対して広い**ダイナミックレンジ***を有することになる．

　アブミ骨振動によって中耳より内耳に伝わった音が，能動的音受容により，どれくらい音を増幅させているかを**図1**に示す．特に小さな音に対しては基底板振動が増幅される．

　内有毛細胞とシナプスを形成している蝸牛神経は，それぞれ担当する音の高さが異なる．**図2A**に，蝸牛神経の単一神経で測定した神経が刺激される音の大きさと周波数の関係を示す．それぞれの神経線維で担当する周波数が決まっており（神経によっては小さな音でも発火が増える），その周波数に対して鋭敏なピークを示す．この音の高さを特徴周波数と呼ぶ．狭い範囲の周波数で感受性が急激に高くなる．**図2B**に，外有毛細胞がなくなった場合の図を示す．特徴周波数が不明瞭になり，鋭敏なピークがなくなる．

　感音難聴，特に内耳性難聴では先に外有毛細胞から消失していくため，蝸牛神経の鋭敏なピークがなくなる．大きな音でないと聞き取れなくなり，かつ，聞き取れる音のダイナミックレンジが狭くなる．

---

*ダイナミックレンジ：感覚閾値と変化がわからなくなる感覚最大値の差，変化を認知できる感覚の範囲の広さを表す．

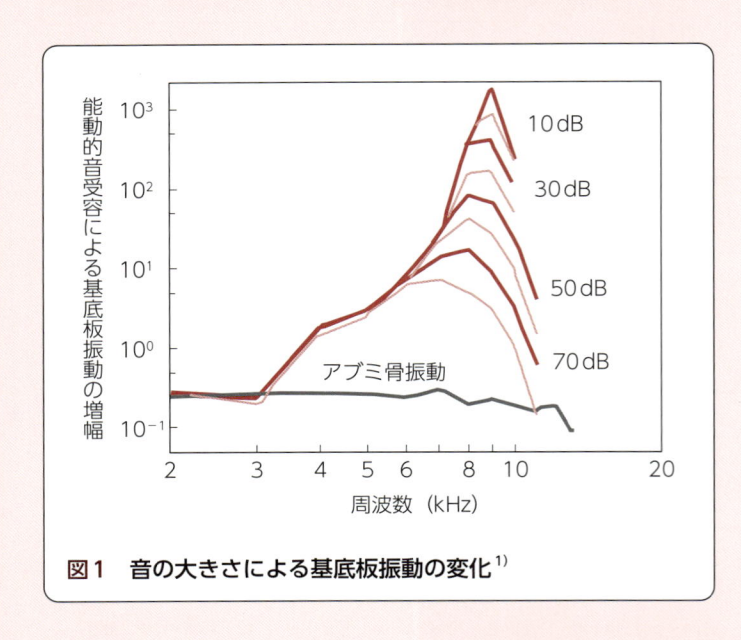

図1　音の大きさによる基底板振動の変化[1]

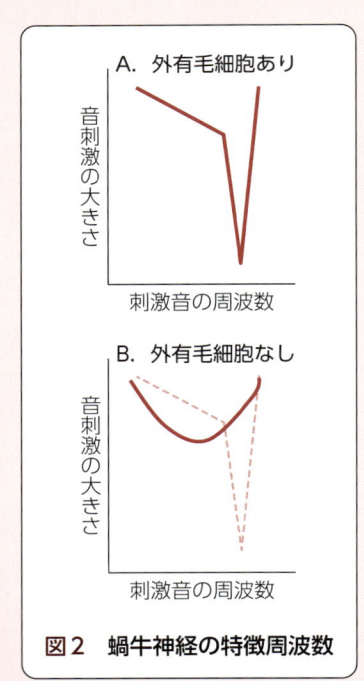

図2　蝸牛神経の特徴周波数

文献
1) Ruggero MA et al.：Basilar-membrane responses to tones at the base of the chinchilla cochlea. *J Acoust Soc Am*, **101**：2151–2163, 1997.

（中川尚志）

Column

騒音下の聞き取り

　高さと大きさが違う3つの音を入力した場合の蝸牛の基底板振動を図に示す．図Aは能動的音受容が保たれている正常聴力耳，図Bは能動的音受容が消失している難聴耳の蝸牛の基底板振動である．

　図Aでは，それぞれの音により別々の鋭敏な周波数選択性と増幅された基底板振動が惹起されているので，3つの周波数でそれぞれのピークが明瞭に区別できる．

　図Bでは，鋭敏な周波数選択性と基底板振動の増幅がなくなっている．このため，最も大きな音とそれより高い音のピークは区別できるが，低い音のピークが大きな音にマスクされ，わからなくなる．

　この結果，難聴耳では鋭敏な周波数選択性がなくなるため，音の高さが隣り合った音同士の識別ができなくなり，難聴耳では静寂時に比べて，騒音下での聞き取りが低下する．

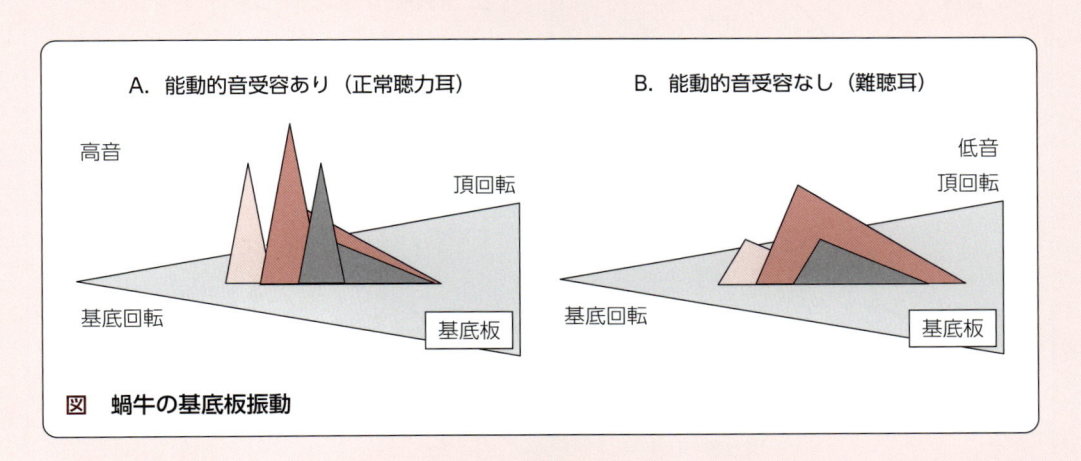

図　蝸牛の基底板振動

（中川尚志）

耳音響放射

f_0 ヘルツの周波数をもつ交流波刺激を入力した時に出力される関係を示した**入出力曲線**[*]を**図1**に示す．**図1**A は線形（リニア）応答，**図1**B は非線形（ノンリニア）応答である．各図の右下に出力された波形に含まれる周波数を示している．入出力曲線が線形の場合，入力と出力は同じ周波数となる．一方，非線形の場合，出力した波形は，入力した周波数に加え，整数倍の周波数の応答を含んでいる．これを歪成分と呼ぶ．

図2に示したように，蝸牛有毛細胞の聴毛と膜電位の変化および外有毛細胞の運動能も非線形応答を示す．このため，音刺激によって歪成分が生じる．能動的音受容を行っている蝸牛は，周波数入力に対して非線形応答を示す．

図3は歪成分耳音響放射（DPOAE）の検査結果である．正常聴力の場合，蝸牛は能動的音受容をするので，入力した音が蝸牛に非線形応答を生じ，基底板振動が歪成分を生じる．この振動が内耳より音として放射され，聞かせた音以外の音が記録される．能動的音受容がない難聴がある場合は，耳音響放射が記録されない．

---

[*]入出力曲線：機械や電気機器，脳や腎臓，心臓など，入力に対して応答・出力するものにおいて，入力と出力の関係を示したものをいう．入出力が比例しているものを線形，入力によって出力の割合が変化するものを非線形と呼ぶ．

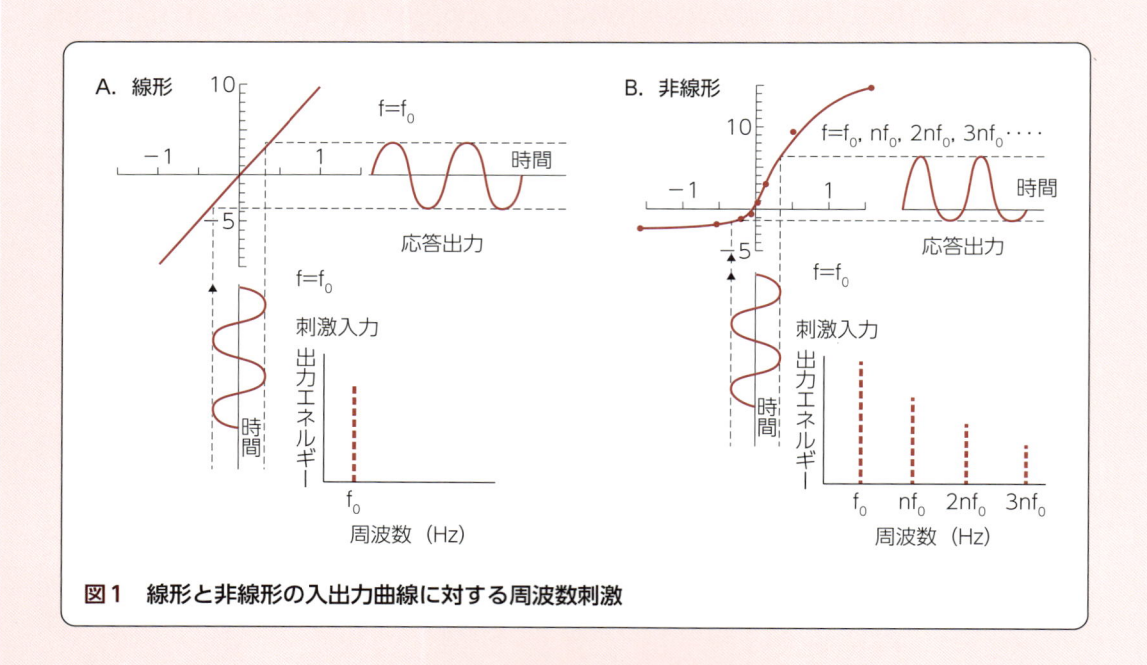

図1　線形と非線形の入出力曲線に対する周波数刺激

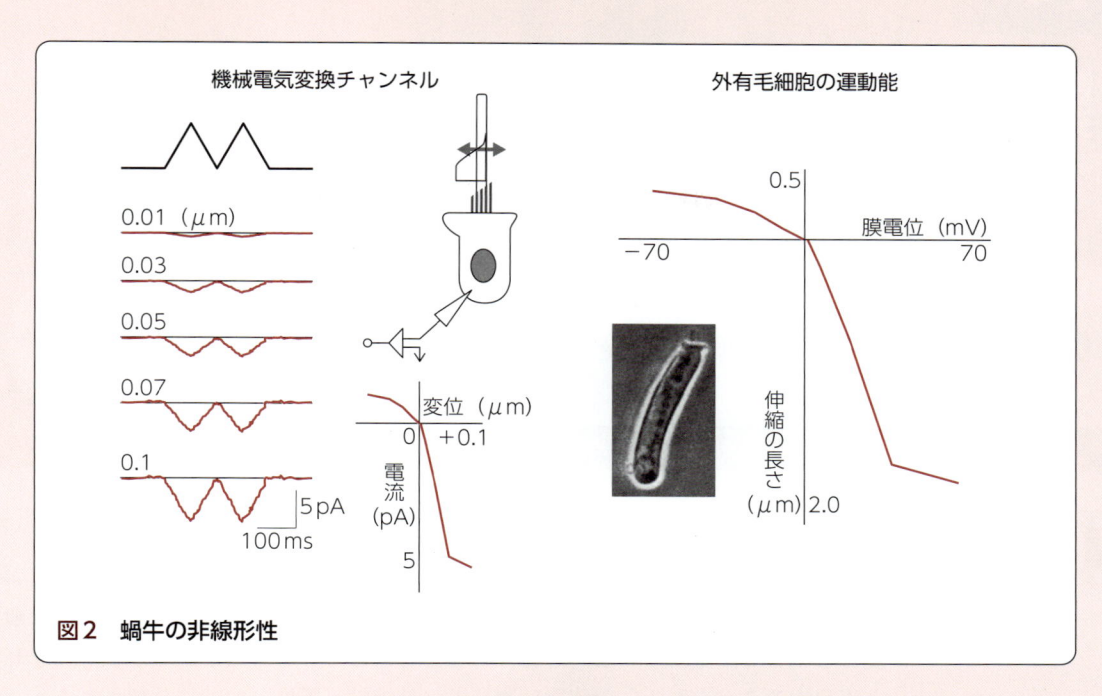

図2　蝸牛の非線形性

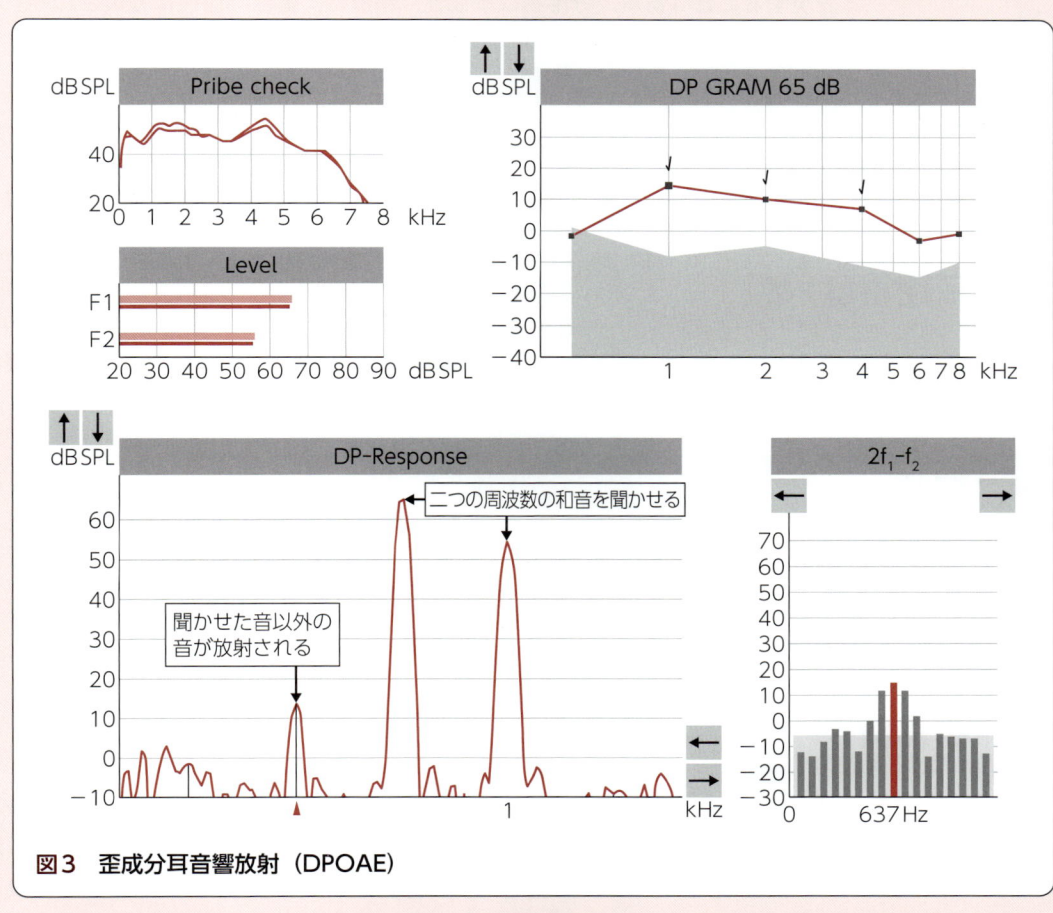

図3　歪成分耳音響放射（DPOAE）

（中川尚志）

第**4**章

難聴と併発する症状
（耳疾患の症状）

 学習の
ねらい　・耳の症状と疾患の関係を理解しよう．

1. 耳漏

　　外耳道にある分泌物を耳漏と呼ぶ．外耳道内にあり，綿棒で拭く，もしくは覗き込むと気づく．量が多いと外耳孔の外まで付着していることがある．軟耳垢を耳漏と表現することもある．分泌物は漿液性，粘液性，膿性，血性に分類される．耳漏の種類と性状，原因疾患を**表 4-1** に示した．

2. 耳痛

　　耳およびその周囲の痛みである．痛みの種類と性状，原因疾患を**表 4-2** に示した．

3. 耳閉（塞）感

　　耳が塞がった，水が入ったような感覚のことである．原因部位と原因疾患を**表 4-3** に示した．

4. 耳鳴

　　外で音がしていないのに感じる，異常な音感覚である．耳鳴は全人口の 10〜15% が自覚し，全人口の 2〜3% が苦痛を感じている．耳鳴の種類と性状，原因疾患を**表 4-4** に示した．

5. めまい

　　目の前の景色が回る回転性めまい，立っているとバランスが取れずにふらつく浮動感の二種類のめまいがある．平衡神経系の障害によって生じる．急に発症した場合が回転性めまい，緩徐に生じた場合が浮動感となる．数秒で治まるもの，数日続くもの，慢性的に自覚するものがある．持続する回転性めまいでは，嘔気，嘔吐，動悸などの自律神経症状を伴う．

表4-1　耳漏の性状と原因疾患

耳漏の種類	耳漏の性状	原因疾患
漿液性	透明でさらさらしている	外耳炎
粘液性	透明もしくは濁っており，粘稠	粘性耳垢，外耳炎，慢性中耳炎
膿性	白濁，粘稠もしくはさらさらしている	化膿性外耳炎，急性中耳炎，慢性化膿性中耳炎，真珠腫
血性	耳漏に新鮮血，凝血が混じる	外耳炎，外耳腫瘍

表4-2　耳痛の性状と原因疾患

痛みの種類	痛みの性状	原因疾患
圧痛・牽引痛	耳珠・外耳孔を押さえたり，耳介を引っ張ったりすると痛む	外耳炎
拍動痛	血管の拍動にあわせてズキズキと痛む	急性中耳炎，急性咽頭・扁桃炎
鈍痛	重たく，圧迫されたような痛み	外耳炎，外耳・中耳・聴神経腫瘍
疝痛	針で刺されたような鋭い痛み	神経痛，耳帯状疱疹，ラムゼイハント症候群
咀嚼時痛	食事中に噛んだ時や大きく口を開けた時に痛む	顎関節症

表4-3　耳閉感の原因部位と原因疾患

原因部位	原因疾患
外耳	耳垢栓塞
鼓膜	外傷性鼓膜穿孔
中耳	滲出性中耳炎，航空性中耳炎，耳管閉塞・開放症
内耳・後迷路	突発性難聴，メニエール病，急性低音障害型感音難聴

表4-4　耳鳴の性状と原因疾患

耳鳴の種類	耳鳴の性状	原因疾患
自覚的耳鳴	患者本人のみが聴取できる	末梢性耳鳴，中枢性耳鳴
拍動性耳鳴	3分の2が他覚的耳鳴体内音源があり，第三者が聴取できる	硬膜動静脈瘻，血管性腫瘍
非拍動性耳鳴	他覚的耳鳴，筋性耳鳴	軟口蓋ミオクローヌス，顎関節症

6.　顔面神経麻痺

　　顔の片側の表情筋に力が入らなくなる状態である．反対側は正常である．額のしわがなくなり，眉が上がらなくなる．瞬き，しっかりと目を閉じる，鼻根のしわ寄せができない．口をすぼめられず，口の端が下がり，口に入れた水がもれる．鼻唇溝が消失する．イーッと口を左右に広げることができず，力を入れても下顎にしわが寄らない．涙が出ない．舌半分・前3分の2の味覚が低下する．

（中川尚志）

✓ 確認Check!　☐ ☐ ☐

・耳の症状を挙げよう．⇒30頁
・めまいの種類と原因を述べよう．⇒30頁
・顔面神経麻痺について説明しよう．⇒31頁

危ないめまいと危なくないめまい

めまいの大部分は生命には関わらない危なくないめまいであるが，一部に放置しておくと生命に関わる危ないめまいが含まれる．

危ないめまいは中枢性である．原因には急に発症する脳血管障害と，徐々に進行する脳腫瘍がある．脳血管障害は急に生じるので，回転性めまいとなり，脳腫瘍によるものは緩徐に障害が起こるので，ふらつきとして自覚する．

中枢性めまいは，延髄，橋，中脳などの脳幹の障害と，小脳の障害に分けられる．

脳幹の障害によるめまいは，平衡神経を構成する前庭神経核などが原因であるが，周囲に多くの脳神経核があるため，めまい以外の様々な症状も起こる．構音や嚥下障害，顔面痛やしびれ，温痛覚障害，上下肢の運動麻痺などがみられる．眼球運動障害が生じ，物が二重に見える複視として自覚する．

小脳の障害，特に小脳半球の障害は，四肢の運動失調が主体で，指鼻試験の異常や拮抗反復機能障害，企図振戦を認める．一見末梢性めまいに類似する症状を呈する場合もあり，随伴症状の確認が大切である．一方，小脳虫部の障害では，体幹失調のみが生じる場合があり，起立できなくなる．

問診のポイントは，めまいの性状が回転性か非回転性かに加え，初回のめまいの場合や，高齢者，高血圧や糖尿病などの合併症をもつ場合は，他に所見がないか注意する．他の脳神経症状がないこと，頻度が高い良性発作性頭位めまい症を鑑別することが重要である．また，起立・歩行検査を実施し，体幹失調を見逃さないようにする．体幹失調が疑われる場合には，頭部 MRI など画像検査の評価へつなげる．

（中川尚志）

Column

耳かきは必要？

　皮膚は表面より内側にある基底層で皮膚細胞が作られ，細胞が外側へ押し上げられて，皮膚の表面に移動する．細胞が角化して脱核し，角質となる．角化物が垢や古い角質となって脱落する．この一連の皮膚のターンオーバーは約6週間で起こっている．外耳道の皮膚が局所でターンオーバーすると，外耳道内が角質で充満し，よくないため，外耳道皮膚は遊走能を有しており，自浄作用が備わっている．外耳道皮膚の細胞は鼓膜臍で作られ，鼓膜を放射状に外側に移動し，外耳道深部から入口部に向けて遊走し，有毛部で剥離，脱落し，乾燥性耳垢となる（図）．

　外耳孔から骨部外耳道までは1cm強くらいの距離しかない．耳かきにより骨部外耳道をひっかくと，皮下組織がない外耳道皮膚は傷つきやすい．皮膚が傷つくと遊走能が阻害され，自浄作用が働かなくなり，遊走能が阻害された部位で耳垢ができるようになる．このため，硬い材質の耳かきは耳垢を増やす結果となる．

　耳垢は有毛部より深部で形成されることはないので，耳かきは軟骨部外耳道にある有毛部までにとどめる．特に子どもなどの皮膚は脆いため，見える範囲で綿棒でやさしく掃除するにとどめる．大人が自分で行う場合も，指先にタオルを巻いて，指が入る範囲で軽く拭き上げるだけで耳垢は除去され，自浄作用が保たれる．

（中川尚志）

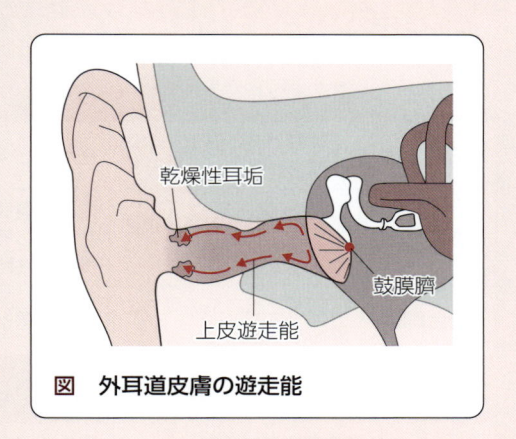

図　外耳道皮膚の遊走能

乾燥性耳垢

鼓膜臍

上皮遊走能

第5章

難聴の種類と原因（聴覚障害）

- ・難聴の種類について理解しよう.
- ・難聴の原因となる疾患について理解しよう.
- ・平衡機能障害の種類と原因について理解しよう.
- ・各疾患と検査結果の関連性について理解しよう.

章の概要

　難聴とは，外耳から聴覚中枢に至るまでの聴覚伝導路の障害によって聞こえにくさが生じた状態である.

　平衡機能障害とは，内耳平衡器官や視覚器，体性知覚，平衡中枢など複数の器官が協同して保っている体のバランスが崩れた状態である.

難聴の種類

伝音難聴	伝音系である外耳・中耳の障害が原因	音が小さく聞こえる
感音難聴	感音系である内耳・後迷路の障害が原因	内耳性難聴：音が小さく聞こえるが，わずかに大きくなると途端にうるさく感じる特徴がある（補充現象）．音が歪む 後迷路性難聴：音が小さく歪んで聞こえるため，語音聴取能が低くなる
混合難聴	伝音系と感音系の両方の障害が原因	伝音難聴と感音難聴が合併した状態である

平衡機能障害の種類

急性発症平衡機能障害	多くは回転性めまいを生じるが，非回転性もある
緩徐進行性平衡機能障害	多くは非回転性めまいを生じるが，回転性もある

1. 聴覚障害とは

　外耳から聴覚中枢に至るまでの聴覚伝導路で問題が起こると聞こえにくさが生じ，これを「**聴覚障害**」あるいは「**難聴**」という．難聴の原因や発症時期，あるいは難聴を生じた耳（一側性・両側性），発症時のエピソード（突発性・緩徐進行性），種類（伝音性・感音性・混合性），聴力型といった複数の要因が，治療方針や予後に影響を及ぼす.

▌**1** 難聴の原因

　難聴の原因は，形態異常や炎症，感染，薬剤，音響，遺伝など，複数存在する.

▌**2** 難聴の発症時期

　出生時に難聴がある場合を**先天性難聴**，出生後に生じた難聴を**後天性難聴**という.

表5-1　発症時期に応じた難聴分類

出生前		出生後			
妊娠	妊娠22週〜	出生〜出生7日	出生8日〜	3歳頃〜	
	周産期性難聴				
		言語習得前難聴			言語習得後難聴
先天性難聴		後天性難聴			

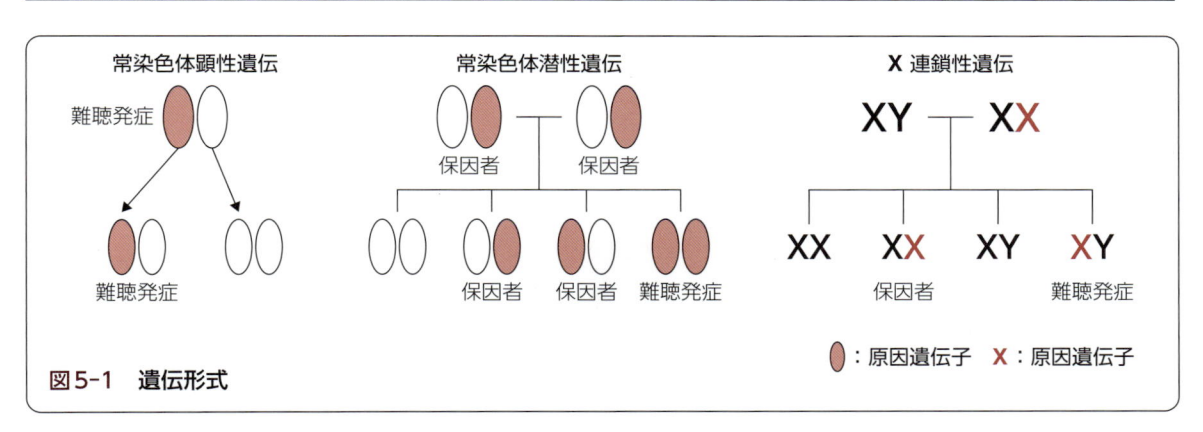

図5-1　遺伝形式

- 常染色体顕性遺伝
- 常染色体潜性遺伝
- X連鎖性遺伝

難聴発症 / 難聴発症 / 保因者 / 保因者 / 保因者 / 難聴発症 / 保因者 / 難聴発症

⬭：原因遺伝子　X：原因遺伝子

📖 ここが重要

【発達時期】
周産期：妊娠22週から出産後7日未満.
新生児期：生後0日から28日未満.
乳児期：生後0日から1歳未満.
幼児期：1歳から就学まで.

【難聴の分類方法】
難聴は，発症時期，種類，重症度などによって分類する.

【難聴発症時期による言語発達への影響】
先天性難聴あるいは乳幼児期の難聴は，言語発達に影響を及ぼす可能性があり，特に言語習得前難聴では基本的な日本語の指導が必要となる.

【先天性難聴の発生頻度】
難聴の発生頻度は1,000人の出生に対して1人である. 高度難聴児は1,500〜3,000人の出生に対して1人，NICU管理の難聴のハイリスク児における難聴の出現率は，100人の出生に対して1人といわれている.

先天性難聴は，難聴以外の随伴症状の有無によって**症候群性**と**非症候群性**に分けられる. また，先天性難聴は，遺伝子が原因となる遺伝性難聴と，母体の感染症・薬物投与，周産期の異常が原因となる非遺伝性難聴に分類される.

また，乳幼児期の難聴は，先天性，後天性にかかわらず言語発達に影響を及ぼすため，**言語習得前難聴，言語習得後難聴**に分類することもある（**表5-1**）.

遺伝性難聴，周産期性難聴について，以下に記す.

(1) 遺伝性難聴

生下時の難聴の発生頻度は1,000人に1人とされ，そのうち60〜70％に遺伝子が関与しているとされている. 両親より受け継いだ遺伝子の中に，難聴になりやすい変化（変異）があり，それによって生じた難聴を「遺伝性難聴」という. 変異の起こり方によって，生まれた時に難聴を生じる場合（先天性難聴）や，出生後に難聴が生じる場合（後天性難聴）がある. 遺伝性難聴の遺伝形式には，**常染色体顕性遺伝（常染色体優性遺伝），常染色体潜性遺伝（常染色体劣性遺伝），X連鎖性遺伝，ミトコンドリア遺伝（母系遺伝）**などがある（**図5-1**）.

遺伝性難聴のうち，難聴以外の障害がない「非症候群性難聴」は約70％，難聴以外に腎疾患や眼疾患などを合併する「症候群性難聴」は約30％といわれている.

遺伝子変異の特定は，聴力レベルや予後予測，治療方針の決定に役立つ. しかし，遺伝子検査を行うかどうかは，あくまで個人と家族の意思が尊重されるべきである. 検査・診断の前には，検査の意義とその後の対応まで理解する場である**遺伝カウンセリング**が必要となる.

(2) 周産期性難聴

周産期性難聴の原因については，**表5-2**に示す項目がハイリスクファクターとして指摘されている.

❸ 難聴の種類

　障害部位が外耳，中耳などの伝音系である難聴を「伝音（性）難聴」，障害部位が内耳，内耳以降の聴覚伝導路などの感音系である難聴を「感音（性）難聴」，両者を合併したものを「混合（性）難聴」という（図5-2，図5-3，表5-3）．

❹ 難聴の程度

　難聴の程度は平均聴力レベルによって判断され，その分類と算出方法は複数存在する（表5-4～表5-6）．

🖉 **つながる知識**

【生まれた時の体重による分類】

低出生体重児：
　2,500 g未満．
極低出生体重児：
　1,500 g未満．
超低出生体重児：
　1,000 g未満．

表5-2　周産期の難聴のハイリスクファクター[1]（加我君孝，2013）

Major 6項目
①超低出生体重児（1,000 g未満）
②胎内感染（サイトメガロウイルス）
③細菌性髄膜炎
④ダウン症候群
⑤奇形症候群
⑥難聴遺伝子変異
Minor 7項目
①人工換気
②耳毒性薬物，筋弛緩剤
③サイトメガロウイルス以外のウイルス感染
④新生児高ビリルビン血症
⑤ダウン症以外の染色体異常
⑥内耳奇形
⑦その他

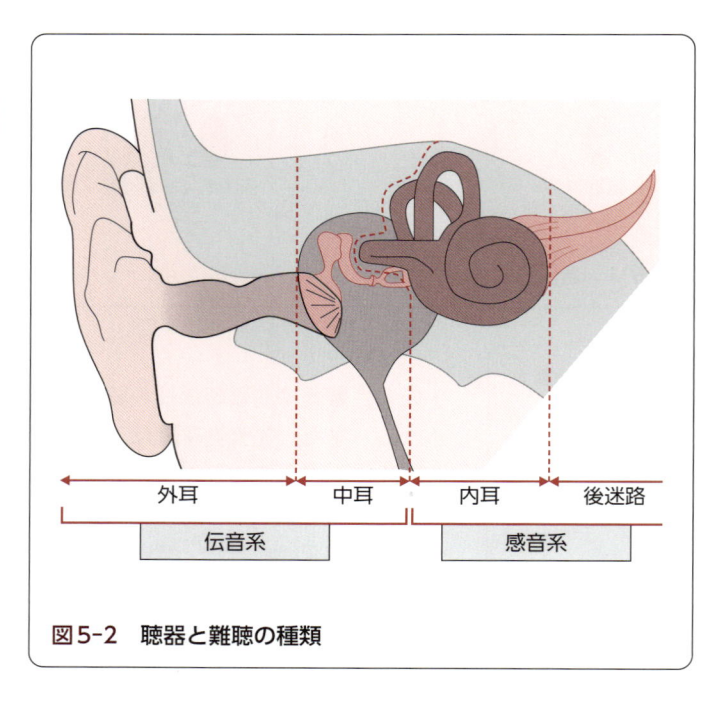

図5-2　聴器と難聴の種類

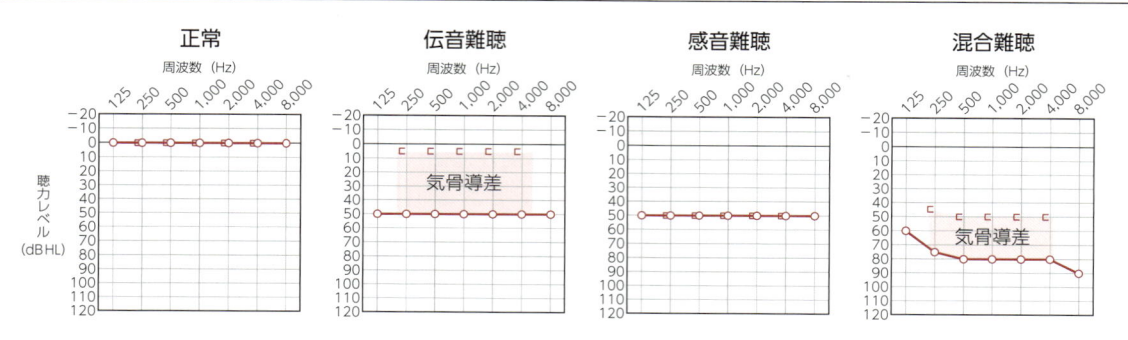

	正常	伝音難聴	感音難聴	混合難聴
気導聴力	正常	低下	低下	低下
骨導聴力	正常	正常	低下	低下
気（導）骨導差	なし	あり	なし	あり

図5-3　難聴のオージオグラム

表5-3　難聴の種類と特徴

難聴の種類		障害部位	原因疾患
混合難聴	伝音難聴	外耳，鼓膜，中耳	外耳道閉鎖症，耳垢栓塞，外傷性鼓膜穿孔，中耳炎，耳管機能不全など
	感音難聴 内耳性難聴	内耳（蝸牛）	突発性難聴，外リンパ瘻，メニエール病など
	感音難聴 後迷路性難聴	蝸牛神経から聴覚野に至る経路	聴神経腫瘍など

表5-4　平均聴力レベルと程度分類

3分法　（日本耳科学会）	（500Hzの閾値＋1,000Hzの閾値＋2,000Hzの閾値）÷3（dB）
4分法A（身体障害者福祉法）	（500Hzの閾値＋1,000Hzの閾値×2＋2,000Hzの閾値）÷4（dB）
4分法B（日本聴覚医学会）	（500Hzの閾値＋1,000Hzの閾値＋2,000Hzの閾値＋4,000Hzの閾値）÷4（dB）
6分法　（労働者災害補償保険法）	（500Hzの閾値＋1,000Hzの閾値×2＋2,000Hzの閾値×2＋4,000Hzの閾値）÷6（dB）

表5-5　難聴の程度分類

分類	程度	平均聴力レベル
日本聴覚医学会 (2014)[2]	軽度難聴	25 dB以上40 dB未満
	中等度難聴	40 dB以上70 dB未満
	高度難聴	70 dB以上90 dB未満
	重度難聴	90 dB以上
WHO (2021)[9]	Normal hearing	20 dB未満
	Mild hearing loss	20 dB以上35 dB未満
	Moderate hearing loss	35 dB以上50 dB未満
	Moderately severe hearing loss	50 dB以上65 dB未満
	Severe hearing loss	65 dB以上80 dB未満
	Profound hearing loss	80 dB以上95 dB未満
	Complete hearing loss/deafness	95 dB以上

表5-6　身体障害者障害程度等級（聴覚障害）
（身体障害者福祉法）

等級	障害の状態
2級	両耳の聴力レベルがそれぞれ100デシベル以上のもの
3級	両耳の聴力レベルが90デシベル以上のもの
4級	1. 両耳の聴力レベルがそれぞれ80デシベル以上のもの 2. 両耳による普通話声の最良の語音明瞭度が50パーセント以下のもの
6級	1. 両耳の聴力レベルが70デシベル以上のもの 2. 一側耳の聴力レベルが90デシベル以上，他側耳の聴力レベルが50デシベル以上のもの

5 聴力型

　病態あるいは患者によって聞こえにくい音の高さや大きさは異なる．オージオグラムはそれを反映する．聞こえ方のパターンから，水平型，高音漸傾型などいくつかの型に分類される（**図5-4**）．

6 難聴への対応と聴覚管理

　伝音難聴は，一部の疾患に対して外科的治療を行う．
　感音難聴は原因疾患の治療を行い，聴覚補償のために補聴器や人工内耳などの補装具を使用する．しかし，補聴器などの補装具を使用するだけでは，QOLおよびADLの面において難聴者は困難を感じることが多い．そのため，①聴覚補償支援システムの併用，②家庭や学校，職場での環境調整，③視覚を用いた情報保障の活用，

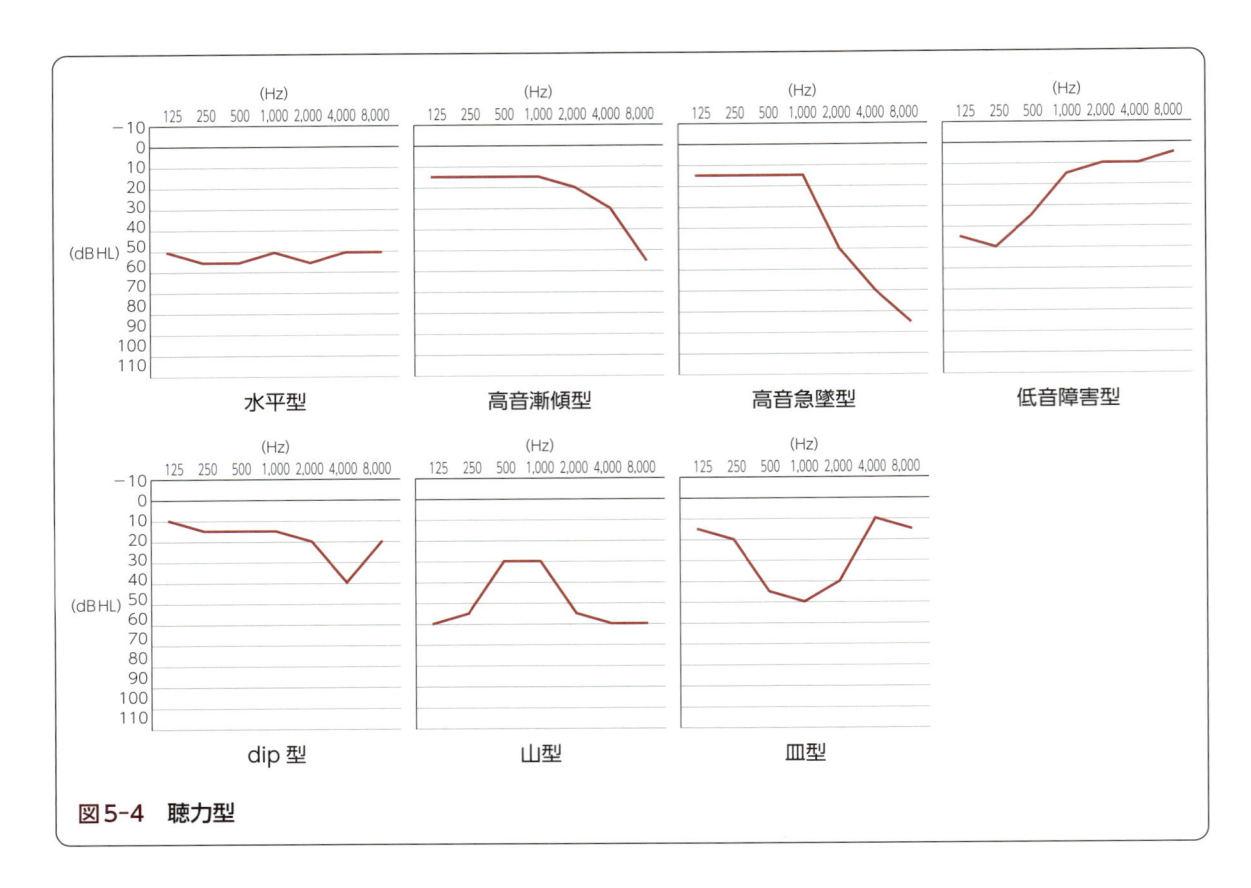

図5-4　聴力型

④心理的支援について，重症度・ライフステージに応じて提案し，定期的な管理，対応を行う．

2. 難聴の種類

1 伝音難聴

　伝音難聴とは，伝音系である外耳と中耳（鼓膜を含む）の障害が原因となって生じる聴力の悪化を指す．物理的に大きな音であれば，内耳に到達する音情報が保持されるため，**語音聴取能は良好**で，補聴器の装用効果も高い．

2 感音難聴

　感音難聴とは，感音系である内耳と後迷路（聴覚伝導路）の障害が原因となって生じる聴力の悪化を指す．

(1) 内耳性難聴

　内耳（蝸牛）の障害によって生じる．蝸牛内の障害部位（基底回転〜頂回転）によって閾値上昇を認める周波数は異なる．補充現象（リクルートメント現象）が特徴であり，高音域で生じやすい．

(2) 後迷路性難聴

　聴神経から聴覚中枢までの障害によって生じる．難聴の程度は様々であるが，音の聞き取りに加え，**ことばの聞き取りにも困難をきたすことがある**．

3 混合難聴

　混合難聴とは，伝音系の障害と感音系の障害が合併したものである．

3. 外耳疾患

1 外耳炎

　【定義】外耳道が炎症を起こした状態をいう．**びまん性外耳炎**は，耳かきや補聴器のイヤモールドなど外部からの刺激によって起こる．**化膿性外耳炎**は，外耳道への化膿性感染である．**耳せつ**は，外耳道の細菌感染により蜂窩織炎を起こした状態である．

　【症状】びまん性外耳炎は，耳痛や耳漏が生じる．化膿性外耳炎は，耳痛，腫脹が生じる．耳せつは，激しい耳痛や圧痛，発熱，耳介周囲リンパ節の腫脹が生じる．

　【臨床経過で注意すべき点】難治性の場合には，外耳道真菌症，外耳道真珠腫，外耳癌などの可能性があるので注意する．

🔑 キーワード

【補充現象（リクルートメント現象）】
内耳疾患によって生じる現象である．閾値上の音について，わずかな音圧の変化に気付く．可聴域の幅が狭くなる（ダイナミックレンジの狭小化）．

2 外耳道形態異常

　【定義】外耳道が狭くなった**狭窄症**と，完全に閉鎖した**閉鎖症**がある．外耳道閉鎖症は，骨部外耳道がない骨性閉鎖と，骨部外耳道はあるが軟部組織で埋まっている膜性閉鎖に分類される．

　【症状】主症状は伝音難聴である．両側に生じた場合，聴覚補償がなされていないと言語発達障害を生じることがある．

　【臨床経過で注意すべき点】外耳道閉鎖症は小耳症と合併しやすい．また，トリーチャーコリンズ症候群，鰓耳腎（BOR）症候群などの症状としてみられることもある．側頭骨の成長が終了した10歳以降に，希望があれば，外耳道形成術を行う．

📖 ここが重要

【外耳疾患の聴力】
外耳疾患の聴力は正常から中等度難聴まで様々である．

【外耳と中耳の形態異常】
外耳道閉鎖症や耳介形態異常などの先天的な外耳の形態異常は，中耳の形態異常も伴うことが多い．

3 耳介形態異常 （図5-5）

　【定義】耳介の過形成，低形成，無形成をいう．

　【症状】形態異常の形態と程度により，小耳症，無耳症，カップ状耳，副耳，耳垂裂などに分類される．小耳症や無耳症は**外耳道閉鎖症**を合併すると伝音難聴を生じる．

　【臨床経過で注意すべき点】伝音難聴が生じた場合は，耳介や外耳道の形状から骨導補聴器ないし軟骨伝導補聴器を選択することが多い．両側に

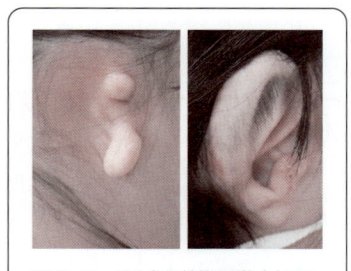

図5-5　耳介形態異常（小耳症）と耳介形成

生じた場合は言語発達障害を生じる可能性があるため生後早期に導入する．経過中に審美性についての訴えがあり，耳介形成術の対象となることもある．

🔑 キーワード

【外耳道形成術】
外耳道閉鎖症や外耳道狭窄症に対して行う手術である．側頭骨CTで外耳道の状態や，耳小骨・中耳腔が保たれているか，外耳・顎関節との位置関係などを確認し，手術適応を決める．しかし，作成した外耳道が再び狭くなること，鼓膜が浅くなること，自浄作用がないこと，外耳道の感染などが起こりやすいことから，行わない場合が多い．

4 耳垢栓塞

　【定義】耳垢によって外耳道が狭窄あるいは閉鎖された状態をいう．

　【症状】難聴や耳閉感，耳痛，耳漏の原因になることがある．骨破壊は伴わない．小児と高齢者に多い疾患である．

4. 中耳疾患

1 急性中耳炎

【定義】耳管を経由して上咽頭から中耳に細菌が侵入し,中耳に生じる化膿性炎症である.

【症状】**耳痛, 発熱, 耳漏**が3大症状である. 鼓膜は発赤, 膿性分泌物が貯留すると白濁, 膨隆し, 穿孔が生じると膿性耳漏をきたす. 上気道炎の罹患中や罹患後に発症する. 小児や乳幼児に多い.

【臨床経過で注意すべき点】通常1～2週間で完治する. 症状を反復する場合は「反復性中耳炎」に該当しないか確認する. 重症度分類によって治療方法を選択する. 小児で炎症が高度になると, 急性乳様突起炎や内耳炎などの合併症を起こすことがある.

2 滲出性中耳炎 (図5-6)

(1) 成人

【定義】耳管機能不全などによって中耳腔の換気が不十分となり,中耳腔が陰圧になり, 進行すると中耳腔に滲出液が貯留する疾患である.

【症状】成人において自覚する主症状は, **難聴と耳閉感**である.

【臨床経過で注意すべき点】中耳の換気を改善するために, 通気, 鼓膜切開, 鼓膜換気チューブ留置術の適応となる. 耳管を閉塞する腫瘍が上咽頭にないか確認することが望ましい.

(2) 小児

【定義】鼻副鼻腔炎などの周辺器官の炎症病変, あるいはアデノイド増殖症, 炎症による中耳粘膜の障害など中耳の換気障害を引き起こす病変によって, 中耳腔が陰圧になり, 進行すると滲出液が貯留する疾患である.

【症状】鼓膜が陥凹する. 滲出液が貯留するとこはく色を呈し, 一部換気していると気泡や気体と液体の境界線が透見されることがある. 自覚症状の訴えがなく, 難聴の程度も比較的軽度であるため見過ごされやすい. 成長後, 手術加療が必要な, 慢性中耳炎, 真珠腫性中耳炎などに移行することがあるため, 自覚症状がなくても治療が必要なことが多い. 10歳頃になると多くの場合は自然治癒する.

【臨床経過で注意すべき点】両耳に明らかな聴力低下が3か月以上継続する場合は, 薬物治療, 鼓膜換気チューブ留置術の適応となる. アデノイドの肥大が原因である場合は, アデノイド切除も考慮される. 再発しやすい疾患の一つである.

3 慢性中耳炎 (図5-6)

【定義】永続的な鼓膜穿孔がある病態である.

【症状】自覚症状は難聴であり,感染によって耳漏が生じる. 鼓膜穿孔は**緊張部**に生じ, 形状は円形ないしハート形である.

【臨床経過で注意すべき点】中耳肉芽腫症や鼓室硬化症を合併することもある. 耳

ここが重要

【中耳疾患の予後】
中耳疾患は, 外科的に治療可能なものが多い. 乳幼児の場合は, 言語発達に影響を及ぼす可能性があるので, 注意が必要である.

キーワード

【反復性中耳炎】
過去6か月以内に3回以上, 12か月以内に4回以上の急性中耳炎の罹患と定義されている.

【急性中耳炎の重症度分類】
重症度分類では, 耳痛, 発熱, 啼泣・不機嫌, 鼓膜発赤, 鼓膜の膨隆, 耳漏, 年齢について0～8点で評価し, 5点以下を軽症, 6～11点を中等症, 12点以上を重症と定めている. 詳細は『小児急性中耳炎診療ガイドライン2018年版』[3]を参照されたい.

ここが重要

【急性乳様突起炎】
急性中耳炎後の発症が小児に多くみられる. 鼓室内の炎症が乳突洞, 乳突蜂巣に及ぶ炎症性疾患である.

キーワード

【アデノイド増殖症】
上咽頭にある扁桃. アデノイドが肥大化すると, 鼻づまり, 鼻声, いびきなどの症状を呈する. また, 鼻汁の排泄を阻害し, 慢性副鼻腔炎の原因にもなる.

漏が持続する場合は，抗菌薬による治療を行う．<u>鼓室形成術</u>の適応である．

🔑 キーワード

【鼓室形成術】
耳漏の停止，聴力改善のために行う手術である．鼓膜穿孔がある場合は閉鎖する．耳小骨破壊がある場合は連鎖再建を行う．近年では内視鏡を使用して行う手術（経外耳道的内視鏡下耳科手術，transcanal endoscopic ear surgery：TEES）が行われる．

4 先天性耳瘻孔

【定義】 耳介およびその周囲にみられる先天性の瘻孔である．第1，第2鰓弓由来の小丘の癒合不全により生じる．

【症状】 多くは耳輪前縁部に開口部位があり，無症状である．一部，瘻孔からの分泌物流出や湿疹がみられる．化膿すると強い発赤や腫脹，疼痛がある．

【臨床経過で注意すべき点】 感染を繰り返す場合は，外科的治療を検討する．

5 後天性真珠腫性中耳炎 （図5-6）

【定義】 鼓室から乳突腔に陥入した**角化扁平上皮**が<ruby>落屑<rt>らくせつ</rt></ruby>表皮となって中耳にある陥入上皮腔に溜まり，感染を生じ，骨破壊を起こす．後天性真珠腫は，**弛緩部型真珠腫，緊張部型真珠腫，二次性真珠腫**に分類される．

【症状】 無症状の場合もあるが，耳小骨の**骨破壊**や可動性の制限を生じると伝音難聴を自覚する．進展するとめまいなどの前庭症状や，感音難聴などの内耳障害，顔面神経麻痺などの合併症が生じる．根本治療は真珠腫を手術で取り除くことである．真珠腫発生の原因についてはいくつかの仮説があるが，多くは耳管機能の低下によって中耳腔が陰圧となり，鼓膜が陥凹し，外耳道の自浄作用が阻害されるためと考えられている．弛緩部穿孔を生じることが多い．

【臨床経過で注意すべき点】 真珠腫の発生部位や進展範囲によっては合併症を生じる．再発しやすい疾患の一つである．

6 先天性真珠腫性中耳炎

【定義】 先天性に中耳に上皮が迷入した状態である．迷入上皮は鼓室内にとどまるため，鼓膜は正常である．

【症状】 真珠腫がツチ骨前方にある場合は症状がない．鼓膜後上部にある場合は耳小骨を破壊しており，伝音難聴を伴う．

【臨床経過で注意すべき点】 無症候性の場合には，見過ごされる．

7 癒着性中耳炎 （図5-6）

【定義】 小児期に中耳炎を繰り返すことによって鼓膜が菲薄化し，中耳の換気不全により鼓膜が中耳内側壁に癒着する病態である．

【症状】 自覚症状は伝音難聴であり，自浄作用が阻害され，感染を起こすと耳漏が生じる．

🔑 キーワード

【自声強調】
発声した際に自分の声が頭の中で響く，こもって聞こえるなどと表現される．人によっては耳鳴よりも不快感が強いことがある．

8 耳管機能不全

【定義】 耳管開放症と耳管狭窄症に分類できる．耳管開放症は，急激な体重減少や小児期の中耳炎の後遺症などを原因として，持続的に耳管が開放する病態である．耳管狭窄症は，耳管の開閉が不十分となる病態である．耳管開放症については，診断基準（日本耳科学会）が提案されているため，これに基づいて診断する．

【症状】 耳管開放症は，進行すると<u>自声強調</u>，耳閉感，呼吸音聴取を訴え，臥位に

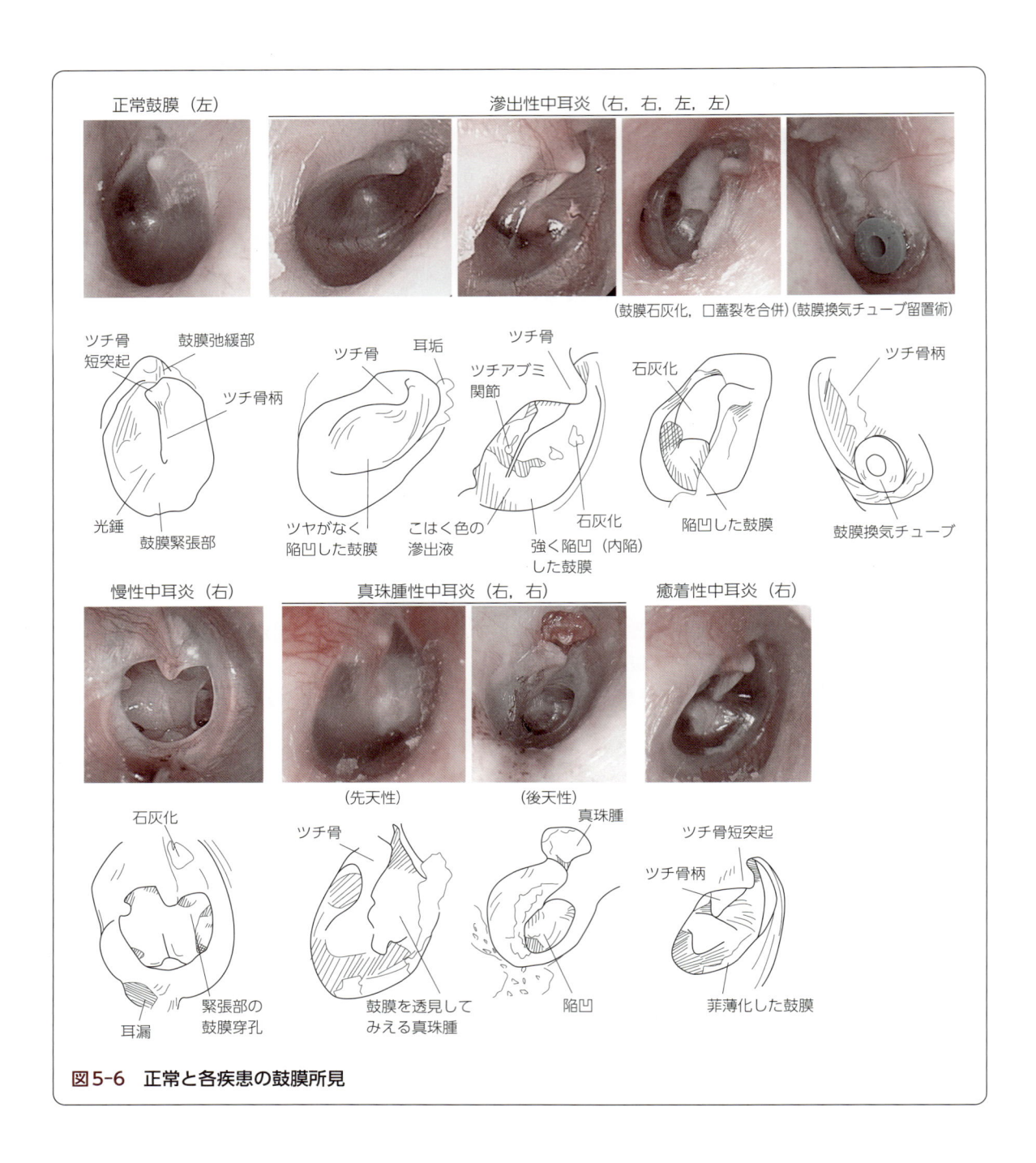

図5-6 正常と各疾患の鼓膜所見

なると軽快する．呼吸に伴って鼓膜が動揺することがあり，他覚的所見として観察することもできる．**耳管狭窄症**の主症状は**耳閉感**である．乳幼児期の耳管機能の未熟さ，加齢による耳管機能の低下が主な原因である．口蓋裂や**頭頸部癌**に対する放射線照射，鼻副鼻腔炎やアレルギー性鼻炎に合併することもある．

【**臨床経過で注意すべき点**】開放した耳管は鼻すすりで中耳が陰圧になることで閉鎖するため，耳管開放症患者の2〜3割に**鼻すすり**の癖を認める．

9 耳硬化症

【定義】後天性に骨の海綿状変化によって**骨新生**と**骨吸収**が生じるアブミ骨底板が固着する病態である．性差（女性＞男性）や，人種差（白色人種＞有色人種）が報告されている．

【症状】主症状は鼓膜正常の**伝音難聴**であり，カハートのノッチ（Carhart's notch）を認める．**両側性**に生じることが多い．**アブミ骨手術**の適応である．

10 中耳形態異常

【定義】先天性の耳小骨の形態異常である．

【症状】耳小骨の形態異常や離断，融合による伝音難聴を認める．

【臨床経過で注意すべき点】両側に生じた場合は言語発達障害の原因となるため，早期の対応が必要となる．補聴器装用効果は高い．手術によって軽快が見込める．

11 外傷性鼓膜穿孔

【定義】鼓膜が外傷性に損傷し，穿孔が生じたものである．耳かきによる外力や爆発などによる外圧が原因となり，鼓膜に穿孔をきたす．

【症状】主症状は**耳出血**と**耳閉感**である．伝音難聴は軽度から中等度まで様々だが，損傷が内耳に及んだ場合は，混合難聴を呈する．多くは鼓膜緊張部に穿孔が生じ，外耳道や鼓室壁に傷を認める．鼓膜の損傷のみであれば，比較的大きな穿孔であっても自然治癒するが，困難な場合は鼓膜形成術の適応となる．また耳小骨連鎖離断やめまいも手術適応となる．内耳損傷や顔面神経を障害した時は，安静，投薬などの治療が必要である．

本節で紹介した疾患の鼓膜の写真とイラストを**図5-6**に示す．正常な鼓膜と比較して，疾患の特徴を整理してほしい．

5. 内耳疾患

1 内耳形態異常

【定義】内耳形態異常は，蝸牛と半規管，前庭などの形態によって分類する（Sennaroglu and Saatci の分類，**表5-7**）．蝸牛，前庭の形態異常の他に前庭水管拡大症などもある．

【症状】蝸牛形態異常の主症状は**難聴**である．蝸牛が形成される胎生3〜8週のどの時点で発達が停止したかにより，形態が異なる．内耳道狭窄がある場合には，高頻度に蝸牛神経欠損が認められ，この場合，補聴器や人工内耳による聴覚補償が限定的となる．いずれにしてもコミュニケーションは聴覚情報のみに限らず，様々なコミュニケーションモダリティーを活用する．

【臨床経過で注意すべき点】前庭の形態異常を合併すると運動発達の遅れがみられることもあるが，3〜4歳で定型発達に追い付く．

キーワード

【Carhart's notch】
聴力検査で2kHz付近の骨導閾値が上昇する現象をいう．アブミ骨の可動域の低下を表す．

【アブミ骨手術】
固着したアブミ骨を摘出もしくは開窓し，キヌタ骨と内耳を連絡するピストンを挿入する．ピストンにより耳小骨の振動が内耳に伝わる．

キーワード

【コミュニケーションモダリティー】
コミュニケーション手段（ツール）のことをいう．音声言語や手話，文字などがある．

表5-7　Sennaroglu and Saatci の内耳形態異常分類[4] (Sennaroglu et al, 2002)

内耳形態異常	Michel（ミッシェル）奇形		迷路の完全な無形性
	Cochlear aplasia（コクレア アプレージア）		蝸牛の無形性
	common cavity（コモン キャビティー）		蝸牛・前庭の未分化な嚢状奇形
	incomplete partition（インコンプリート パーティッション）	type Ⅰ	蝸牛・前庭の低形成
		type Ⅱ	Mondini奇形
		type Ⅲ	蝸牛軸なし，X連鎖性遺伝
	common hypoplasia（コモン ハイポプレジア）	type Ⅰ	小さなつぼみ状の蝸牛
		type Ⅱ	嚢状低形成蝸牛，蝸牛軸なし
		type Ⅲ	2回転未満の蝸牛，蝸牛軸あり

2 遺伝性難聴

【定義】聴覚に関係する遺伝子の変異があり，それが原因で生じた難聴である．

【症状】遺伝子変異の種類によって症状は異なる．遺伝性難聴のうち，非症候群性難聴で最も多いのは *GJB2* 遺伝子変異であり，日本人に多くみられる変異では，中等度から高度の感音難聴となる．*SLC26A4* 遺伝子変異は，前庭水管拡大を伴う非症候群性難聴および甲状腺腫を合併するペンドレッド症候群の原因となる．その他にも，ミトコンドリア病，アルポート症候群，アッシャー症候群など重要な疾患が複数ある（**表 5-8**）．

【臨床経過で注意すべき点】原因遺伝子によって臨床症状が異なる．予後を見通した介入を行うとともに，本人や家族の不安を軽減し，理解を促す目的で遺伝カウンセリングを行う．

3 外リンパ瘻

【定義】前庭窓，蝸牛窓，あるいは内耳に生じた瘻孔（ろうこう）から外リンパが中耳腔に漏れ出す病態である．診断基準は「瘻孔が確認できたもの，もしくは外リンパ特異的蛋白である CTP（Cochlin-tomoprotein）が検出されたもの」とされている．

【症状】めまい，耳鳴，難聴などを生じ，症状は変動しやすい．水の流れる音，pop音（パチッという音）が聞こえるなど，いくつかの特徴的症状がみられる場合は，本疾患を強く疑う．瘻孔は蝸牛窓，前庭窓に生じやすく，先天的に内耳瘻孔が存在する場合もある．保存的治療による効果が期待できない場合は，外科的治療の適応となる．

4 側頭骨骨折

【定義】側頭骨に生じた骨折である．骨折線が錐体部長軸と交叉するものを横骨折，平行に走るものを縦骨折として分類する（**図 5-7**）．

【症状】骨折の種類や程度によって症状は様々であるが，横骨折は内耳を通る骨折が多く，縦骨折よりも重症化しやすい．難聴の程度も高度であることが多く，顔面神経損傷やめまいの合併も多い．めまいが生じた場合は外リンパ瘻を疑う．縦骨折は骨折線が中耳を通ることが多く，伝音難聴を呈することが多い．CT 検査を行い，骨折の有無や耳小骨などへの影響を確認する．

【臨床経過で注意すべき点】診断には画像診断が必須である．

表5-8　先天性難聴をきたす原因・疾患

非症候群性遺伝性難聴			
原因		症状	備考
*GJB2*遺伝子 (c.235delC変異，p.V371変異など)		・常染色体潜性遺伝形式 ・感音難聴 ・一般的には進行しない	・非症候群性難聴の中で最も頻度が高い ・先天性難聴において最も頻度が高い原因遺伝子
*SLC26A4*遺伝子 (p.H723R変異など)		・常染色体潜性遺伝形式 ・前庭水管拡大を伴う高度～重度の感音難聴 ・高音障害型 ・変動しながら進行	・ペンドレッド症候群の原因遺伝子と同一
ミトコンドリア遺伝子 (m.1555A＞G変異)		・ミトコンドリア遺伝（母系遺伝）形式 ・感音難聴 ・高音障害型 ・アミノ配糖体抗生物質の投与により難聴は増悪	
症候群性遺伝性難聴			
症候群名・病名	原因	症状	備考
ミトコンドリア脳筋症	ミトコンドリア遺伝子 (m.3243A＞G変異)	・ミトコンドリア遺伝（母系遺伝）形式 ・感音難聴 ・両側対称性の水平型が多い．難聴程度は個人差あり ・難聴は言語獲得年齢後に自覚し，進行 ・変異の割合が増加すると高率で糖尿病を合併	・卒中様症状を伴うミトコンドリア病（Mitochondrial encephalomyopathy with lactic acidosis and stroke-like episodes：MELAS）の割合が高く，患者は筋力低下，知的発達症，高乳酸血症などを呈する
アルポート症候群 (Alport syndrome)	*COL4A5* *COL4A3* *COL4A4*	・約9割がX連鎖型遺伝形式（*COL4A5*），その他，常染色体（潜性・顕性）遺伝形式（*COL4A3*，*COL4A4*）もとる ・糸球体基底膜のⅣ型コラーゲンの遺伝子変異 ・2～10歳で生じる血尿を初発症状とする，進行性慢性腎疾患 ・主な合併症として，神経性難聴，特徴的眼病変がある ・両側感音難聴は診断基準の参考項目の一つ	・X連鎖型遺伝形式：男性は10代後半～30代で末期腎不全に至り，女性は進行が遅く腎不全に進行することは稀 ・常染色体遺伝形式：男女差はないが，X連鎖型男性患者と同様に予後不良
鰓耳腎（Branchio-Oto-Renal：BOR）症候群	*EYA1*など	・常染色体顕性遺伝形式 ・鰓原性形態異常（耳瘻孔，頸部瘻孔），難聴，腎疾患を3主徴とする ・難聴は伝音性，感音性，混合性のいずれもあり，程度は様々	・腎臓，第2鰓弓の異常
ペンドレッド症候群 (Pendred syndrome)	*SLC26A4*	・常染色体潜性遺伝形式 ・前庭水管拡大を伴う中等度～高度感音難聴（進行性），甲状腺腫 ・めまいを伴うこともある ・オージオグラムでは低音域に気骨導差を認める	・同一遺伝子が非症候群性難聴の原因にもなる
トリーチャーコリンズ症候群（Treacher Collins syndrome）	*TCOF1*など	・常染色体顕性遺伝形式 ・眼瞼の形成異常，頬骨部の陥凹，小顎症，小耳症，難聴（伝音難聴），口蓋裂，口唇裂など ・高頻度に外耳道閉鎖症，耳小骨形態異常に伴う伝音難聴を呈する	
アッシャー症候群 (Usher syndrome)	タイプ1： *MYO7A, USH1C, CDH23, PCDH15, USH1G* タイプ2： *USH2A, GPR98, DFNB31* タイプ3：*USH3*	・常染色体潜性遺伝形式 ・感音難聴と網膜色素変性症を発症 ・症状の程度と発症時期によって3タイプに分類する タイプ1：先天性の高度～重度難聴．両側前庭機能障害あり．10歳前後より視覚症状あり タイプ2：先天性の高音障害型難聴．思春期以降に視覚症状 タイプ3：進行性難聴．前庭機能障害の有無と視覚症状の発症時期は様々	・代表的な視覚聴覚二重障害の一つ
ワールデンブルグ症候群（Waardenburg syndrome）	*PAX3, MITF, SNAI2, EDNRB, EDN3, SOX10*	・常染色体顕性遺伝形式 ・主症状は先天性感音難聴，色素異常（前頭部の白髪，虹彩色素異常） ・難聴は両側性が多いが，時に一側性もあり，重症度は軽度～高度まで様々 ・内耳形態異常を認める場合もある	・孤発例も多い ・臨床像から4タイプに分類する
ヴァンデルヘーベ症候群（Van der Hoeve syndrome）	*COL1A1*	・常染色体顕性遺伝形式 ・3主徴は難聴（耳硬化症に類似の伝音性，混合性，感音性），易骨折性，青色強膜 ・難聴は左右対称，中等度～高度，緩徐進行性 ・めまい，耳鳴の合併もある	・骨形成不全症Ⅰ型に分類される
非遺伝性先天性難聴			
症候群名・病名	原因	症状	備考
サイトメガロウイルス症候群（Cytomegalovirus syndrome）	サイトメガロウイルスの胎内感染	・両側感音難聴，低出生体重，小頭症，出血斑，紫斑，皮下出血，精神運動発達障害，視力障害など ・画像所見では，脳室周囲の石灰化，脳室拡大，小脳低形成などがみられる ・症候性の場合，難聴の発症率は25～30％．進行して重度となることがある	
先天性風疹症候群	妊娠中の風疹罹患	・3主徴は白内障，先天性心疾患，難聴 ・網膜症，糖尿病，知的発達症などを合併することもある ・妊娠初期の感染が原因となる難聴は，両側感音難聴で高度となりやすいが，中期以降では重度に左右差を認めたり，種類も様々となったりする	・予防が重要（母体へのワクチン接種，ヒトーヒト感染を減少させるための抗体陰性者へのワクチン接種）
チャージ症候群（CHARGE syndrome）	*CHD7*のヘテロ変異	・C-網膜の部分欠損（眼コロボーマ），H-心奇形，A-後鼻孔閉鎖，R-低身長と知的発達症，G-性器官低形成，E-耳形態異常・難聴を主症状とする	

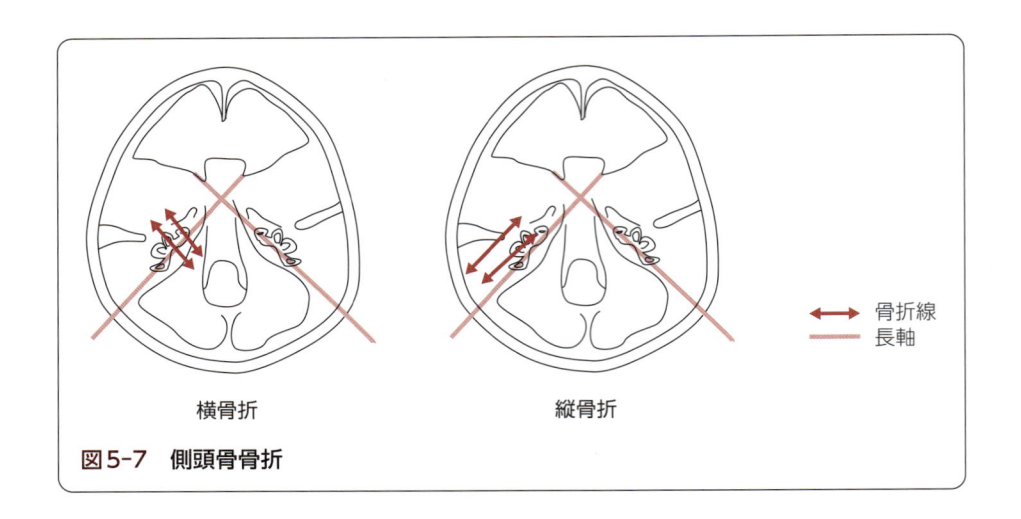

図5-7 側頭骨骨折

横骨折 縦骨折

骨折線
長軸

表5-9 音響外傷の分類

分類		原因となる音の種類	暴露時間
急性音響外傷	音響外傷（狭義の音響外傷）	銃火器，爆発音	瞬間的
	その他	コンサート，その他の音響	数分〜数時間
慢性音響外傷（騒音性難聴）	職業性騒音性難聴	職業性の騒音	5〜15年以上
	非職業性騒音性難聴	職業性以外の騒音	症例による

5 突発性難聴

【定義】突然発症する高度感音難聴で，原因が不明なものである．

【症状】主症状は難聴，耳鳴，耳閉感である．めまいの合併も多い．好発年齢は30〜60歳で，通常は一側性だが両側性に発症することもある．

【臨床経過で注意すべき点】早期の治療が大切である．治療開始が遅れた患者や初発時に高度難聴・めまいを伴う患者は予後が不良である．ストレスとの関連性について指摘がある．

6 音響外傷

強大音によって蝸牛に障害を生じる病態である．強大音の音圧レベルと時間によって急性と慢性に分類する（表5-9）．

（1）急性音響外傷

【定義】強大音〔おおよそ130 dB（A）以上〕を聞いた後に瞬間的，物理的に蝸牛障害をきたした状態をいう．

【症状】主症状は，難聴，耳鳴，耳閉感である．原則的に症状は改善するか維持されることが多く，悪化はしない．

【臨床経過で注意すべき点】ステロイドを中心とした治療が行われる．効果は個人差が大きい．

（2）慢性音響外傷

【定義】騒音性難聴と同義である．85dB（A）以上の騒音に長期間さらされたことが原因となって蝸牛障害をきたした状態をいう．

🖊 つながる知識

【騒音障害防止のためのガイドライン】
騒音性難聴は予防が最重要である．事業所は等価騒音レベルに応じて，耳栓やイヤマフの装着，健康診断の実施などの措置を講じなければならない（「Column：騒音防止ガイド」⇒ 150頁）．

【症状】主症状は**難聴**であるが，緩徐進行性で自覚に乏しいことがある．耳閉感や耳鳴を自覚することもある．基本的に両側性で，初期にはc^5dip（4 kHz の気骨導閾値の上昇）を生じやすい（「Column：成人期の聴覚健診（労働安全衛生法）」⇒ **257頁**）．

【臨床経過で注意すべき点】騒音の回避，騒音職場での耳栓の着用などを行い，悪化，再発を避ける．

7 加齢性難聴

【定義】老人性難聴とも呼ばれる．**両側対称性，緩徐進行性**に生じる**感音難聴**である．

【症状】高音域の聴力悪化から発症し，徐々に全周波数へ拡大するが，個人差が大きい．聴力レベルから想定されるよりも**語音聴取能が低下**する．緩徐に進行するため，自覚症状に乏しい．補聴機器の適応はあるが，本人の期待値が高すぎると長時間装用につながらず，効果が得られにくくなるため，丁寧な説明と支援が重要となる．

【臨床経過で注意すべき点】治療法はなく，補装具による聴覚補償を行う．環境調整が有用である．高齢者は**耳垢栓塞**や滲出性中耳炎を発症していることもあるため，合併症の有無を確認する．

8 薬剤性難聴

【定義】**耳毒性**を有する薬剤を全身あるいは局所投与した時に生じた難聴をいう．

【症状】使用された薬剤によって障害部位と症状は異なる．蝸牛障害では難聴，耳鳴を，末梢平衡器官の障害ではめまい（浮動感，回転性めまい，平衡障害）を生じる．

【臨床経過で注意すべき点】アミノ配糖体系抗菌薬，白金製剤，グルコン酸クロルヘキシジン薬剤などを使用する際は十分に注意が必要である．特にアミノ配糖体系抗菌薬によって内耳に障害を生じやすい家系（m.1555A＞G など）があるため，近親者に薬剤性難聴の人がいる場合は投与を回避する（**表5-10**）．

9 ムンプス難聴

【定義】ムンプス性耳下腺炎前後に発症した急性感音難聴である．

【症状】難聴は急性に発症し，その9割が高度・重度難聴になる．急性期にはめまい，耳鳴，唾液腺腫脹を伴うことが多い．一方，耳下腺腫脹のない不顕性感染が3割ある．

【臨床経過で注意すべき点】確実例以外の診断には血中ウイルス抗体価検査を用いる．児童が最も多く，抗体のない子育て世代も発症する．治療方法がないのでワ

表5-10 難聴をきたすことがある薬剤

抗菌薬	アミノ配糖体系抗菌薬*
抗がん剤	白金製剤*（シスプラチン，カルボプラチンなど）
利尿薬	ループ利尿剤（フロセミド，ブメタニドなど）
その他	サリチル酸製剤（アスピリン，サリチル酸ナトリウムなど） 殺菌消毒剤*（グルコン酸クロルヘキシジンなど） その他（キニーネなど）

*不可逆的な蝸牛障害を生じることが多い薬剤

クチン接種による予防が重要である.

❿ 若年発症型両側性感音難聴

【定義】指定難病の一つで，遅発性かつ 40 歳未満で発症し，両側性に進行する感音難聴の総称である．原因遺伝子となる *ACTG1*，*CDH23*，*COCH*，*KCNQ4*，*TECTA*，*TMPRSS3*，*WFS1* のいずれかの変異が遺伝子検査によって発見され，他に難聴をきたす要因がないことが明らかであり，良聴耳の聴力が 70dB 以上であることが 2022 年時点における指定難病の対象の要件である．今後，原因遺伝子が追加されるため，詳細については厚生労働省の定める診断基準[5]を参照されたい.

【症状】進行性の感音難聴を呈する．発症時期や進行速度，重症度は様々である.

【臨床経過で注意すべき点】より早く医療助成を受けられれば，経済的負担軽減につながり，予後予測，治療方針の決定にも役立つ.

⓫ ベル麻痺，ラムゼイハント症候群

🔑 キーワード

【ENoG】
顔面表情筋上に電極を設置し，乳様突起直下で顔面神経に電気刺激を加え，表情筋の複合筋活動電位 (compound muscle action potential : CMAP) を測定する．CMAPは患側・健側で測定し，得られた CMAP 電位から ENoG 値を算出する．[ENoG 値 (%) = 〔患側 CMAP (mV)〕/〔健側 CMAP (mV)〕× 100]

【定義】ベル麻痺は末梢性顔面神経麻痺をきたす原因として一番多い疾患である．単純ヘルペスウイルスが原因のことが多い．ラムゼイハント症候群は顔面神経の膝神経節に潜伏感染していた水痘・帯状疱疹ウイルスの再活性化により発症する.

【症状】ベル麻痺は単神経障害，ラムゼイハント症候群は多神経障害である．ベル麻痺は顔面神経麻痺を生じ，難聴はない．ラムゼイハント症候群は耳性帯状疱疹に加え，同側の顔面神経麻痺，耳痛，難聴，耳鳴，めまいなどが生じることがある．反回神経まで障害が及ぶと，嗄声や嚥下障害を生じる．治療は『顔面神経麻痺診療ガイドライン』に従って行う.

【臨床経過で注意すべき点】ステロイド，抗ウイルス薬を投与する．高度顔面神経麻痺症例については，ENoG が 10% 以下であれば顔面神経減荷術の適応となる．手術は早期の実施が望ましい．顔面筋の拘縮や病的共同運動などの後遺障害軽減のため，リハビリテーションを検討する.

🔴 6. その他の聴覚障害

❶ 聴神経腫瘍

【定義】聴神経由来の神経鞘腫から発症する良性腫瘍である．下前庭神経由来のものが多い.

【症状】ふらつきなどの前庭神経症状が緩徐に進行する．蝸牛神経を腫瘍が圧迫すると難聴が生じる．一側性に発症することが多い．10 mm 以下の大きさで脳幹に進展していない場合は，画像による経過観察を行い，必要に応じて手術や定位放射線治療を組み合わせて行う．治療法の選択は，腫瘍の進展度合いや患者の年齢などを総合的に考慮し決定する．ただし，脳幹を圧迫する大きな腫瘍に対しては生命予後に関わるため，手術適応となることが多い．両側性に発症する場合は「神経線維腫症 2 型（NF2）」と呼ばれ，特殊な病態を示す遺伝性疾患の一つである.

🔑 キーワード

【定位放射線治療】
病巣に対して多方向から放射線を集中させる方法である．ガンマナイフ，サイバーナイフによるものがある.

【臨床経過で注意すべき点】一側性感音難聴の場合は本疾患が鑑別に挙がる.

2 中枢性聴覚障害

（1）脳幹性難聴

【定義】脳幹に生じた病変が原因となって難聴を発症する病態である.

【症状】純音聴力検査の結果に比べて語音聴取能が低下する.

【臨床経過で注意すべき点】原因疾患によって異なるが，難聴以外の症状を合併していることも多いため，それらの治療も必要となる.

（2）皮質性難聴

【定義】聴放線から聴皮質の病変によって発症する聴覚障害である.

【症状】患側によって症状は様々である. 病変が右脳にあれば言語野が保たれるが，左脳にあると失語症を合併することも多い. 聴皮質からウェルニッケ野への交通の遮断によって純粋語聾を発症したり，両側聴皮質あるいは右半球損傷などによって非言語音の認知が困難となる聴覚失認の症状がみられたりすることもある.

【臨床経過で注意すべき点】皮質性難聴についてはリハビリテーションの適応となる. 長期に及ぶ支援が必要となる.

（3）オーディトリー・ニューロパチー（auditory neuropathy）

【定義】耳音響放射（OAE）の結果は正常であるにもかかわらず，聴性脳幹反応（ABR）では反応が得られなかったり，反応が弱くなったりする病態である. 小児例では *OTOF* 遺伝子変異が指摘されている.

【症状】OAE と ABR の結果に乖離を生じる. 原因としては蝸牛の内有毛細胞シナプスの機能不全や，らせん神経節細胞や軸索・樹状突起などの障害，聴神経そのものの障害などが指摘されている. 原因によっては補聴器あるいは人工内耳が効果的であるとの報告がある.

【臨床経過で注意すべき点】OAE を使用した新生児聴覚スクリーニングでパス（pass）した後に，呼名に応答しないなど，聴性反応の異常を認める. 音声言語の発達が遅れるなど，難聴を疑う所見がある場合は，ABR での精査が必要である. この疾患が疑われる時は視覚を重視したコミュニケーションを積極的に行う.

3 機能性難聴（心因性難聴）

【定義】器質的疾患がないにもかかわらず，自覚的聴覚検査で難聴を認める疾患である. 機能性難聴は心因性難聴と詐聴，検診難聴などに分類される.

【症状】心因性難聴はストレスや不安など何らかの心因が難聴として現れたもので，幼児から思春期にあるストレス耐性の弱い児や大きなストレスを抱えた者に発症しやすい傾向がある. 多くの場合，両側性で，水平型もしくは皿型のオージオグラムとなるが，これに該当しないことも多い. 必要に応じて精神科，心療内科など専門家へ相談，紹介する. 詐聴は難聴による金銭的利益などを得ることを目的とする. 検診難聴は検診の際に発見される.

【臨床経過で注意すべき点】機能性難聴は発症時のエピソードや患者を取り巻く環境，検査場面以外の観察から得られた情報が介入の手がかりとなることがある. 他覚的聴覚検査と自覚的聴覚検査の結果の比較や，器質的疾患で想定される聴力像との乖離，検査結果と日常場面に矛盾がないかを観察する.

ここが重要
【難聴とリハビリテーション】
感音難聴の根治療法は少なく，リハビリテーションの対象となることが多い.

キーワード
【*OTOF* 遺伝子変異】
OTOF 遺伝子は，内有毛細胞の基底部にある神経伝達物質を放出する蛋白をコードしており，変異によって内有毛細胞から蝸牛神経への伝達障害が生じる. オーディトリー・ニューロパチーの原因として最も頻度の高い遺伝子変異である.

ここが重要
【検査結果と日常場面の乖離】
機能性難聴や，オーディトリー・ニューロパチーで，検査結果から想像できる障害像と日常場面に乖離が疑われる場合には，問診と複数の検査結果をもとに障害像の評価を行う必要がある（OAE⇔ABR，自覚的聴覚検査⇔他覚的聴覚検査）.

■4 視覚聴覚二重障害

症候群性難聴の中で，視覚障害を併せもつ場合を「視覚聴覚二重障害」「視覚聴覚重複障害」という．代表的な疾患には，チャージ症候群，アッシャー症候群，失天性風疹症候群がある（⇒ **264 頁**）．

● 7．平衡疾患

■1 平衡機能障害とは

ここが重要

【平衡機能障害の問診と診断】
丁寧な問診が診断に大きく影響を及ぼす．発症時のエピソード，めまいのタイプ，症状の持続時間などが診断の手がかりとなる．

ヒトは身体の様々な器官で調整し，体のバランスを保持している．バランスの保持に関与するのは，主に深部知覚系，視覚系，前庭系，脳幹・小脳，身体諸筋，自律神経である．このいずれかに問題が生じてバランスが保てなくなることを「平衡機能障害」という．

内耳に障害が生じた直後は，中枢への入力情報に左右差が生じ，激しい回転性めまいや悪心嘔吐の症状がみられる（急性発症平衡機能障害）．その後，治療やリハビリテーションによって左右差が少なくなっていくと，安静時にはめまいなどの平衡機能障害は自覚せず，動作時に浮動感が誘発されるようになる．

また，中枢性疾患により平衡機能障害が生じることもあり，緩徐に進行する軽度のめまいが腫瘍や変性疾患の一部にみられる（緩徐進行性平衡機能障害）．この場合は，ふらつきや不安定性がみられ，回転性めまいは少ない．

■2 眼振とは

眼振とは，眼球の規則的な不随意運動である．眼球の動き方によって，衝動性眼振と振子様眼振の 2 種類に分ける．内耳性障害によって発症する眼振は，衝動性眼振であり，障害側（一定方向）へ向かう．

衝動性眼振：眼球が「スー」とゆっくり動く緩徐相と，「キュッ」と素早く動く急速相が交互に繰り返し現れる．前庭や中枢神経系の機能に左右差があると，その不均衡の影響で眼球はゆっくりと偏倚し（緩徐相），それを正中に戻そうとする働きによって眼球が素早く動く（急速相）．この場合，急速相の向きが眼振の向きとなる．

振子様眼振：先天性眼振で多くみられ，緩徐相と急速相のない，一定の運動を繰り返す．

眼振の分類方法は様々で，動き方による分類以外に，揺れの方向による分類（水平性・垂直性・回旋性），自発性か誘発かによる分類，生理的か病的かによる分類もある．

■3 良性発作性頭位めまい症
（Benign Paroxysmal Positional Vertigo：BPPV）

【定義】最も頻度の高い**末梢性めまい疾患**である．前庭の耳石器から剝離した破片が半規管に侵入することが原因である．破片が半規管内に浮遊している半規管結石症と，半規管膨大部のクプラに付着しているクプラ結石症に分類される．半規管結石症は後半規管型 BPPV が最も多く，次は外側半規管型で，前半規管型は稀である．女性に多く，再発しやすい．

つながる知識
【眼振検査の方法】
検査方法と所見のみかたは第6章2節を参照のこと(⇒80〜81頁).

ここが重要
【平衡機能障害と蝸牛症状(難聴)の合併】
メニエール病や上半規管裂隙症候群では蝸牛症状(難聴)がみられることがある.

つながる知識
【グリセロールテスト】
利尿作用のあるグリセロールを服用させ,3時間安静にした後に聴力検査を行い,服用前の結果と比較する.2つの周波数で10dBの閾値低下があれば陽性となる.内リンパ水腫の診断に有用である.

【フロセミドテスト】
利尿作用のあるフロセミドを静注し,1時間後に温度眼振検査を行い,服用前の結果と比較する.半規管の水腫の診断に有用である.

【Tullio現象】
音刺激によってめまい感,眼振,平衡障害などの前庭症状が誘発される現象を指す.

【第3の内耳窓】
正常な内耳では内耳窓である前庭窓から入った音が蝸牛窓に抜けていき,蝸牛内にとどまる.上半規管裂隙のように平衡器に骨欠損がある場合,一部の音が欠損部から平衡器に抜けていき,音が平衡器を刺激する.この時,この欠損部のことを「第3の内耳窓」という.

【症状】後半規管型 BPPV の頭位変換眼振検査の所見を**図5-8**に示す.座位左向き45°頸部捻転から左向き45°懸垂頭位になると,数秒の潜時をおいて,時計周りの回旋性眼振が解発する.再び座位に戻すと,逆時計周りの回旋性眼振が解発する.繰り返し,同じ頭位をとると軽快する(**疲労現象**).クプラ結石症は特定の頭位により,潜時がなく,眼振が解発される.

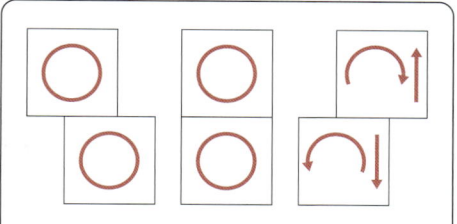

図5-8　左後半規管型BPPVの頭位変換眼振検査の所見
所見のみかたは第6章2節を参照のこと(⇒80〜81頁).

【臨床経過で注意すべき点】半規管結石症の治療には,浮遊耳石置換法が用いられる.後半規管への迷入では Epley 法,外側半規管への迷入では Lempert 法が有効とされている.自宅でも実施できるよう指導する.治療は『良性発作性頭位めまい症(BPPV)診療ガイドライン　2023年版』[6]に準拠する.

4 前庭神経炎

【定義】突然発症する**回転性めまい**であり,蝸牛症状はない.上気道感染や感冒症状出現後に現れることがある.

【症状】回転性めまい,悪心,嘔吐,発作後のふらつき,頭重感などを呈する.難聴はない.治療は『前庭神経炎診療ガイドライン　2021年版』[7]に準拠する.

【臨床経過で注意すべき点】脳幹梗塞の可能性がある.

5 メニエール病

【定義】内リンパ水腫を生じる病態である.内リンパの吸収・排出障害と過剰生成が原因とされている.

【症状】難聴,耳鳴,回転性めまいである.発作期と間歇期を繰り返しながら難聴が進行し,徐々に不可逆的となる.**低音障害型感音難聴**から始まり,進行すればろうとなる.グリセロールテスト,フロセミドテスト,フロセミド VEMP などの検査が診断の参考になる.

【臨床経過で注意すべき点】規則正しい生活を送ることがよいといわれている.水分摂取療法が有用である.利尿薬やステロイドを中心とした服薬指導も検討する.難治例に対しては中耳加圧治療,内リンパ囊開放術の適応となる.

6 上半規管裂隙症候群

【定義】中頭蓋窩天蓋や上半規管周囲に骨欠損があり,骨迷路の裂隙を生じる.病因は不明であるが,成人例が圧倒的に多い.

【症状】音刺激あるいは中耳圧,頭蓋内圧の変化によって,平衡器官が刺激され,めまいが生じる.この症状をTullio(トゥリオ)現象または瘻孔症状と呼ぶ.音が蝸牛窓,前庭窓以外を通るので,裂隙は「第3の内耳窓」として働く.伝音系に異常がないにもかかわらず,純音聴力検査で低音域に気骨導差を伴う骨導閾値の低下がみられる.

表5-11　聴器の疾患と症状

障害部位	疾患	伝音難聴	感音難聴	耳閉感	鼓膜穿孔	耳漏	耳痛	耳鳴	めまい	その他
外耳	外耳道閉鎖症	◎								
外耳	耳垢栓塞	○		○			○			
中耳	急性中耳炎	○			△	△	◎			発熱
中耳	滲出性中耳炎（成人）	○		◎						滲出液貯留
中耳	滲出性中耳炎（小児）	○								滲出液貯留
中耳	慢性中耳炎	◎		△	◎	○		△		
中耳	後天性真珠腫性中耳炎	◎	△	△	○	○		△	△	骨破壊，顔面神経麻痺
中耳	耳管狭窄症	△		○						
中耳	耳管開放症			△						自声強調，呼吸音聴取
中耳	耳硬化症	◎	△					△		
中耳	中耳形態異常	◎								
中耳	外傷性鼓膜穿孔	○	△	◎	◎			○		耳出血
中耳・内耳	側頭骨横骨折		◎			○	○	○	○	耳出血，髄液性耳漏
中耳・内耳	側頭骨縦骨折	○	△	○	○			○	△	
内耳	内耳形態異常		○							状態によって前庭障害など
内耳	外リンパ瘻		○	△				○	◎	
内耳	突発性難聴		◎	◎				○	○	
内耳	急性音響外傷		◎	◎				○		
内耳	慢性音響外傷		◎	○				○		
内耳	加齢性難聴		◎					○		
内耳	薬剤性難聴		◎					○	○	
内耳	ムンプス難聴		◎						△	
内耳	若年発症型両側性感音難聴		◎							
内耳	ラムゼイハント症候群		○	○		○	◎	○	○	顔面神経麻痺，味覚障害，帯状疱疹
内耳	ベル麻痺						○			顔面神経麻痺，味覚障害，耳後部の疼痛
内耳	良性発作性頭位めまい症								◎	
内耳	前庭神経炎								◎	上気道感染や感冒が先行
内耳	メニエール病		◎	○				◎	◎	
内耳	上半規管裂隙症候群	△	△	○				△	◎	
内耳	前庭水管拡大症		◎	△				△	○	進行性，低音域の混合難聴，*SLC26A4*遺伝子変異
内耳	内耳梅毒		◎					○	◎	
内耳	髄膜炎性内耳炎		◎							発熱
内耳・中枢	聴神経腫瘍		○	○			△	○	○	
内耳・中枢	オーディトリー・ニューロパチー		◎							

◎：高頻度で生じる　○：生じることが多い　△：生じることがある

【臨床経過で注意すべき点】強大音聴取時にめまいがある場合は本疾患を疑う．

7　その他

　その他，末梢性めまい疾患には，突発性難聴，前庭水管拡大症，内耳梅毒，髄膜炎性内耳炎，聴神経腫瘍など，中枢性めまい疾患には，脳血管疾患や脳腫瘍，神経変性疾患，先天性眼振，弱視性眼振などがある．

表5-12 代表的な平衡機能障害疾患

疾患	蝸牛症状	めまい	めまいの特徴	その他
良性発作性頭位めまい症		◎	頭位によって逆転する短時間のめまい	
前庭神経炎		◎	急性発症で数分から数時間持続するめまい	上気道感染や感冒が先行
メニエール病	◎	◎	繰り返すめまい めまいの特徴だけでは疾患の鑑別は困難であるため，検査や画像から鑑別	変動する低音障害型の難聴を伴う
外リンパ瘻	○	◎		
前庭水管拡大症	◎	○		進行性，低音域の混合難聴，*SLC26A4*遺伝子変異
突発性難聴	◎	○	繰り返さないめまい発作	急性の難聴を伴う
上半規管裂隙症候群	△	◎	大きな音によって引き起こされるめまい	伝音難聴
聴神経腫瘍	○	○	緩徐に進行するめまい	耳痛

表5-13 伝音難聴と主な検査のポイント

疾患	検査	ポイント
外耳道形態異常	純音聴力検査	閉鎖症では伝音難聴パターン（気骨導差あり）
	ABR	反応閾値上昇，潜時の延長など
	ASSR	反応閾値上昇
急性中耳炎	視診	鼓膜の発赤・膨隆．自潰すると鼓膜緊張部に穿孔が生じ，膿性耳漏
滲出性中耳炎	視診	鼓膜の膨隆・陥凹（内陥），鼓室内に滲出液が貯留
	純音聴力検査	伝音難聴パターン（気骨導差あり），<u>stiffness curve</u>
	ティンパノメトリー	B型またはC型
慢性中耳炎	視診	鼓膜緊張部の円形穿孔
	純音聴力検査	伝音難聴パターン（気骨導差あり），<u>mass curve</u>，stiffness curve
	パッチテスト	気導聴力が改善すれば鼓膜再建術の適応あり
真珠腫性中耳炎	視診	鼓膜の陥凹，鼓膜弛緩部または緊張部の穿孔 鼓室型真珠腫の場合は，真珠腫を確認できる
	純音聴力検査	伝音難聴パターン（気骨導差あり）
	画像所見（CT）	真珠腫（発生部位，進展方向などが重要）
耳硬化症	視診	鼓膜正常
	純音聴力検査	伝音難聴パターン（気骨導差あり），Carhart's notch，stiffness curve
	ティンパノメトリー	As型
	画像所見	アブミ骨底板を含む蝸牛周辺骨の海綿状変化
中耳形態異常	純音聴力検査	伝音難聴パターン（気骨導差あり） 耳小骨固着の場合は，Carhart's notch，stiffness curve
	ティンパノメトリー	耳小骨固着の場合はAs型，離断の場合はAd型
	画像所見	耳小骨の形態異常，連鎖異常など
	ABR	反応閾値上昇，潜時の延長など
	ASSR	反応閾値上昇
外傷性鼓膜穿孔	視診	鼓膜緊張部の穿孔が多い，耳出血
	純音聴力検査	伝音難聴パターン（気骨導差あり） 損傷が内耳に及んだ場合は，混合難聴（気骨導差あり）

ポイントには，患側の結果のみを記す．

🖊 つながる知識

【stiffness curve】
2kHzより低い周波数で気骨導差を認め，周波数が低いほど大きくなる．耳小骨など伝音系の動きが鈍くなることで生じる．

【mass curve】
2kHzより高い周波数で気骨導差を認め，周波数が高いほど大きくなる．伝音系に質量がある負荷がかかることで生じる．

本章で紹介してきた聴器の疾患と症状を**表5-11**，代表的な平衡機能障害疾患と症状を**表5-12**，伝音難聴・感音難聴と主な検査のポイントを**表5-13**，**表5-14**に示す．知識の整理に役立ててほしい．

表5-14 感音難聴と主な検査のポイント

疾患	検査	ポイント
突発性難聴	純音聴力検査	感音難聴パターン（気骨導差なし）
	MCL/UCL	閾値上昇を認める周波数と一致する周波数において狭小化
	SISI検査	閾値上昇を認める周波数と一致する周波数において陽性
	耳鳴検査	耳鳴の周波数は閾値上昇を認める周波数と一致する場合もある
	OAE	反応なし（反応周波数は純音聴力検査の結果とおおむね一致）
音響外傷	純音聴力検査	感音難聴パターン（気骨導差なし），騒音性難聴の場合には初期はc^5 dip
	MCL/UCL	高音域では狭小化しやすい
	SISI検査	陽性が多い
加齢性難聴	純音聴力検査	感音難聴パターン（気骨導差なし，高音漸傾型）
	MCL/UCL	閾値上昇を認める周波数と一致する周波数において狭小化することもある
	SISI検査	閾値上昇を認める周波数と一致する周波数において陽性となることもある
	語音聴力検査	平均聴力レベルと比べて最高語音明瞭度が低下
薬剤性難聴	純音聴力検査	感音難聴パターン（気骨導差なし）
	MCL/UCL	閾値上昇を認める周波数と一致する周波数において狭小化することもある
	SISI検査	閾値上昇を認める周波数と一致する周波数において陽性となることもある
若年発症型両側性感音難聴	純音聴力検査	良聴耳の平均聴力レベルが70dB以上の感音難聴（気骨導差なし）
（末梢性）顔面神経麻痺	視診	ラムゼイハント症候群の場合は，一側の顔面神経麻痺，麻痺側の耳介・外耳道皮膚の水疱，発赤（帯状疱疹）
		ベル麻痺の場合は，一側の顔面神経麻痺のみ
	純音聴力検査	ラムゼイハント症候群の場合は，正常ないし麻痺側の感音難聴パターン（気骨導差なし）
		ベル麻痺の場合は，正常パターン
	ティンパノメトリー	A型
	アブミ骨筋反射	重度の場合，麻痺側が陰性
	表情運動スコア	重症化するほど低値
	ENoG	軽度（ENoG値40％以上）の場合，予後良好 重度（ENoG値10％以下）の場合，予後不良．顔面神経減荷術の対象
	血液検査	ラムゼイハント症候群の場合は，水痘・帯状疱疹ウイルス価上昇
外リンパ瘻	純音聴力検査	感音難聴パターン（気骨導差なし）
	瘻孔検査（加圧・減圧）	陽性
	外リンパ特異的蛋白（cochlin-tomoprotein：CTP）検査	陽性
聴神経腫瘍	純音聴力検査	患側は感音難聴パターン（気骨導差なし）
	語音聴力検査	患側の最高語音明瞭度が低値
	自記オージオメトリー	患側はⅢ・Ⅳ型
	ABR	患側の反応消失・潜時延長
	画像所見（MRI）	患側に腫瘍
オーディトリー・ニューロパチー	純音聴力検査	感音難聴パターン（気骨導差なし）
	語音聴力検査	最高語音明瞭度が低値
	ABR	反応消失など
	ASSR	反応閾値上昇
	OAE	反応あり
機能性難聴	純音聴力検査	感音難聴パターンが多い
	語音聴力検査	最高語音明瞭度が低下することが多い
	自記オージオメトリー	Ⅴ型
	ABR，ASSRなど	正常
	OAE	反応あり

（つづく）

表5-14 感音難聴と主な検査のポイント（つづき）

疾患	検査	ポイント
メニエール病	純音聴力検査	患側の感音難聴パターン（気骨導差なし），初期は低音障害型
	MCL/UCL	閾値上昇を認める周波数と一致する周波数において狭小化
	SISI検査	閾値上昇を認める周波数と一致する周波数において陽性
	語音聴力検査	患側の最高語音明瞭度低下（ロールオーバー現象）
	自記オージオメトリー	Ⅱ型
	グリセロールテスト・フロセミドテスト	患側は陽性
	カロリックテスト	患側は陰性

文献

1) 加我君孝：周産期の難聴のハイリスクファクターの新分類と診断・治療方針の確立に関する研究. 厚生労働科学研究平成22〜24年度総合研究報告書, 2013.
2) 難聴対策委員会：難聴（聴覚障害）の程度分類について. 日本聴覚医学会, 2014.
3) 日本耳科学会, 日本小児耳鼻咽喉科学会, 日本耳鼻咽喉科感染症・エアロゾル学会：小児急性中耳炎診療ガイドライン2018年版. 金原出版, 2018.
4) Sennaroglu L, Saatci I：A new classification for cochleovestibular malformations. *Laryngoscope*, **112**：2230-2241, 2002.
5) 厚生労働省難治性聴覚障害に関する調査研究班：若年発症型両側性感音難聴. 2015. 304-201704-kijyun.pdf（nanbyou.or.jp）
6) 日本めまい平衡医学会：良性発作性頭位めまい症診療ガイドライン2023年版. 金原出版, 2023.
7) 日本めまい平衡医学会：前庭神経炎診療ガイドライン2021年版. 金原出版, 2021.
8) 日本めまい平衡医学会：メニエール病・遅発性内リンパ水腫診療ガイドライン2020年版第2版. 金原出版, 2020.
9) World Health Organization：World Report on Hearing. 38, 2021.

（中川尚志，福井恵子）

✅ 確認Check! ☐ ☐ ☐

- 伝音難聴の原因部位はどこか. ⇒36〜37頁
- 感音難聴の原因部位はどこか. ⇒36〜37頁
- 末梢性めまい疾患ではどのようなめまいが多いか. ⇒50頁

遺伝の基礎知識

　ヒトの染色体は，22 対の常染色体と 1 対の性染色体（女性：XX，男性：XY）の計 46 個からなる．子は父から 22 本の常染色体と 1 本の性染色体（X または Y），母から 22 本の常染色体と 1 本の性染色体（X）をそれぞれ受け継ぐ．これとは別に，子は母からミトコンドリア遺伝子を受け継ぐ．これらによって，性別をはじめ，身体的特徴，病気へのかかりやすさなど，様々なことがある程度の幅をもって決定される．

　この様々な特徴の決定は遺伝形式（常染色体顕性遺伝，常染色体潜性遺伝，X 連鎖遺伝，ミトコンドリア遺伝）によって左右される．

　常染色体顕性遺伝は，変化をもつ遺伝子を 1 つでも受け継いだ時にその特徴が現れる．一方，常染色体潜性遺伝は，変化をもつ遺伝子を父と母の両者から受け継がなければその特徴は現れない．

　X 連鎖潜性遺伝の場合，女性は父と母の両者から X 染色体を受け継ぐため，変化をもつ遺伝子が 1 つあってももう一方の遺伝子との組み合わせによっては特徴が発現しないが，男性は Y 染色体，X 染色体をそれぞれ 1 本ずつ受け継ぐため，変化をもつ遺伝子が 1 つあればその特徴を発現することになる．ゆえに，血友病は男性しか発症しない．

　ミトコンドリアは母由来であるため，ミトコンドリア遺伝は母系遺伝であり，父からは遺伝しない．

　遺伝形式別の難聴発症の割合を比較すると，常染色体潜性遺伝による難聴の発症が約 7 割と最も多く，次いで常染色体顕性遺伝が約 2 割，他は X 連鎖遺伝とミトコンドリア遺伝による難聴である．

　なお従来，常染色体顕性遺伝は「常染色体優性遺伝」，常染色体潜性遺伝は「常染色体劣性遺伝」と呼ばれていた．

　対象者の難聴が遺伝によるか否か，予後はどうか，他の疾患を発症するリスクはないか，対象者の子に難聴が遺伝するかなど，遺伝に関するあらゆる悩みや不安，疑問をもつ人を対象に行われるのが遺伝カウンセリングである．遺伝カウンセリングは資格をもつ「臨床遺伝専門医」と「認定遺伝カウンセラー®」が担当する．

（中川尚志，福井恵子）

Column

聞き取り困難症（LiD）／聴覚情報処理障害（APD）

　聴覚情報処理障害（auditory processing disorder：APD）は，純音聴力検査や語音聴力検査は正常であるにもかかわらず，騒音下，早口音声，複数人での会話など，ある条件下で聞き取りの困難を訴える状態である．その原因は，当初，中枢の聴覚情報処理が関係していると想定されていたが，それだけでなく，注意や記憶，認知機能，言語の問題など複数の因子が複合的に関係していることが明らかになっている．このため，より正確に症候を表すために，聞き取り困難症（listening difficulty：LiD）と呼ばれるようになっている．

　まずは，難聴による聞き取りにくさと鑑別するために，純音聴力検査や語音弁別検査などで難聴がないことを確認する．自覚症状は質問紙で評価する．質問紙は小児，成人など年齢によって異なる．

　その後，聴覚情報処理検査（auditory processing test：APT）を行う．APT は単耳検査，両耳検査，時間情報処理検査，時間圧縮語音検査，雑音下聴取検査など複数の検査よりできている検査バッテリーである．LiD/APD 患者は，APT で一定の傾向がみられないため，検査結果で個人の苦手さを明らかにし，患者への説明に用いて，日常生活の様々な場面における方策の考案に用いる．一定数，発達障害が関与している場合があるので，自閉スペクトラム指数（AQ）などで自閉スペクトラム症（ASD）を，A-ADHD や ADHD-RS などで注意欠如多動症（ADHD）を評価する．

　複数の施設で臨床研究が行われており，その特性や対応方法が明らかになりつつある．

（中川尚志）

第6章

聴覚と平衡機能の検査

学習の
ねらい

- 聴覚検査を行う上での基礎知識として必要な難聴の病態生理や正常解剖を復習しよう.
- 各種聴覚検査の目的や実施方法を理解しよう.
- 得られた検査結果の臨床的意義を習得しよう.
- 自覚的聴覚検査と他覚的聴覚検査の種類とその違いを理解しよう.
- 各平衡機能検査を分類して理解しよう.

章の概要

聴覚と平衡機能の検査

種類	検査名		目的	概要
聴覚機能検査	純音聴力検査	気導聴力検査	・難聴の有無・程度がわかる ・気骨導差によって難聴の種類がわかる	自覚的聴覚検査. 片耳ずつ実施. 受話器を外耳道入口部に装着. 音が聞こえている間は挙手またはスイッチを押す
		骨導聴力検査		自覚的聴覚検査. 片耳ずつ実施. 振動子を乳突部に装着. 音が聞こえている間は挙手またはスイッチを押す
	語音聴力検査	語音了解閾値検査	・語音を50%聞き取れる聴覚閾値がわかる	自覚的聴覚検査. 主に数字語表を用いて, 受話器から聞かせ, 書き取った結果で正答率を算出する
		語音弁別検査	・最高語音明瞭度がわかる	自覚的聴覚検査. 音圧を変えながら単音節語表を受話器から聞かせ, 書き取った結果の正答率を算出し, 最も成績の良い値を最高語音明瞭度とする
	内耳機能検査	自記オージオメトリー	・純音聴力検査では測定しない周波数の聴覚閾値がわかる ・感音難聴の分類が可能となる	自覚的聴覚検査. 連続周波数測定では, 低音から高音まで連続して検査を聞かせ, 聞こえたらスイッチを押し, 聞こえなくなったら離すという動作を繰り返す. 周波数測定では, 連続音と断続音を聞かせて同様に検査する
		SISI検査	・感音難聴における補充現象の有無がわかる	自覚的聴覚検査. 一定の音圧で聞かせている途中で, 1 dBだけ音圧を増加させることを20回行い, どれだけ把握できたかで判定する
		バランステスト（ABLB検査）	・一側性難聴の補充現象の有無がわかる	自覚的聴覚検査. 良聴耳と難聴耳でそれぞれ純音を聞かせて, 同じ音に感じる音圧をプロットしていくことで, その傾きから補充現象の有無を判断する
	中耳機能検査	インピーダンスオージオメトリー	・ティンパノメトリーでは主に伝音難聴の病態を推測することができる ・アブミ骨筋反射では補充現象の有無や顔面神経麻痺, 脳幹機能の診断ができる	他覚的聴覚検査. 外耳道を閉鎖して外耳道内の気圧を変化させながら, プローブから音を出し, 鼓膜に反射して帰ってくる音をマイクロホンでひろうことで, インピーダンスを測定する
		耳管機能検査	・耳管機能がわかる	鼻腔に挿入したプローブから音を入力し, 外耳道にマイクロホンを挿入して嚥下させ, 嚥下動作にあわせた音響変化を捉えて耳管機能を評価する
	聴性誘発反応検査	聴性脳幹反応（ABR）	・主に高音域を中心とした聴覚閾値が推測できる	他覚的聴覚検査. 電極を装着し, 電気シールドされた防音室でヘッドホンまたはイヤホンからクリック音またはChirp音を入力して, 音圧を変化させながら波形を確認する
		聴性定常反応（ASSR）	・複数の周波数帯の聴覚閾値が推測できる	他覚的聴覚検査. 電極を装着し, 電気シールドされた防音室でヘッドホンまたはイヤホンから複数の周波数帯の検査音を入力して, 音圧を変化させながら反応を確認する
		耳音響放射（OAE）	・内耳有毛細胞の機能が推測できる	他覚的聴覚検査. 検査の種類に応じて適切な入力音を外耳道から入力し, 外耳道内に放射された音響をひろって, 反応を評価する

種類	検査名		目的	概要
平衡機能検査	体平衡検査	重心動揺検査	・直立姿勢における身体の動揺を測定する	重心動揺検査装置の上で開眼，閉眼条件で起立し，身体重心と近似する足圧中心（足の裏にかかる圧力の中心）の変位を記録する
		歩行検査	・歩行により，下肢の筋緊張の左右差を検出する ・身体障害者の認定に使用する	直線上を開眼あるいは閉眼で10m歩行させ，左右への偏倚を測定する
		偏倚検査	・内耳前庭機能の不均衡による，骨格筋緊張の左右差を測定する	[足踏み検査] 閉眼で100回足踏みさせ，移行距離・回転角を測定する [書字検査] 閉眼で4〜5文字を縦書きさせ，文字の傾きを測定する
	眼振検査	自発眼振検査	・左右の前庭系不均衡を検出する	裸眼ならびに非注視下で，正面眼位の眼振を調べる
		頭位眼振検査	・重力によって耳石器を刺激し，左右の前庭系不均衡を検出する	非注視下で，座位あるいは臥位でゆっくりと頭位を変化させ，眼振を観察する
		頭位変換眼振検査	・主に良性発作性頭位めまい症の診断に用いる	非注視下で，座位↔臥位と急速に頭位を変化させ，浮遊耳石による内リンパ流動で解発される眼振を観察する
		注視眼振検査	・前庭性または眼運動系異常による眼振を検出する	各方向を注視させ，眼振を調べる
		異常眼球運動検査	・自発性の異常眼球運動を評価する	注視下で，異常眼球運動の有無を観察する
	迷路刺激検査	温度刺激検査	・外側半規管機能を左右別々に定量評価する	外耳道への注水あるいは送風（エアーカロリック検査）による冷温刺激で解発される眼振を記録し，前庭機能の左右差を評価する
		ビデオヘッドインパルス検査（vHIT）	・左右6つの半規管機能を別々に評価する	高解像度VOGを用いて，頭部を急速に回転させた時の前庭動眼反射の利得とキャッチアップサッケードの有無を評価する
		前庭誘発筋電位検査（VEMP）	・耳石器機能，すなわち球形嚢（cVEMP）あるいは卵形嚢（oVEMP）機能を評価する	[cVEMP] 強大音刺激による胸鎖乳突筋の筋電位を測定する [oVEMP] 強大音刺激による下斜筋（外眼筋）の筋電位を測定する
	視刺激検査	追跡眼球運動検査（ETT）	・追跡眼球運動を評価する	眼前に平滑に動く視標を提示し，眼球が滑らかに動くかを評価する
		急速眼球運動検査	・急速眼球運動を評価する	急速に動かした時に視標を追えるかを評価する
		視運動性眼振検査（OKN）	・視運動刺激に対する眼運動から，中枢と末梢平衡障害を鑑別する	中枢障害では視運動性眼振の解発不良，先天性眼振では通常と逆向きの眼振が解発される（倒錯現象）
その他	視診・耳鏡検査		・耳の診察所見を取ることができる	外部からの肉眼での視診，外耳道を通しての肉眼，拡大鏡，顕微鏡，内視鏡などを用いた外耳，鼓膜の詳細な観察を行う
	耳鳴検査		・耳鳴の性質，程度が把握できる	本人が自覚的に感じている耳鳴と同じ高さの周波数，音圧を評価する

1. 聴覚検査の概要

1 検査の適用・意義・役割・概要

外耳より入った音刺激が大脳側頭葉聴覚野に到達するまでの経路のうち，どの部位の障害であっても難聴が生じる．このため，検査を施行し結果を評価する際は，難聴の分類について理解しておく必要がある．

外耳から鼓膜，耳小骨，前庭窓，蝸牛窓までの伝音機構に障害が生じて発症する**伝音難聴**，**内耳性（迷路性）**と**後迷路性**に分けられる**感音難聴**，伝音系と感音系の両者が障害されている**混合難聴**に分類されるが，それぞれの性質と症候の特徴を知った上で検査を行うことが大切である．

(1) 適用

聴覚検査には複数の種類があるため，どのような症状で，何を調べたいのかを検討し，検査方法を選択する．このためには，各検査が何を評価することができるのかを知っておく必要がある．

(2) 意義

聴覚検査は，その障害の程度（量的），性質（質的）を検査して，その結果を病変部位，重症度，治療法の選択，予後判定，治療効果予測について，診断を行う材料とすることができる．自覚的聴覚検査，他覚的聴覚検査の両者を組み合わせて検査を進めていく．

各種聴覚検査を行うことは，患者の病態を理解し，評価する手がかりとなる．外耳道や鼓膜は表面から観察が可能であり，中耳腔内（鼓室内）や内耳の形態は，側頭骨・耳器の CT や MRI により，評価可能である．しかし，その「働き具合」については視診や画像診断のみでは評価ができないため，聴覚検査を行うことで評価する．

(3) 役割と概要

聴覚検査は，被検者（患者）が検査音などに自覚的に反応する**自覚的聴覚検査**と，被検者本人の自覚とは関係なく神経反応を測定する**他覚的聴覚検査**の2つに大別できる．

自覚的聴覚検査：気導・骨導の聴覚閾値を検査する**純音聴力検査**や，音韻を弁別する力を検査する**語音弁別検査**などがある．自覚的聴覚検査は，検者と被検者の十分な意思疎通が必要となる．検者の技術不足や，被検者の不慣れさ，精神的影響，非協力的態度などがあると，正確な結果を得ることができなくなる．

他覚的聴覚検査：聴性脳幹反応（ABR）やインピーダンスオージオメトリー，耳音響放射（OAE）などがある．新生児や乳幼児などのように正確に意思表示ができない場合や，詐聴や心因性難聴などにより意思表示の信頼性が乏しい場合，意識レベルにより意思表示ができない場合などでは，被検者の応答に頼らず聴力の測定をしなければならない．

また，聴覚検査は，純音聴力検査，語音聴力検査，内耳機能検査，中耳機能検査，聴性誘発反応検査，耳鳴検査など，検査の目的から分類される．

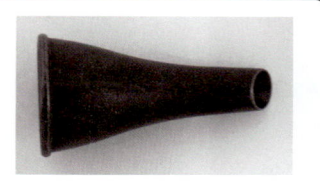

図6-1　耳鏡
右側の先の細い方を外耳道に挿入し，外耳道を直線化して耳内を観察する．

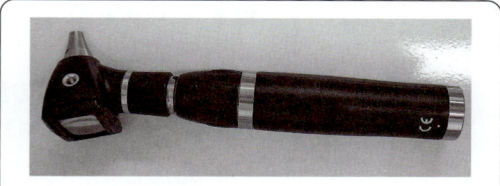

図6-3　拡大式耳鏡
額帯鏡や顕微鏡の使用に慣れていない内科医や小児科医でも使いやすい．

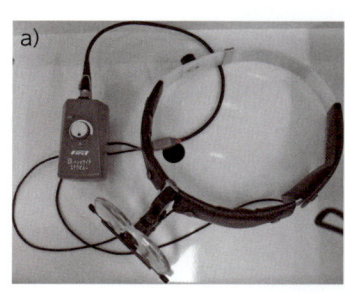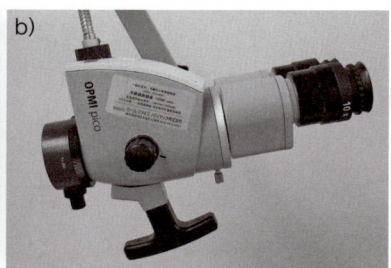

図6-2　ヘッドランプ（a）と顕微鏡（b）
a）頭に装着して使用する．拡大鏡があるものは鼓膜が観察しやすい．
b）鼓膜所見を詳細に観察できる点で優れている．

2 視診・耳鏡検査

(1) 視診・触診

　聴覚検査を行う前に，**視診**や**耳鏡検査**を行う．視診では，耳介，耳介周囲，外耳道入口部，乳様突起部などの先天性形態異常，発赤，腫脹などを観察する．両手で，被検者の左右の耳を触診し，比較することも有効である．これらの結果から，選択できる聴覚検査の種類や，検査を行う際の注意点などを把握できる．

　例えば，視診で小耳症や先天性外耳道閉鎖症があれば，少なくとも伝音難聴があることがわかる．また，耳介後部の側頭骨に腫脹や圧痛がある場合には，純音聴力検査の骨導検査への影響が考えられる．

(2) 耳鏡検査

①方法

　耳鏡検査で外耳道や鼓膜の所見をみる．光源の光を**耳鏡**（耳漏斗）（**図6-1**）を通して，外耳道内に入れて観察する．観察の際，外耳道の弯曲を意識して，成人の場合耳介を後上方へ牽引して耳鏡を挿入する．ヘッドランプや顕微鏡（**図6-2**），光源と拡大鏡が一体となった拡大式耳鏡（**図6-3**）を用いて観察する．

②意義

　耳鼻咽喉科医にとって耳鏡検査は耳の診察の基本であり，聴覚検査を行う際も，耳鏡検査の所見を把握しておく必要がある．例えば，耳垢栓塞がある場合は，先に耳垢除去を医師に依頼してから，検査を行う．また鼓膜穿孔がある場合は，インピーダンスオージオメトリーは行えない．

> **ここが重要**
> **【うつ症状による耳鳴】**
> 耳鳴ではうつ症状を呈している場合も少なくなく，PHQ-9などの質問紙を用いて，うつ病のスクリーニングを行うことが必要である．

3 耳鳴検査

(1) 目的と意義

耳鳴検査で，**耳鳴の程度**（どのくらいのつらさか，どのくらいの音圧で感じるかなど）と**性状**（音の種類や音程など）を評価する．

(2) 方法と結果の解釈

標準耳鳴検査法では，その自覚的な訴えを評価する検査方法と，耳鳴の性状を評価する検査方法に大別できる[1]．

①自覚症状の評価

問診：耳鳴の部位，種類，自覚的な音（キー，ジー，ゴーなど），音の高低，清濁，大きさ，持続，気になり方などを問診で確認する．

耳鳴りの支障度に関する質問表（Tinuitus Handicap Inventory：THI）[2]（**図6-4**）：耳鳴の苦痛度を評価する．25の質問項目から構成され，被検者本人が記入する．評価結果は，合計点数で苦痛なし～高度の苦痛の4段階に分類されている．

耳鳴りの支障度に関する質問表（THI）
Tinuitus Handicap Inventory

この検査は，耳鳴りがあなたにどのような障害を引き起こしているか調べるためのものです．
各質問について，当てはまる番号に○をつけ，最後に点数を合計してください．

		よくある	たまにある	ない
1	耳鳴りのために物事に集中できない	4	2	0
2	耳鳴りの音が大きくて人の話が聞き取れない	4	2	0
3	耳鳴りに対して腹が立つ	4	2	0
4	耳鳴りのために混乱してしまう	4	2	0
5	耳鳴りのために絶望的な気持ちになる	4	2	0
6	耳鳴りについて多くの不満を訴えてしまう	4	2	0
7	夜眠るときに耳鳴りが妨げになる	4	2	0
8	耳鳴りから逃れられないかのように感じる	4	2	0
9	あなたの社会的活動が耳鳴りにより妨げられている (例えば，外食をする，映画を観るなどの活動)	4 4	2 2	0 0
10	耳鳴りのために挫折を感じる	4	2	0
11	耳鳴りのために自分がひどい病気であるように感じる	4	2	0
12	耳鳴りがあるために日々の生活を楽しめない	4	2	0
13	耳鳴りが職場や家庭での仕事の妨げになる	4	2	0
14	耳鳴りのためにイライラする	4	2	0
15	耳鳴りのために読書ができない	4	2	0
16	耳鳴りのために気が動転する	4	2	0
17	耳鳴りのために家族や友人との関係にストレスを感じる	4	2	0
18	耳鳴りから意識を逸らすのは難しいと感じる	4	2	0
19	自分一人で耳鳴りを管理していくのは難しいと感じる	4	2	0
20	耳鳴りのために疲れを感じる	4	2	0
21	耳鳴りのために落ち込んでしまう	4	2	0
22	耳鳴りのために体のことが心配になる	4	2	0
23	耳鳴りとこれ以上はつきあっていけないと感じる	4	2	0
24	ストレスがあると耳鳴りがひどくなる	4	2	0
25	耳鳴りのために不安な気持ちになる	4	2	0

図6-4　耳鳴りの支障度に関する質問表（THI）[2]（大政遥香・他，2019）
合計点数を計算し，16点以下が軽症，18～48点が中等症，50点以上を重症とする．

Visual Analogue Scale (VAS)（図6-5）：横線を引き，そこに目盛りを記載して，被検者自身に耳鳴の程度の位置をマークしてもらい評価する．治療効果を判定する時などに活用できる．

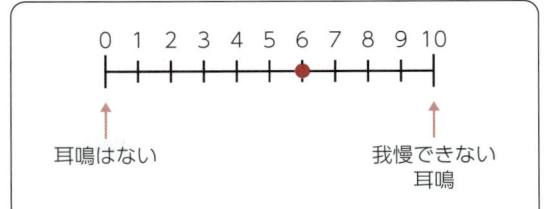

図6-5　Visual Analogue Scale（VAS）の例
被検者に耳鳴の程度をプロットさせる．この図では10点満点中6点の耳鳴が生じていることになる．

②耳鳴性状の評価方法

耳鳴で感じる音の高低（ピッチ）と大きさ（ラウドネス）を，物理量である周波数と強さに置き換えて評価する検査方法で，ピッチ・マッチ検査とラウドネス・バランス検査がある．

ピッチ・マッチ検査：オージオメーターなどを用いて，耳鳴の音に近似する周波数の音を選出する検査方法である．一般的には聴覚閾値の＋10〜15 dB の強さの検査音を2〜3秒ほど聞かせて検査を行う．

ラウドネス・バランス検査：あらかじめピッチ・マッチ検査で耳鳴の周波数を測定した後に，その周波数で音圧を変化させながら検査音を聞かせて，耳鳴と同じ強さに感じられる音圧を決定する．

2. 聴覚機能検査による評価

1 純音聴力検査（気導聴力検査・骨導聴力検査）

(1) 目的と意義

聴覚検査の中で最も基本的な検査で，実施頻度が高い．検者が様々な高さの純音を提示し，被検者が聞こえる最も小さな音（聴覚閾値）を測定する自覚的聴覚検査である．

(2) 検査装置と方法

①検査装置

聴覚検査全般に共通の注意点であるが，被検者の聴力よりも大きい室内騒音があると，それに妨げられて聴覚閾値を正確に測定することができない．それゆえに室内騒音が30 phon 以下の防音室内で行う．検査に使用する機器をオージオメーター（図6-6）と呼ぶ．オージオメーターはJIS規格を満たし，校正された機器を使用する．

②検査の留意点

検査室では検者が被検者を確実に明視でき，かつ被検者からオージオメーターの操作や記録の動きが見えない位置で行う．検査について明確な説明を行い，被検者に検査について十分理解してもらうことが重要である．音が聞こえたらボタンを押し，音が聞こえている間はボタンを押し続け，聞こえなくなったら直ちにボタンから手を離すように指示する．

通常，気導聴力の測定から開始する．気導受話器（図6-7）を受話器の中央部が外耳道入口部に位置し，隙間ができないよう装着する．検査は原則として良聴耳から行う．

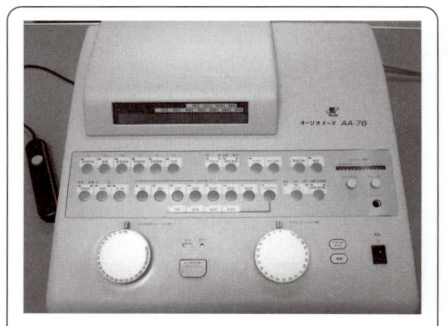

図6-6　オージオメーター
被検者は左のボタンスイッチで応答する．検者は中央のボタンで検査する周波数を選択し，左下のダイヤルで検査音の音圧を，右下のダイヤルでマスキング音の音圧を決定する．

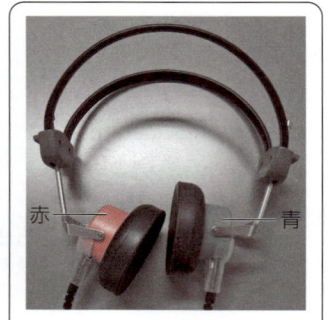

図6-7　気導受話器
赤い受話器を被検者の右耳に，青い受話器を左耳に装着する．

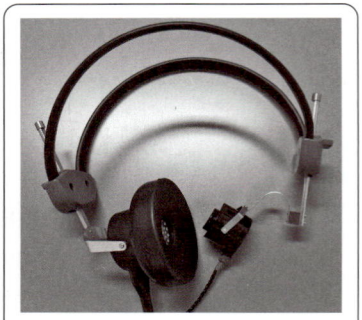

図6-8　骨導受話器
右側の振動子を検査側の乳突部に装着する．左側の受話器はマスキング音を聞かせるために検査側とは反対の耳に装着する．

　骨導聴力を測定する場合は，骨導受話器（**図6-8**）の振動面が圧抵面に平行になるように，耳介後方の乳突部に外耳道と同じくらいの高さで装着する．振動面と皮膚の間に毛髪が挟まったり，受話器が耳介に触れたりしないように注意する．

③検査音の提示

　検査音の提示は明らかに聞こえないレベルから強さを上げていく**上昇法**で行うのが一般的である．また，提示時間は同一レベルで1〜2秒とする．聞こえるという応答があった場合はいったん検査音を止め，休止時間をおいてから再度提示する．検査音を止める直前に，少し提示音圧を上げてから停止させる「**報酬音**」を用いると，より正確に検査が実施できる．

　検査はまず1,000Hzから始め，その後，2,000，4,000，8,000Hzと順に高い周波数を測定し，再び1,000Hzに戻って再度測定した後，500，250，125Hzの順で低い音を測定する．

④検査の実際

　検査方法は，予備検査と本検査に分類できる．被検者が検査に慣れていない場合は，予備検査から実施し，続いて本検査を実施する．すでに検査に慣れている場合は，予備検査を省略して本検査を行ってよい．

　予備検査：被検者がはっきり聞こえる程度の検査音を用いて，検査方法を正しく理解しているかを判定する目的で行う．例を挙げると1,000Hzで確実に聞こえると思われる音圧で検査音を提示し，そこから聞こえるという反応がなくなるまで下降法で音圧を下げていく．もし聞こえない場合には，10〜20dBステップで検査音を大きくして，反応が得られたら音圧を下げていく．聴覚閾値と思われるレベル，もしくはそこから+5dBのレベルで検査音の提示を繰り返し，応答が安定したら予備検査は終了とする．

　本検査：予備検査を行った場合は，そこで得られた反応値から10〜20dB下げたレベルから5dBずつ段階的に検査音レベルを上昇させて真の閾値を決定する．以上の過程を3回反復し，2回以上同一レベルで応答が得られたら閾値と決定する．もし3回とも違った結果になった場合には，測定回数を増やして過半数に達するまで

行う．以上の手順を，先に述べたように 1,000 Hz から始め，その後，2,000，4,000，8,000 Hz と順に高い周波数を測定し，再び 1,000 Hz に戻って再度測定した後，500，250，125 Hz の順で低い音を測定する．初回と 2 度目の 1,000 Hz の値が 10 dB 以上異なる場合は，連続する 2 回の検査結果が 5 dB 以内になるまで検査を繰り返す．またこのような場合は高周波数帯についても再検査する．

(3) オージオグラム

オージオグラムとは，気導聴力と骨導聴力の 2 つを測定し，測定値を記入したものである（**図 6-9**）．オージオグラムの横軸は対数目盛でとった検査音の**周波数**を，縦軸はデシベル目盛で表示した**聴力レベル（聴覚閾値）** を示す．オージオグラムの形式は 1 オクターブの感覚と聴力レベル 20 dB の感覚が等しくなるように決められている．

①オージオグラムの記入方法

気導聴力では，**右耳は○印，左耳は×印**で聴力レベルを記入する．気導聴力は直線（右は実線，左は点線）で結ぶ（**表 6-1**）．

骨導聴力では，右耳は右が開いたカギカッコ（［），左耳は左が開いたカギカッコ（］）で聴力レベルを記入する．この時，カギカッコの開いている部分を周波数の線に接して記入する．骨導聴力は線で結ばない（**表 6-1**）．

高度の難聴があり，オージオメーターの最大出力でも検査音を聴取できない（スケールアウト）時には，オージオメーターの最大出力レベルの値に記号を記入し，矢印を斜め下に入れる．この場合は気導聴力，骨導聴力ともに線で結ばない．

(4) マスキング

①マスキングの目的と意義

聴覚検査は左右別々に検査するため，一方の耳を検査している際に，他方の耳で検査音を聞いて応答すると，検査をしようとした聴力結果が誤ったものとなってし

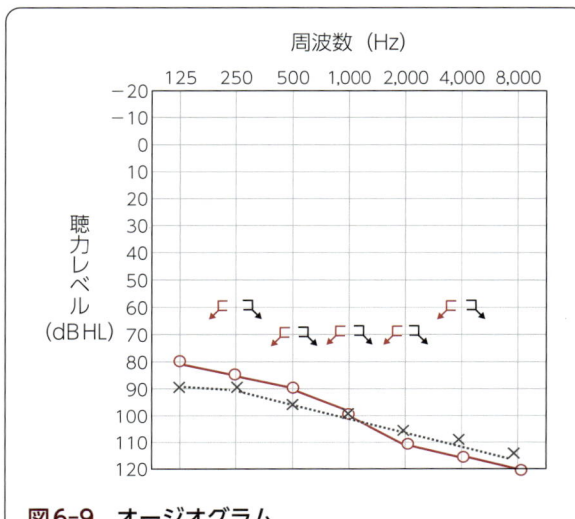

図6-9 オージオグラム
両側高音漸傾型の平均聴力 100 dB レベルの重度感音難聴者である．骨導値はすべてスケールアウトになっている．

表6-1 オージオグラムの記載方法

	記号		線
	右耳	左耳	
気導聴力	○	×	結ぶ
骨導聴力	⊏	⊐	結ばない
スケールアウト	⨎	⤬	結ばない
	⊏	⊐	

マスキングのない場合，［ ］はそれぞれ< >となる．
スケールアウトの際は最大出力レベルの値に記号を記載する．

まう．そこで非検査耳に検査音が聞こえないよう雑音で遮ることを**マスキング**という．

受話器から出た音は反対側の内耳に伝わるまでに，気導検査では50～60dB減衰する．一方，骨導検査では0～5dBしか減衰しないため，容易に反対側の内耳に検査音が伝わってしまう．これらの現象は，**陰影聴取**または**交叉聴取**と呼ばれ，聴力に左右差がある場合に生じる．このため正確に純音聴力検査を行うためには適切なマスキングが不可欠となる．

②実効マスキングレベル

純音聴力検査では，検査音が非検査耳側で聴取されるのを防ぐためにマスキング音を使用する．マスキング音には，中心周波数が検査音と等しい**狭帯域雑音（バンドノイズ）**を用いる．オージオメーターのマスキング音のレベルは**実効マスキングレベル**で表記されている．実効マスキングレベルの値は，そのレベルのマスキング音によって上昇した閾値の聴力レベルの値と等しい．

語音聴力検査においても，純音聴力検査と同様の理由で，非検査耳側にマスキングが必要になる場合がある．この時のマスキング音にはスピーチノイズを用い，レベルは「語音に対する実効マスキングレベル」で表記されている．語音に対する実効マスキングレベルの値は，そのレベルを提示したことによって正常者の正答率が50％になる語音の聴力レベルの値と等しい．

③マスキングの方法

マスキングに使用する<u>ノイズ</u>には，ホワイトノイズ，バンドノイズ，スピーチノイズなどいくつかの種類がある．一般的に純音聴力検査においては，バンドノイズを用いることが多い．

バンドノイズは，検査音の周波数を中心とした狭い範囲を含んでいる．オージオメーターではノイズの強さは実効マスキングレベルで目盛りが振られている．実際の検査においては，検査耳の検査音が，様々な大きさで非検査耳に届くため，ノイズの強さを調節する必要がある．例を挙げると，聴覚閾値が20dBの非検査耳に，検査音の20dBが交叉聴取される場合を想定すると，40dBの実効マスキングレベルが必要となる．

④気導検査でのマスキング

自覚的な良聴耳はマスキングなしで検査を行う．難聴側の検査を行う時，良聴側の骨導閾値とのレベル差が50dB以上ある場合には，マスキングが必要となる．また，非検査耳に伝音難聴があると，低音部で特に骨導レベルがよくなることがあるので，気導閾値が40dB以上ある場合には，マスキングを行った方がよい．標準的な方法は良聴耳に実効マスキングレベルで50dBのバンドノイズでマスキングを行う．

⑤骨導検査でのマスキング

常にマスキングを行う．あらかじめマスキングなしで骨導聴力レベルを測定しておいた方がよい．気導閾値が50dB未満の場合は50dBのバンドノイズを入れる．この結果をみて，マスキングなしの骨導聴力レベルと比較して5dB以内であれば，検査耳の結果と考えてよい．10dB以上の差がある場合は非検査耳で聞いている恐れがあるので，ノイズを10dBずつ増大し，測定結果の変動値が5dB以内になる値

✏つながる知識

【使用するノイズ】
ホワイトノイズは周波数に依存しないパワースペクトルをもつノイズであるが，ホワイトノイズからバンドパスフィルタを用いることで帯域の狭いノイズが得られる．これがバンドノイズで，純音聴力検査に用いられる．語音の長時間平均スペクトルに近いスペクトルをもつのがスピーチノイズで，語音聴力検査に用いられる．

を求める.

⑥マスキングの注意点

オーバーマスキングに注意が必要である．オーバーマスキングとは，非検査耳のマスキングが強すぎると，ノイズが検査耳に交叉聴取され，検査耳において検査音をマスキングしてしまう現象をいう．マスキング音を徐々に大きくしていく過程を観察すると，はじめはマスキングが不足しているため，非検査耳のノイズレベルを上げていくと，検査耳の聴力レベルも上昇していく状況がみられる．一定のレベルに達すると，マスキングレベルを変化させても検査耳の聴力レベルが変化しないプラトーな状況となる．この状態が最も適切なマスキングノイズであり，検査結果は真の閾値となる．さらにマスキングノイズの音圧を上昇させると，再び検査耳の聴力レベルも上昇していくオーバーマスキングの状態となる．

⑦マスキングの限界

いくつかの注意を行っていてもマスキングが困難な場合が考えられる．例えば，非検査耳に 40 dB 以上の気骨導差の伝音難聴がある場合には，交叉聴取が起こりやすいこと，難聴のためにマスキングノイズが聞き取りにくいことなどにより，非検査耳の聴力レベルを測定する可能性がある．このように，非検査耳の難聴の程度が大きい，非検査耳の骨導聴力が良好である場合には限界がある．またマスキングノイズの最大出力にも限界がある．

2 語音聴力検査

(1) 目的と意義

単音節語音で，ことばの聞き取り具合を評価する検査方法である．患者によっては「音は聞こえるが，ことばが聞き分けられない」と訴える場合もある．

(2) 使用する検査語表

われわれが情報伝達に発している語音そのものを検査の素材としている．語音は複合音であり，周波数成分も強さも時間とともに変動する．

わが国では，日本聴覚医学会が作成した標準語表が用いられる．標準語表には，語音了解閾値検査用の 1 桁数字リストと，語音弁別検査用の単音節リストがあり，57-S 語表と 67-S 語表（図 6-10）が現在用いられている．67-S 語表が使用されることが多い．補聴器適合では，57-S 語表を用いて語音の異聴分析などが行われる．

57-S 語表：数字語表は 6 行・6 列からなり，6 個の数字が各列（縦の列）に 1 個ずつ含まれている．単音節語表は日本語音の頻出率が高い無意味の 50 音節からなる語音表で構成されている．

67-S 語表：数字語表は 57 語表と同じで，単音節語表は 57 語表から選ばれた簡易検査として時間短縮に配慮した 20 音節で構成されている．

(3) 校正用純音またはバンドノイズ

オージオメーターの検査音や語音の音圧のレベルを正確に用いるために，検査音の前に 1,000 Hz 純音やバンドノイズが挿入されている．再生にはあらかじめ校正音を VU メーター 0 dB にあわせることが必要になる．

(4) スピーチオージオグラム

スピーチオージオグラム（図 6-11）は，縦軸に語音明瞭度，横軸に語音聴力レベ

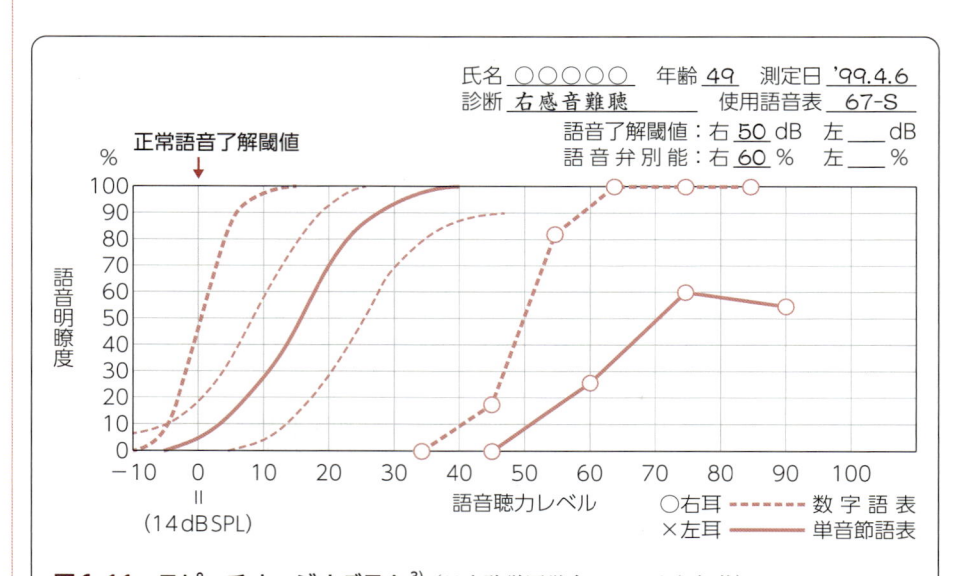

図6-10　標準語表

67-S語表

数字語表［語音了解閾値測定用］

```
5  2  4  3  7  6
7  4  6  5  2  3
2  7  3  6  5  4
3  5  2  4  6  7
6  3  7  2  4  5
4  6  5  7  3  2
```

単音節語表（語音弁別検査用）

1 表　アキシタニヨジウクス
　　　ネハリバオテモワトガ

2 表　キタヨウスハバテワガ
　　　アシニジクネリオモト

3 表　ニアタキシスヨクジウ
　　　オネバハリガテトワモ

4 表　テネヨアキジハモシウ
　　　リワタクバトニスオガ

5 表　ネアテヨハキモジリシ
　　　ワウバタトクオニガス

6 表　ニクリモテアジハトガ
　　　ワネウオバスヨシタキ

7 表　ワバスタニトリジアキ
　　　モネウシヨガハオテク

8 表　テキワタガアモシトニ
　　　ヨハウバスネジリクオ

57-S語表

数字語表［語音了解閾値測定用］

```
5  2  4  3  7  6
7  4  6  5  2  3
2  7  3  6  5  4
3  5  2  4  6  7
6  3  7  2  4  5
4  6  5  7  3  2
```

単音節語表（語音弁別検査用）

1 表　ジラホオワエアニトテ
　　　バリカコケルロツヒミ
　　　メドシネクイウスユレサ
　　　ゴノヤモダフハマデチ

2 表　ラヤハサエアカムクチ
　　　ルワオシバジテトダユ
　　　ケメイガゴツソミレヅ
　　　ロヒマスヨドネモセズ
　　　タナキフコリニホノデ

3 表　ソワフヤイヒクゴゴヨア
　　　ガマツエノケミチサタ
　　　ニナリキモトルコダユ
　　　ドレジハバラズデムネオ
　　　シメカホスセテウロオ

4 表　バネマデホワムノニハ
　　　ミウアクコヤフタジオ
　　　ソモキナケダシガレチ
　　　ズユリトカルドヨテセ
　　　メエヒゴスライロッサ

5 表　ミヒダヤエソドニバコ
　　　ユモッズワクルスフメ
　　　レナホオトリケセシイ
　　　ヨハアマロタサガキカ
　　　ムチデウテジゴラノネ

氏名　○○○○○　　年齢 49　　測定日 '99.4.6
診断　右感音難聴　　　　使用語音表　67-S
語音了解閾値：右 50 dB　左 ___ dB
語音弁別能：右 60 %　左 ___ %

図6-11　スピーチオージオグラム[3]（日本聴覚医学会，2024より転載）
右耳のスピーチオージオグラムを示す．80 dBの音圧における90％が最高語音明瞭度となる．

ルを示す．純音聴力検査のオージオグラムと同様に，右耳は○印，左耳は×印で示すが，数字語表の検査結果は点線で結び，単音節語表の検査結果は実線で結ぶ．

【語音了解閾値検査】

語音了解閾値検査は，聞き取りやすい語音を用いて，**50％正答率が得られる音圧を求める検査**である．聞き違えやすい数字を省いた「1桁数字リスト」を使用する．一般的には純音聴力検査で得られた平均聴力とほぼ同等の結果が得られるので省略されることが多い．

検査の実際としては，まず予備検査を行い，数字リストの1行目の6音を使って，閾値上，十分に聞こえる音圧で聞かせ，その後，下降法で音圧を減弱させて聞こえなくなるレベルを求めておく．

次に本検査を実施する．予備検査で求めた閾値と思われる音圧が第3語音か第4語音になるように音圧を調整して検査を行う．6行6列の合計36個の応答を100分率で採点し，結果を後で説明するスピーチグラム上に破線で結んで記入して，50％を横切る音圧を求める．

【語音弁別検査】

語音を閾値上のレベルで聞かせ，語音の聞き分け能力をみるものである．意味をもたない20音で構成された語表のリストを同じレベルで聴取させ，その正答率から明瞭度を求める．その後，語表を変えながら検査音を10〜20dBずつ変化させていき，スピーチオージオグラム上に**語音明瞭度曲線**を描く．音圧と関係なく，最もよい値を**最高明瞭度**と呼び，**語音弁別能**とする．

標準語表も純音と同様に骨導経由で反対側に移行するので，マスキングが必要である．標準語表の音圧レベルから語音の両耳間移行減衰量を引いた値が，反対側の骨導レベルを上回る時はマスキングを行う．一般的には標準語表の聴力レベルと反対側の骨導閾値との差が40dB以上ある時はマスキングが必要である．語音聴力検査のマスキングはスピーチノイズを使用する．

③ 内耳機能検査
【自記オージオメトリー】
（1） 目的と意義

連続周波数記録は検査音を被検者に聞かせ，周波数の聴覚閾値を連続的に検査する．同時に，記録された鋸歯状の波形および振幅から，難聴の特性を診断できることが特徴である．**固定周波数記録**は，複数の周波数に固定して難聴の特性を調べる．
（2） 方法

Békésy（ベケシー）によって原法が考案された自記オージオメーターを用いて行う[4]．検査耳に受話器を装着し，被検者にスイッチを持たせて，音が聞こえている時はスイッチを押し続けるように，聞こえなくなったら離すように指示する．スイッチを押している間は音が小さくなる．音が聞こえなくなって被検者がスイッチを離すと，検査音が一定の速度で増強する仕組みになっている．この一連の動作が反復すると同時に，記録紙に鋸歯状の波形が描かれる．

つながる知識
【語音了解閾値検査の臨床使用】
数字語表の50％を示す検査音圧では，純音による聴覚閾値の音圧レベルと乖離していないことを確認する．

ここが重要
語音弁別検査は聴覚障害4級の認定や，補聴器の装用効果を予測できるなど，臨床的には情報の多い検査である．

ここが重要
自記オージオメトリーは，自覚的聴覚検査に分類されるが，詐聴や機能性難聴の診断にも使える．古くからある検査ではあるが，興味深い検査である．

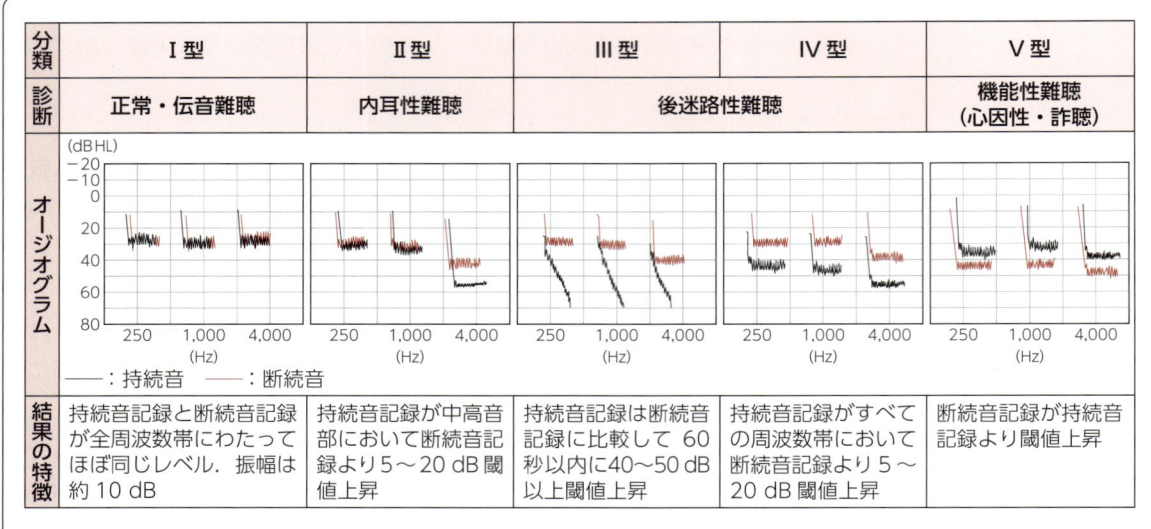

分類	Ⅰ型	Ⅱ型	Ⅲ型	Ⅳ型	Ⅴ型
診断	正常・伝音難聴	内耳性難聴	後迷路性難聴		機能性難聴（心因性・詐聴）
オージオグラム					
結果の特徴	持続音記録と断続音記録が全周波数帯にわたってほぼ同じレベル．振幅は約10 dB	持続音記録が中高音部において断続音記録より5〜20 dB 閾値上昇	持続音記録は断続音記録に比較して 60秒以内に40〜50 dB以上閾値上昇	持続音記録がすべての周波数帯において断続音記録より5〜20 dB 閾値上昇	断続音記録が持続音記録より閾値上昇

——：持続音　——：断続音

図6-12　自記オージオメトリー：Jergerの分類

自記オージオメーターの減衰速度は1〜2dB/秒，減衰ステップは2〜−3dB で，正常聴力の持続音記録の振幅は5〜10dBとなる．検査は連続周波数記録と固定周波数記録の2つに分類できる．

①連続周波数記録

15分間，100〜10,000 Hzの連続した音を聞かせる検査で，連続周波数自記オージオメトリーと呼ばれる．オージオグラムと同様に，縦軸に**音圧**，横軸に**周波数**が記載された記録用紙に，鋸歯状に結果が記録される．測定に時間がかかるため，被検者の集中力を保たせるのが難しいことが短所である．

②固定周波数記録

現在は固定周波数記録を行うことが多い．固定周波数記録では，縦軸は連続周波数記録と同様に**音圧**を示しているが，横軸は**測定時間**を示している．連続周波数記録と異なり，いずれの周波数においても**持続音**と**断続音**の両者について測定する．

(3) 結果の解釈

Jerger（ジャーガー）は，自記オージオメトリーの持続音と断続音の記録を，障害部位の鑑別に用いる目的で，Ⅰ〜Ⅴ型の5つに分類した[5]（**図6-12**）．

鋸歯状波形の振幅の減少（約5dB 以下）がみられた場合は，<u>補充現象</u>陽性と考える（Jerger Ⅱ型）．補充現象は，内耳性難聴の際に認められるもので，音の強さ（物理量）の変化に対する音の大きさ（感覚量）の変化が，良聴耳に比較して大きい．このため，少しの音圧の変化を捉えることができる．

また，固定周波数記録で検査を行った際，時間の経過とともに閾値レベルが上昇する現象が認められる時がある（Jerger Ⅲ型）．これは一過性閾値上昇と呼ばれ，後迷路性難聴に特徴的に認められる．

これらの結果から考えると，自覚的聴覚検査である自記オージオメトリーは，機能性難聴も含めて，難聴のタイプ分類が推測できる．

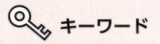 **キーワード**

【補充現象】
補充現象とは，内耳性難聴において，ある一定の音量を超えた音が良聴耳に比べてより強く響き，また耳に刺激を感じる聴覚過敏様の状態のことである．補聴器適合においてノンリニア増幅を理解する上でも重要である．

【SISI検査 (short increment sensitivity index test)】

(1) 目的と意義

　補充現象を捉える検査法である．一定時間のわずかな音の強さの変化をどれだけ感知することができるかを判定する．左右別に検査できること，検査が簡単なことから，有用性が高い．

(2) 方法

　閾値上の一定レベルの音を聞かせながら，5秒に1回その強さを1dBだけ増加させる．変化させる時間は50msecで，200msec持続させ，100秒間で20回変化させる．この検査音を被検者に聞かせて，音が大きくなったらスイッチを押すように指示する．

(3) 結果の解釈

　増加した20回のうち，正答数を百分率で示し，スコアを求める．スコアが60%以上の際は補充現象陽性とする．

【バランステスト (alternate binaural loudness balance test：ABLB検査)】

(1) 目的と意義

　一側性難聴にのみ用いられる．難聴側の補充現象を捉える検査法である．難聴耳と良聴耳とで同じ大きさに聞こえる音圧を探す．その音の大きさの増加の違いを難聴耳と良聴耳とで比較することで，補充現象の有無を判定する．

(2) 方法

　一側耳が正常聴力であり，良聴耳と難聴耳との閾値差が15〜50dBの時に検査が可能である．左右差が50dB以上の場合は，陰影聴取が起こるため，検査ができない．

　検査はすべての周波数を行うと時間がかかるので，1,000Hzを中心として，低・中・高音域の2〜3つの周波数を選択して行うとよい．検査する周波数の純音を左右交互に聞かせて，いずれが大きく，いずれが小さく聞こえるかを意識して判断するように説明を行う．その後，難聴耳に聞かせる音の音圧を規則的に大きくしていき，良聴耳と同じ大きさで聞こえる強さを求める．持続音になると時間とともにラウドネスが減少するため，与える音は1秒程度として，長く聞かせてはいけない．

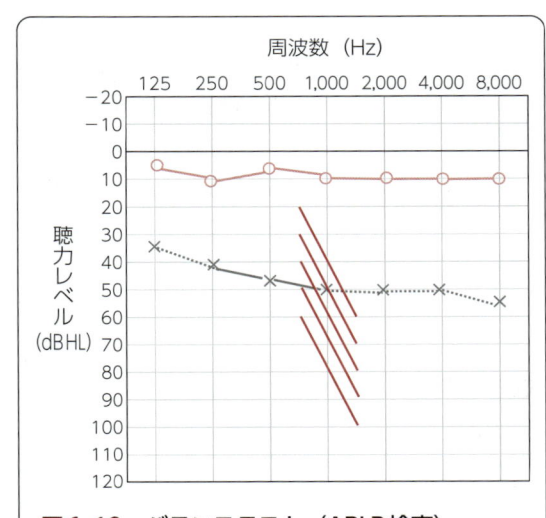

図6-13　バランステスト (ABLB検査)
左一側性難聴の結果である．すべての線が平行になっており，補充現象を認めない．この難聴は伝音難聴の可能性が高い．

(3) 結果の解釈

通常のオージオグラム上に，測定周波数を中心にして，左に良聴耳，右に難聴耳の測定値をプロットする（**図6-13**）．この方法で記載した結果から，記録した線がすべて平行であれば，補充現象は陰性である．一方，補充現象が陽性の場合は，音圧を大きくしていくと，線の勾配が徐々になだらかになる．

4 中耳機能検査

【インピーダンスオージオメトリー】

中耳音響インピーダンス（抵抗）を測定するもので，外から音を入れて，中耳の伝音機構（鼓膜，耳小骨連鎖など）がどの程度，音の流れを妨げているかを測定する．外耳道を密閉し，一定の音を入力して，鼓膜の反射音圧を測定する．

鼓膜が厚い，耳小骨の可動性が悪い場合には，音が伝わりにくく，鼓膜から反射される音は大きくなる．一方，鼓膜が薄く柔らかい，耳小骨連鎖の離断がある場合には，反射される音は小さく，インピーダンスは小さくなる．

インピーダンスオージオメトリーでは，主に**ティンパノメトリーとアブミ骨筋反射**（音響性耳小骨筋反射）の2つの検査法が行われている．振動系での動きやすさを表す静的コンプライアンスで測定結果を示す．**静的コンプライアンスは外中耳の音響インピーダンスの逆数である．**

【ティンパノメトリー（チンパノメトリー）】

(1) 目的と意義

外耳道内の空気圧を連続的に陰圧から陽圧まで変化させて，静的コンプライアンスの変化を測定する．この結果を，横軸に外耳道の空気圧，縦軸に等価空気容量として，図示したものがティンパノグラムである．

(2) 方法

機器は自動測定である．空気の漏れがないようにイヤプローブを外耳孔に密着させることが重要である．

(3) 結果の解釈

コンプライアンスが最大となる状態は鼓膜が最もよく動く時で，中耳腔と外耳道の圧が等しくなった時である．ティンパノグラムの結果は**表6-2**，**図6-14** のように分類できる[5]．

✎ つながる知識

最も用いられているティンパノメトリーは 226Hz 純音を検査音としている．近年，様々な周波数の純音を利用したワイドティンパノメトリーが実用化されている．ワイドティンパノメトリーで内耳の状態や感音難聴の評価ができる．

表6-2 ティンパノグラムの病型

型式	診断	ティンパノグラムのタイプ
A型	正常，感音難聴	外耳道の圧が±100 daPa以内でコンプライアンスが最大となるもの
As型	耳硬化症，アブミ骨固着症など	A型でピークが小さいもの
Ad型	耳小骨連鎖離断，鼓膜萎縮など	A型でピークが大きいもの
B型	滲出性中耳炎，癒着性中耳炎	最大のコンプライアンスを示すピークが認められず平坦なもの
C型	耳管狭窄症，滲出性中耳炎	ピークが−100 daPa以下にみられるもの

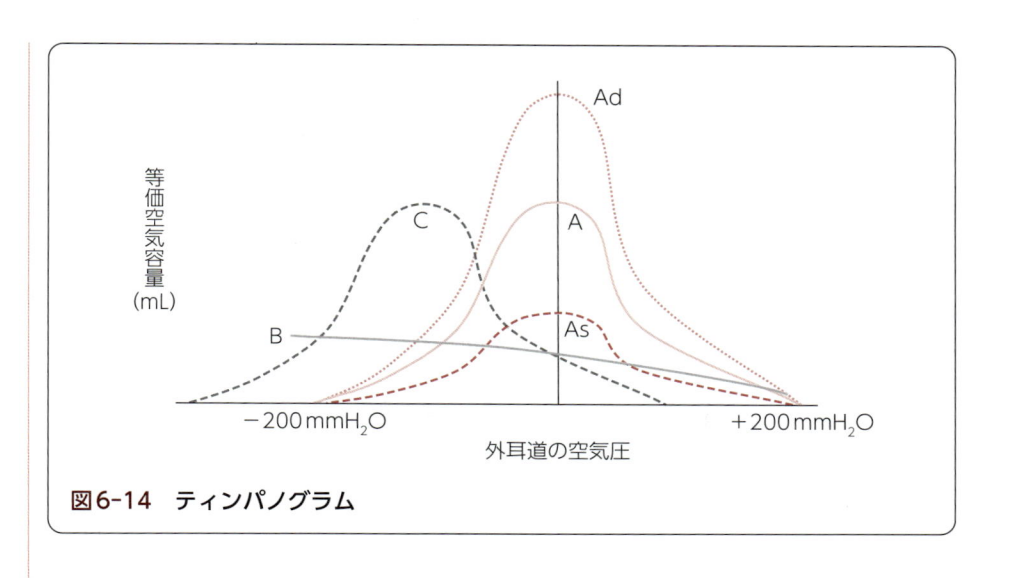

図6-14　ティンパノグラム

【アブミ骨筋反射（音響性耳小骨筋反射）】
（1）目的と意義

　音刺激により耳小骨筋の収縮が起こり，静的コンプライアンスが減少する変化を記録するものである．補充現象の有無，顔面神経麻痺の程度や部位診断，脳幹機能の評価などに用いられる．中耳の耳小骨連鎖には，**三叉神経支配の鼓膜張筋**と**顔面神経支配のアブミ骨筋**が付着している．鼓膜張筋反射の閾値は高いため，アブミ骨筋反射の測定結果である．

（2）方法

　音の提示をプローブの同側もしくは反対側から行う2種類の方法がある．結果はインピーダンスメーターのコンプライアンスの変化を確認する．反射があれば波形が下に振れる．反射閾値の正常値は反対側刺激で70〜100 dB HL と幅が広い．

（3）結果の解釈

　伝音難聴の場合は，反射の反応が得られにくく，25 dB 以上の伝音難聴があると，反対側刺激では反応が得られない．

　感音難聴の場合は，補充現象の有無を確認することができる．補充現象があると，聴力レベルと耳小骨筋反射閾値が接近する．反射閾値と聴力レベルの差が55 dB 以内の時を **Metz test 陽性** と呼び，補充現象の存在が確認できる．

　顔面神経麻痺の部位診断や予後判定にも応用可能である．顔面神経麻痺で反射がなければアブミ骨筋神経より中枢側，反射があればアブミ骨筋神経より末梢側の障害と考えられる．

【耳管機能検査（音響法）】
（1）目的と意義

　鼻腔に音を負荷した状態で嚥下し，耳管の開閉が生じると，耳管を経由してその音が中耳に伝わる．耳管経由の音が記録されることで耳管の開閉の様式を測定する検査方法である．

<aside>

✏️ **つながる知識**

稀に上向きの波形変化が記録されることがある．同側刺激による逆向反射は，偽反射であり，外耳道内等価容積を増大するように変化させる物理現象と考えられている．反対側刺激による逆向反射は，中耳伝音系の異常，特にキヌタ・アブミ関節が偽関節になり，キヌタ骨が内方に動くためであると考えられている．

</aside>

生理的な嚥下時の雑音が1,000 Hzから2,000 Hzのため，検査音は7,000 Hzを中心としたバンドノイズを用いる．音源となるスピーカプローブを検査側の鼻孔に当て，外耳道にマイクロホンを装着して，被検者に嚥下運動をしてもらう．

(3) 結果の解釈

嚥下により耳管が開けば，嚥下雑音と同期して外耳道マイクロホンの音圧が上昇する．耳管が閉塞している場合は，音圧上昇は認められない．耳管開放症の場合は，外耳道マイクロホンの音圧上昇後の戻りが遅延する[6]．

5 聴性誘発反応検査

【聴性脳幹反応（auditory brainstem response：ABR）】

(1) 目的と意義

ABRは他覚的聴覚検査の一つである．頭皮上より音刺激による誘発電位を記録する．刺激後の時間の経過とともに，末梢から中枢までの聴覚伝導路で誘発された種々の電位が記録される．10 msec以内で得られる反応がABRである[7]．潜時1〜10 msecの5つの反応成分からなる．下丘以下の蝸牛神経と脳幹部聴覚路由来の反応である．

これを計測することにより，自覚的聴覚検査では検査できない乳幼児や機能性難聴患者の聴覚閾値を推測することができる．また，脳幹機能が評価でき，脳幹循環障害や橋髄内腫瘍，意識障害，脳死などの診断や評価，聴神経腫瘍の手術における術中モニタリングなどに使用できる．

(2) 方法

頭頂部皮膚上に関電極，刺激側の耳垂または乳突部皮膚に不関電極を置き，誘発電位を測定する．一般的には1,000〜2,000回の平均加算を行って波形を解析する．刺激音は4,000 Hzを中心としたクリック音が最も多く用いられる．周波数別に測定する場合はトーンピップ音やトーンバースト音が用いられる．また最近ではChirp（チャープ）音が使用され[8]，感度の向上や検査時間の短縮ができる．

(3) 結果の解釈

約1 msec間隔で5つの波が出現する．Ⅰ波は刺激側の蝸牛神経，Ⅱ波は蝸牛神経核を含む橋，Ⅲ波は上オリーブ核，Ⅳ，Ⅴ波は外側毛帯から下丘に由来する．音圧を下げていくと徐々に波の潜時が延長し，振幅が減少する．最後までⅤ波が残るが，Ⅴ波が認められなくなった直前の音圧を聴覚閾値と考える（図6-15）．

【聴性定常反応（auditory steady-state response：ASSR）】

(1) 目的と意義

ASSRは，各周波数における反応閾値を測定する．500，1,000，2,000，4,000 Hzの左右別聴覚閾値が推測でき，乳幼児の補聴器適合や人工内耳適応判定に大きな役割を担う．

(2) 方法

基本的に検査方法はABRと同様の方法がとられる．測定したい周波数（搬送周波数）を一定の周波数（変調周波数）で変調させる[9]．最近ではABRと同様に，検出しやすいChirp音を用いたASSRも普及し，検査時間の短縮が図られている[9]．

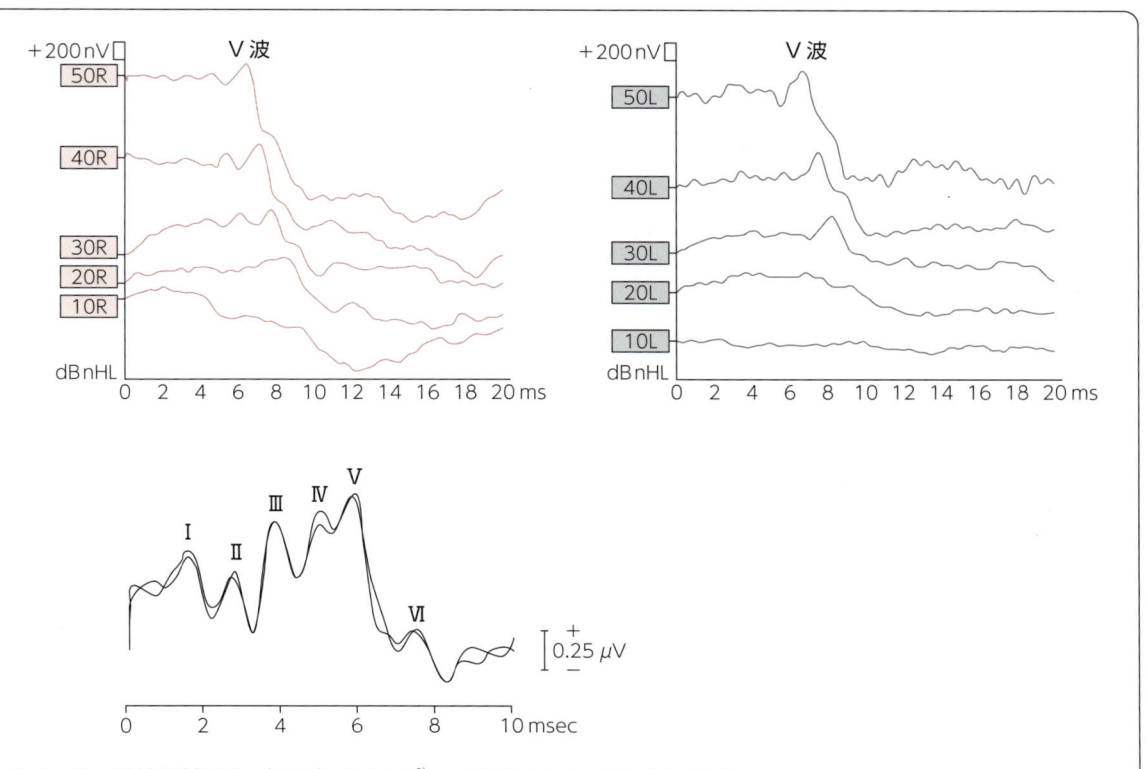

図6-15　聴性脳幹反応（ABR）（下図は[3]日本聴覚医学会，2024より転載）
上図：Chirp音を使用した正常聴力者のABRの検査結果である．10 dBでは両側ともにV波が消失しているのがわかる．
下図：クリック音を使用した正常聴力者のABRの検査結果である．

(3)　結果の解釈

　測定した脳波の中で含まれる変調周波数が検出された時に，搬送周波数が聞こえていると判定する．実測値と，その結果から得られた推測値が計算されて表示され，この結果から聴覚検査ができない乳幼児などでも，聴覚閾値が指定できる（**図6-16**）．

【耳音響放射（otoacoustic emissions：OAE）】

(1)　目的と意義

　OAEは，蝸牛から能動的に放射される音響現象である．蝸牛内の外有毛細胞は，音に応じて収縮・弛緩し，その周波数に対応した領域の基底板を振動させる．増幅された基底板振動が，入力音と逆の経緯で伝播し，音として外耳道に放射される．OAEは蝸牛の機能を評価することができる[10]．

(2)　方法，結果の解釈

　OAEの記録装置には，耳プローブ内に音を発生するイヤホンとOAEを記録するマイクロホンが内蔵されている．主に臨床現場で使用されているのは，**誘発耳音響放射（TEOAE）と歪成分耳音響放射（DPOAE）**である．

①誘発耳音響放射（transient evoked OAE：TEOAE）

　TEOAEは短音刺激後5〜15 msec遅れて観察される．再現性（reproducibility）

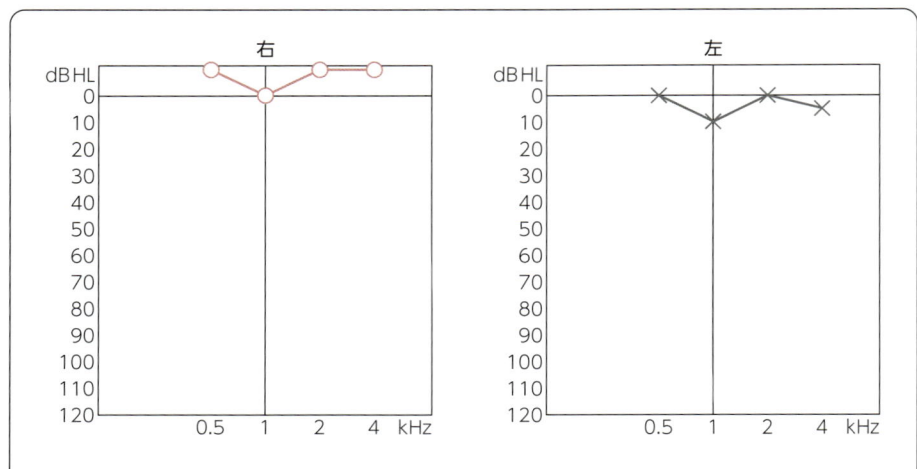

図6-16　聴性定常反応（ASSR）
Chirp音を使用した正常聴力者のASSRの検査結果である．0.5，1，2，4 kHzの4周波数帯で刺激している．オージオグラムは実測値から推測される聴覚閾値を示す．

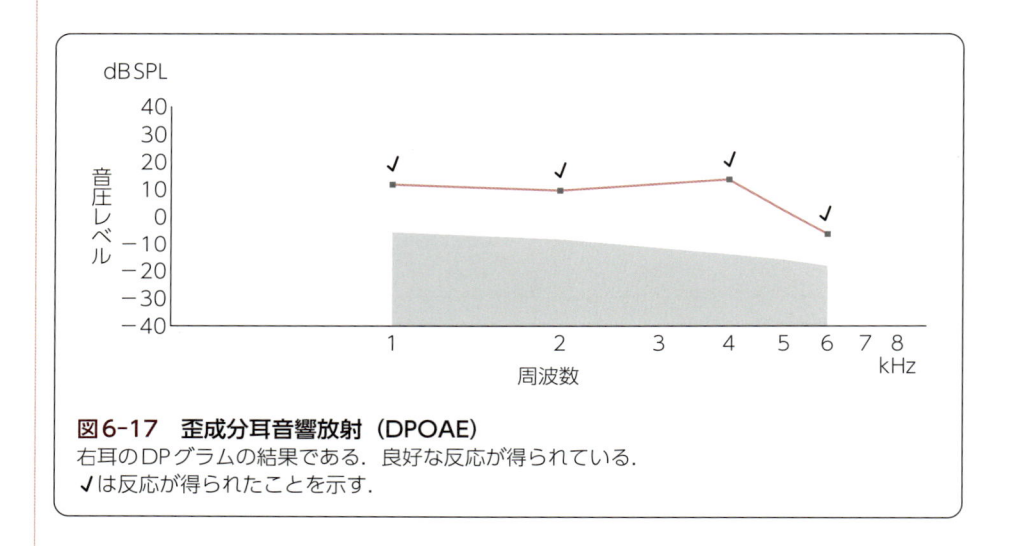

図6-17　歪成分耳音響放射（DPOAE）
右耳のDPグラムの結果である．良好な反応が得られている．
✓は反応が得られたことを示す．

があれば反応ありと考える．

②歪成分耳音響放射（distortion product OAE：DPOAE）

DPOAE は，周波数の異なる 2 つの音を同時に提示した際に，別の周波数の音として出現する．2 音の周波数を f1，f2 とした場合，f2/f1 ＝ 1.2 の時に ［2f2-f1］ における周波数の音の振幅が最も大きくなり，DPOAE の観察対象となる．1 kHz から高音域まで測定可能で，周波数別で測定しグラフ化したものを DP グラムと呼ぶ（**図6-17**）．これにより蝸牛の機能を周波数ごとに評価できる．

なお，乳幼児聴覚検査においては 10 章を参照のこと（⇒ **165〜171 頁**）．

文献
1）小田　恂：耳鳴検査．*Audiology Japan*, **49**：119-127, 2006.
2）大政遥香・他：Tinnitus handicap inventory 耳鳴苦痛度質問票改訂版の信頼性と妥当性に関する検討．*Audiology Japan*, **62**：607-614, 2019.
3）日本聴覚医学会：聴覚検査の実際　改訂 5 版，南山堂，2024，p89，124.

4）村井和夫：自記オージオメトリ. *Audiology Japan*, **50**：165-173, 2007.
5）神崎　仁：インピーダンスオージオメトリ. *Audiology Japan*, **50**：99-105, 2008
6）小林利光・他：耳管機能検査. *Audiology Japan*, **50**：233-238, 2007.
7）草刈　潤：聴性脳幹反応. *Audiology Japan*, **49**：322-338, 2006.
8）伊藤　吏：他覚的聴覚検査の革新 -chirp 音を用いた ABR, ASSR. *Audiology Japan*, **63**：163-173, 2020.
9）青柳　優：聴性定常反応. *Audiology Japan*, **49**：135-145, 2006.
10）小川　郁：他覚的聴覚検査法としての耳音響放射検査. *Audiology Japan*, **49**：219-226, 2006.

（石川浩太郎）

3. 平衡機能検査の概要

　身体の平衡は，視覚，体性感覚，末梢前庭覚により維持されている．中でも末梢前庭覚が重要であり，内耳の半規管および耳石器は，身体の動きや傾きを感知し，脳幹小脳にある中枢前庭系で前庭動眼反射，前庭脊髄反射を介して，視線の安定化や姿勢制御に働く．出力された眼球運動や重心の動揺などを評価し，末梢および中枢前庭系の機能を評価するのが平衡機能検査である．

1 検査の適用・意義

　静止時のふらつきや，運動時のバランスの崩れなどを訴える患者が検査の適用となり，病巣を推定し障害の程度を客観的に評価する．

2 検査の分類

　平衡機能検査は大きく，体平衡検査，眼振検査，迷路刺激検査，視刺激検査に分けられる．

　体平衡検査：前庭脊髄系の機能をみる検査で，重心動揺検査で静止起立時の平衡異常を評価する．歩行検査・足踏み検査，書字検査は動的な体平衡機能をみる検査で，前者は下半身，後者は上半身の前庭脊髄系の機能を評価する．

　眼振検査：異常眼球運動検査を含む眼振検査は，眼球運動や眼振を解析することで，主として前庭動眼系の機能を評価する．

　迷路刺激検査：温度刺激，回転刺激，音刺激などを迷路に与え，その出力としての眼球運動や筋収縮を測定し，迷路機能を推定する．

　視刺激検査：視刺激に対する眼運動をみる検査で，刺激により，追跡眼球運動検査，急速眼球運動検査，視運動性眼振検査に分けられる．中枢と末梢前庭障害を鑑別できる．

3 概要

　外側半規管機能は温度眼振検査，回転検査，垂直半規管機能はビデオヘッドインパルス検査（vHIT），耳石器機能は前庭誘発筋電位検査で評価する．様々な平衡機能検査を組み合わせることにより，どこの障害で平衡障害が生じているのかを推定することができる．

4. 平衡機能検査による評価

1 体平衡検査

【重心動揺検査（図6-18）】

　起立姿勢は，視覚，前庭覚，体性感覚からの入力が中枢神経系で処理され，四肢や体幹の骨格筋へ出力され維持される．足圧中心（足の裏にかかる圧力の中心）の動揺は，身体の動揺を反映すると考えられ，重心動揺検査では圧センサーのある検査台の上に起立し，足圧中心の偏位を測定する．

　閉眼では視覚入力が遮断され，入力が減るため重心動揺が大きくなる（ロンベルグ徴候陽性）．小脳障害では開眼，閉眼ともに重心動揺が大きく両者の差は少ない（ロンベルグ徴候陰性）．

　測定法：開眼で60秒，閉眼で60秒測定する．その後，フォームラバーを検査台に設置し，さらに開眼で60秒，閉眼で60秒測定することもある．フォームラバーを使用することで，体性感覚入力が撹乱（遮断）されるため，閉眼と併用することで前庭障害の有無を検出することができる．

　測定項目：足圧中心の変位をX-Y軸で記録した図を**重心動揺図**という．動揺パターンが左右に広がる左右型は一側末梢前庭障害，前後型やびまん型は両側末梢前庭障害や小脳障害でみられる．

　測定結果解釈の指標：重心動揺の定量には，軌跡長（足圧中心の移動距離），外周面積（重心動揺の軌跡の外側をつないだ面積）を用いる．重心動揺を構成する周波

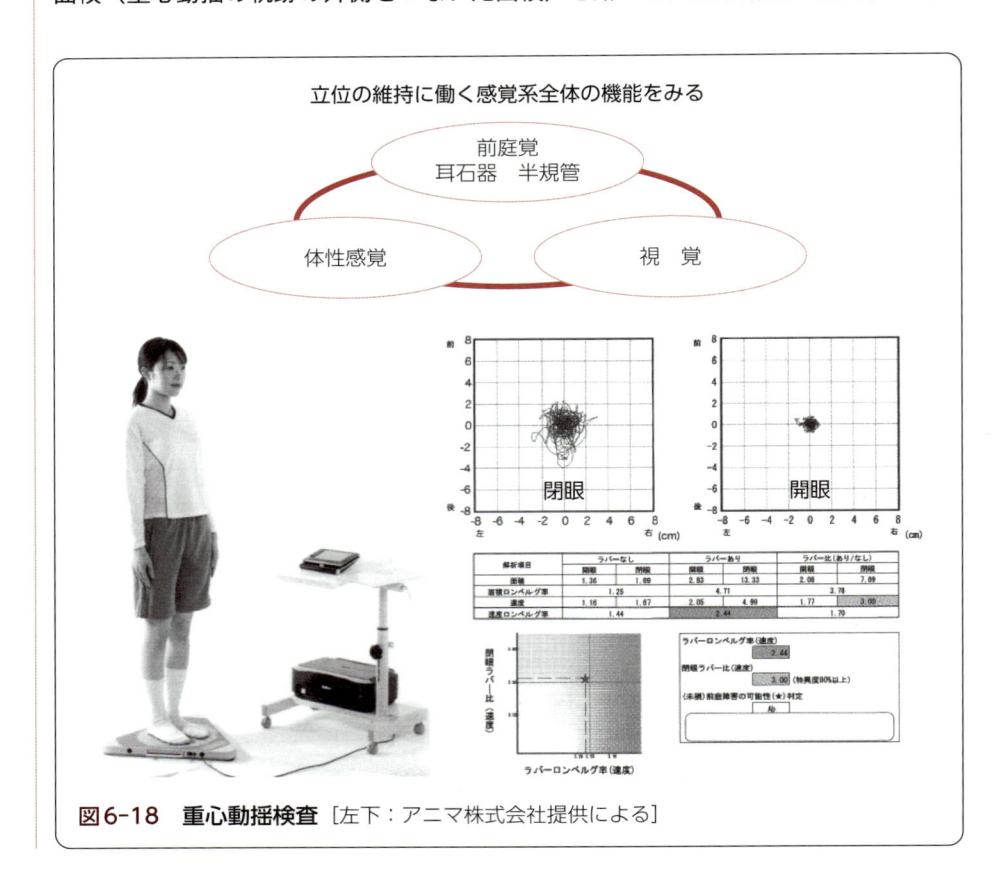

図6-18　重心動揺検査 ［左下：アニマ株式会社提供による］

数とそのパワーを解析することを**パワースペクトル分析**と呼び，疾患に応じた特異的な結果が報告されている．軌跡長あるいは外周面積を指標とし，閉眼時の開眼時に対する比を**ロンベルグ率**という．おおむね2以上で，ロンベルグ徴候陽性と判断する．フォームラバー上での重心動揺の閉眼/開眼比を**ラバーロンベルグ率**と呼ぶ．体性感覚が遮断された状態であるため，重心動揺の視覚依存の指標となる．閉眼での重心動揺のラバー負荷あり/ラバー負荷なしの比を**閉眼ラバー比**と呼ぶが，閉眼で視覚情報が遮断されているため，重心動揺の体性感覚依存の指標となる．

【歩行検査】

　直線上を開眼あるいは閉眼で歩行し，左右への偏倚を測定する．末梢あるいは中枢前庭系の不均衡による下肢筋の緊張の左右差を検出する．

　身体障害者福祉法の平衡機能障害の<u>身体障害認定</u>に使用する時は10m歩行する．3級（平衡機能の極めて著しい障害）は開眼で10m歩行中に転倒するか，著しくよろめいて歩行を中断する場合，5級（平衡機能の著しい障害）は同様に閉眼で上記所見を認める場合とされている．

【偏倚検査】

　前庭機能に左右差がある場合，患側の前庭脊髄反射が減弱し，骨格筋の緊張が低下するため，左右の不均衡が生じ，体幹は患側へ偏倚する．直立起立でもみられる現象であるが，足踏みや書字など運動負荷を加えることで，高率に異常が検出できる．**上肢および下肢の偏倚をみる検査として，それぞれ書字検査と足踏み検査がある．**

(1) 足踏み検査 （図6-19）

　両腕を水平に前方に差し出しながら，閉眼で100回足踏みをする．回転角，移行角，移行距離，偏倚軌跡を評価する．足踏み中の身体の動揺も観察する．

　回転角91°以上，移行距離1m以上の場合，異常とする．一側末梢前庭障害では，患側へ偏倚する．著明な動揺や転倒は，両側前庭機能障害や中枢性障害が考えられる．

(2) 書字検査 （図6-20）

　閉眼座位で両手とも机につかない状態で，3～5cmの文字（氏名など書き慣れた文字）を縦書きで4～5文字書く．文字の偏倚（左右どちらかに寄っていくのか）と字形を評価する．

　偏書角度10°以上を異常とする．末梢前庭障害では，文字は患側へ偏倚する．字形に関しては，失調文字は小脳障害，振戦文字は脳幹障害でみられる．

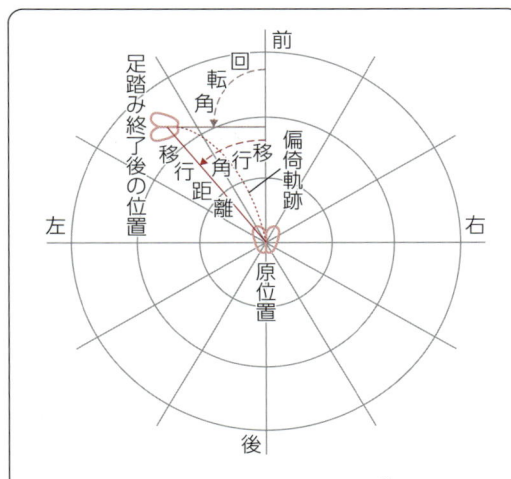

図6-19　足踏み検査の測定項目[1]（日本めまい平衡医学会，2018）

つながる知識

【歩行検査と身体障害認定】

3級：四肢体幹に器質的異常がなく，他覚的に平衡機能障害を認め，閉眼にて起立不能，または開眼で直線を歩行中10m以内に転倒もしくは著しくよろめいて歩行を中断せざるを得ないものをいう．

5級：閉眼で直線を歩行中10m以内に転倒または著しくよろめいて歩行を中断せざるを得ないものをいう．具体的な例は次の通りである．

a. 末梢迷路性平衡失調

b. 後迷路性および小脳性平衡失調

c. 外傷または薬物による平衡失調

d. 中枢性平衡失調

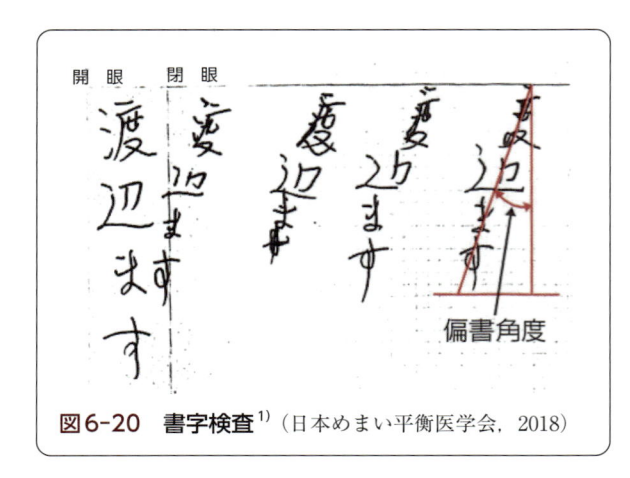

図6-20　書字検査[1]（日本めまい平衡医学会，2018）

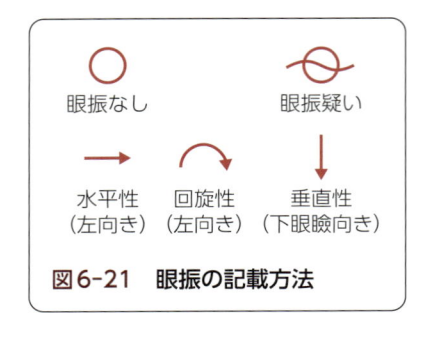

図6-21　眼振の記載方法

2 眼振検査

　眼振とは眼球の不随意運動の一種で，ゆっくり動く**緩徐相**と，その反対方向へ速く動く**急速相**からなる．眼振の方向により，**水平性眼振**，**垂直性眼振**，**回旋性眼振**に分類される．眼振を記載する際は，眼振がない場合には〇で，ある場合にはその方向を矢印などで示す（**図6-21**）．

　眼振検査は，非注視下検査と注視下検査に分類される．非注視下検査では，フレンツェル眼鏡などの機器を使用する．

【非注視下検査】
(1)　自発眼振検査

　疾患により末梢・中枢前庭機能に左右差がある場合には，頭部静止状態でもあたかも健側へ頭部を回転したような状態となり，前庭動眼反射によって解発される健側向きの眼振を**自発眼振**という．

(2)　頭位眼振検査

　座位あるいは仰臥位で頭部をゆっくり変化させることで**耳石器刺激**となり，末梢〜中枢前庭系の左右不均衡がより明確になって，解発される眼振を**頭位眼振**という．ただし，現在では仰臥位での頭位眼振は，外側半規管型良性発作性頭位めまい症（外側半規管型 BPPV）の診断に用いられる意味合いが強い．臥位で行う場合は，**図6-22** のような6つの頭位で行い，それぞれの枠の部分へ**図6-21** の記号を用いて記載する．

(3)　頭位変換眼振検査

　座位↔臥位で素速く頭部を動かすことで**垂直半規管刺激**となり，解発される眼振を**頭位変換眼振**という．後半規管型 BPPV の罹患半規管を推測するのに役立つ．座位と懸垂頭位で，正面位あるいは頸部を左右45°捻転した状態で往復し（**図6-23**），それぞれの枠の部分へ**図6-21** の記号を用いて記載する．

【注視下検査】
(1)　注視眼振検査

　小脳・脳幹障害において側方を注視させると**眼位の保持が困難**となり，眼球が正

ここが重要

【前庭動眼反射，VOR】

頭部の回転による前庭刺激に対して頭部と逆方向に代償性に眼球を動かす反射で，頭部運動時の物体の固視に役立つ．

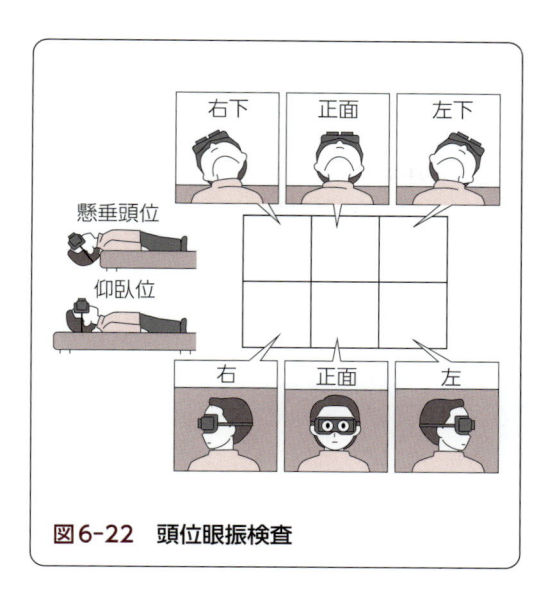

図6-22　頭位眼振検査

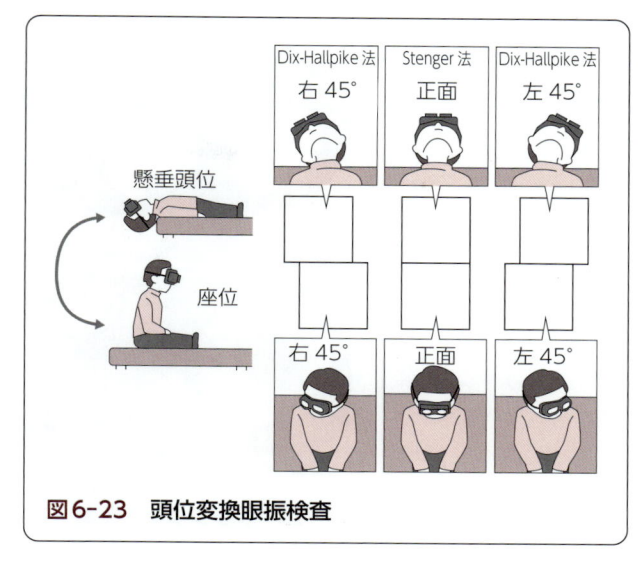

図6-23　頭位変換眼振検査

面位に戻った後に注視方向へ向かう眼振を**注視眼振**という．**図6-24**のような5つの注視方向で眼振を観察し，それぞれの枠の部分へ**図6-21**の記号を用いて記載する．

（2）異常眼球運動検査

自発性の異常眼球運動を評価する．オプソクローヌス，オキュラーフラッターのような**自発性の異常眼球運動**は，脳幹，小脳などの中枢前庭系の障害でみられる．こ

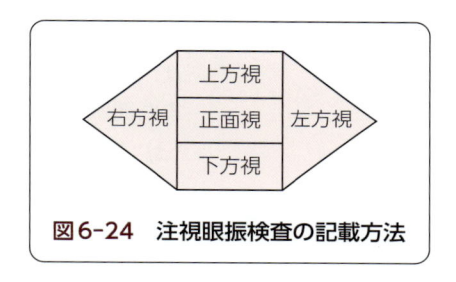

図6-24　注視眼振検査の記載方法

れらは肉眼で観察できる場合もあるが，電気眼振検査（ENG）やビデオ眼振検査（VOG）で記録し，経時変化を客観的に評価する．

【機器を用いた検査】

自発眼振検査，頭位眼振検査，頭位変換眼振検査を非注視下で行うために，フレンツェル眼鏡，赤外線フレンツェル眼鏡，ENG，VOGなどを用いて行う．以下にそれらの機器の使用法の詳細を解説する．

（1）赤外線フレンツェル眼鏡検査

末梢前庭性眼振は小脳により固視抑制を受けているため，閉眼や暗所開眼など非注視下の方が検出率は高い．従来の**フレンツェル眼鏡**（**図6-25**・左）は，強度の凸レンズを装着することで固視は抑制できたが，暗所ではなかった．そのため，暗所でも眼球運動を観察できる赤外線フレンツェル眼鏡（**図6-25**・右）が開発された．赤外線フレンツェル眼鏡は，赤外線CCDカメラを備えたゴーグルであり，観察のためのモニターと画像を記録する場合には，記録装置が必要である．

（2）電気眼振検査（ENG）

ENGは眼球周囲の電位変化を増幅し，眼球運動として記録する装置である．水平性，垂直性の眼球運動は電位変化を伴うが，回旋性の眼球運動では電位変化は起こらないため，眼球回旋運動を記録できないところが欠点である．一方，VOGと異な

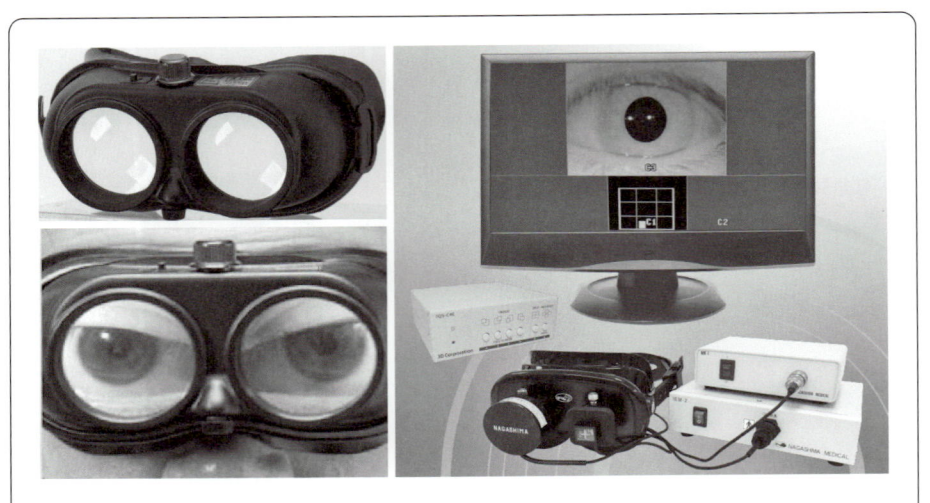

図6-25　フレンツェル眼鏡（左）と赤外線フレンツェル眼鏡（右）
［左：第一医科株式会社，右：永島医科器械株式会社提供による］

り，眼球運動そのものを画像記録するわけではないので，眼裂の狭小に影響されず，また閉眼の非注視下で記録できるところが利点である．

（3）ビデオ眼振検査（VOG）

　赤外線フレンツェル眼鏡で得られたビデオ画像をコンピュータに取り込み，ENGと同様に波形データとして眼球運動を記録・解析するシステムである．暗所開眼で記録するために眼振の検出率が高いこと，ENGでは記録できない**回旋性眼振を記録・解析できる**こと，ENG波形ではなく実際の眼球運動をみせることで**患者説明に使用しやすい**ことなどが利点として挙げられる．ENGと異なり，**電極不要で操作も簡便である**が，眼裂が狭いと眼球運動解析ができない場合もあるので注意する．

3　迷路刺激検査

【温度刺激検査】

　外耳道への冷温刺激により，外側半規管に内リンパ流動を起こし，解発される眼振を指標として**外側半規管〜上前庭神経機能を左右別々にみる検査**である．注水あるいは送風（エアーカロリック検査）により温度刺激を与えるが，後者は医師に加え臨床検査技師も行うことができる．現在，わが国で行われている温度刺激法には，冷温交互刺激法と少量注水法がある．これらの方法で解発された温度眼振が，固視によって抑制されるかどうかを評価するために，温度刺激検査の途中で visual suppression 検査（固視抑制検査）を行う．

（1）冷温交互刺激法

　注水刺激を用いた温度刺激検査である．冷温交互刺激法は国際標準法であり，自発眼振があっても計算上キャンセルされるため，半規管麻痺（CP）の程度を CP％として評価できることが利点である．その一方，左耳・右耳それぞれに冷水・温水と，計4回の注水刺激を行うため，患者の負担が大きいことが欠点である．

　被検者を仰臥位にし，枕をあてて頭を30°前屈させ，外側半規管が鉛直となる頭

位とする．体温プラス7℃（44℃）の温水および体温マイナス7℃（30℃）の冷水50 mL を，20秒かけて交互に左右の外耳道に注入する．パラメーターには温度眼振の最大緩徐相速度を用いる．以下の Jongkees の式により CP%を求め，20%以上でCP ありと判定する．

Jongkees の式：$CP(\%) = (|(RC+RW)-(LC+LW)|)/(RC+RW+LC+LW) \times 100$

（RC＝右耳冷刺激，RW＝右耳温刺激，LC＝左耳冷刺激，LW＝左耳温刺激）

(2) 少量注水法

注水刺激を用いた温度刺激検査である．少量注水法は日本で発達した検査法であり，海外では普及していない．左右の耳を冷水で1回刺激するのみであり，冷温交互刺激法と比較して患者の負担が少ないところが利点である．自発眼振のある場合は，消失してから再検査することが望ましい．

温度眼振が解発されない場合は，氷水（5℃以下）20～50 mL を 20～30秒で外耳道に注入する．それでも温度眼振が解発されない場合には，温度刺激無反応と判定する．温度刺激は回転検査の低周波領域に相当する刺激であり，氷水による温度刺激検査，高周波数の回転検査あるいはビデオヘッドインパルス検査のいずれによっても眼振が解発されない場合には，外側半規管機能廃絶と診断する．

眼振は暗所開眼，閉眼，遮眼など，視覚入力を遮断した状態で記録する．ただし，温度眼振の visual suppression（固視抑制）を判定する場合は，暗所開眼あるいは遮眼で記録後，明所開眼とする．意識レベルが低下すると，温度眼振が抑制されるため，測定中は暗算負荷を行う．

温度眼振では注水後50秒前後，エアーカロリック検査では刺激後80秒くらいで最大となる．CP を計算するための最大緩徐相速度は緩徐相速度が最大であった一発の眼振から求めるのではなく，この時点付近の4つの眼振の最大緩徐相速度を平均して求める．

被検者の頭を枕の上で回旋させて注水側の耳を上にし，ヘッドランプで鼓膜と外耳道をみながら，外耳道後壁に向けて 20℃の冷水5 mL を 10秒間で注水する．注水には18G の鈍針をつけた5 mL のシリンジを用いる．注水後さらに10秒間同じ頭位を保ち，注水開始20秒後に外側半規管が鉛直となる頭位に戻す．眼振を ENG で記録し，解発された温度眼振の最大緩徐相速度を求める．20℃の冷水により解発された温度眼振の最大緩徐相速度により左右耳別に CP を判定する．

- ・正常：最大緩徐相速度が 20°/秒以上
- ・CP 疑い：最大緩徐相速度が 10°/秒以上，20°/秒未満
- ・中等度 CP：最大緩徐相速度が 10°/秒未満
- ・高度 CP：無反応

(3) エアーカロリック検査（図6-26）

送風刺激を用いた温度刺激検査である．送風温度が安全な温度内であることに注意する．冷風の場合には，プローブに水滴付着が起こり，外耳道に付着する場合がある．温風の場合には，熱傷を起こす可能性があるため，温度設定と被検者の訴えに注意する．

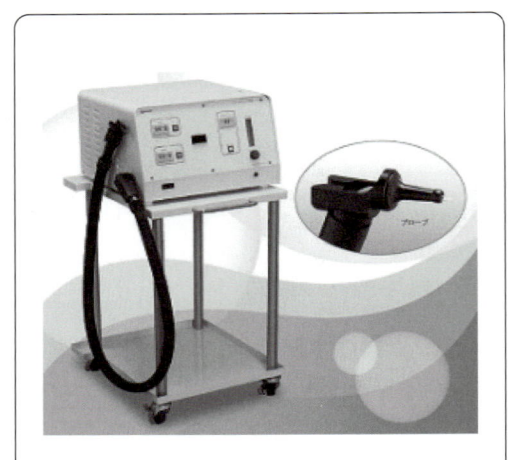

図6-26　エアーカロリック装置
[第一医科株式会社提供による]

　冷温交互検査：26℃以下の冷風または46℃以上の温風を，流量6〜8 L/60秒で60秒間，外耳道に送風する．CPの判定基準は，注水による温度刺激検査の冷温交互刺激法と同じである．

　冷風刺激法：15℃以下の冷風で流量6〜8 L/60秒で60秒間，外耳道に送風する．CPの判定基準は，少量注水法と同じである．

(4) visual suppression検査（固視抑制検査）

　視覚系による前庭系の抑制を調べて小脳を中心とした中枢前庭機能を評価する検査法である．温度刺激検査の途中で行う．

　暗所開眼または遮眼下でENGを用いて温度眼振を記録し，温度眼振が最大反応に達した時点で，明所開眼として眼前約50 cmの指標（検者の指先など）を固視させる．固視の直前10秒間の温度眼振の緩徐相速度の平均値をa，明所開眼で固視中10秒間の温度眼振の緩徐相速度の平均値をbとして，**温度眼振の視覚による抑制率（VS%）**を以下の計算式で求める．VS%の正常値は66±11%であり，10〜40%でVSの低下，10%以下でVSの消失と定義される．

$$\text{visual suppression (VS)\%} = (a - b)/a \times 100$$

【ビデオヘッドインパルス検査（vHIT）（図6-27）】

　外側半規管の面で頭部を回転させると，回転方向の外側半規管は興奮し，反対側の外側半規管は抑制され，代償性眼球運動が誘発される（**前庭動眼反射**）．頭部を十分に大きな回転角加速度で回転させることで誘発される眼球運動は，主に**興奮刺激を受けた半規管由来**になることから，vHITは，**回転検査でありながら，左右の半規管の機能を別々に評価できる**．

　頭部の回転角速度に対する眼球の回転角速度の比を，**前庭動眼反射の利得（VOR gain）**というが，右外側半規管が障害されている場合，指標をみながら頭部を右（患側）へ回転させると，VOR gainの低下により視線がずれる．その際，眼位を保持

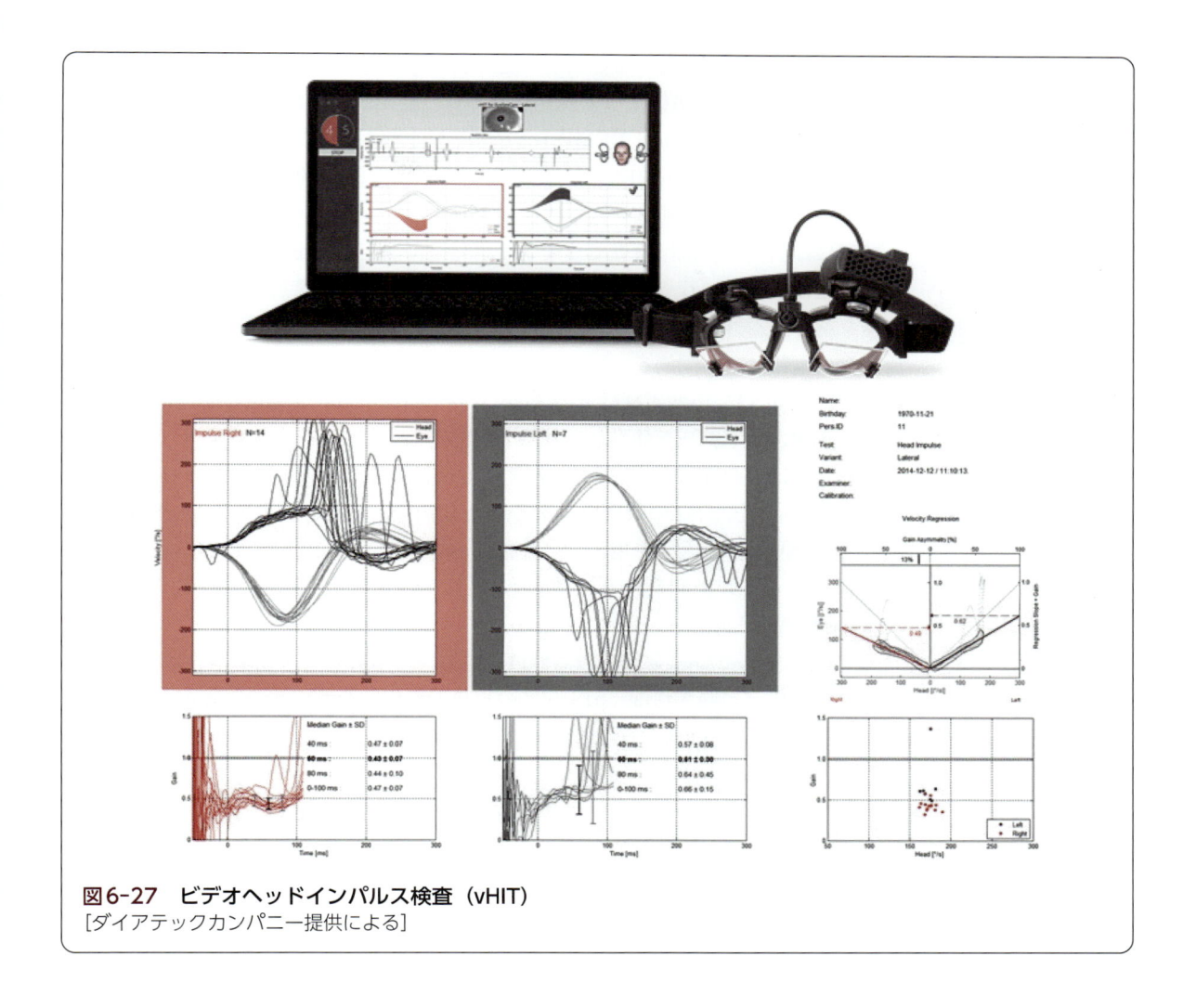

図6-27　ビデオヘッドインパルス検査（vHIT）
[ダイアテックカンパニー提供による]

するために，頭部回転終了後に左向きの衝動性眼球運動（サッケード）が惹起される．これを**キャッチアップサッケード**（catch up saccade：CUS）と呼ぶ．

　CUS には，頭部回転終了後にみられる overt saccade と，頭部回転中にみられる covert saccade がある．vHIT では，VOR gain と CUS から刺激された半規管の機能を評価する．**VOR gain が 0.8 以下で，CUS を認める場合には，半規管機能低下あり**と判定する．

　vHIT は，外側半規管のみならず，垂直方向の頭部刺激を加えることで，上・後半規管を含む**左右6つすべての半規管の機能を別々に評価できる**検査である．また，温度刺激検査と異なり，**悪心や嘔吐など自律神経症状の誘発もない**ところが利点である．

　温度刺激検査は，クプラの偏倚が緩徐なため低周波数の回転刺激に応答する半規管機能検査であるが，vHIT は，高周波数の回転刺激に応答する半規管機能検査である．温度刺激検査で半規管麻痺（CP）を認めても，外側半規管刺激の vHIT で HIT 陽性とならない症例も少なくなく，検査結果に乖離があることに注意する．

✎ **つながる知識**

【検査結果の乖離】
温度刺激検査とvHITは，どちらも半規管機能検査であるが，温度刺激検査は低周波数の回転刺激に応答するのに対し，vHITは高周波数の回転刺激に応答する．そのため，検査結果に乖離があることに注意が必要である．

VEMP は強大音刺激によって誘発される耳石器由来の筋電位で，同側の胸鎖乳突筋から記録される cervical VEMP（cVEMP）と，反対側の外眼筋（下斜筋）から得られる ocular VEMP（oVEMP）に分けられる．cVEMP は球形嚢ー下前庭神経，oVEMP は卵形嚢ー上前庭神経の機能検査である．

記録には脳波や筋電図検査で使用する誘発電位測定装置を用い，皿電極を使用し，臥位または半座位で行う．cVEMP では，関電極を胸鎖乳突筋の筋腹中央に，不関電極を胸骨上端外側に貼付する．抑制性の筋電位であるため，頸部を前屈あるいは反対側へ捻転して，同筋を収縮させた状態で記録する．一方，oVEMP では，関電極を下眼瞼直下に，不関電極はその2cm下方に貼付する．興奮性の筋電位であるため，上方視させ下斜筋を伸展した状態で記録する．

音刺激には 105 dB SPL のクリック音（0.1 msec）あるいは，500 Hz のトーンバースト（4 msec）を，5 Hz の頻度で与える．oVEMP では，骨導刺激器（Bruel & Kjaer 社の Mini Shaker など）を用いて，前額部へ骨導音として与えた方が，安定した反応が得られる．刺激回数は多過ぎても疲労により反応が安定しないことがあり，50〜100回程度とする．

cVEMP では，13 msec 潜時の陽性波（p13）と，23 msec 潜時の陰性波（n23）からなる2相波が記録される．p13-n23 の頂点間の振幅を測定する．振幅の左右差の評価には以下の Asymmetry Ratio（AR）を用いる．AL は大きい方の振幅，AS は小さい方の振幅を示す．

$$AR\% = 100 \times (AL-AS)/(AL+AS)$$

ここが重要

【耳石器と半規管】
ともに加速度センサーであるが，半規管は角（回転）加速度を，耳石器は重力を含む直線加速度を感知する．耳石器には重力を含む垂直方向の直線加速度を感知する球形嚢と，前後あるいは左右の水平方向の直線加速度を感知する卵形嚢がある．

【上前庭神経と下前庭神経】
外側半規管，上半規管，卵形嚢からの求心線維は上前庭神経となり，後半規管，球形嚢からの求心線維は下前庭神経となる．

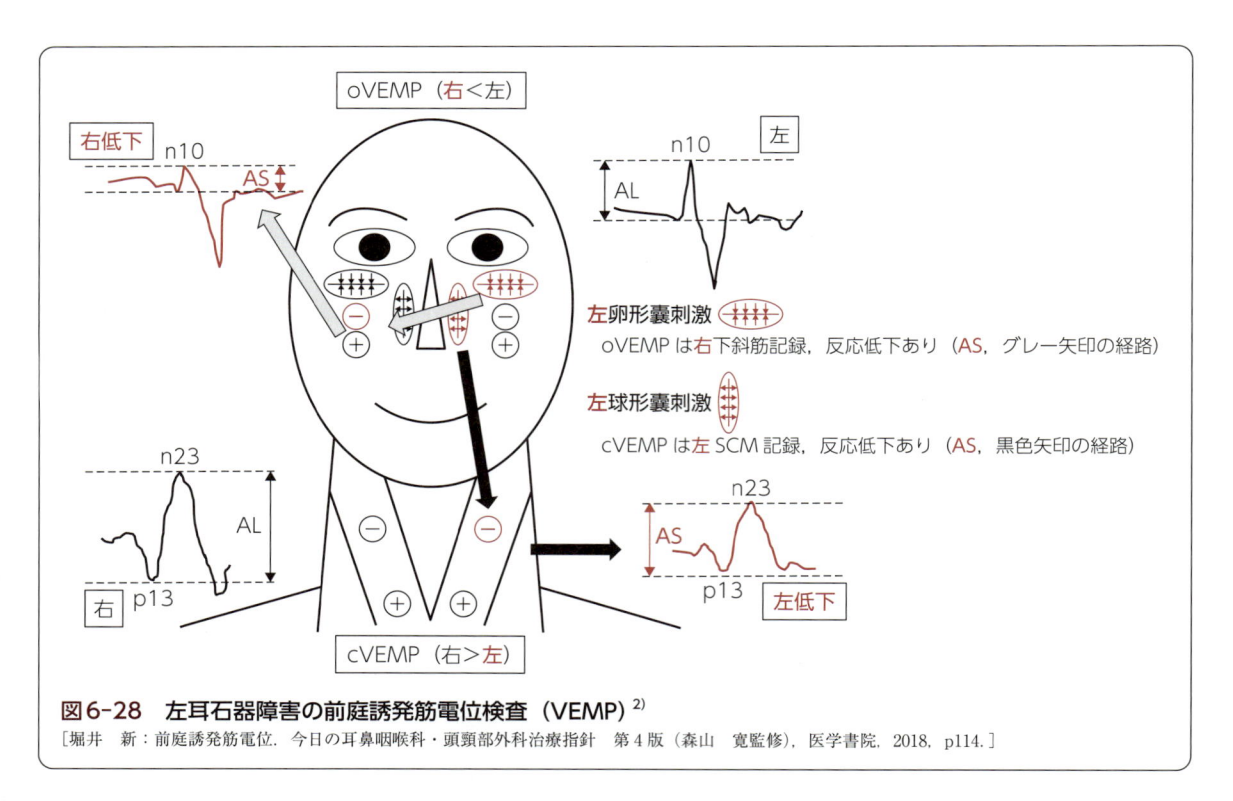

図6-28　左耳石器障害の前庭誘発筋電位検査（VEMP）[2]

［堀井　新：前庭誘発筋電位．今日の耳鼻咽喉科・頭頸部外科治療指針　第4版（森山　寛監修），医学書院，2018，p114.］

正常値は各施設で設定すべきであるが，一般的には35〜40％以上で左右差ありと判定される．

　一方，oVEMPでは，10 msec潜時の陰性波（n10）が記録され，振幅の左右差で評価する．前述のように，oVEMPは反対側の卵形嚢由来であるため，右眼のoVEMPは左卵形嚢，左眼のoVEMPは右卵形嚢由来の電位であることに注意する．

　図6-28に左耳石器障害のVEMPを示す．oVEMPは反対側である右側で低下し，cVEMPは同側である左側で低下する．

■4 視刺激検査

【追跡眼球運動検査（ETT）】

　移動する視標を注視・追跡させた場合の眼球運動から，中枢前庭系の異常を探索する検査である．視標の動きは周期0.3Hz，振幅40°程度の正弦波刺激で行う場合が多い．水平および垂直方向の刺激を行う．記録にはENGやVOGを用いて，眼球運動の原波形，速度波形，視刺激波を同時に記録する．原波形は眼球運動の滑動性を評価するため，眼位の変化を忠実に反映するDC記録が用いられる．小脳や脳幹の障害では，滑動性眼球運動が障害される．末梢性障害で自発眼振を認める場合には，追跡眼球運動自体は問題がないにもかかわらず，眼振急速相が混入し，滑動性が失われたようにみえるため，注意が必要である．

【急速眼球運動検査】

　水平，垂直方向に10〜30°離れた2点を交互注視させ，眼球運動速度や眼運動の精度を評価する．外眼筋の支配神経，筋疾患，小脳や脳幹の障害で異常をきたす．眼球運動はENGやVOGを用いて記録する．後者の場合，一般のビデオシステムでは1秒あたりのフレーム数が不十分なために，急速眼球運動の厳密な解析には適さない場合がある．急速眼球運動の最大速度の低下は，外眼筋ならびに外眼筋の支配神経である外転神経や動眼神経などの障害，内側縦束症候群（障害側の内転障害），傍正中橋網様体（PPRF）の障害でみられる．眼球運動の推尺障害は，眼球運動に表れた小脳症候と考えられる．

【視運動性眼振検査（OKN）】

　眼前で視野全体が動くパターンの視刺激を加えると，動きにゆっくり追従する眼運動（緩徐相）と新たな視覚パターンを捉える反対方向への急速な眼運動（急速相）が律動的に出現し，視運動性眼振と呼ばれる．視運動性眼振の向きは，視運動刺激と反対となる．視刺激は眼前のスクリーンにストライプで行うことが多いが，ヘッドマウンドディスプレイに提示する場合もある．

　等加速度法：1°/秒^{2}の等角加速度で，静止状態から120°/秒まで刺激する．正常では60°/秒程度までは緩徐相速度が直線的に上昇し，左右差は認めない．

　等速度法：正常では60°/秒の刺激速度に対する利得（緩徐相速度/視刺激速度）が0.8以上で，左右差は認めない．

　等加速減速法：4°/秒^{2}の等角加速度で，160°/秒まで加速し，その後−4°/秒^{2}の等角加速度で停止まで減速する．紙送り速度を1〜2 mm/秒とゆっくりとし，速度

波形をパターンとして観察する．正常では緩徐相速度は 80〜90°/秒程度まで上昇し，眼振がよく解発され ENG 記録の黒化が十分となる．また，左右差は認めない．小脳や脳幹の障害では視運動性眼振の解発不良，先天性眼振では刺激と同方向への視運動性眼振が解発され，倒錯現象と呼ばれる．

文献
1) 日本めまい平衡医学会編：「イラスト」めまいの検査　改訂第 3 版，診断と治療社，2018.
2) 堀井　新：前庭誘発筋電位．今日の耳鼻咽喉科・頭頸部外科治療指針　第 4 版（森山　寛監修），医学書院，2018，p114.

（堀井　新）

> ### ✓ 確認Check! ☐ ☐ ☐
>
> ・純音聴力検査と語音聴力検査の検査方法，その目的を説明しよう．⇒63〜65，67〜69頁
> ・各種内耳機能検査について，その種類や評価方法を説明しよう．⇒69〜72頁
> ・各種中耳機能検査について，その種類や評価方法を説明しよう．⇒72〜76頁
> ・自覚的聴覚検査と他覚的聴覚検査の種類とその違いを説明しよう．⇒60頁
> ・末梢前庭器は，大きく半規管と耳石器に分かれるが，耳石器機能検査を挙げよう．⇒77，86頁

Column

ロンバール検査，ステンゲル検査，遅延側音検査

2014年に聴覚障害の認定が適正に行われたのか疑念を生じさせるような事案の報道がなされたことを契機に，厚生労働省において認定方法の見直しについて検討された．2015年から，「聴覚障害で身体障害者手帳を所持していない者に対し，2級を診断する場合には，聴性脳幹反応等の他覚的聴覚検査又はそれに相当する検査を実施し，その結果（実施した検査方法及び検査所見）を記載し，記録データのコピー等を添付すること」という改訂がなされた．聴性脳幹反応などの他覚的聴覚検査は前述した通りだが，「それに相当する検査」として取り上げられたのが，ロンバール検査，ステンゲル検査，遅延側音検査の3つの検査である．その内容を簡単に説明する．

1. ロンバール検査

被検者に課題の音読をさせて，その途中で60 dB以上の雑音（ホワイトノイズが一般的）を聞かせる．雑音負荷なしの音読課題時の声量よりも，雑音負荷時に声の大きさが5 dB以上増加した（ロンバール現象）場合に，聴力が正常であるとされており，詐聴など機能性難聴の診断に用いられる．

2. ステンゲル検査

一側性難聴を訴える人に対して，純音で良聴と主張する耳の閾値を測定する．次に難聴と主張する耳に本人が聞こえないと言っている音圧レベルの中で，なるべく大きな音圧の純音を聞かせながら，もう一度，良聴と主張する耳の閾値を測定する．

同じ音を両耳に同時に聞かせると，強い音圧の方だけが聞こえ，弱い方は聞こえなくなる現象があるので，良聴耳と主張する方で測った2回の閾値の間に大きな相違があれば，それは難聴耳と主張する耳も聴力が良好であることが診断できる．

3. 遅延側音検査

被検者に適当なことばを暗唱させ，それを録音しながら直ちに0.2秒遅らせて再生し，被検者に再生を聞かせる．その時に，声が大きくなる，時間がかかる，発語が乱れるという3つの効果が現れる．これを遅延側音効果といい，詐聴の判断に使われる．暗唱させる語は，例えば数字を50から逆順で言わせるなどがよく使われる．

（石川浩太郎）

第**7**章

聴覚補償機器と支援

学習の
ねらい

- 補聴器の構造・機能，種類を理解しよう.
- 補聴器フィッティングの基礎と実際を理解しよう.
- 補聴器と人工内耳の適応基準を理解しよう.
- 補聴器と人工内耳の装用の流れを理解しよう.
- 人工聴覚器の種類について理解しよう.
- 人工内耳の原理と術後調整方法を理解しよう.
- 人工内耳の手術適応について理解しよう.

章の概要

聴覚補償機器の主な種類

		適用：難聴程度	対象年齢	装用法	音響信号処理・伝達	効果
補聴器	気導補聴器	軽度～重度難聴	乳児～高齢者	耳介に装用または，外耳道挿入	伝音系から内耳を経て中枢へ伝達	ほぼすべての難聴者に効果があるが，感音難聴者では限界がある
	骨導補聴器	中等度の伝音・混合難聴		カチューシャ，ヘッドバンド，眼鏡で装着	頭蓋骨から内耳へ伝達	気導補聴器の装用が困難な伝音・混合難聴者に有効
	軟骨伝導補聴器		幼児～高齢者	耳介に装用	外耳の軟骨から内耳へ伝達	
人工聴覚器	人工中耳 Vibrant Soundbridge®	伝音難聴・混合難聴. 骨導上限あり	制限なし	・体内装置を手術で植え込む ・送信機一体型の体外装置を頭部に装着	蝸牛入り口または耳小骨に振動端子を設置し内耳へ振動を伝達	ハウリングがなく，過渡特性良好，外科治療・骨導補聴器効果がない例に適用. 両耳聴が実現できる
	植え込み型骨導補聴器 能動型骨導インプラント Bonebridge®		制限はないが，一定以上の頭蓋骨の厚みが必要	・体内装置を手術で植え込むが，一部は皮膚から露出する ・体外装置は体内装置に直接装着	頭蓋骨を通じて内耳へ振動を伝達	ハウリングがなく，過渡特性良好，外科治療・骨導補聴器効果がない例に適用. 骨を通じて伝達するため対側耳にも音が伝わる
	受動型骨導インプラント Baha®					
人工内耳	人工内耳	高度～重度感音難聴	乳児（8kg以上または1歳以上）	・体内装置を手術で植え込む ・体外装置を耳介に装用し，送信機を頭部に装着，もしくは送信機一体型の体外装置を頭部に装着	蝸牛に挿入された電極を介し聴神経を電気刺激	装用閾値が軽度難聴相当に改善，語音明瞭度も著しく改善するも個人差は大きい

			適用：難聴程度	対象年齢	装用法	音響信号処理・伝達	効果
人工聴覚器	人工内耳	残存聴力活用型人工内耳（EAS）	低音域は中等度相当までの残聴がある高度～重度難聴	乳児（8kg以上または1歳以上）	・体内装置を手術で植え込む ・体外装置は耳介に装用し，送信機を頭部に装着	低周波数音は体外装置で増幅の上，伝音系を介し内耳へと伝達．中高周波数音は電気信号に変換し蝸牛に挿入された電極を介して聴神経を電気刺激	高音域の聴取改善による語音明瞭度の向上と低音残存聴力活用による騒音下での聴取や音楽の聴取向上

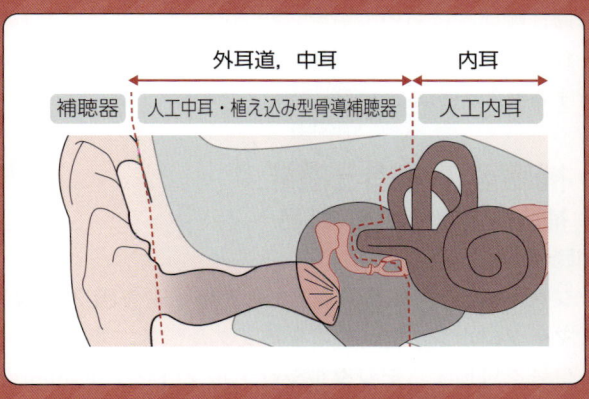

1. 補聴器

1 補聴器の適用

(1) 補聴器とは

　補聴器は難聴（児）者の聴覚情報取得の改善を目的として音声などを増幅する小型の装置を指す．「医薬品，医療機器等の品質，有効性及び安全性の確保等に関する法律（「薬機法」と略される）」によって，**管理医療機器（クラスⅡ）**に分類されている．2000年以降，入力信号をデジタル化して処理する**デジタル補聴器**が普及してきており，現在ではそれがほとんどを占めている．

　補聴器を装用する対象者は，乳児から高齢者まですべての年齢層が含まれる．

(2) 目的

　音声を増幅し聴覚によるコミュニケーションを改善することが最も重要な目的である．その他に，環境音を増幅し周囲からの情報を得る，音楽を聴取することなどにより，生活の質を上げることも目的となる．

　小児においては，言語の獲得と発達を促進することが極めて重要な目的となる．

(3) 補聴器の限界

　感音難聴者では，周波数分解能が低下し，聴取音が歪むことにより，語音の聞き分けが悪くなる．補聴器は低下した周波数分解能を改善させることはできない．結果として補聴器装用によってその耳の語音弁別能（最高語音明瞭度）を超える明瞭

度を得ることは困難である.

（4）一般的ニーズ

①難聴の種類と程度

軽度以上の難聴（児）者が対象となる. 難聴の種類は，伝音難聴，感音難聴ともに対象となるが，成人では治療法が限られる中等度以上の感音難聴者のニーズが高い. 伝音難聴では手術などの治療による改善が困難であるか，治療を希望しない者が対象になる.

高度以上の感音難聴で補聴器装用による語音明瞭度の改善が不良な難聴者では<u>人工内耳の適応</u>が考慮される.

②両側性難聴と一側性難聴

両側性難聴者においてニーズが高い. 一側性難聴でも難聴側への装用の効果が認められるが，両側性難聴に比較して限定的であるため，経済的負担との兼ね合いで判断する必要がある.

🖊 つながる知識
【人工内耳の適応基準】
「4. 人工内耳の適応基準」で成人, 小児の基準を確認しよう（⇒118〜121頁）.

▌2 補聴器の構造と機能

（1）補聴器の信号処理，部品

①補聴器の基本構造

デジタル補聴器（気導補聴器）の基本構造を**図7-1**に示す. 音を電気信号に変換する**マイクロホン**，電気信号をデジタル信号に変換する変換器（AD変換器），デジタル信号を処理する**デジタルシグナルプロセッサ**（digital signal processor：DSP），処理されたデジタル信号を電気信号に変換する変換器（DA変換器），電気信号を音に変換する**レシーバー**（イヤホン）からなる.

②デジタル信号処理

デジタル信号に変換された音はデジタルシグナルプロセッサにおいて，複数の周波数帯域に分割されて増幅がなされる. 増幅の程度や方法（リニア増幅とノンリニア増幅），最大出力制限，雑音抑制などの処理は**各周波数帯域で分割して行われる**. 分割される周波数帯域はバンドあるいはチャンネルと呼ばれており，その数は補聴器によって異なり，上位機種ほど多くなる（**図7-2**）.

③補聴器の電源

補聴器は電池を電源に用いる. 耳かけ型,耳あな型ではボタン形の空気亜鉛電池,ポケット型では単4電池が用いられることが多い. 最近では充電池を使用できる機種も増えている.

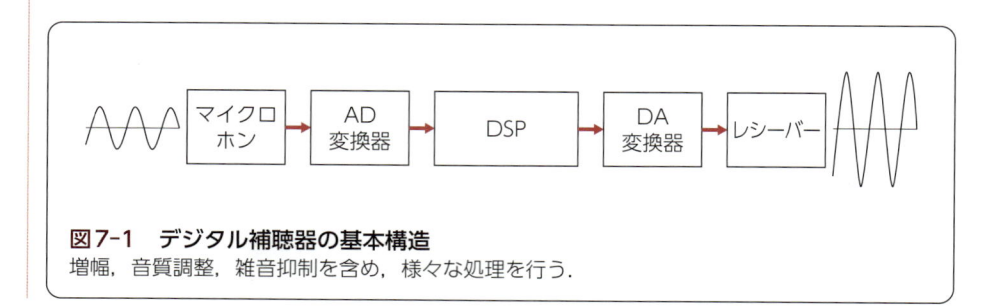

図7-1　デジタル補聴器の基本構造
増幅, 音質調整, 雑音抑制を含め, 様々な処理を行う.

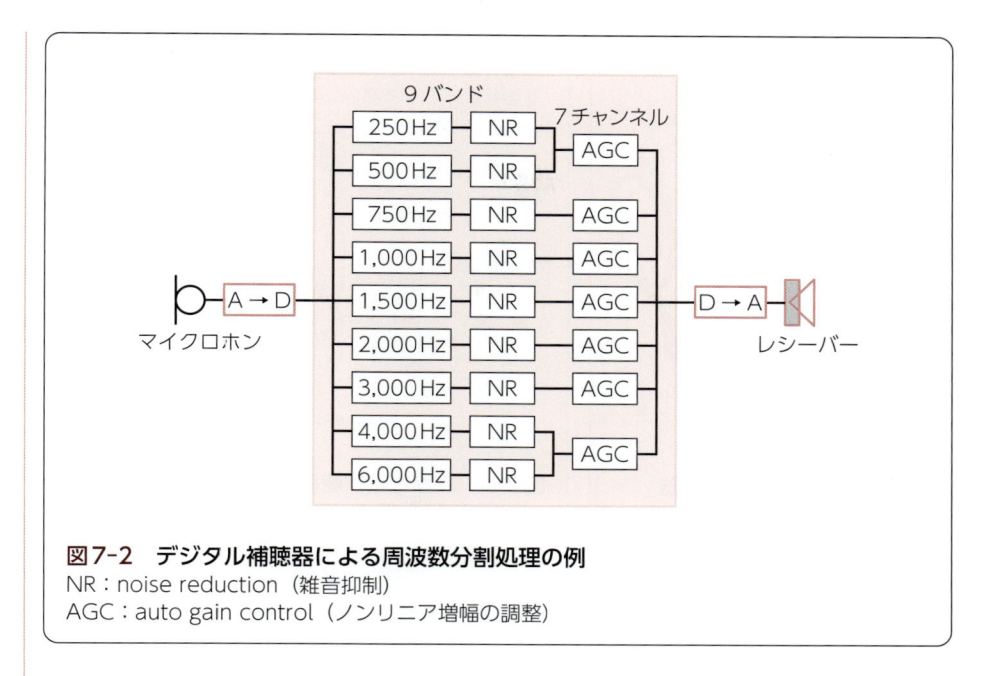

図7-2　デジタル補聴器による周波数分割処理の例
NR：noise reduction（雑音抑制）
AGC：auto gain control（ノンリニア増幅の調整）

(2) 補聴器の種類と特徴

　補聴器はその出力形式によって**気導補聴器**，**骨導補聴器**に分類できる．一般に広く装用されているのは気導補聴器である．骨導補聴器はその適応が限定され，種類も少ない．

【気導補聴器】

　気導補聴器はその外形によって大きく3つに分類される．

①ポケット型補聴器（図7-3）

　本体をポケットなどに収納し，コードで接続したレシーバー（イヤホン）で音を聞く補聴器である．

　長所：価格が安い，操作がしやすい，紛失しづらい，高出力が可能，ハウリングが起こりにくいなど．また，マイクロホン（本体に内蔵）を音源に近づけることができる．

　短所：大きくて目立つ，イヤホンコードが邪魔になる，衣擦れの音が入る，保持に苦労するなど．

②耳かけ型補聴器（図7-4）

　本体を耳介にかけて装用する補聴器である．

　長所：種類が豊富で，比較的小さく目立たない．マイクロホンは耳介の上に位置するので，ポケット型補聴器と比べると生理的状態に近い．

　短所：ハウリングが起こりやすい，汗に弱い，眼鏡と干渉する，チューブに結露が生じて音が通らなくなることがあるなど．

　現在では耳かけ型の中で**RIC 型**（Receiver In the Canal）という，レシーバー（イヤホン）を本体の外に出して外耳道内に挿入するタイプの割合が増えている．従来型と比べて本体を小さくかつ軽量化できる，ハウリングが起こりづらい，高音出力が出やすい，増幅特性のピークやディップが生じにくい，チューブがないので結露

ここが重要

【RIC 型補聴器】
小型軽量で，他にも長所が多いため，耳かけ型の中で占める割合が増加している．

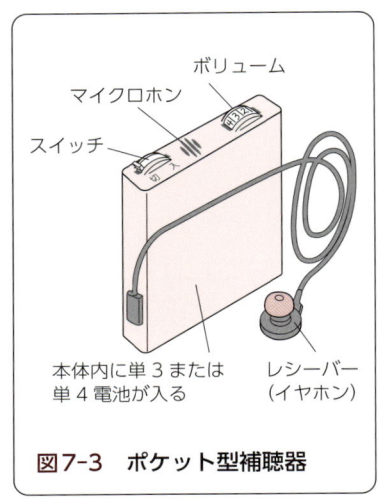

図7-3　ポケット型補聴器

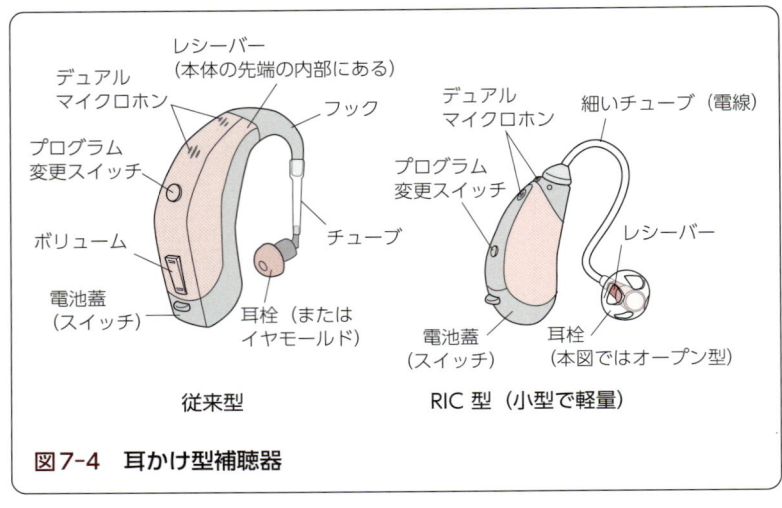

図7-4　耳かけ型補聴器

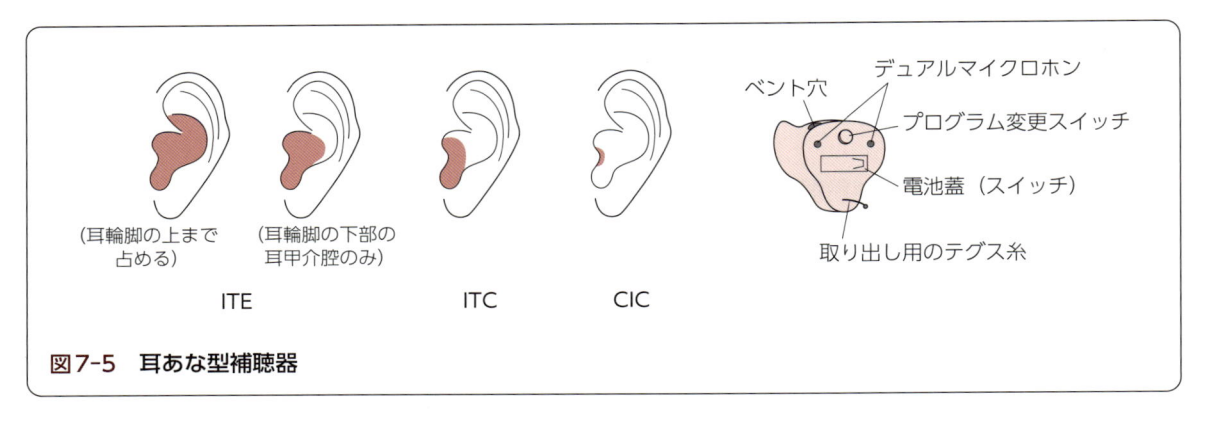

図7-5　耳あな型補聴器

による閉塞がないなどの長所がある．図はオープン型の耳栓だが，イヤモールドを作成すれば高度以上の難聴者にも適用できる．

③耳あな型補聴器（図7-5）

外耳道から耳介の中までに収まる補聴器で，その大きさからITE（in the ear），ITC（in the canal），CIC（completely in the canal）に分けられている．

長所：小さく目立たない，マイクロホンの位置がより生理的，電話やヘッドホンを通常通りに使用することが可能など．

短所：小さいため操作が困難，紛失しやすい，ハウリングしやすい，高価，耳垢がレシーバー（イヤホン）の出口につまりやすいなど．

【骨導補聴器】

頭蓋骨に骨導振動子を圧着し，頭蓋骨経由で内耳に音を伝える補聴器である．骨導振動子の圧着にはカチューシャ，ヘッドバンド，眼鏡が使われる．

骨導聴力が良好な伝音難聴，混合難聴が適応になる．特に気導補聴器の装用が困難な小耳症と外耳道閉鎖症を合併している難聴（児）者や，慢性中耳炎で耳漏が反復している者に適用される．両側性の小耳症と外耳道閉鎖症を合併している児では，乳児期から装用が開始される．

短所として，振動子圧着部の痛みや皮膚の障害が起こることがある．高音部の増

幅が困難であるなどが挙げられる．

　近年では振動子を側頭骨内に植え込んだネジに固定する方式の骨固定型骨導補聴器も登場している．

【軟骨伝導補聴器】

　耳介の軟骨に振動子を当てて音を伝える補聴器である．振動子は骨導補聴器ほど強く圧着する必要がなく，外耳道や耳介の凹みがあればイヤモールドを作成し固定する．イヤモールドで固定できない場合には両面テープを用いて接着する．

　骨導聴力が良好な伝音難聴，混合難聴が適応になる．音が内耳に到達する伝導経路は難聴の病態によって異なり，軟骨から外耳道に存在する空間に音が発生し鼓膜と中耳を介して伝わる経路，外耳道の軟部組織から中耳を介して伝わる経路，軟骨から骨を介して伝わる経路がある．対象は骨導補聴器とほぼ同じであるが，耳かけ型補聴器と類似した形態で耳介にかけて使用するので，無耳症や高度の小耳症では装用が難しい．また，骨導補聴器と比較すると，一側性難聴者の使用割合が高い．

【その他の補聴器】

①CROS補聴器

　CROSとはContralateral Routing of Signalsの頭文字をとったもので，一側性の高度以上の難聴者が適応になる．

　両側に耳かけ型補聴器の形態をした機器を装着する．難聴側の機器のマイクロホンでひろった音を良聴側の機器に微弱電波で送信することにより，難聴側の音を良聴側の耳に聴取させる．難聴側からくる音の聴取は改善されるが，難聴側の耳で音が聞こえるわけではないので両耳聴機能による方向感の改善は得られない．

②BICROS補聴器

　BICROSとはBilateral Contralateral Routing of Signalsの頭文字をとったもので，一側性に高度以上の難聴があり補聴効果が望めず，かつ聞こえの良い側にも難聴がある場合に適応になる．CROS補聴器では音の増幅は行わないが，BICROS補聴器では聞こえの良い側の難聴に合わせて音を増幅する．難聴側のマイクロホンでひろった音と，良聴側のマイクロホンでひろった音をともに増幅して良聴耳に聴取させる．

(3) 補聴器の機能

　補聴器の基本的性能は，音の増幅，最大出力制限，周波数特性の3つである．現在出荷されている補聴器のほとんどを占めるデジタル補聴器では，これらの機能がより細かく調整できるようになっていることに加えて，他の様々な機能が追加されている．以下にデジタル補聴器の機能を説明する．

①ノンリニア（非線形）増幅

　入力音の強さに応じて増幅の度合いを変化させる方法である．デジタル補聴器では自由に設定することができる（図7-6）．

②マルチチャンネル処理

　周波数帯域を細かく分割して，それぞれの帯域ごとに増幅の程度，圧縮比（ノンリニア増幅の度合い，図7-9 ⇒ 99頁），最大出力などを設定する機能を指す．急墜型や谷型などの特殊な聴力型の難聴者でも周波数特性を合わせることが可能である．分割した周波数帯域をチャンネル（またはバンド）と呼んでいるが，現在のデ

つながる知識

【Baha®】

「8. 人工内耳・植え込み型骨導補聴器」で確認しよう（⇒128〜131頁）．

ここが重要

【ノンリニア増幅】

内耳性難聴者では補充現象があるためラウドネスの変化が急峻になる．ノンリニア増幅によってうるささを軽減でき，正常聴力者が聞いているのと同じ大きさに調整することができる．

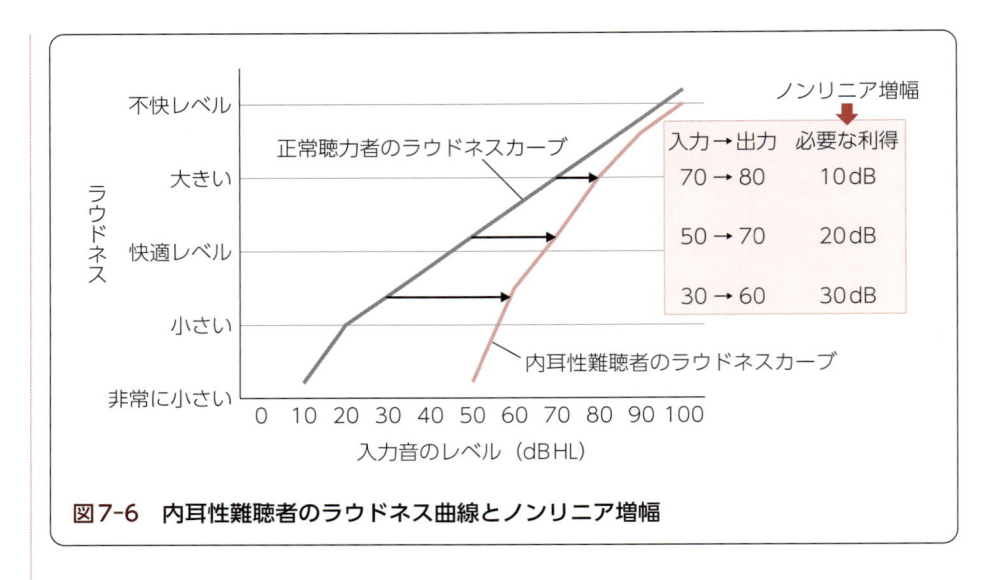

図7-6 内耳性難聴者のラウドネス曲線とノンリニア増幅

ジタル補聴器では最低で4,最大では30以上にもなっている（**図7-2**）.

③雑音抑制

抑制する雑音の特徴に応じて様々な方法が開発されている．エアコンや冷却ファンなどの**定常雑音**を抑制する機能が最も基本的なものである．それ以外に交通騒音や何らかの機械が不定期に動作する音など，時間的変動の大きな**非定常雑音や衝撃音**（ドアを閉める音など）も抑制する機能を有する補聴器が多くを占めるようになっている.

④指向性

前後に2つのマイクロホン（デュアルマイクロホン）（**図7-4，図7-5**）を設置することにより，音のくる方向を感知し制御することができる.

固定型指向性は，前方からくる音を維持し，それ以外の方向からくる音を低減する機能である．周囲で大勢の人が会話しているような状況で正面にいる人の会話音を聞き取る際に有効になる.

適応型指向性は，雑音の発生を検知し，それがどの方向からくるかを同定しその方向からくる音を低減する機能である.

⑤プログラム設定

雑音抑制機能と指向性機能などの設定の組み合わせを変化させた数種類のプログラムを作成して補聴器に保存しておくことにより，装用者は周囲の状況に応じてそれを選択することができる．ほとんどの補聴器で複数のプログラムを保存できるようになっている．補聴器自体が周囲の音環境の状況を判断して自動的にプログラムを変更するように設定できる機種が増えている.

⑥ハウリング（フィードバック）抑制

ハウリングとは補聴器によって増幅された音が再びマイクロホンに入って増幅を繰り返すことによって発生する強大音である．これを制御する方法には，ハウリングが生じている周波数帯域の利得を低減するものと，**ハウリング音と逆位相の音を発生させ消去するもの**とがあり，後者の方がハウリング抑制効果は大きい.

ハウリング抑制機能の向上に伴って，隙間を多くして可能な限り外耳道を閉塞しないように設計した耳栓を用いる**オープンフィッティング**と呼ばれる補聴器が提供できるようになった（「⑥オープンフィッティング」⇒ 101〜102 頁，「**図 7-4**（RIC型の耳栓）」⇒ **94 頁**）.

⑦メモリー（データログ）

補聴器の使用状況（使用時間，ボリュームやプログラムの設定など）や使用時の周囲の音環境を分類して記録しておくことが可能で，数値やグラフとして表示させることができる.

3 補聴器フィッティングの基礎

（1）音響特性の測定

①補聴器特性測定装置

補聴器から出力される音を測定する専用の装置が作られており，補聴器特性測定装置という（**図 7-7**）. 測定用の箱の中の空間にスピーカから音を出力し，補聴器で増幅された音をマイクロホンで測定する. 測定に使われる音は，**純音**，**雑音**（ホワイトノイズ，スピーチノイズなど）や多数の純音からなる**複合音**，**国際音声試験信号**（international speech test signal：ISTS）[1] などが用いられる. 純音の場合は，低い音から高い音へと周波数が掃引されて測定される. 音声信号の場合には，入力音の強さが時間的に変動するので数十秒から 1 分間程度の測定を記録して分析する必要がある.

②カプラ（図7-7）

補聴器特性測定の際，補聴器とマイクロホンは金属の容器で接続する. この容器をカプラと呼ぶ. カプラには **$2\,cm^3$ カプラ**と**密閉型疑似耳**の 2 種類があるが，通常の測定では $2\,cm^3$ カプラが使用される[2]. $2\,cm^3$ カプラは，容器内の音が出力される空間の容積が $2\,cm^3$ である. 密閉型疑似耳は，平均的な成人の外耳道鼓膜面で発生する音に等しくなるように設計されていて，容器内の容積は $2\,cm^3$ より少し小さいため，全体に出力が強くなり，さらに高音部ではその差がより大きくなる.

（2）補聴器の主な音響特性

補聴器から出力される音は，横軸に周波数，縦軸に音圧レベル（dB SPL）をとったグラフに記録される. 記録された曲線を**周波数特性**（周波数レスポンス）という（**図 7-8**）. 周波数特性を測定する目的は，①補聴器に不具合がないかの検証，②補聴器装用効果の推測である. ①については，以下に説明する規格に従って測定することにより確認できる.

①日本工業規格（JIS C 5512：2015）[2]

気導補聴器の性能を規定する規格で，補聴器性能を表す様々な測定の方法が規定されている. 測定は補聴器特性測定装置で $2\,cm^3$ カプラを用いて純音の掃引で行い，すべての周波数帯域において最大の出力が得られるように音質調整を含めた様々な調整器の設定をしておくことが基本になる. 雑音抑制，指向性，ハウリング抑制の機能は無効にするか最小にする. それぞれの用語，測定方法は**表 7-1** の通りである.

補聴器には必ず **90 dB 入力最大出力音圧レベル（OSPL90）**，最大音響利得周波

つながる知識
【国際音声試験信号[1]】
女性話者によるアラビア語，英語，スペイン語，中国語，フランス語，ドイツ語からなる音声をつなぎ合わせた信号. 通常の音声と同様に抑揚，休止期間がある.

ここが重要
【$2cm^3$ カプラ】
通常の測定は $2\,cm^3$ カプラで行われる. 疑似耳に比べて音圧は全体にやや小さくなり，高音部ではその差がより大きくなる.

ここが重要
JIS により補聴器性能の測定法が規定されている. OSPL90 はその補聴器が出力できる最大の音圧，最大音響利得周波数レスポンス曲線は最大の利得，規準周波数レスポンス曲線は基本的な周波数特性を表している.

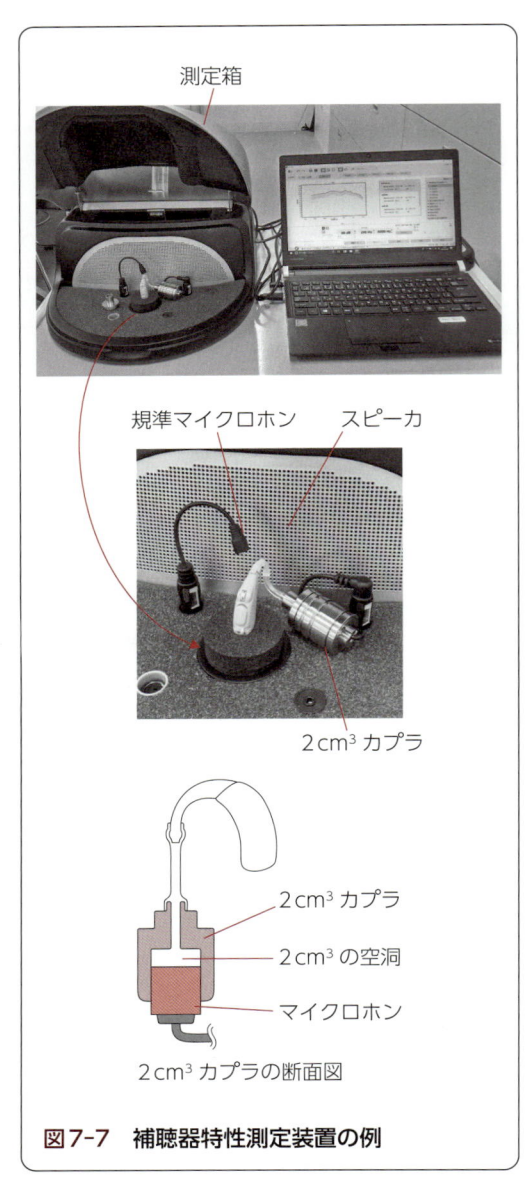

測定箱

規準マイクロホン　スピーカ

2 cm³ カプラ

2 cm³ カプラ
2 cm³ の空洞
マイクロホン

2 cm³ カプラの断面図

図7-7　補聴器特性測定装置の例

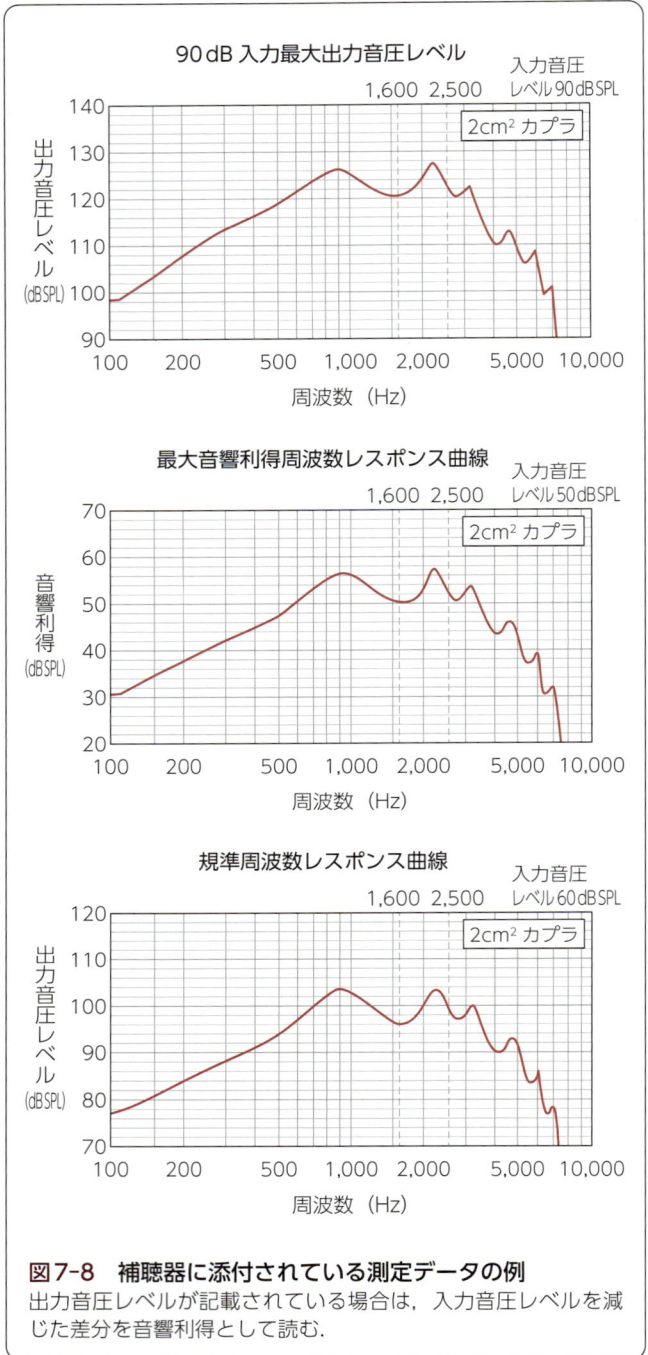

90 dB 入力最大出力音圧レベル

入力音圧
レベル90 dB SPL

1,600　2,500

2cm² カプラ

出力音圧レベル（dB SPL）

周波数（Hz）

最大音響利得周波数レスポンス曲線

入力音圧
レベル50 dB SPL

1,600　2,500

2cm² カプラ

音響利得（dB SPL）

周波数（Hz）

規準周波数レスポンス曲線

入力音圧
レベル60 dB SPL

1,600　2,500

2cm² カプラ

出力音圧レベル（dB SPL）

周波数（Hz）

図7-8　補聴器に添付されている測定データの例
出力音圧レベルが記載されている場合は，入力音圧レベルを減じた差分を音響利得として読む．

数レスポンス曲線，規準周波数レスポンス曲線のデータが添付されている（**図7-8**）．

（3）音響特性の調整方法

①リニア（線形）増幅とノンリニア（非線形）増幅

　増幅の設定方法にはリニア増幅とノンリニア増幅がある．リニア増幅は入力音の強さにかかわらず，増幅度は一定である．ノンリニア増幅は入力音の強さによって

表7-1　日本工業規格の用語・測定方法

高周波数平均値 (high-frequency average：HFA)	1,000, 1,600, 2,500 Hz の利得または出力の平均値
音響利得	補聴器によって増幅されたカプラ内の音圧と入力した音圧との差
90dB入力最大出力音圧レベル（OSPL90）の周波数レスポンス曲線	補聴器の利得調整を最大にした時に，90dB SPLの入力音圧に対してカプラ内に発生した200 Hzから5,000 Hzの出力曲線
HFA-OSPL90	OSPL90の高周波数平均値
最大音響利得周波数レスポンス曲線	補聴器の利得調整を最大にした時の50 dB SPLの入力に対する200 Hzから5,000 Hzの音響利得の曲線
規準周波数レスポンス曲線	補聴器の利得調整を規準の設定にした時に，60dB SPLの入力に対してカプラ内に発生した200Hzから5,000Hzの出力音圧曲線
利得調整の規準の設定	「60dB SPL入力の音響利得＝(HFA-OSPL90) － 77」となる設定
規準利得	補聴器の利得調整を規準の設定にした時の60dB SPLの入力音圧レベルに対する音響利得の高周波数平均値
入出力特性	1つの周波数に対して，横軸の入力音圧レベルに対する，縦軸の音響カプラ内音圧レベルの関係を，両軸を同じスケールのデシベル目盛りでプロットしたもの．通常は1,600 Hzの純音で測定される

増幅度を変化させ，入力音が強くなると増幅度を下げる．入出力曲線でみるとリニア増幅の傾きは1，ノンリニア増幅の傾きは1より小さくなる．**図7-9** のように傾きが1/2になっている場合，圧縮率2のノンリニア増幅と表現する．**図7-9** では入力音圧が40 dB まではリニア増幅，それ以上でノンリニア増幅になっている．この時，40 dB の入力音圧レベルをニーポイント（knee point）と呼ぶ．

周波数レスポンスでみると，リニア増幅の場合は入力音が強くなると出力も同じだけ強くなるが，ノンリニア増幅の場合は出力の増加の差が

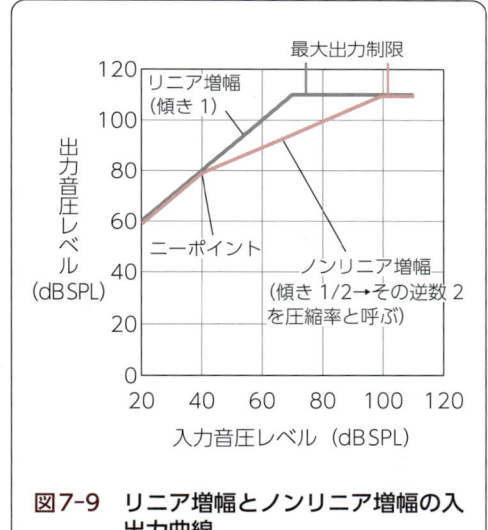

図7-9　リニア増幅とノンリニア増幅の入出力曲線

小さくなるため出力カーブの間隔が狭くなる（**図7-10**）．補充現象のある感音難聴耳にはノンリニア増幅が用いられる．

②音質調整

周波数に応じた増幅特性（周波数特性）を設定する．

デジタル補聴器では専用のフィッティングソフトを用いて調整する．通常はソフト上で規定選択法の処方式（「(3) 補聴器の初期設定」⇒ **104 頁**）を選択することで，増幅の方式，程度とともに，周波数特性も設定される．その上で，必要があればソフト上で各周波数帯域での増幅特性をさらに修正する．

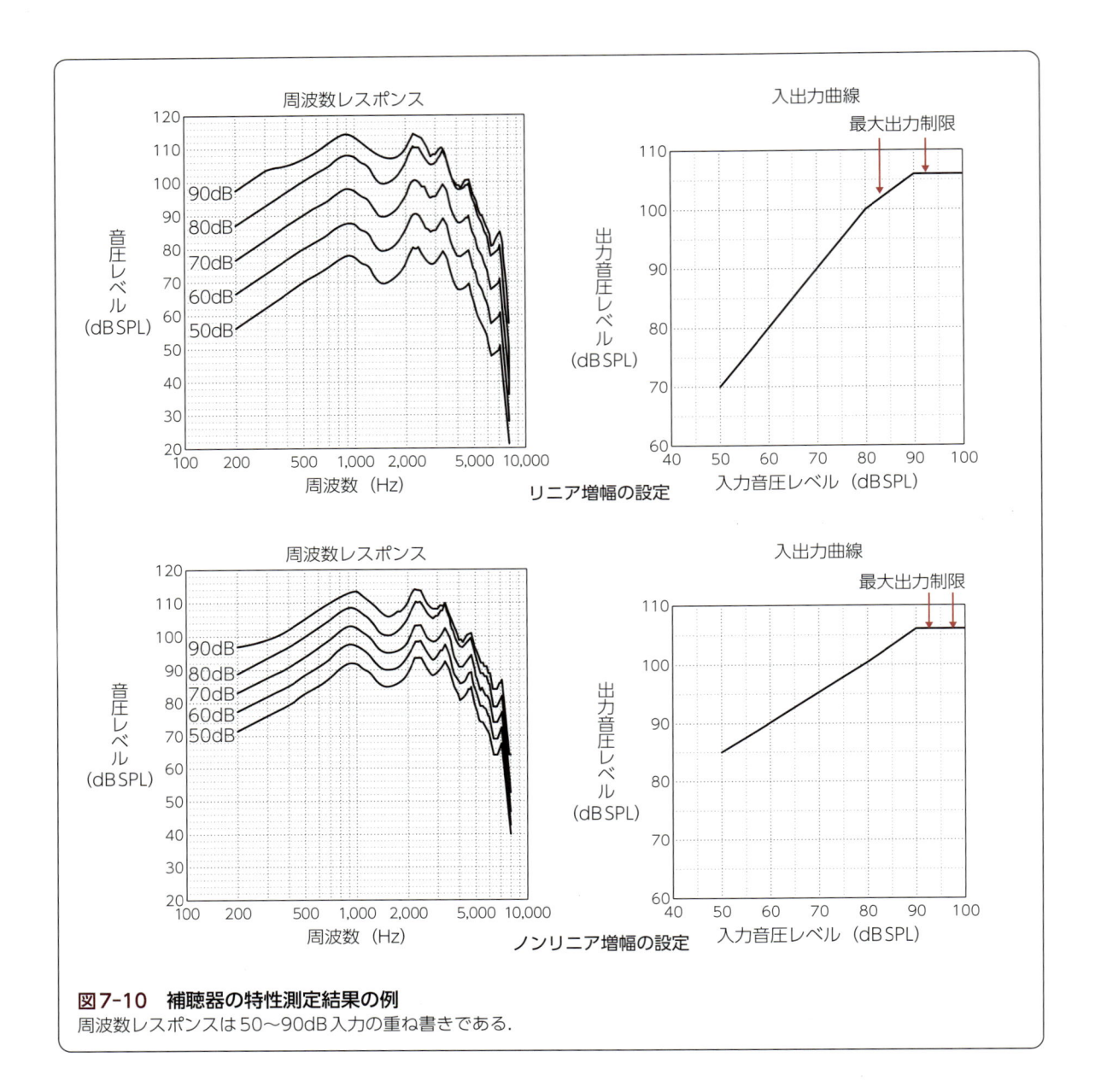

図7-10　補聴器の特性測定結果の例
周波数レスポンスは50〜90dB入力の重ね書きである.

表7-2　最大出力の目安[3]（小寺一興，2017より一部改変）

平均聴力レベル（dB HL）	最大出力（dB SPL）
〜40	85〜95
〜50	95〜105
〜60	100〜110
〜70	105〜115
〜80	115〜125
85〜	120〜

平均聴力レベルは純音聴力検査の500，1,000，2,000 Hzの閾値の平均値.
最大出力は2 cm³カプラで測定される音圧レベル

③最大出力

　各周波数における不快閾値を超えないように設定するのが原則である．最近では不快閾値の測定は行わずに純音聴覚閾値から推定することが多くなっている．平均聴力に対する最大出力レベルの目安を**表7-2**に示す．最大出力もフィッティングソフトで処方式を選択すると自動的に設定されるが必要に応じて修正する．

④イヤモールド

　それぞれの耳で型を採取して作成する耳栓をいう．耳かけ型補聴器の安定装用，ハウリング防止に有用である．イヤモールドの音道を太くすると高音部の出力が増強し，ベントを作成すると低音部の出力が減少するので，周波数特性を調整する効果もある．

　ポケット型補聴器でも，難聴の程度が重い場合にはハウリング抑制を目的に作成する．

　オーダーメイドの耳あな型補聴器でも同様に，型を採取して本体を作成するが，これはイヤシェル（外殻）と呼ばれている．

⑤ベント

　補聴器装用によって，外耳道が閉塞されることによる圧迫感に加えて自声や咀嚼音が強まる（外耳道閉鎖効果）影響で不快を感じることが多い．これらはベントと呼ばれる換気通路を作成することにより軽減する．またベントを作成することにより低音（250 Hz 以下）の利得が減少し，径が太くなるほどその効果が大きくなる（**図7-11**）．イヤモールド，耳あな型のイヤシェルにベントを作成することができる．

⑥オープンフィッティング

　隙間が多い特殊な耳栓かあるいはイヤモールドを作成して補聴器を装用させるものをいう．通常は耳かけ型補聴器に適用される．外耳道が閉塞されないので圧迫感がなく，自声，咀嚼音の増強（外耳道閉鎖効果）が軽減され，装用感が改善する．外

📖👆**ここが重要**

【オープンフィッティング】
不快感が少なくきれいな音が聞こえるが，軽～中等度の高音障害型難聴者に限定される．デジタル補聴器のハウリング抑制機能の発達に伴う成果の一つである．

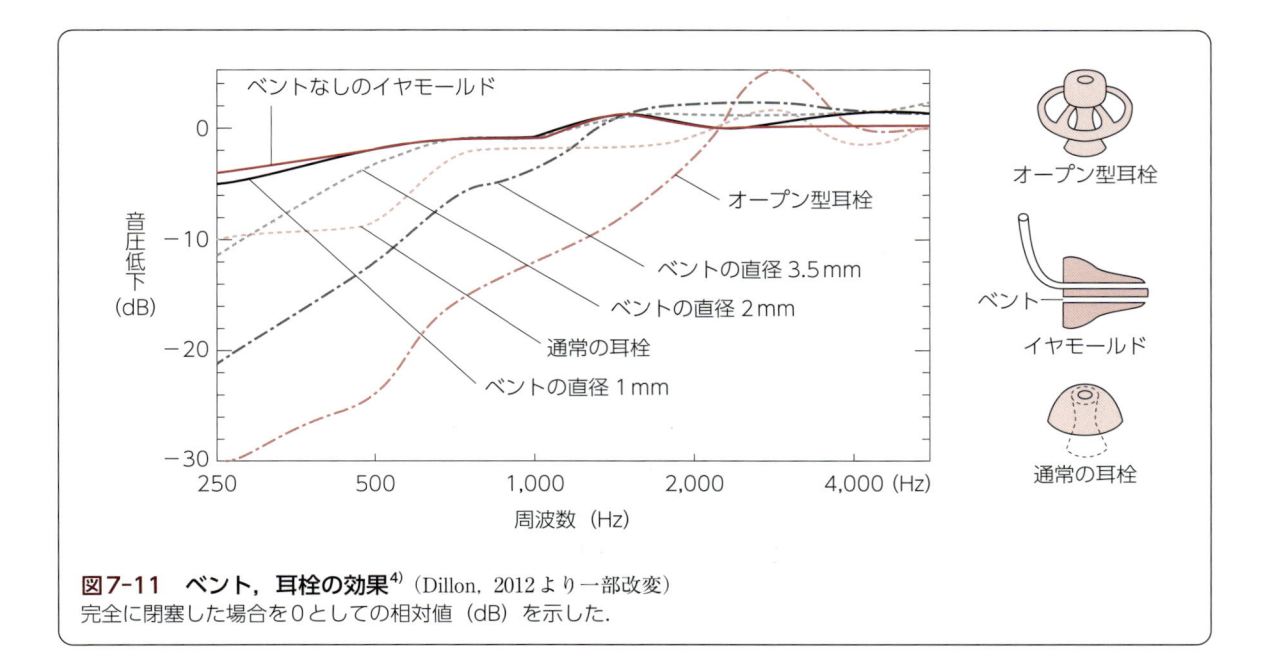

図7-11　ベント，耳栓の効果[4]（Dillon，2012 より一部改変）
完全に閉塞した場合を0としての相対値（dB）を示した．

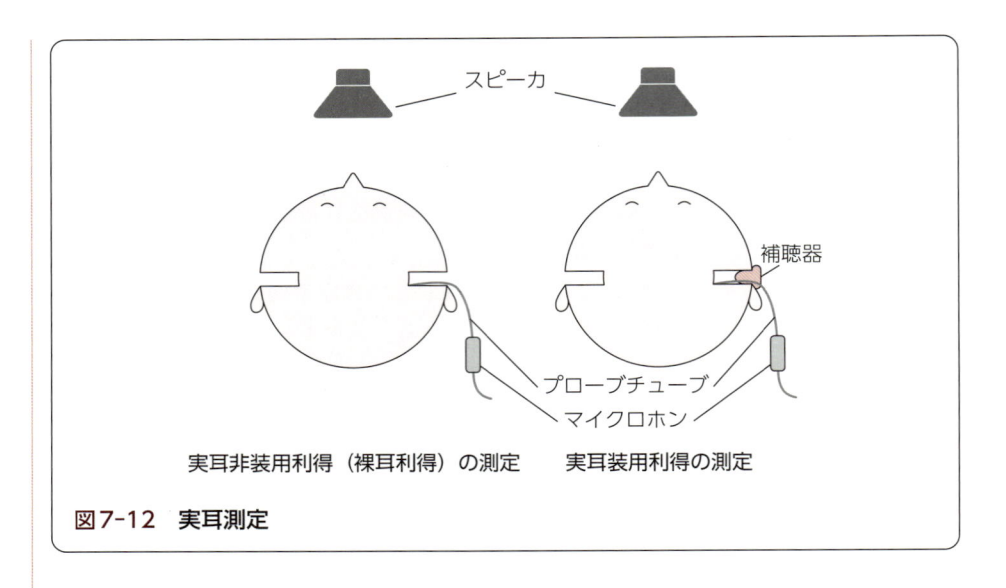

図7-12 実耳測定

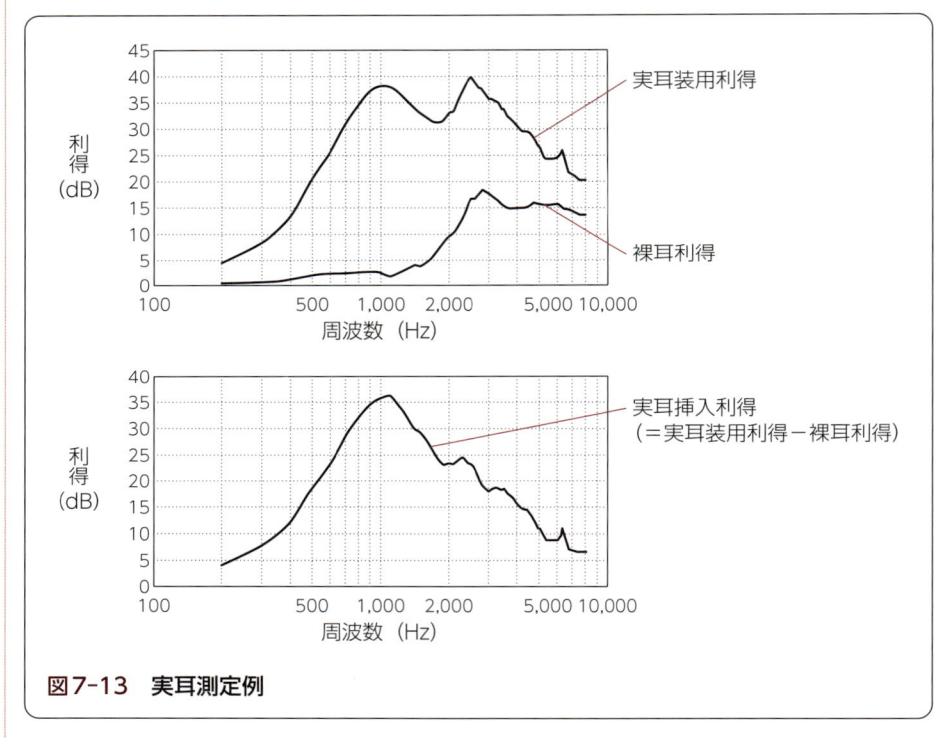

図7-13 実耳測定例

耳道共鳴が発生して高音の増幅がしやすくなるが，低～中音は外耳道の外に放散して増幅できないため，軽～中等度の高音障害型の難聴者に適応が限定される．低～中音は隙間を通って入ってくる原音を直接聞くことができるので音質がよい．オープンフィッティングでは増幅された音がマイクロホンに入って循環するハウリングが生じやすいが，デジタル処理によるハウリング抑制機能によって制御されている．

(4) 実耳測定（図7-12，図7-13）

　外耳道内の鼓膜近くの音圧を直接測定する方法である．細いシリコン製チューブ（プローブチューブ）を外耳道内の鼓膜付近にまで挿入し先端部の音圧を測定する．

表7-3　実耳測定の利点と欠点

利点	・短い検査時間で連続的な周波数の情報が得られる
	・様々な入力レベルに対する利得を測定できる（ノンリニア増幅の評価ができる）
	・様々な入力音で測定できる（国際音声試験信号を使用することも可能）
	・マスキングがいらず，難聴側装用の評価が容易である
	・被検者の応答を必要としない
欠点	・測定にある程度の技術が必要である
	・専用の測定装置が必要である
	・チューブ挿入により痛みを感じることがある

通常耳介の周囲に規準となるマイクロホンを設置し，それとの差を測定値とする．まず補聴器を装用していない状態で測定し，これを**実耳非装用利得（real ear un-aided gain）**または**裸耳利得（open ear gain）**と呼ぶ．通常，成人の耳では2,700～3,000 Hz 付近にピークをもつ約 20 dB 程度の利得が計測される．次にプローブチューブの位置を動かさないようにして補聴器を装用させ，音圧を測定する〔**実耳装用利得（real ear aided gain）**〕．「実耳装用利得－実耳非装用利得（裸耳利得）＝**実耳挿入利得（real ear insertion gain）**」となり，補聴器がその耳に与えた利得を指す．実耳測定には多くの利点がある（**表 7-3**）．

◢4 補聴器フィッティングの実際

小児の補聴器フィッティングに関しては別項目（「小児の補聴器装用指導・支援」⇒ **112～115頁**）で説明するので，ここでは成人を対象として説明する．

(1) 聴覚機能と適応の評価

「(4) 一般的ニーズ」（⇒ **92頁**）に基づいて適応を判断する．基本的には純音聴力検査で閾値上昇があり，本人あるいは周囲の家族が必要性を感じていれば適応になる．ただし，補聴器によってニーズが完全に満たされることは少なく，購入の費用は多くの場合には自己負担になるため，効果と価格のバランスを考慮に入れる必要がある．

(2) 装用形態（装用耳，補聴器の種類）の選択

次に装用耳を決定する．両側に聴覚障害があれば基本的には**両耳装用**が望ましい．補聴器を両耳にする効果は**表 7-4** の通りである．両耳聴による方向感の改善，それと関連して騒音下での会話の聞き取りが改善する．また，両耳加算効果によりラウドネスが増大するので，片側ずつの利得は相対的に減らすことができる．

聴覚機能の左右差が大きい場合には，片側装用が適用される．具体的には，片側の聴覚機能が正常に近い場合や，それとは逆に片側の聴覚機能が悪く，補聴効果が見込めない場合などである．補聴効果が高い側に補聴器を装用するが，結果として難聴のレベルが中等度（500, 1,000, 2,000 Hz の平均聴力レベルで 40～70 dB）の側が選択されることが多い．

両側同程度の難聴で経済的要因などにより片側に装用する場合には，**語音**

表7-4　補聴器両耳装用の効果

・音の方向感が改善
・騒音下での会話の聞き取りが改善
・利得を減らすことにより内耳を保護できる

弁別能が高い側，あるいは聴覚閾値と不快閾値の幅（ダイナミックレンジ）が広い側を選択する．左右の聴覚機能に差がない場合には，日常生活や仕事上での活用方法に基づいて選択する．

補聴器の種類は，「(2) 補聴器の種類と特徴」（⇒ 93〜95頁）を参考に選択する．多くの場合は，気導補聴器の耳かけ型か耳あな型が選択される．耳あな型は，耳型を採取して各難聴者の耳に合わせて作成するオーダーメイドにすることが通常であるため，最初の試聴は耳かけ型補聴器で行われることが多い．

(3) 補聴器の初期設定

①規定選択法

選択した補聴器にその難聴者に適切であると予想される増幅特性を設定する方法である．デジタル補聴器ではこの設定はパーソナルコンピュータ上のフィッティングソフトを用いて行われる．純音聴力検査を入力して規定選択法の種類（処方式）を選択すると，各周波数帯域で増幅度，圧縮増幅の程度，最大出力の設定がなされる．

表7-5　規定選択法の処方式の代表例

リニア増幅	・ハーフゲイン ・1/3ゲイン ・NAL-RP
ノンリニア増幅	・NAL-NL ・DSL ・各メーカー独自の方法

NAL：national acoustic laboratory
　　　（オーストラリア国立音響研究所）
DSL：desired sensation level

処方式には様々な方法がある（**表7-5**）．これらの処方式は同じ程度の多くの感音難聴者において，ことばの聞き取りが改善すること，音の大きさが正常聴力者と同じかそれよりうるさくならないこと，不快な音が入らないことなどの条件を満たす増幅特性になることを目標として開発されている．一般に感音難聴者にはノンリニア増幅の処方式が用いられ，伝音難聴者にはリニア増幅の処方式が適用される．

②比較選択法

様々な増幅特性に設定した補聴器の効果を比較して選択していく方法である．現在の補聴器は種類が極めて多く，増幅特性の設定も自在に変化させることができるので，現実的には比較して選択するのは困難であり，規定選択法と組み合わせて実施される．同じ処方式で設定された2〜3台の異なる補聴器を比較する，あるいは同じ補聴器で異なる処方式の設定をプログラムしておいて比較する，という方法がとられることがある．

(4) 増幅特性の確認

コンピュータソフトで初期設定した補聴器を難聴者に装用させる前に，実際に意図しているような増幅特性が出力されているかを確認する．

前述した補聴器特性測定装置（⇒ **97頁**）を用いて，音響特性の測定を行う．入力する試験音のレベルはノンリニア増幅に設定している場合には，50〜100 dB SPLの範囲で複数の測定をする（**図7-10・下**）．得られた結果より実際の耳での利得を推測することができるが，この段階で実耳測定を実施すればそれぞれの耳における増幅特性を直接確認することができる．

(5) 補聴器の適合評価

補聴器を装用した効果を評価する方法には，客観的評価と主観的評価があり，それぞれいくつかの方法がある（**表7-6**）．客観的評価にはスピーカから防音室内に音

表7-6 補聴器適合評価の方法（方法による分類）

客観的評価	音場検査
	実耳測定
主観的評価	問診
	質問紙

表7-7 補聴器適合評価の方法

評価内容	検査法・条件	用語・概要
増幅特性の評価	音場検査	補聴器装用下閾値（装用閾値）
		ファンクショナルゲインの測定
	実耳測定	実耳挿入利得の測定
	補聴器特性測定	2ccカプラ測定値から推定
補聴効果の評価	音場検査	語音明瞭度の測定
		環境騒音の許容性評価
	質問紙評価	装用下の聞こえの評価

ここが重要

【音場検査】
補聴効果を評価する上で最も重要な手段である．以下に説明されるように様々な検査が含まれている．

【音場検査の検査音】
音場検査の周波数別の聴力（閾値）測定には純音を用いてはいけない．純音を用いると空間に音圧のむらが生じて測定誤差が大きくなるためである．

ここが重要

【規定選択法の目標値】
リニア，ノンリニアいずれの場合でも実際のそれぞれの耳での利得を規定選択法の目標値に一致させる必要がある．

つながる知識

【補聴器適合検査の指針（2010）】
本書では重要箇所を抜粋しているが，以下に全文が掲載されているので確認しよう．

日本聴覚医学会HP＞補聴器適合検査＞補聴器適合検査の指針＞補聴器適合検査の指針（2010）（PDF）

を出して検査する音場検査と実耳測定（⇒ 102～103頁）がある．評価する対象としては補聴器の増幅特性を評価するものと，実際の補聴効果を評価するものに分けることができる（**表7-7**）．

①増幅特性の評価

音場での閾値の測定：周波数別の閾値を測定する．試験音には純音は用いず，FM変調音（ウォーブルトーン）または狭帯域雑音を用いる．補聴器を装用した時と装用していない時の閾値を測定しその差を求めると，その補聴器がその耳に与えた実際の利得（ファンクショナルゲイン）を評価することができる〔補聴器非装用閾値（裸耳閾値）－補聴器装用閾値＝ファンクショナルゲイン〕（**図7-14**）．リニア増幅の設定をしている場合には，規定選択法の目標値がファンクショナルゲインと一致しているかを確認する．

実耳測定：同様の利得を直接測定することができるだけでなく，試験音のレベルを変えて測定できるので，ノンリニア増幅の適合評価を行うことができる（**表7-3**）．ノンリニア増幅の設定をしている場合には，複数の入力レベルに対する目標値に実耳挿入利得が一致しているかを確認する．

補聴器特性測定からの推定：補聴器特性測定装置で測定された音響利得から，平均的成人の耳における挿入利得を算出する．音響利得から $2\,cm^3$ カプラと疑似耳の差（⇒ 97頁），通常成人の裸耳利得（⇒ 103頁）の値などを用いて計算する．

②補聴効果の評価

語音明瞭度の測定（音場検査）：補聴器を装用した効果を評価する検査として最も重要なのは，会話の聞き取りの改善を評価する語音明瞭度の測定である．通常の語音弁別検査と同様に，単音節語表を用いて装用していない時と装用した時の語音明瞭度の結果を比較する．補聴器を装用した時に会話音のレベル（50～70 dB HL 程度）の範囲で補聴器を装用していない時の最高明瞭度相当になっていれば適合と評価する（**図7-15**）．

環境騒音の許容の評価（音場検査）：日常の生活の中では様々な環境騒音が存在するので，補聴器を装用してもそれらの騒音が許容できるかの評価も重要である．複数の環境騒音を音場に提示して，補聴器の装用を続けることが可能であるかを評価する．

日本聴覚医学会が示した補聴器適合検査の指針（2010）では，語音明瞭度の測定と環境騒音の許容検査の2つが必須検査項目に指定されている（**表7-8**）．

つながる知識

【日本聴覚医学会用語集】

基本的な用語が以下にわかりやすく解説されているので活用しよう.

日本聴覚医学会HP＞
用語集＞
用語一覧＞
日本聴覚医学会用語集
PDF

主観的評価：様々な質問紙が公表されていて使用することができる．補聴器適合検査の指針（2010）では，日常生活での聞き取りの改善を評価する 10 項目からなる質問紙が示されている．その他，補聴器の音質や環境音の不快度，補聴器の使用感などが評価項目に含まれている質問紙もある．いくつかの質問紙を併用することも可能であり，補聴器装用効果の総合的な評価に使用できる．

（6）装用にあたっての問題点への対応

補聴器を装用すると，装用者から様々な問題点の訴えがある．対応する手段の概略を以下に説明する．

①ベント作成

圧迫感，自声のこもり，咀嚼音の響きなどを訴える場合に，ベントを作成すると

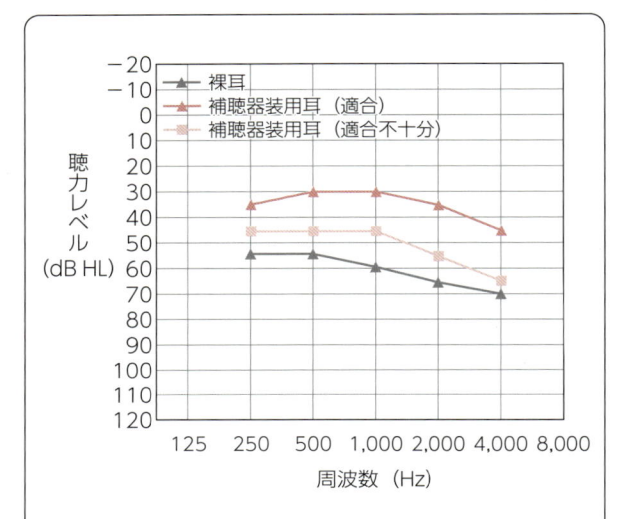

図7-14　音場での閾値測定の例[5]（日本聴覚医学会, 2010）

補聴器装用耳（適合）では装用閾値が 30〜35 dB HL，ファンクショナルゲインは 25〜30 dB で，おおむねハーフゲイン程度（裸耳閾値の半分）である．

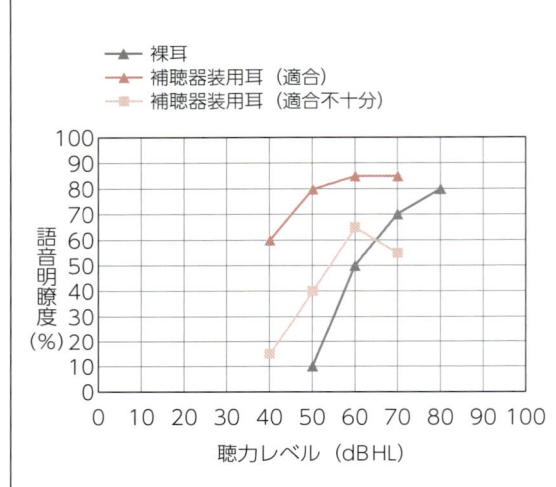

図7-15　音場での語音明瞭度の測定結果例[5]（日本聴覚医学会, 2010）

適合例の明瞭度は 50〜70 dB HL の範囲で，裸耳の最高明瞭度 80％以上である.

表7-8　補聴器適合検査の指針（2010）[5]
（日本聴覚医学会，2010 より一部改変）

必須検査項目
1. 語音明瞭度曲線または語音明瞭度の測定
2. 環境騒音の許容を指標とした適合評価
参考検査項目
3. 実耳挿入利得の測定
4. 挿入型イヤホンを用いた測定
5. 装用閾値（ファンクショナルゲイン）の測定
6. 補聴器特性図からの推定
7. 雑音負荷した時の語音明瞭度の測定
8. 質問紙による適合評価

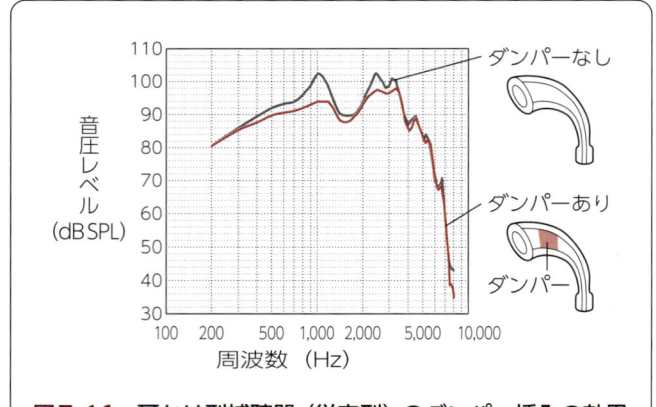

図7-16　耳かけ型補聴器（従来型）のダンパー挿入の効果

軽減する.

②ダンパーの挿入

ダンパーとは音響抵抗のことで,従来型の耳かけ型補聴器のフックかチューブ,あるいは耳あな型補聴器の音道に挿入する.音が音道を通過する際に生じるピークとディップを減らす効果があり,紙をめくる音や食器の当たる音などの環境騒音のうるささが軽減される(図7-16).

③音質調整

低音部の利得を上げると音質は柔らかくなり音量感が増す一方,暗騒音がうるさくなりやすい.高音部の利得を上げることで語音明瞭度が改善する可能性があるが,一方で音質は金属的になりやすい.エアコンや冷却ファンの音などがうるさい場合は,低音の利得を下げる.紙をめくる音,食器が当たる音,流水音などがうるさい場合は,高音の利得を下げる.

④最大出力制限

ドアを閉める音や手をたたく音など,大きな環境騒音がうるさい場合には,最大出力の制限を強める.

⑤雑音抑制

補聴器の機種によって機能に差があるが,低減したい雑音の種類に応じて,定常雑音,非定常雑音,衝撃音の抑制機能を強める.

⑥指向性

パーティ会場などで周囲の人々の声のために対面者との会話が困難な場合に,指向性機能をオンにすると聞き取りが改善する.

(7) 聴力管理

補聴器の装用を開始した後には,これまでよりも強い音が内耳に到達することになるので,聴力の悪化がないかを経時的に確認していく必要がある.装用開始3か月後,その後は半年程度の間隔で純音聴力検査を実施して観察していく.

同時に補聴器の装用が正しく行われているか,装用時間はどの程度かを確認する.さらに補聴器が適正に作動しているかを,特性測定装置で確認する.

日常使用していて起こりやすいトラブルは,電池切れ,耳垢による音道の閉塞,耳かけ型補聴器の結露による閉塞などである.耳かけ型補聴器(従来型)のチューブやフックは,半年程度の間隔で交換が必要である.

数年程度経過すると,マイクロホンあるいはレシーバーの故障が生じてくることがあり,補聴器特性の測定によってその異常が確認できる.故障している場合には,部品交換により修理の対応がなされることが多い.

文献
1) JIS C 5516:2015 音声に近い試験信号による補聴器の信号処理特性の測定方法.日本規格協会,2015.
2) JIS C 5512:2015 補聴器.日本規格協会,2015.
3) 小寺一興:補聴器のフィッティングと適用の考え方.診断と治療社,2017.
4) Dillon H:Hearing Aids Second Edition. BOOMERANG PRESS, Sidney, Thieme, New York・Stuttgart, 2012, p137.
5) 日本聴覚医学会:補聴器適合検査の指針 2010. *Audiology Japan*, **53**:708-726, 2010.

(佐野　肇)

表7-9　補聴器導入時に必要な情報

a	属性情報	年齢，性別，居住地，職歴，家族構成など
b	医学的情報	難聴の診断名，現病歴，既往歴，手術歴，難聴期間など
c	聴覚機能検査	純音聴力検査，**語音弁別検査**，内耳機能検査など
d	受診目的	購入，所有補聴器の調整・更新，試聴のみ
e	受診動機	自発的・他者からの勧め（家族，友人，医師など）
f	ライフスタイル	趣味・娯楽，就労・学業，社交的活動など
g	補聴器の装用を望む場面	対面の会話，多人数の会話，会議，電話，テレビなど
h	補聴器の装用を望む場所	家庭，職場，学校，病院，役所，地域の自治活動など
i	補聴器形態などの希望	形状，性能，価格帯，装用耳
j	支援者	配偶者，子ども，親しい友人など
k	認定情報	障害認定，介護認定・利用しているサービス

ここが重要

【語音弁別検査】
語音弁別検査とは，被検者の最良の語音の弁別能を測る検査を指す．ただし，語音弁別能だけでなく異聴傾向や普通会話音のレベル（50〜70dBHL）の正答率を調べておくと，聴取訓練や日常会話の聞き取りの説明に役立つ．

5 補聴器装用指導・支援
【成人の補聴器装用指導・支援】

　補聴器適合における言語聴覚士の役割には，前項の機器のフィッティングに加え，補聴器の安定装用から聴覚障害による課題解決に至る過程の装用指導・支援が含まれる．

表7-10　試聴開始前の情報提供

1) 聞こえのしくみ
2) 難聴のレベル・種類
3) 補聴器の基本性能・種類・特徴
4) 期待される補聴効果とその限界
5) 聴覚トレーニングの必要性

(1) 試聴前の支援・指導
①情報収集

　補聴器導入時に必要な情報を**表7-9**に示す．まずは，診療録より属性情報，医学的情報，聴覚機能検査の結果（**表7-9**のa〜c）を確認する．また，質問紙（「きこえについての質問紙2002」など⇒ **233，235**頁）を診療の待ち時間を利用して記載してもらうと効率のよい情報収集を行うことができる．これらの情報を整理し，難聴の症状や聞こえの状況を理解した上で，次の情報提供へと進む．

②難聴と補聴器に関する情報提供

　難聴は，他人の目に明らかでなく，当人であっても自覚しづらい症状である．そのため，難聴や補聴器に対する知識や関心が乏しいことが多い．知識と関心を高め，補聴に対して前向きな姿勢をもってもらうため，難聴や補聴器に関する情報（**表7-10**）の提供を行う．情報提供の際は，会話の疎通性やコミュニケーション態度も観察する．会話の疎通性が低い場合には，簡易調整された補聴器（箱形補聴器などを院内に常備しておくとよい）を装用してもらい説明を行う．説明が聞き取りやすくなるだけでなく，言語聴覚士が適切な声量や話速で話すことで，補聴効果を実感してもらうことができる．対象者が補聴効果を実感できれば，補聴に対する前向きな姿勢を促すことができる．

③ニーズの把握と提案

　表7-9のd〜kについて問診し，対象者のニーズを把握する．補聴器の形態などに関する希望（**表7-9**のi）は特に重要である．医学的な観点から希望と異なる形態が適当である場合（体裁面から耳あな型希望であっても，重度難聴のため耳かけ

ここが重要

質問紙は，試聴前後で記載してもらうと，適合状態を判定する際の参考となる．

ここが重要

【信頼関係構築】
対象者は自発的な装用希望者ばかりではない．問診時は，傾聴と共感的態度で信頼関係構築に努める．

型が望ましいなど），その理由について十分に説明し，理解を促す.

補聴器は高額な補装具である．機種選択を支援する際は，機器の性能と価格に関する情報を常に更新し，対象者の希望を満たす最も廉価な機種を提案できるようにする．身体障害者手帳に該当する者には，公的補助の申請を提案する.

両耳装用の利点（⇒ **103 頁**）は多い．試聴は，補聴器の効果を様々に検証することが目的である．適応があれば，両耳での試聴を提案する．ただし，費用や管理の負担も増えるので，本人の希望を優先する．試聴の形態が決まれば，認定補聴器技能者に試聴器の準備を依頼する.

（2）試聴開始時の支援・指導

①初期利得の設定と適正確認

試聴を開始する際の利得は，不快感情による装用中止を避けるため，規定選択法で処方された目標値よりも控えめに設定する．設定した利得は，院内での試聴と所定の検査にて適正を確認する.

②使用方法の説明

補聴器の使用方法（**表 7-11**）は，実演を交えて正しく行えるようになるまで指導する．この指導は，認定補聴器技能者の協力を得ると効率のよい診療が行える．指導内容は自宅でも確認できるようにまとめたものを渡しておくとよい.

③使用場所・場面，使用時間に関する指導

まずは，負担の少ない室内での家族との会話やテレビ鑑賞を短時間から試すことを勧める．ただし，最近の補聴器は不快音や騒音を抑制する性能が高くなったので，装用意欲に問題がなく，手動でも装用場面に応じたプログラムや音量の変更が可能な場合には，必要以上に制限をかけなくてよい．試聴で感じた効果や問題点はメモや質問紙（試聴の記録など）に残しておくよう助言する.

（3）試聴期間中の支援・指導

試聴器の貸し出し後は，適合が完了するまで月2回程度の通院を設定し，以下に示す支援・指導を行う.

①装用状況の確認と問題点への対応

試聴の結果を問診，質問紙，データログにて確認する．確認する項目は，装用した耳・時間・場面・場所，補聴器をつけた時の様子などである．装用にあたっての

🔑 **キーワード**

【認定補聴器技能者】
耳鼻咽喉科医とともに，補聴器適合を担うチームの成員である．補聴器専門店から派遣され，試聴器の準備，機器調整・装用指導の支援，補聴器の販売，店舗でのサポートを行う.

📖 **ここが重要**

【データログ】
データログによる装用時間は，電源を切らずに放置している時間もカウントされることに注意する.

表7-11　補聴器の使用方法についての説明

電源の入り切り	電池ホルダーの開閉・スイッチ操作，使用しない時は OFF にする
着脱	左右の識別，耳栓の適切な設置位置，眼鏡やマスクを無造作に外さない（耳かけ型）
音量・プログラムの変更	話し手の声の大きさ，話し手との距離，装用環境（特に雑音が大きい場所）に応じて変更する
電池の交換	アラーム機能，おおよそ装用できる日数，電池の型番・表裏・入手先・管理方法
機器のメンテナンス	耳栓・シェルを清潔に保つ，フィルタを定期的に交換する（耳あな型），就寝時は電池を取り出し機器を乾燥させる，濡れた時は布などで拭く
電話の使用	補聴器のマイクの位置に電話機のスピーカを近づける

表7-12　補聴器装用時の問題点と対応方法

問題点	対応
音質が不自然	周波数特性の調整
自声音の違和感	ベント径調整，耳栓のサイズ調整
環境音が大きい	最大出力の制限・雑音抑制を強める
ハウリングがする	耳栓挿入法の検討，耳栓・ベント径変更，イヤーモールド作製，ハウリング抑制機能の調整
かゆみがある	耳栓のクリーニング指導，耳栓・シェル形状の見直し
装着・装用ができない	使用方法について再指導，実施可能性の確認

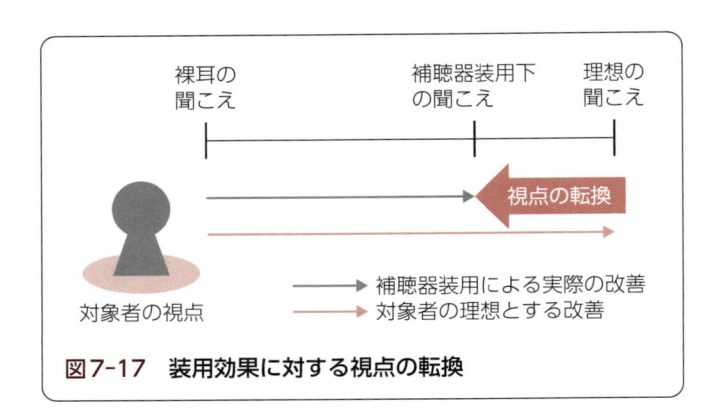

図7-17　装用効果に対する視点の転換

問題点の訴えがあれば対応する（**表7-12**）．装用が屋内や静かな場所に限られている場合は，徐々に屋外や音が豊富な場所へと装用範囲を拡大していくよう指導する．装用が会議やテレビ視聴などの限られた場面のみの場合は，音楽や自然の音を聞くことが QOL 向上につながることを説明する．適切に使用できていて補聴音に対する慣れが認められれば，利得を目標の値へ近づける．

②主観的な装用効果・満足度の確認と対処

有効性が確認できた補聴器を安定して装用できるようになった段階で，主観的な装用効果，満足度を問診や質問紙（⇒ 232〜237頁）にて確認する．満足度が低い場合，その理由について確認する．例えば，ハウリングや音の響きなどが理由であれば，対処法の検討や装用指導を徹底して行う．機器の取り扱いが面倒であること（電池の交換が煩わしい，眼鏡やマスクの邪魔になるなど）が理由であれば，充電式や耳あな型を提案する．装用効果が失聴前の聞こえや理想の聞こえに届かないことが理由であれば，理想の聞こえに届かない部分に目を向けるのではなく，補聴器の装用によって現実的に改善した聞こえに目を向けるよう視点の転換について助言を行う（**図7-17**）．装用に消極的な場合や，語音明瞭度が低く積極的な聴取態度の形成支援が必要な場合には，リハビリテーション支援（⇒ 249〜256頁）や，聴取訓練（⇒ 260〜261頁）の適応を検討する．並行して，難聴によって生じるコミュニケーション上の困難を軽減するための工夫（コミュニケーションストラテジー）の指導（⇒ 246〜247頁）および周辺機器の導入について検討する．

③周辺・支援機器の導入支援

主な周辺・補聴器支援機器の機能として，電話・テレビや遠方からの音声を無線

（Bluetooth，ヒアリングループ，デジタルワイヤレスシステムなど）で補聴器に送信できるシステムがある．SN 比が向上することにより音声の聞き取りが改善する（⇒ 139 頁）．

④補聴器購入の意思確認・手続き支援

問題点が解消され，補聴器の装用効果や使い勝手を十分に体験できた段階で，補聴器購入の意思確認を行う．導入からこれまでの過程はあくまでも試聴である．最終的な装用耳（両耳・片耳）や装用側（右耳・左耳）の選択を含め，補聴器を購入するかどうかの判断は対象者自身に委ねる．購入を希望し，最終的な形態が決まれば，補聴器の注文手続きを支援する．納品された補聴器は 2 週間ほど使用してもらい，初期不良などがなければ，補聴器適合は終了となる．

(4) 補聴器適合後の経過観察

補聴器適合が終了した後も聴力の管理，機器の状態維持の観点から，定期的な経過観察を勧める．聞こえの不調を感じた時には明らかな補聴器の故障でない限り，早急に耳鼻咽喉科を受診することが極めて重要である．補聴器装用後は不調の原因が聴覚にあるのか機器にあるのか判断が難しくなる．不調の原因が聴覚の問題であった場合，治療が遅れると治癒率が低くなるため，注意を促す．特に異常がない場合は，3〜6 か月ごとに補聴器外来や補聴器業者を訪問し，自然な聴覚閾値の変化に対する音響特性の再調整や機器のメンテナンス，劣化部品の交換を行っていくことを勧める．

(5) 高齢期の難聴への対応

超高齢社会を迎え，補聴器適合対象者は，高齢者が多い．高齢者に対しては，聴覚以外の様々な要因を考慮した装用指導・支援が求められる．

①心理的要因

補聴器装用を「老い」「能力の低さ」「障害」と結び付け，補聴器装用に対して否定的な感情をもつ対象者が存在する．このような対象者へは，目立ちにくい形状や色の試聴器を提示して，心理的抵抗の軽減を図ることも必要となる．一方で，難聴を放置することや隠すことは，かえって様々な誤解（理解力が低いなど）や問題を引き起こす原因となり，聞き取りにくさの改善と表明は，他者からの正当な評価と協力を得る手立てとなることを説明し，肯定的な感情への変容を促す．

②心身機能・構造の変化

加齢による認知機能や手指の巧緻性の低下は，補聴器適合にとって阻害因子となる．取り扱い方法を記したリーフレットを用意したり，周囲の協力を要請したりする．また，高齢者では，難聴による社会活動の減少やコミュニケーションの障害から，孤立，引きこもり，虚弱（フレイル），意欲低下（アパシー），さらには，うつ，認知症などのリスクが高まる可能性が指摘されており，二次障害の予防を踏まえた介入が重要となる．ただし，難聴の存在がうつや認知症などの症状に直接つながるといった誤解や不安を対象者や家族に与えないように注意する．

③環境的要因

心身機能の制約がある高齢期の難聴者においては，家族の支援が重要な促進因子となる．具体的な家族による支援として，補聴器の適切な装用・管理方法の共有，話し方・環境調整などの配慮，家族からみた補聴器の装用状況・聞き取り効果につ

いて言語聴覚士への情報提供などがある．その他，高齢者に対する補聴器購入助成制度を設けている自治体がある．自治体によって制度が異なるため，あらかじめ確認しておく必要がある．

（前山啓充）

【小児の補聴器装用指導・支援】

補聴器適合の開始時期は，以下の4期に大別できる．①新生児聴覚スクリーニング検査がきっかけで診断される新生児期，②乳幼児健診などで発見される乳幼児期，③就学時健診などで発見される就学時，④本人の訴えにより明らかになる学童期に大別できる．

(1) 乳幼児の補聴器指導の概要

乳幼児では，中耳炎などの中耳疾患がなく，他覚的聴覚検査，乳幼児聴覚検査，行動観察により30〜35dB以上の閾値上昇が認められた際に，補聴器の適応を検討する．乳幼児では聴覚閾値の情報が乏しく，ABRやASSRなど他覚的聴覚検査と乳幼児聴覚検査，行動観察などによる総合的診断と，安定した装用や装用効果の判定には，保護者との連携が欠かせない．

(2) 乳幼児の補聴器適合の過程

小児の補聴器適合の過程を**表7-13**に示し，以下に解説する．

①装用耳の選択

小児は両耳装用が基本であり，左右耳の聴力に差がある場合は，まずは良聴耳に装用し，安定して装用できるようになってから反対耳に試す．非良聴耳の難聴が高度で補聴効果が乏しい場合は，良聴耳の片耳装用になることもある．一方で良聴耳が25〜30dBなど軽度難聴の場合には，非良聴耳の片耳装用になることもある．

②補聴器種と型の選択

原則的に気導耳かけ型補聴器を選択する．サイズは小型で軽く耳介に負担をかけない，耳介に合ったフックの形状を選択する．聴力レベルに応じて高度用補聴器，または重度用補聴器を使い分ける．外耳道閉鎖症などにより耳栓の挿入が困難な場合には，ヘッドバンドタイプの骨導補聴器や軟骨伝導補聴器を選択する．挿耳型補聴器は保護者が管理しにくく，誤飲などの危険性もあるため，乳幼児に対しては適用しない．乳幼児の特性から**表7-14**の機能が備わっていることが望ましい．

📝 **つながる知識**

【音場の乳幼児聴覚検査】

保護者にとって，音場による乳幼児聴覚検査（BOA, COR, VRA）で防音室に同伴することは，子どもの難聴を理解する機会になる．検査音に反応して喜ぶ様子や，小さい音への反応が乏しい様子を観察し，検査結果の解説を受けることで，子どもの聞こえるレベルを理解し，聴性行動を観察する力が養われる．

表7-13　小児の補聴器適合の過程

言語聴覚士の適合・指導	保護者の家庭指導
①装用耳の選択	
②補聴器種と型の選択	
③イヤモールドの作成	
④補聴器の初期設定	
⑤補聴器の装用指導 聴性行動観察（効果評価）	装用指導 行動観察
⑥補聴器の装用・効果評価 補聴器の再調整・適合	装用記録

表7-14　乳幼児の補聴器装用で必要な機能

電池ボックスロック機能	いたずらや電池の誤飲を防止できる
電源ランプ表示機能	保護者が見て補聴器の動作状況を確認できる
防塵・防水機能	IP68（防塵，防水）が推奨される
周辺機器へのワイヤレス接続機能	テレビ・携帯電話・電子機器，補聴援助システムなどへの接続使用（⇒141〜145頁）

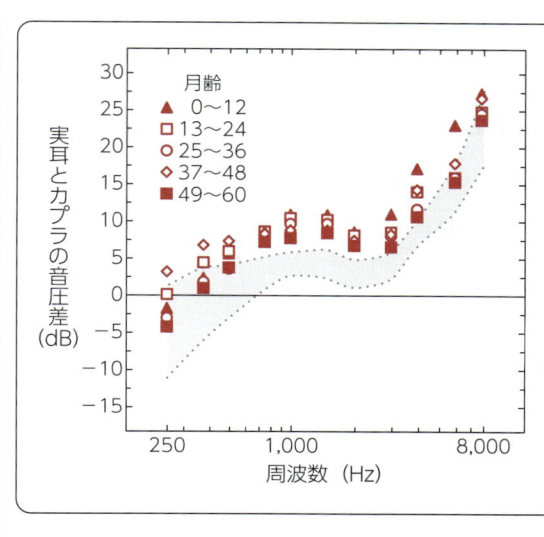

図7-18　5つの年齢グループによる実耳と2ccカプラの音圧差[1]（Judith et al, 1989）グレーの部分は成人の±1SDの範囲を示す.

③イヤモールドの作成

　乳幼児では外耳道が狭く，耳介が柔らかいため，ハウリングが生じやすく，補聴器が脱落しやすい．これらを防止するため，イヤモールドを作成して装用する．特に乳児は，一日の多くを仰臥位や抱かれて過ごすため，接触によってイヤモールドが外れやすいため注意する.

　イヤモールドを採型・作成する際は，①外耳の成長が著しいため，頻回に作り替える，②外耳道を傷つけない軟かい材質（軟質アクリル樹脂やシリコン）を選択する.

④補聴器の初期設定

　初期設定では，対象児のオージオグラムに基づいた補聴器処方式を用い（**規定選択法**），最大出力音圧および音響利得は，適合目標値より低値から開始する．代表的な処方式に NAL（National Acoustic Laboratories）法や DSL（Desired Sensation Level）法がある．乳幼児では，外耳道容積が小さく，鼓膜面上の音圧が成人よりも増大するため，聴覚保護の観点で注意を要する．過大な音によって補聴器装用の拒否が生じる．乳幼児期にどの程度大きな音圧になるかということを**図7-18**に示す.

　補聴器フイッティング用ソフトウエアには，小児の月齢別の「**実耳-カプラ差**（real-ear-to-coupler difference：RECD）」の標準値が適用されているが，個人差が大きいことも知られており，実耳測定を行うことが推奨されている.

⑤補聴器の装用指導

　初回の補聴器指導では，保護者に対し，①補聴器の扱い方，②電池の扱い方，③イヤモールドの装着方法，④補聴器の**落下防止クリップ**の使い方などを指導する.

　イヤモールドは外れやすいので装着に慣れること，外れたら根気よく入れ直すことを勧める．家庭や生活場面での子どもの聴性行動を観察し，記録用紙への記載を依頼する．①装用耳，②一日の装用時間，③聞こえに対する反応の変化（音の種類，音源からの距離，反応の有無），④補聴器装用の際のトラブルなどを記録してもらう（**表7-15**）．装用時間は補聴器のデータログ機能（⇒**97頁**）によっても確認できるので利用する.

　補聴器装用評価では，静かな部屋で乳児に過剰な刺激にならない程度の適切な音

✏️ **つながる知識**

【実耳-カプラ差】
実耳と音響カプラのレベル差をいう．低年齢児の場合，高音域ほど実耳はカプラより高値を示すことが知られており，処方するうえで補聴器の周波数特性を考慮する必要がある.

【落下防止クリップ】
補聴器に糸を取り付け，クリップで衣類の後ろに止め付けて，紛失を防止するものである.

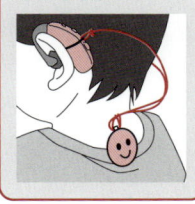

表7-15　補聴器の装用記録（保護者記入）

装用記録質問項目
1）どちらの耳に装用しましたか
2）1日に何時間くらい装用しましたか
3）補聴器を装用した時にピーピーという音はしましたか
4）嫌がらないで装用できるようになりましたか
5）補聴器を装用してどのような音に，どのくらいの距離で反応していましたか
6）補聴器を装用してからお子さんの声の出し方に変化がありましたか
7）補聴器の装用について，嬉しかったことや困ったことがありましたか

量の楽器や玩具，音声を聞かせて，乳幼児の反応を観察する．保護者は裸耳では反応がみられなかった音や声に対して，反応がみられるようになったことから，補聴器の効果を実感でき，難聴について理解するきっかけになる．

⑥補聴器の装用・効果評価と再調整

　聴性行動観察：装用開始1〜2週間後，乳幼児聴覚検査により裸耳聴力と補聴器装用下閾値を測定する．

　家庭での装用記録：補聴器装用による生活場面での聞こえや発声行動について観察し，面談し補聴器の有効性を確認する．聴性行動では，会話がしやすくなり，テレビを見ることが増えたりする．発声行動では，声の大きさや抑揚などが変化し，軽度難聴児で一本調子で大きめの発声が抑揚のある優しい小さな声になったり，重度難聴児では発声量が増して大きくなり，口元を見て構音できる子音の種類が増えたりすることが多い．

　再調整：補聴器装用・装着を確認し，最大出力と音響利得を徐々に増加させて目標値に近づける．大きすぎてうるさがらないよう，最大出力や音響利得は漸増して適合調整する．数回の来院によって，装用時のトラブルを解消し段階的に適合する．遊び相手になって声をかけるなどしながら装用させ，装用時間を徐々に延長していく．補聴器適合の評価には，補聴器装用閾値の測定または，実耳挿入利得を測定し周波数ごとの装用利得を確認する．

　経過観察：補聴器の常用ができるようになった補聴器適合後は1〜2か月に一度，装用が安定したら半年に一度程度の経過観察と聴力管理を行う．

⑦家族支援

　補聴器適合過程では，聴性行動観察だけでなく，発声や言語発達，社会性の発達など全体発達の観察により効果を評価する．保護者には成長をポジティブに捉える視点を助言し，それにより，早期の補聴が子どもの発達に有効である点について気づきを促す．

　難聴診断直後や補聴器装用開始時には，保護者の多くは，聴覚障害を認めることや補聴器の必要性に抵抗感や不安を示したり，精神的に不安定な状況を示す場合もある．言語聴覚士は保護者の心情に寄り添いつつ，難聴の受け入れにカウンセリングの視点（受容，傾聴，共感の姿勢）で支援を行う必要がある．また，補聴器装用下に子どもとのコミュニケーションのモデルを示したり，同障の家族や先輩家族との交流の機会を設定することで，保護者が補聴器装用に踏み出せることも多い．

⑧集団参加の支援

　家庭での装用が安定した後に，保育園や幼稚園，小学校など装用場面を広げていく．担任や施設長には，対象児の難聴と聞こえにくさやコミュニケーション，補聴器の扱いと管理などについて説明の上，連携を依頼して，児と保護者を支えることが必要である．

　軽度難聴児や聴力に左右差がある児では，補聴器適合後に医療施設のみで経過観察の支援をすることも多い．難聴が軽度でも，本人や家族が地域や学校などで孤立したり，孤独感に悩んだりすることは多い．言語・療育指導が適用されない場合でも，継続的なカウンセリング支援が必要である．

　難聴診断が遅れた事例や，学童期に入ってから補聴器の必要性が生じて適合を開始する事例では，言語発達や社会性の発達などに影響を与えていないか総合的観点で検討を要する．

文献

1) Judith A. Feigin, et al.：Probe-Tube Microphone Measures of Ear-Canal Sound Pressure Levels in Infants and Children. *Ear And Hearing*, **10**(4)：254-258, 1989.

（北　義子）

2. 人工聴覚器（人工内耳・人工中耳）

　人工聴覚器とは，手術を必要とする聴覚障害に対する補装具（医療機器）をいう．人工内耳と人工中耳などがある．

1 人工内耳の概要

　人工内耳とは，主に両側高度または重度難聴があり，補聴器装用で言語聴取が十分にできない者を対象とした人工聴覚器である．

　人工内耳は，1978年にオーストラリアのメルボルン大学で初のマルチチャンネル人工内耳がヒトに植え込まれて以降，臨床応用が進められた．わが国でも1985年に初の人工内耳植え込み術が施行されたのを皮切りに，1994年に健康保険適用となり，1998年には小児を含めた人工内耳適応基準が発表され，広く普及するに至った（**表7-16**）．その後も適応基準は複数回改定され，2014年には低音域に残聴がある

表7-16　人工内耳の歴史年表

1800年	ボルタが耳に通電すると音が聞こえることを報告
1950〜1960年代	蝸牛神経への電気刺激の試み，シングルチャンネル電極植え込みの研究
1978年	10チャンネル人工内耳のヒトへの植え込みに成功
1985年	日本初のマルチ（22）電極型人工内耳植え込み術
1991年	日本で先進医療として認可
1994年	日本で健康保険の適用認可
1998年	日本における人工内耳適応基準の制定
2006年	小児人工内耳適応基準改定
2014年	小児人工内耳適応基準改定，EASシステムの保険の適用認可
2017年	成人人工内耳適応基準改定
2022年	小児人工内耳適応基準改定

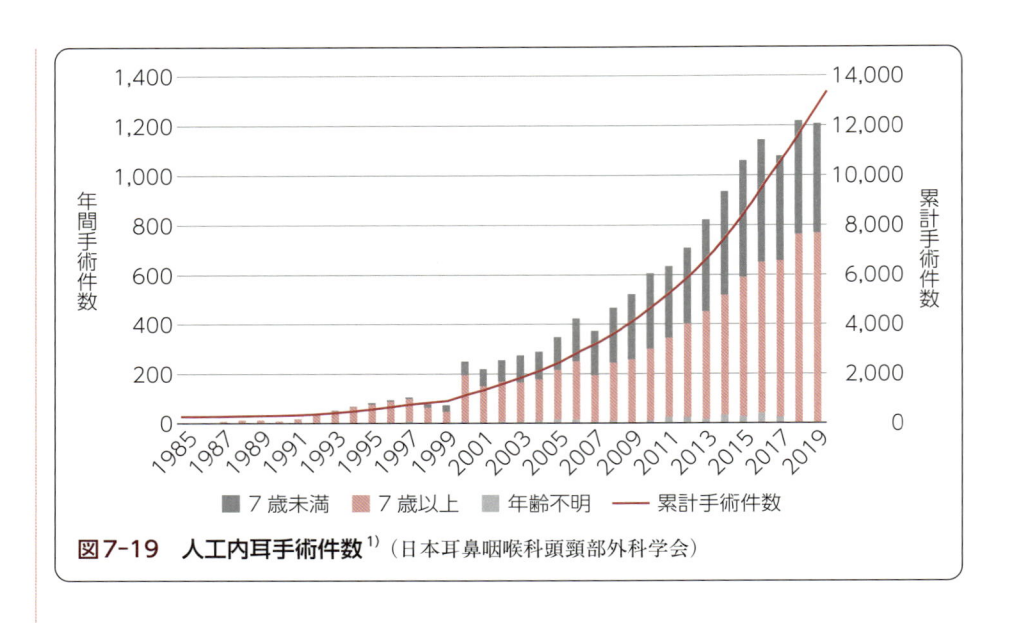

図7-19　人工内耳手術件数 [1] （日本耳鼻咽喉科頭頸部外科学会）

凡例：■ 7歳未満　■ 7歳以上　■ 年齢不明　── 累計手術件数

📝 **つながる知識**

【EAS適応基準（2023）】
以下に全文が掲載されているので確認しよう.

日本耳科学会HP>
学会概要>
用語・ガイドライン>
残存聴力活用型人工内耳
EAS (electric acoustic stimulation) 適応基準（2023）(PDF)

難聴者に対する残存聴力活用型（EAS）人工内耳（「Column：残存聴力活用型（EAS）人工内耳」 ⇒ **132頁**） も導入されるなど，人工内耳の適応範囲は広がり，わが国では2019年までに約1万4千件の手術が施行されている （**図7-19**）．人工内耳による聴取能は，2014年に導入された音声処理法であるSPEAK法で一段と向上し，その後も聴取改善を目的に様々な発展的コード化法が開発されている．**当初は成人中途失聴者から開始**されたが，1998年以降小児先天性難聴に対する人工内耳適応も増加し，7歳未満が全体の約1/3を占めるに至っている．世界的には約74万7千件の人工内耳が植え込まれているとの統計がある [1,2].

2 人工内耳の仕組み

(1) 人工内耳を用いた音声伝達の流れ

　人工内耳は体外装置と体内装置からなる．体外装置で周囲の音声をひろい，音声をデジタル信号化し，送信コイルを介して体内装置へ情報を伝達する．体内装置本体部分は耳後部側頭骨上に置かれ，電極は蝸牛窓またはその近傍の開窓部から蝸牛（主に鼓室階）に挿入される （**図7-20, 図7-21**）．受信アンテナを介して信号を受け取った体内装置は蝸牛内の電極で蝸牛神経を電気刺激し，興奮させる．神経の信号が中枢へ伝達され，音情報が認知・弁別される．

(2) 人工内耳の部品構成とそれぞれの役割 （図7-22）

①体外装置

マイクロホン：音声をひろう．複数個装備され，指向性などを実現している．

スピーチプロセッサ：音声をコード化法に従って**電気信号に変換**する．

送信コイル：体内装置へ**音情報を電磁波で伝達**する．体内装置の**電力を供給**する．

電池ボックス：体外装置・体内装置の**電力源**となる．

②体内装置 （インプラント）

受信アンテナ：**音情報を電磁波で受信**する．

発信機：音信号を受信し，回路を電気的に発振させる．

📝 **つながる知識**

送信コイルと受信アンテナの中央にはそれぞれ磁石があり，磁石の引力によって頭皮を介して固定されている.

📝 **つながる知識**

【体内装置の電力源】
体内装置には電力源（電池）はないので，故障などがない限り，交換は不要である.

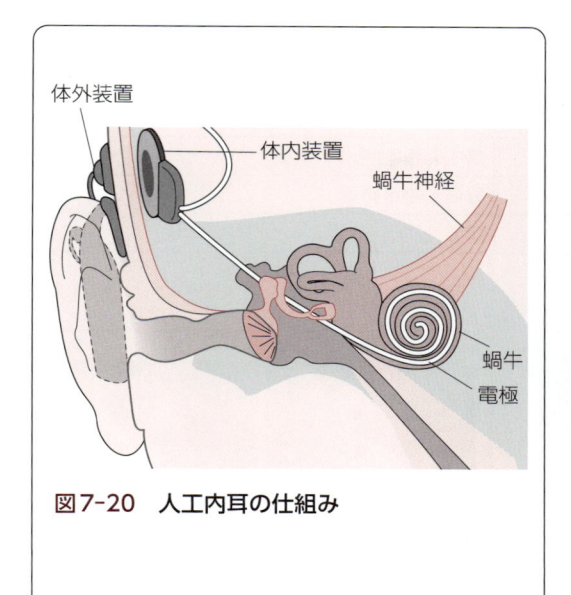

図7-20　人工内耳の仕組み

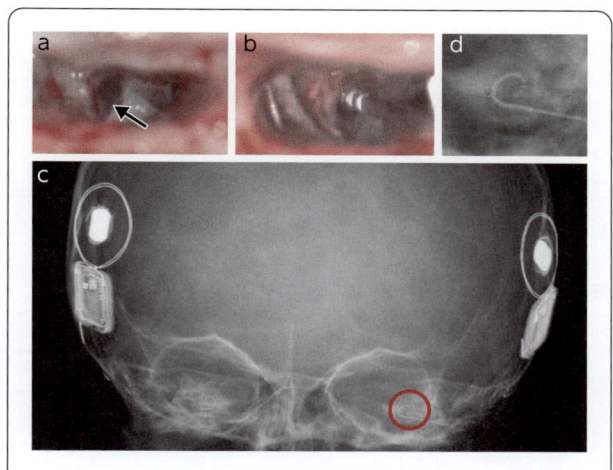

図7-21　人工内耳挿入前蝸牛窓膜と人工内耳電極挿入後の術後エックス線写真

a) 顔面神経窩より観察した蝸牛窓膜（矢印）.
b) 蝸牛窓より挿入された人工内耳電極.
c) 人工内耳挿入後のエックス線写真. 人工内耳が両側側頭部に植え込まれている.
d) 赤丸部分を拡大. 人工内耳電極が蝸牛内に挿入されていることが確認できる.

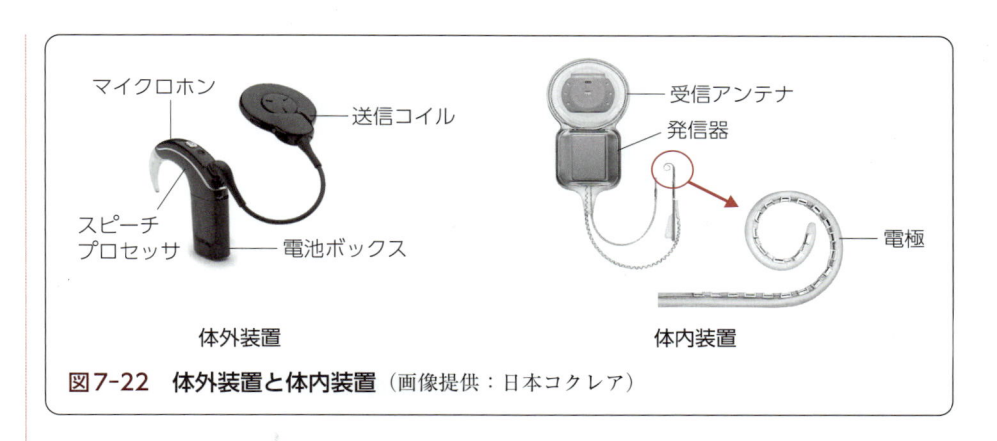

図7-22　体外装置と体内装置（画像提供：日本コクレア）

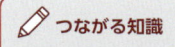
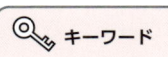
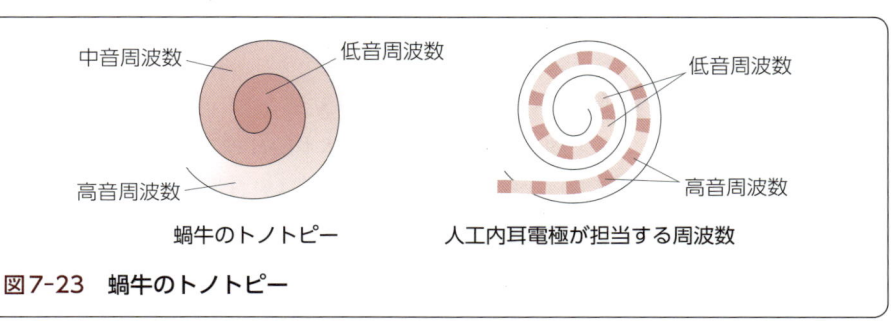

図7-23　蝸牛のトノトピー

電極：蝸牛神経を電気刺激する.

(3) 蝸牛内電極部位と担当周波数（図7-23）

蝸牛にはトノトピーが存在し，部位によって周波数特異性がある. 内耳窓に近い

表7-17　人工内耳と補聴器の違い

表7-17　人工内耳と補聴器の違い

	人工内耳	補聴器
聴覚補償原理	音を電気信号に変換して刺激（電気刺激）	音を増幅（音響刺激）
作用部位	蝸牛神経	蝸牛有毛細胞
対象聴力	高度〜重度難聴	軽度〜高度難聴
手術的操作	必要	不要

表7-18　成人人工内耳適応基準（2017）（要約）

年齢	制限なし
裸耳聴力・補聴効果	・平均聴力レベルが90dB以上の場合 ・平均聴力レベルが70dB以上90dB未満で，補聴器装用下の最高語音明瞭度50%以下
手術禁忌	なし
慎重な判断を要する場合	・画像で人工内耳挿入スペースがない ・活動性中耳炎の存在 ・後迷路性病変や中枢病変の合併 ・認知症・精神障害の合併 ・言語習得前・習得中の失聴例 ・その他重篤な合併症例
両側人工内耳	両耳聴実現のために有用であれば否定しない

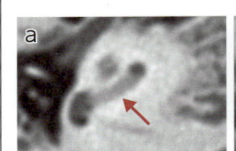
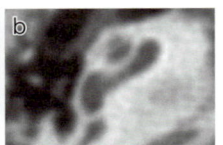

図7-24　髄膜炎骨化症例
a) 蝸牛骨化症例のCT．基底回転の進行強度が増している（矢印）．
b) 正常蝸牛．

📖 ここが重要

失聴期間が長期間となると蝸牛有毛細胞の障害であったとしても，時間とともに蝸牛神経も変性してしまうので，人工内耳の成績も落ちることがある．

✏️ つながる知識

【後迷路障害と人工内耳】

聴神経腫瘍合併や聴神経腫瘍術後における難聴は，蝸牛神経から中枢側に障害があるため，人工内耳による電気刺激が伝達されず，効果は乏しいことが多い．一方，後迷路性難聴でも有毛細胞と蝸牛神経接合部の障害を伴うような遺伝性難聴（*OTOF*遺伝子異常）などの場合は，蝸牛神経本体の障害はないため，人工内耳が有効である．

部分（**基底部**）が高音周波数，内耳窓から遠い部分（**頂部**）が低音周波数領域を知覚する．挿入された電極の先端部分の電極が**低音周波数**の情報伝達を，付け根付近の電極が**高音周波数**の情報伝達を担当する．

3 人工内耳と補聴器（表7-17）

人工内耳と補聴器は**刺激方法**と**刺激部位**が異なっている．

補聴器は音を増幅し，**音響刺激**で残存する**蝸牛有毛細胞**に情報を伝える．一方，人工内耳は**電気刺激**が直接**蝸牛神経**を刺激する．

人工内耳の術後成績は術前の補聴閾値や裸耳閾値とは相関しない．蝸牛有毛細胞が障害され，補聴器で閾値が得られない重度難聴者においても，蝸牛神経の機能が残っていれば人工内耳では良好な聴取が可能となる．

4 人工内耳の適応基準

人工内耳の適応基準は，基本的に裸耳聴力レベル，補聴器の効果（装用下閾値，聴取能）で決定される．小児では療育環境・児の発達も考慮する．両耳聴獲得を目指した両側人工内耳は，成人・小児いずれにおいても選択が可能となっている．

(1) 成人の適応基準

2017年に日本耳鼻咽喉科学会（現・日本耳鼻咽喉科頭頸部外科学会）から発表された適応基準が現時点では最新となる（**表7-18**）．裸耳平均聴力レベル（500Hz，1,000Hz，2,000Hz）が90dB以上の重度感音難聴の場合，または平均聴力レベルが70dB以上90dB未満で補聴器装用下の**最高語音明瞭度**が50%以下の場合となる．次のような事項がある場合は，慎重な判断が求められる．

① 人工内耳を挿入するスペースが蝸牛にない場合

髄膜炎後の難聴症例などでは蝸牛骨化が起こり，人工内耳挿入のスペースがない場合がある．部分的な骨化であれば骨化部位を削開して挿入することも可能である（**図7-24**）．

② 活動性中耳炎

粘膜の炎症性浮腫などで解剖学的な部位同定が困難，または術後感染症を引き起こす可能性が高くなる．人工内耳感染が起こった場合，人工内耳の抜去を余儀なくされるケースもある．内耳奇形症例では脳脊髄腔との疎通性が高い場合があり，活動性中耳炎がある中で内耳開窓を行うと髄膜炎をきたすリスクもある．必要に応じて，炎症を抑えるための手術を行った後に，二期的に人工内耳植え込み手術を行うことも検討する[3]．

③ 認知症・精神障害

重度認知症・精神障害を有した場合，術後プログラミング（マッピング®）時の指示が理解できず，人工内耳の調整ができなかったり，そもそも機器の操作ができなかったりするなど，人工内耳を十分に活用できない可能性がある．

④ 言語獲得前・習得中の失聴例

先天性または言語習得前の両側高度・重度難聴者で，思春期以降に手術を受ける場合は言語習得後失聴者に比べて聴取成績はばらつきが大きく，不良なことが多いため，適応の決定は慎重に行い，結果の不確実性について説明が必要である．

また，両側人工内耳による雑音下での聴取や音源定位は片側人工内耳に比べて良好となる[4]．2017年の適応基準改定で，成人においても必要に応じて両耳への人工内耳植え込みを施行することが認められている．

(2) 小児の適応基準

2022年に日本耳鼻咽喉科頭頸部外科学会から発表された適応基準が現時点では最新となる（**表7-19**）．

表7-19 小児人工内耳適応基準（2022）（要約）

人工内耳適応条件	
術前から術後療育まで家族・医療施設内外の専門職種との一貫した協力体制がある	
医学的条件	
年齢	原則体重8kg以上または1歳以上
裸耳聴力・補聴効果	1. 平均聴力レベルが90dB以上の場合 2. 1が確認できない場合でも6か月以上の補聴器装用で装用下平均聴力レベルが45dBより改善しない場合，または補聴器装用下の最高語音明瞭度が50％以下の場合
例外条件	・髄膜炎後の蝸牛骨化の進行が予想される場合 ・既知の難聴遺伝子異常がありABRなどの聴性誘発反応および聴性行動反応検査で音反応が認められない場合 ・低音部に残聴はあるが1～2kHz以上が聴取不能で構音獲得に困難が予想される場合
手術禁忌	中耳炎などの感染症の活動期
慎重な判断を要する場合	・画像で人工内耳挿入スペースがない ・反復性急性中耳炎の存在 ・高度内耳奇形の存在 ・重複障害・中枢性聴覚障害
両側人工内耳	両耳聴の実現のために人工内耳は有用である

つながる知識

【小児人工内耳適応基準 (2022)】
本書では要約しているが、以下に全文が掲載されているので確認しよう。

日本耳科学会HP＞
学会概要＞
用語・ガイドライン＞
小児人工内耳適応基準2022 (PDF)

【専門医療機関】
日本耳鼻咽喉科頭頸部外科学会では、難聴児への適切な精査・対応ができる施設の一覧を公表している。

日本耳鼻咽喉科頭頸部外科学会HP＞
一般の皆さん＞
専門医・相談医ってなに？＞
近くの耳鼻咽喉科専門医を探しましょう！

①適応条件

術前における聴力・言語発達の評価，術後のリハビリテーションが重要である．このため「医学的な条件」の前に「人工内耳適応条件」という項目が設定されている．人工内耳の適応を検討する医療機関は，乳幼児の聴覚障害，聴覚検査，補聴器適合に熟知し，地域の療育状況やコミュニケーション指導法について把握し，協力体制を有する言語発達に影響を及ぼすその他鑑別疾患の知識を有することを求められる．

また，音声コミュニケーション以外に手話言語などのコミュニケーションの選択肢についても情報提供がなされなければならない．さらに，人工内耳装用にあたり，療育施設との連携，家族の協力も求められる．親密な**協力体制**が構築されていることが必要条件となる．

②医学的条件

上記適応条件を満たした上で，「医学的条件」が合致していることを確認する．

原則**体重8kg以上または1歳以上**で，**裸耳平均聴力が90dB以上**となっている．または，6か月以上の補聴器装用で補聴器装用閾値が45dBより改善しない場合，**語音明瞭度が50%以下**の場合が適応となる．

③例外条件

以下のような例外規定が設けられており，各症例の状況を勘案しつつ手術適応は柔軟に決定していく．

- 髄膜炎後など蝸牛骨化の進行が想定される場合．
- 既知の高度難聴をきたし得る遺伝子異常があり ABR などの聴性誘発反応や聴性行動反応聴力検査（BOA）で音に対する反応が認められない場合．
- 低音部に残聴があるものの 1〜2kHz 以上の中高音部の聴力が悪く，子音の構音獲得に困難が予想される場合など．

④手術禁忌

- 活動性中耳炎

⑤慎重判断

- 人工内耳を挿入できるスペースが蝸牛にない．
- 反復性の急性中耳炎．
- **高度内耳奇形**：高度内耳奇形では，制御困難な髄液の噴出の可能性があったり，一部（特に蝸牛神経欠損・低形成例：**図7-25**）では術後の成績が不良であったり，ばらつきがあったりするので，慎重に適応を決定しなければならない．
- **重複障害・中枢性聴覚障害**：合併する重複障害は，術後の聴取・言語発達などに影響が及ぶので，人工内耳の目標設定などをしっかり話し合い，適応を慎重に決定する必要がある．

⑥その他適応にあたっての注意点

適応基準には規定がないが，聴力レベル・補聴閾値・聴取能などに加

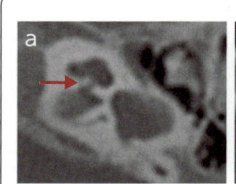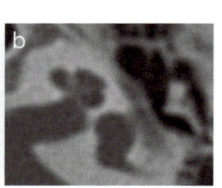

図7-25 蝸牛神経管狭窄症
a) 内耳奇形蝸牛神経管狭窄例（矢印）．
b) 正常蝸牛．

表7-20　両耳聴効果

良聴耳効果	聞きたい会話音のSN比がより大きい側の耳（すなわち音声がよく聞こえる側）で集中して聞くことによる効果
頭部遮蔽効果	頭部によって雑音が遮蔽されることにより会話音のSN比が向上する効果
スケルチ効果	雑音下での会話音などで，意味のある会話音を選択して聞き取る効果
ラウドネス加算効果（加重効果）	同じ音が左右から入ることで大きな音に感じられる効果
音源定位	音の到来方向を感じて音に対して注意を向ける効果

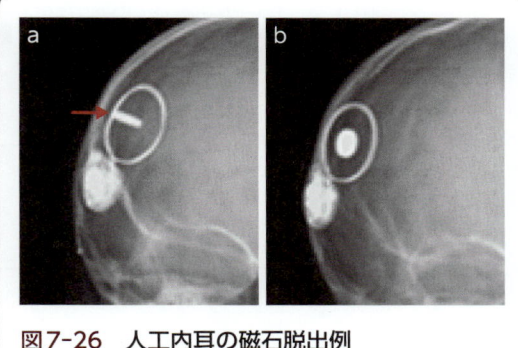

図7-26　人工内耳の磁石脱出例
a) MRIによる磁石脱出例，b) 正常例.

えて，本人の言語発達レベルも重要な評価項目となり得る．全体的な発達も影響があるので慎重に見極めることが重要となる．発達検査で評価を行う．

⑦両側人工内耳について

音声を用いて様々な学習を行う小児に対する補聴の基本は両耳聴であり，両耳聴の実現のために人工内耳は有用である．

【両側人工内耳】

両耳聴による聴取向上効果には，**表7-20**のものがある．

また，両側人工内耳には，1回の手術で両側人工内耳を行う両側同時手術と，2回に分けて行う逐次手術がある．残聴がある場合や左右に聴力差がある場合などは，両側人工内耳を行うのか，人工内耳と補聴器での<u>バイモーダル</u>での補聴を行うのか，個別に適応を検討する．

【人工内耳とMRI】

人工内耳は磁石を内蔵しているため，MRI施行により磁石が動き，障害をきたす．最悪の場合には磁石の脱出を起こす（**図7-26**）．施行前には機種の確認と対策が必要になる．現在使用されている人工内耳には，3T（テスラ）MRIまで特に対策なしに撮影可能な機種もある．撮影が可能であっても，磁石周囲には大きなアーチファクト（欠損像）ができるため，脳内の精査を優先する場合には，手術的に磁石を摘出した後に撮影する．

🔑 **キーワード**

【バイモーダル】
片側に補聴器，反対側に人工内耳を装用して音響刺激と電気刺激の両面から入力を活用すること．両者単独使用に比べて聴取能の改善が得られる．

5 人工内耳のコード化法とプログラミング・音入れ

(1) コード化法

人工内耳体外装置のマイクロホンでひろわれた音声を処理してデジタル電気信号に変換することをコード化という．コード化された電気信号が体内装置に伝達され，体内装置から伸びる電極が電流パルスを発し，蝸牛神経を興奮させる．現在使用されている音声コード化法は，SPEAKコード化法とCISコード化法に大きく2つに分けられる．SPEAKコード化法は周波数情報重視型，CISコード化法は時間情報重視型である．その2つから各社が独自のコード化プログラムを発展させている．

(2) 音入れ

人工内耳を使用するにあたり，その人に合わせた電流量を電極ごとに割り当てる

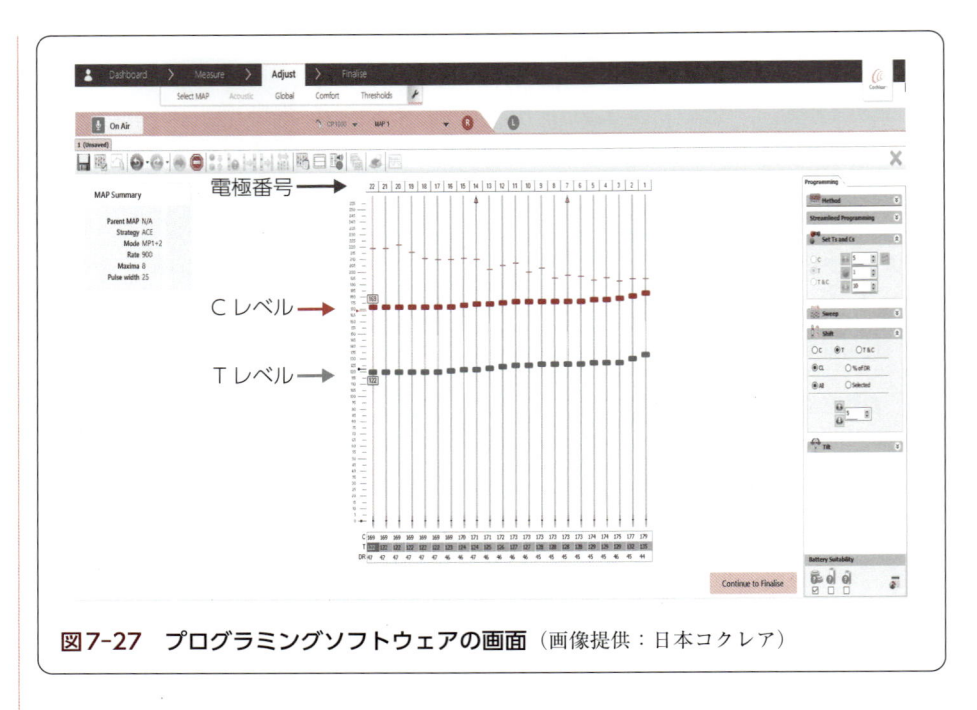

図7-27　プログラミングソフトウェアの画面（画像提供：日本コクレア）

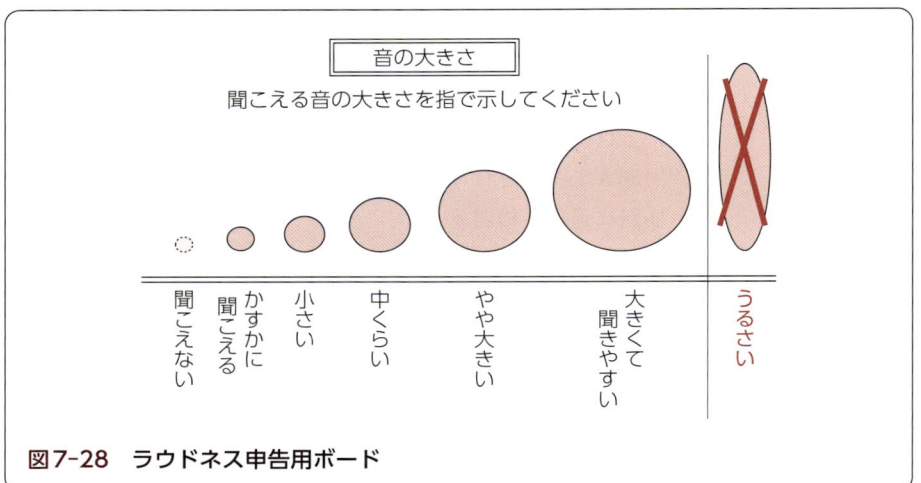

図7-28　ラウドネス申告用ボード

📖 **ここが重要**

【音入れ時の設定】
音が聞こえにくい場合はTレベルを下げる．音がうるさい場合にはC/Mレベルを下げる．

✏️ **つながる知識**

【顔面神経刺激反応】
プログラミングで電流量を上げていくと顔面の痙攣が現れることがある．内耳奇形症例や，電流量を大きくしなければ音感覚が取れない症例などで起こりやすい．顔面刺激反応が起こる場合は，その電極の使用を中止するか，Cレベルを反応が起こる値より低く設定する．

プログラムを作成する作業を行う必要がある．スピーチプロセッサにプログラム（マップ®）を入力する作業を「プログラミング（マッピング®）」という．術後に初めて行われるプログラミングを「**音入れ**」と呼ぶ．

　プログラミングに必要な事項は下記の通りである．

①**TレベルおよびCレベル（またはMレベル）の測定と設定（図7-27）**

　　Tレベル：音が聞こえ始める刺激電流のレベル．

　　Cレベル：大きいけれども，うるさくならないレベル．

　　Mレベル：ちょうどよいレベル．

　成人の場合は，図のようなボードを用いてラウドネスを申告してもらう（**図7-28**）．小児の場合は，ラウドネスの自己申告は困難であるため，Tレベル，C/M

レベルを聴性行動から推測する．術中・術後テレメトリーも参考とする．音入れ当初から大きな音が入力されると装用自体を嫌がってしまう可能性があるので，最初は小さめに設定し，徐々に上げていく．

②スイープ調整

Tレベル，C/Mレベルでの電流を各電極で連続的に流し，電極間の音の感覚が大きく異ならないことを確認する．

③ライブ

実際に人工内耳を使用してみて音に違和感のないことを確認する．

文献
1) 日本耳鼻咽喉科頭頸部外科学会ホームページ：http://www.jibika.or.jp/citizens/hochouki/naiji.html（2022年12月28日閲覧）
2) National Institutes on Deafness and Other Communication Disorders ホームページ：https://www.nidcd.nih.gov/health/cochlear-implants（2022年12月28日閲覧）
3) 大山健二：人工内耳手術の問題点　中耳炎症例にたいする人工内耳手術．頭頸部外科，**11**(1)：3-9, 2001.
4) Rana B, et al.：Bilateral Versus Unilateral Cochlear Implantation in Adult Listeners：Speech-On-Speech Masking and Multitalker Localization. Trends Hear. 2017.
5) 川島慶之・他：高齢者への人工内耳　手術の安全性と聴取成績．日本耳鼻咽喉科頭頸部外科学会会報，**125**(2)：151-158, 2022.

（樫尾明憲）

6 人工内耳の効果の評価：聴取能の個人差

人工内耳装用により，言語獲得前失聴の小児で，音声言語能力の獲得が有利になる．個人差があるが，多くは適切な調整により聴覚閾値が軽度難聴相当まで改善し，語音聴取能が改善することにより音声言語コミュニケーションが可能となる．人工内耳術後は，術前との比較や，発達（改善）状況の観察のため，定期的な効果評価が必要である．

(1) 小児症例の評価

乳幼児期の人工内耳では，語音聴取能評価が困難なため，聴性行動や発話行動などの行動観察を行う．こうした行動観察結果を定量化する代表的な評価として meaningful auditory integration scale（MAIS）と meaningful use of speech scale（MUSS），listening progress profile（LiP），auditory skills checklist，nottingham auditory milestones などがある．いずれも養育者への面接や直接的な行動観察の結果を，定義された評価段階で数値化するものである．定期的な評価で，個々の発達状況を把握し，養育者への指導と目標共有のための指標とする[1]．

小児期の語音聴取能評価は，対象児の言語発達や全体発達に応じて実施される．検査素材については，言語学的単位（文，単語，同一モーラ数の音韻，語の長さ，音節）や，提示方法（オープンセット・クローズドセット，音場評価，肉声評価）などの条件を選択して評価を行う．

(2) 成人症例の評価

言語獲得後失聴成人の語音聴取能評価は，通常，防音室内で実施され，被検者はスピーカの正面に着席して提示されたことばを聞き取り，書字または復唱にて回答する．

検査素材としては，実施基準を明確にした音声のみによる語音聴取評価検査である「CI-2004（試案）」が用いられている．「CI-2004（試案）」は，複数の言語学的単位（文，単語，子音，単音節）を備える他，雑音を負荷した検査が可能である．

(3) 人工内耳による聴取能の個人差

人工内耳術後の語音聴取能は，小児，成人ともに個人差が大きい．術後の語音聴取能に大きく影響する要因（予後不良因子）は，「難聴原因」「人工内耳装用年齢」「併存する障害」である．

①難聴原因

小児人工内耳装用例において，一部の内耳奇形例で術後の聴取能が低くとどまることが知られている[2]．特に蝸牛不全分離（incomplete partition），蝸牛低形成（cochlear hypoplasia），common cavity（⇒44頁），蝸牛神経低形成（cochlear nerve deficiency）では，音声言語コミュニケーションが可能となる症例から，視覚言語の併用が必須となる症例まで様々である．術前画像診断で蝸牛神経が描出されない蝸牛神経低形成例では，人工内耳の効果が極めて乏しいことを養育者に対して説明し，視覚言語での言語発達促進を勧める場合もある．

②人工内耳装用年齢

小児人工内耳装用例では，装用開始年齢が低い症例は高い症例より，聴取能が良好である[3]．人工内耳による聴覚処理能力の発達には一定の年齢的制約があると考えられることが，手術早期化の根拠となっている．ただし，言語習得後失聴例や，補聴器装用効果が良好であった進行性難聴例など，術前の聴覚活用状況が良好であった場合はこの限りではない．

成人人工内耳装用例では，装用開始年齢が高いこと自体は人工内耳適応外とする要因にはならないが，失聴期間が長く，装用開始年齢が高いほど，術後の聴取能が低い傾向にある[4]．言語習得前失聴で補聴器による聴覚活用経験のない成人は，人工内耳による聴覚刺激を活用できる可能性が極めて低い．また，装用開始が高齢になると認知機能の全体的な衰えが要因となり，雑音下聴取能が低くなる．

③併存する障害

難聴診断後には，併存する障害がある場合でも，積極的に聴覚補償が検討される．一方で，小児人工内耳装用例において，難聴の他に精神遅滞や自閉スペクトラム症，限局性学習症などの障害を併せもつ症例では，人工内耳術後の聴取能，音声言語能力ともに緩慢な発達を示すことが知られている[5]．これらの症例における長期的な聴取能は，併存する障害の重症度に依存するため，多職種が連携しながら療育を進めていく必要がある．

人工内耳の効果評価結果は，装用者本人あるいは養育者と現時点での聴取能とその後の発達（改善）状況に関する情報を共有するための重要な資料となる．装用者の聴取や発達状況に合う適切な評価素材を選択して定期的に実施していく必要がある．

人工内耳の聴取能には個人差が大きい．特に予後不良因子をもつ症例に対する人工内耳の適応決定には，本人あるいは養育者の適切な理解のため，術前の丁寧な説明が必須である．また，術後は個々の症例に応じた（リ）ハビリテーションの目標設定を行い，本人・家族と共有していくことが重要といえる．

✎ つながる知識

【予後不良の要因】

「難聴原因」による聴取能不良は，主に電気刺激を受容する末梢聴覚の要因であるのに対し，「人工内耳装用年齢」と「併存する障害」は聴覚伝導路の活用状況や大脳の可塑性といった中枢要因であるといえる．

✎ つながる知識

【適切な評価材料】

言語発達途上の小児と言語獲得後失聴の成人では，提示される言語学的単位による難易度が異なる．小児では単音節→単語→文の順に難易度が上がるのに対して，成人では類推効果が得られない単音節の難易度が最も高くなる．

文献

1) 赤松裕介・他：人工内耳装用小児の初期聴覚・発話行動の発達的変容の分析. *Audiology Japan*, **57**(6)：670-678, 2014.
2) 坂井有紀・他：小児内耳奇形に対する人工内耳埋込術と術後成績. *Audiology Japan*, **51**(6)：633-640, 2008.
3) Thomas P. Nikolopoulos, et al.：Age at implantation：its importance in pediatric cochlear implantation. *Laryngoscope*, **109**(4)：595-599, 1999.
4) Laura K. Holden, et al.：Factors affecting open-set word recognition in adults with cochlear implants. *Ear Hear*, **34**(3)：342-360, 2013.
5) Nathalie Wakil, et al.：Long-term outcome after cochlear implantation in children with additional developmental disabilities. *Int J Audiol*, **53**(9)：587-594, 2014.

（尾形エリカ）

7 人工内耳プログラミングと装用支援

　人工内耳の使用は，手術で完結するものではなく，聴覚（リ）ハビリテーションとして，術前は言語・聴覚評価とガイダンス，術後は刺激プログラムの調整と聴取練習，装用指導が必須である．

　手術後1〜2週間後に初めて機器を作動させる「音入れ」を行う．音入れ後は数週間に一度，プログラムの調整と聴取練習や装用指導を実施し，装用が安定したら定期的な経過観察により，機器および使用状況の点検と必要な機器調整や指導を行う．

　人工内耳による語音聴取能は個人差が大きく，また騒音環境では著しく低下する．静寂下での会話は問題なく行える症例でも，グループでの会話や反響の大きいホールでの聴取，視覚的補助のない場面などでは，急激に聴取能が低下する特徴をもつ．このため，家族の団らんやグループ活動の際に孤独感を感じる装用者も少なくない[1]．これらを踏まえ，聴覚（リ）ハビリテーションにおいては，聴取能向上の他，心理的なケアや総合的なコミュニケーション能力の向上に対する支援が必要である．

(1) 人工内耳機器のプログラミング

①音入れ前の事前準備

　ソフトウェアの事前準備（動作確認・装用者情報の入力），使用機器の検品・動作確認，エックス線による電極挿入状態の確認を行う．また，あらかじめ装用者本人あるいは養育者に対して実施内容についてガイダンスを行い，協力を得る．

②音入れとその後の機器調整

　術後創部の観察：コイル部磁石の強度を選択する．術後早期の場合は，皮弁が腫れていることが多いため，あらかじめ数種類の磁石強度を用意する．

　刺激電流量測定：蝸牛内および蝸牛外の電極インピーダンス（抵抗）の測定を実施し，開回路や短絡など，特定の電極を使用すべきでない状態が検出されないか確認の後，刺激電流量測定を行う．装用者の音刺激に対する応答や反応を注意深く観察し，術中・術後の神経反応テレメトリーデータも参考にして，使用電極・電流量の最終決定を行う．

　神経反応テレメトリー（Neural Response Telemetry：NRT）：現行の人工内耳システムには，蝸牛内の聴神経複合活動電位（Electrically Evoked Compound Action Potential：ECAP）を測定する神経反応テレメトリー機能が搭載されており，プログラミングシステムとインプラントによる簡易測定が可能となっている．得られるECAP反応閾値については，最小可聴閾値・最大快適閾値との相関や，経時的変化について報告されており[2]，特に幼小児のプログラミング時の指標として

つながる知識
【電極インピーダンス】
抵抗値が高い場合は，開回路，または空気の混入などにより電極が体液や組織と接触していないことを示唆する．抵抗値が低い場合は，短絡を示し，電極またはそのリード線が別の電極またはリード線と接触していることを示唆する．抵抗値は経時的に変化するため，毎回測定することが望ましい．

キーワード
【開回路・短絡】
開回路とは，電気回路内の電流の経路が断たれた状態を指す．短絡とは，電気回路の二点間が，抵抗が非常に小さい導体で接続された状態を指す．人工内耳のインプラントにおいて開回路や短絡が検出された場合は，該当の電極を非活性とする．

つながる知識
【ECAPの測定】
ECAPは装用者の覚醒状態を問わず，測定可能だが，ECAP反応閾値が最大快適閾値を上回る場合もあるため，測定中は装用者の反応を注意深く観察する必要がある．

有用とされる.

　試聴：電極部の抵抗値の変化と装用者自身の慣れにより，装用後早期の刺激電流量が変化することを考慮し，装用可能なプログラムから刺激量を増減させたプログラムを数種類用意して試聴を勧める.

　装用者本人，養育者への説明：機器操作方法，故障時の対応について説明する．初回は最小限の情報にとどめ，理解を推し量りながら順次情報を加えて説明を行う.

③成人の人工内耳プログラミング

　病院内と実際の生活場面では，音環境が異なる他，装用者の訴えは失聴歴や音概念の発達により多様であることに留意する.

　最小可聴閾値が正しく設定されない場合には，音の聞こえはじめの刺激が不正確となり，特に設定値が高すぎると「音がうるさい」「暗騒音が気になる」といった訴えが多くなる．また，最大快適閾値が正しく設定されない場合には，音の最大刺激が不正確となり，「音が割れる」「音がこもる」といった訴えが多くなる.

　失聴期間の長い装用者では，頭痛や嘔気など，耳以外への刺激を訴える場合もあり，安定装用までに時間を要する例が多く，段階的に慣れさせる必要がある.

④小児の人工内耳プログラミング

　電極刺激音への条件付け応答が成立するのは，一般に2歳以降である．このため装用後初期には，聴性行動を指標としたプログラミングを行うことが多い．電極刺激音に対する聴性行動は，表情変化，体動，啼泣など，児によって多様である．これらを観察する際は，統制された環境で短時間に行うことが望ましい.

　難聴原因として内耳形態異常がある場合は，刺激電流量を高く設定することが多い．その場合，蝸牛内電極からの漏れ電流により，<mark>顔面神経刺激が誘発</mark>されることがあり，それを避けるためにパルス幅や刺激レートなどのパラメーターを適宜調節する必要がある.

　早期の安定装用のために，特に耳が小さく柔らかい小児では，体外部の固定方法を適宜選択する．また，臨床観察場面以外での音反応について，養育者や療育先から情報を得ることが重要である.

(2) 成人の装用支援

　成人中途失聴者の場合，音入れ後，直ちに日常会話が可能になることも，時間を要することもある．このため，聴覚（リ）ハビリテーションにおける聴取練習の必要性は個別に判断する．その他，中途障害に対する心理的なケアや，総合的なコミュニケーション能力向上支援を行う.

①聴取練習

　聴取能が良好な例では，自由想起課題（文・単語の復唱）での聴取練習を行う．現在の人工内耳聴覚は，雑音下での聴取能の他，語音に比べて環境音や音の高さの弁別が技術的に困難であり，これらの自覚を促すことも必要である.

　聴取能が不十分な例では，選択肢のある条件下での聴取練習から行う．課題としては，音節数の異なる単語の弁別，持続時間の異なる単語の弁別，5母音の識別，アクセントの異なる単語の識別などが挙げられる.

②人工内耳についての自己評価

　語音を用いた聴取能の評価により，ある程度，装用者の日常的聴取状況を予測す

🖊 **つながる知識**

【顔面神経刺激の誘発】
内耳形態異常例などで顔面神経刺激が誘発される場合には，人工内耳を装用している同側の顔面神経支配部位（眼瞼，鼻部，口唇周囲など）に電極刺激音と同期する痙攣がみられる.

ることは可能であるが，読話など視覚的な情報の併用や，文脈や関連情報を駆使して理解する，いわゆるトップダウン情報処理による言語聴取評価については，評価として不十分であることが指摘されている．そこで，日常的生活音情報に関する評価や，人工内耳装用者の生活の質に関わる自己評価が用いられている．

海外ではライフステージに対応した種々の質問紙が開発されており，聴取能に限らず，聴覚障害による心理的影響や，音声コミュニケーション障害のハンディキャップ，日常生活上の制限に関するものなど多岐にわたり，聴力レベルだけではなく，聴覚障害の影響やリハビリテーションの効果，QOL の改善などについて包括的に評価するものもある[3]．主観評価と客観評価とを併用した総合的視点により，効果について検討し明らかにすることは，障害受容の一助となり得る．

(3) 小児の装用支援

先天性重度聴覚障害例における人工内耳装用の目的は，人工内耳聴覚を基盤に母語を獲得することである．その特徴は，言語習得後失聴の人工内耳装用例とは異なり，聴覚・音声を基盤に言語・心理・社会などの発達全般を支援することである．

人工内耳装用による言語発達の様相は，聞こえる乳幼児と同様に音声を主体としたコミュニケーションにより，母語の習得が始められる．しかし，植え込み術後には，人工内耳聴覚の特性を踏まえた専門的な療育や日常家庭生活における聴覚活用と言語獲得の支援が必須となる．人工内耳を最大限に活用し，良好な言語獲得が行えるように，手術前から術後療育について家族・医療施設内外の専門職種と連携することが必要である．

①初期介入の重要性

人工内耳を最大限に活用し，良好な言語獲得が行えるように，手術前から術後療育について養育者の理解を得ること，医療施設内外の専門職種と連携することが必要である．新生児聴覚スクリーニングによる早期発見・早期介入，治療の中で，最も重要なことは初期介入におけるガイダンスとカウンセリングである．まだ意思表示をすることができない児の代わりに，適切な医療・療育を選択するのは養育者であり，正しい知識と理解のもとで選択することが求められる．

養育者の主な役割は，補聴機器の管理に始まり，ことばの発達を管理，促進することであり，初期の動機付けは長期的な療育効果に影響を与える可能性がある．インターネットをはじめ，様々な情報にアクセスすることが容易となった．しかし，それら情報の中には誤りや不確実なものも多く含まれている．初期介入におけるガイダンスとカウンセリングでは，対象者の理解度を推し量りながら，迅速に進めていく技量が求められる．

具体的には，①個々の障害特性と精神発達を評価すること，②得られた情報に基づいて，養育者に対して障害特性と治療への理解を促すこと，③親が児の療育において共同して療育を担う役割を理解できるように支援すること，④療育体制の確立に向けて連携することなどが挙げられる．

②小児人工内耳聴覚と関連する要因

人工内耳術後の聴覚・言語発達に影響する要因として，装用年齢，装用前の発達状況，聴力レベル，療育におけるコミュニケーションモード，親の関わりや経済状態などについて報告されている．

特に新生児聴覚スクリーニングにより，聴覚障害の早期診断と人工内耳装用年齢の低年齢化が実現し，先天性重度聴覚障害例の聴覚・音声言語発達を効果的に管理・介入することが可能となった．乳児期からの言語獲得の適時期に母子関係において音声活動が活発化できることは，発見の遅れによる二次的障害の発生を抑制する点からも意義は大きい．

装用月齢の他，術前聴力，親の関わり，経済状態も影響していると報告されている[4]．また，早期人工内耳装用例の中に聴取能も発話明瞭度も高いにもかかわらず，コミュニケーション能力が低い子どもが存在している．これは，人工内耳術後には，言語能力の促進に関連する多様な要因（コミュニケーション能力，対人関係発達，心理・社会性の発達など）について総合的に評価し，専門的な療育を検討する必要性を示しているといえる．また，装用前の聴力レベルや療育・家庭環境は多様であり，さらなる検討が必要である．

文献
1) 湯川久美子：人工内耳装用患者の心理的側面についての検討．耳鼻咽喉科展望，**37**(3)：300-310, 1994.
2) Paul J. Abbas, et al.：Summary of results using the nucleus CI24M implant to record the electrically evoked compound action potential. *Ear Hear*, **20**(1)：45-59, 1999.
3) 赤松裕介・他：人工内耳装用成人における人工内耳 QOL 評価と関連する要因の検討．*Audiology Japan*, **54**(1)：86-94, 2011.
4) John K. Niparko, et al.：Spoken language development in children following cochlear implantation. *JAMA*, **303**(15)：1498-1506, 2010.

（赤松裕介）

8 人工中耳・植え込み型骨導補聴器

> **✎ つながる知識**
>
> 【和製人工中耳】
> 世界に先駆けて1983年にわが国のリオン株式会社が人工中耳を開発していた．しかしながら市販化には至らず，現在は使用されていない．

感音難聴に対する人工聴覚器である人工内耳の他，伝音難聴・混合難聴に対する人工聴覚器も開発・実用化が進んでいる．わが国で現在導入されている伝音難聴・混合難聴用の人工聴覚器には，**人工中耳**（Vibrant Soundbridge®：VSB），**能動型骨導インプラント**（Bonebridge®：BB），**受動型骨導インプラント**（Baha®）の3種類がある．いずれの機器も，振動子を介して音情報を内耳に伝達する．振動子の作用部位が耳小骨連鎖・蝸牛窓膜であるものを人工中耳，作用部位が側頭骨であるものを骨導インプラントと呼ぶ．骨導インプラントは，振動子が側頭骨内に植え込まれるものを能動型，頭皮外に置かれるものを受動型と区別する．いずれも人工内耳と同様に，体内に植え込む体内装置と外部に装着する体外装置で構成される（**図7-29**）．

(1) 機器の種類

① Vibrant Soundbridge®

体内装置は人工内耳に類似した形状となっているが，リード線の先端には電極の代わりに **FMT**（Floating Mass Transducer）と呼ばれる振動子があり，これを**蝸牛窓**に留置するか，**アブミ骨**に接続する．振動子は磁石の周囲にコイルが巻かれており，電流が流れることで磁石が振動する仕組みとなっている．

② Bonebridge®

人工内耳と類似した形状ではあるが，リード線がなく本体に振動子があり，**側頭骨内にスクリューで固定する**．固定のためには骨の厚さが最低 3.5 mm 必要となる．

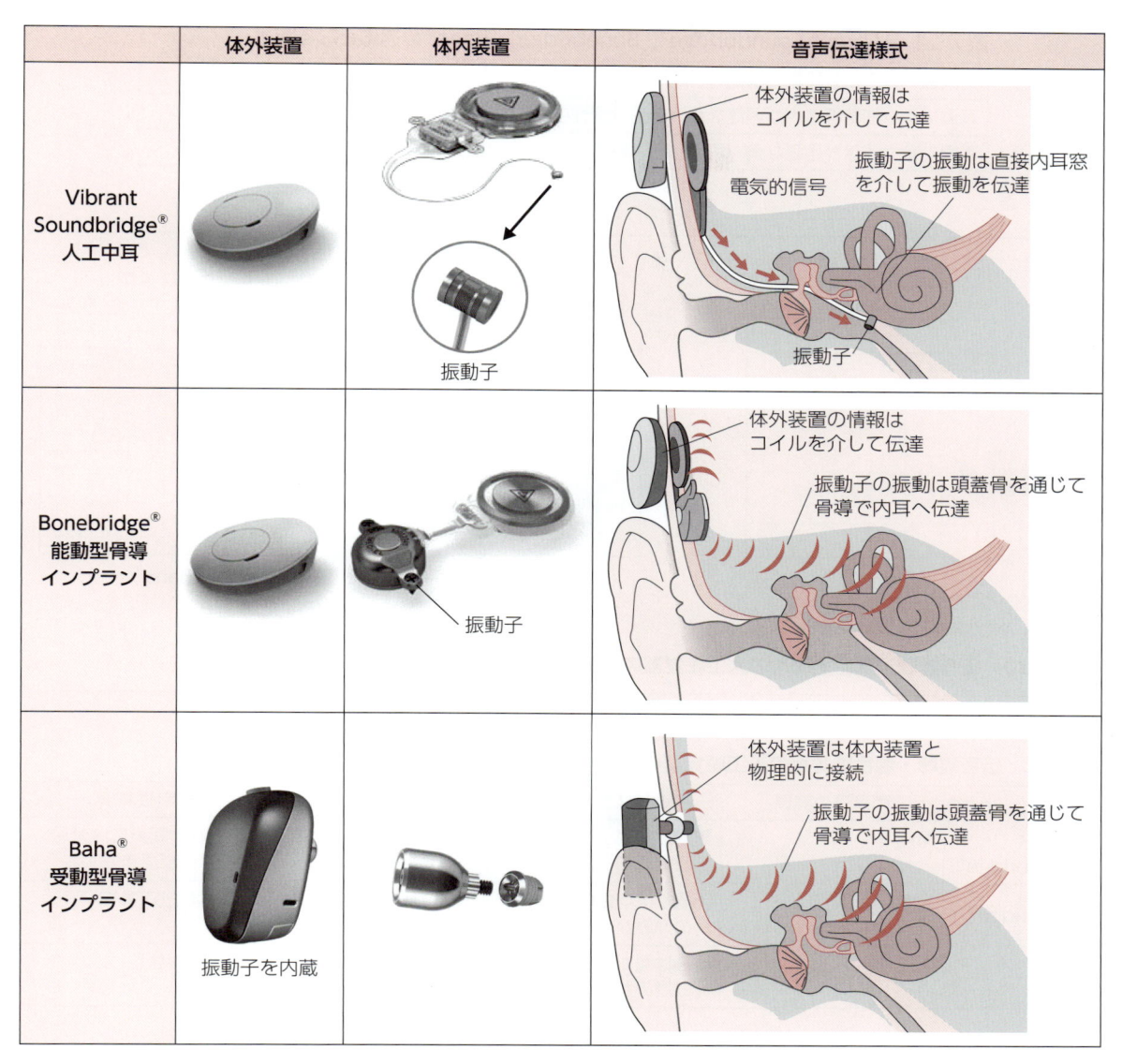

	体外装置	体内装置	音声伝達様式
Vibrant Soundbridge® 人工中耳		振動子	体外装置の情報はコイルを介して伝達／電気的信号／振動子の振動は直接内耳窓を介して振動を伝達／振動子
Bonebridge® 能動型骨導インプラント		振動子	体外装置の情報はコイルを介して伝達／振動子の振動は頭蓋骨を通じて骨導で内耳へ伝達
Baha® 受動型骨導インプラント	振動子を内蔵		体外装置は体内装置と物理的に接続／振動子の振動は頭蓋骨を通じて骨導で内耳へ伝達

図7-29　伝音難聴・混合難聴用の人工聴覚器の特徴（画像提供：MEDELジャパン，日本コクレア社）

③Baha®

　体内装置はチタン製のスクリューのみであり，**体外装置に振動子**が存在する．体内装置は皮膚を貫通して外部に露出している．固定のためには骨の厚さが最低3.0 mm 必要となる．

(2) 手術の適応

　手術の前提条件として，既存の補聴器が装用できない，効果不十分，または既存の中耳手術を行っても難聴が改善できないことが挙げられる．手術適応となる疾患は**表7-21**の通りである．いずれの機器も人工内耳と異なり，内耳の機能を用いるため骨導聴力レベルの上限が存在する（**図7-30**）．上限値は振動子の作用部位・性能により異なるが，おおむね50 dB 前後となる．

表7-21 Vibrant Soundbridge®，Bonebridge®，Baha®の適応となる疾患

| 先天性・後天性外耳道閉鎖症 |
| 耳漏により補聴器装用が困難な例（難治性慢性中耳炎など） |
| 手術で聴力改善が困難な例（耳硬化症，癒着性中耳炎，中耳根本術後など） |

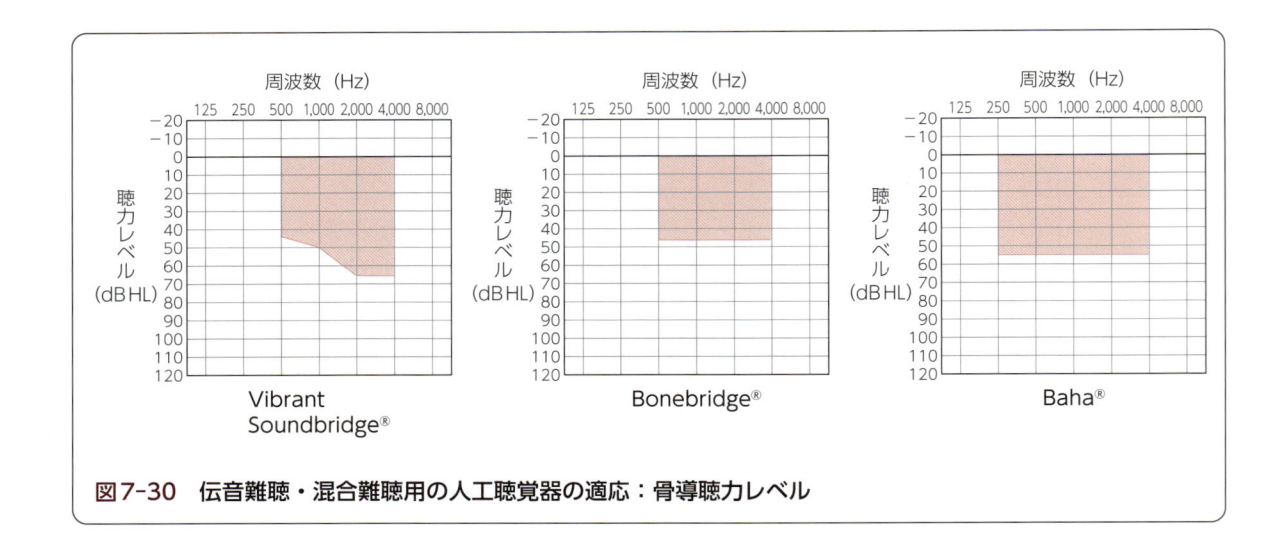

図7-30 伝音難聴・混合難聴用の人工聴覚器の適応：骨導聴力レベル

表7-22 伝音難聴・混合難聴用の人工聴覚器の注意点

	両耳聴の実現	手術リスク・難易度	術後トラブル	制限事項
Vibrant Soundbridge®	可能	難易度が高い 感音難聴のリスク	振動子のずれによる難聴	活動性中耳炎には禁忌 MRIは1.5Tまで
Bonebridge®	困難	手術リスクは低い 骨の厚みが3.5mm必要	少ない	MRIは1.5Tまで
Baha®	困難	侵襲は最も低い 骨の厚みが3.0mm必要	体内装置周囲の皮膚炎	MRI制限なし

(3) 手術にあたっての注意点（表7-22）

　人工聴覚器は手術的な治療となるため，保存的な加療の選択肢（気導・骨導・軟骨伝導補聴器など）について，十分な説明やそれらの試聴が求められる．個別の注意点は以下の通りである．

①Vibrant Soundbridge®

- 内耳に近いアブミ骨・蝸牛窓への操作を加えるため，感音難聴のリスクがある．加療を検討している側の反対側の聴力がろうである場合には，慎重な判断が必要である．
- 外耳道閉鎖例など，顔面神経に走行異常のある場合には，アブミ骨・蝸牛窓までのアプローチにより，顔面神経損傷のリスクがある．
- MRIは1.5Tまでしか施行できない．撮影時体内装置周囲にアーチファクトができる．
- 体内装置の感染が起こると摘出などの必要があるため，活動性の中耳炎がある場

合には，手術的な加療による消炎を行ってから，二期的に植え込みをする必要がある．

②Bonebridge®

- MRI は 1.5T までしか施行できない．撮影時体内装置周囲にアーチファクトができる．
- 骨伝導により対側へも音が伝わるため，両耳聴の効果は大きくは期待できない．

③Baha®

- 体内装置が皮膚を貫通しているため，周囲皮膚の炎症をきたすことがある．予防のために体内装置周囲の清掃が必要である．審美性にも優れない．
- 適応が両側性難聴となっており，一側性難聴への適応はない．
- MRI の影響はほとんどない．
- 手術操作が単純なため，植え込み手術は局所麻酔でも施行可能である．

（樫尾明憲）

✅ **確認Check!** ☐ ☐ ☐

- 気導補聴器の種類を3つ挙げ，それぞれの長所，短所を述べよう．⇒93〜94頁
- 補聴器の音響特性の測定方法を説明しよう．⇒97頁
- 成人の補聴器フィッティングの手順を説明しよう．⇒103〜107頁
- 補聴効果の評価として重要な項目を2つ挙げよう．⇒105頁
- 補聴器と人工内耳の違いを述べよう．⇒118頁
- 人工内耳の基本的なコード法を2つ挙げよう．⇒121頁

Column

残存聴力活用型（Electric Acoustic Stimulation：EAS）人工内耳

　いわゆる高音急墜型感音難聴の患者は，高音域での重度難聴のため，補聴器を装用しても子音の弁別などが困難となり，ことばの聴取が困難であるケースがある．このような症例に対して，EAS人工内耳が適応となる（図）．EAS人工内耳は，低音域では蝸牛の本来の機能を生かして残存聴力に応じて，そのまま音を聞くか，補聴器で音声を増幅して音声を聴取し，中〜高音域では人工内耳で蝸牛神経を刺激して聴取を行う（ハイブリッド型）．EAS人工内耳電極は，低音域では本来の生理的な機能を維持し，中〜高音域（すなわち蝸牛基底回転側）のみの刺激を目的としているため，通常電極より短くなっている．低音域の残聴を活用することで，通常の人工内耳と比べて騒音下での聴取や音楽の聴取が良好となるとの報告がある[1]．一方，手術時に残存聴力が失われるリスクや，もともとの難聴疾患が進行性である場合，長期経過観察中に自然経過により，低音域の残聴が悪化するリスクなどもある．仮に低音域の残聴が失われることとなると，人工内耳として用いる．

　2023年時点でのわが国におけるEAS人工内耳適応基準は，125Hz，250Hzの聴力レベルが65dB以下，2,000Hz，4,000Hz，8,000Hzの聴力レベルがそれぞれ65dB以上，75dB以上，85dB以上（1箇所で10dB以内の範囲で外れる場合も適応とする），かつ補聴器装用下において静寂下での語音聴力検査（単音節）成績が65dBSPLで60%以下となっている．

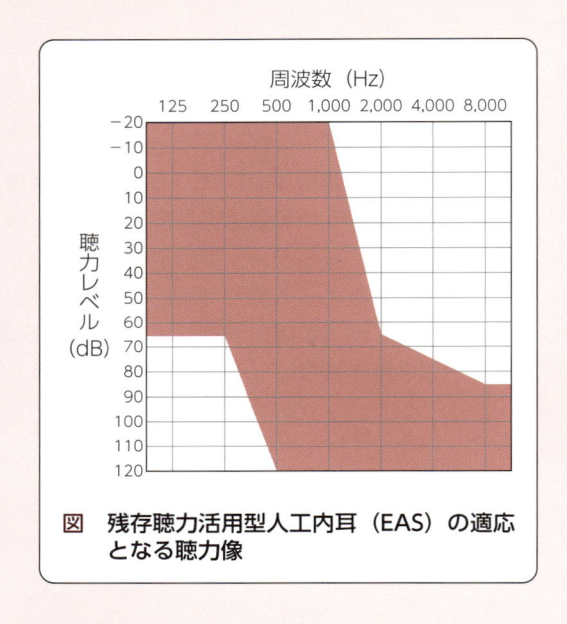

図　残存聴力活用型人工内耳（EAS）の適応となる聴力像

文献
　1）Shin-Ichi Usami, et al.：Hearing preservation and clinical outcome of 32 consecutive electric acoustic stimulation (EAS). surgeries. *Acta Otolaryngol*, **134**(7)：717-727, 2014.

（樫尾明憲）

Column

神経反応テレメトリー

　神経反応テレメトリーは，蝸牛内の電極を刺激電極としてのみではなく，記録電極としても用いることで，人工内耳電気刺激により誘発される蝸牛神経の複合活動電位（Evoked Compound Action Potential：ECAP）を記録するものである．NRT（コクレア社），ART（メドエル社），NRI（アドバンスト・バイオニクス社）などと様々な名称が用いられている．ECAP を測定することで，人工内耳が実際に蝸牛神経の活動電位を引き起こすかどうかを確認したり，術後のプログラミングにおける T レベルおよび C/M レベルの推定に役立てたりすることが可能である．その他，研究レベルでは，蝸牛神経の病態の評価の推測などにも役立つことが期待されている．ただし，ECAP が出現しないからといって，必ずしも術後の聴取が不能であるとは限らず，術後の T レベルおよび C/M レベルとの相関も非常に高いとまではいかないため，あくまで参考値として捉えるべきである[1]．

　神経反応テレメトリーおよびプログラミングは，人工内耳をパソコンへ接続することにより，施行が可能である．ITC の発達によりパソコンのリモート操作技術も進んできた現在，患者と言語聴覚士が対面せずネット上でプログラミングするリモートプログラミングのシステムも開発されており，海外では徐々に普及しつつある．国内でも採用される予定で準備されている．

文献
1) 諏訪圭子：知っているようで知らない人工内耳 Q & A. NRT と装用時のマッピングの関係は？．*JOHNS*, **32**(12)：1734-1735, 2016.

（樫尾明憲）

高齢期人工内耳事例：装用指導・支援

【概要】

　高齢者では，術後静寂下の語音明瞭度については若年成人と差がないものの，雑音下の聞き取り条件において語音明瞭度の低下や身体機能，生活環境，ライフスタイルは多様で，装用指導に個別情報が必要になる．術後の自立的な機器管理が困難な場合もあり，術前から家族を含めた丁寧な介入が必要になる．装用後満足度は，後期高齢者では，若年成人より高いが前期高齢者より低下する傾向もあり[1]，個別評価が必要になる．支援では高齢者の長い人生経験への配慮が求められる．

■ 基本情報

- ・83歳，女性
- ・**診断名**：両側高度感音難聴（右耳：急性難聴）．平均聴力レベル：右 112.5 dB，左 115.0 dB.
- ・**主訴と受診経緯**：右耳聴力低下を主訴とし，治療目的で他院より紹介され受診した．左耳は40歳代に失聴し，右耳は60歳代から徐々に低下したため，補聴器を装用して活用していた．しかし，83歳時に右耳が突然失聴し，受診となった．当科にてステロイド剤投与により加療したが，聴力改善が得られず，人工内耳手術適応候補となった．

■ 評価

〈術前評価〉

　画像検査では，CT，MRIにて特記事項なし．ABRは両側 100 dB で無反応．プロモントリーテストでは，両耳とも 50～800 Hz で反応があり，聴神経の生存は確認された．左耳のダイナミックレンジは右耳より狭小．カロリックテストでは，右耳の反応はあるも左耳の反応はなく，左半規管・前庭神経の機能低下が疑われた．高齢でもあり，右に植え込んだ場合，前庭機能が両側で障害されるリスクも懸念されたが，失聴期間が短く，聴覚活用が期待できる右耳に植え込み手術適応となった．

〈術中評価〉

　インピーダンステレメトリー測定では，挿入した 12ch 全電極でショートなどの問題がなく，神経反応テレメトリーでは全電極で反応があり，聴神経の反応を確認した．

〈術後評価〉

　人工内耳装用下の音場閾値は，30～40 dB HL．術後6か月時の単音節聴取能は52%.

■ リハビリテーション支援

〈手術前リハビリテーション〉

　人工内耳手術と人工内耳の原理，術後管理について，ガイダンスを4回実施し理解を確認した．デモ機で術後の装着や管理のイメージを形成し操作練習を行った．また，人工内耳装用者の体験談を聞く機会を設定した．

〈音入れ〉

　ラウドネススケーリングで MCL レベル/THL レベルを設定し，全電極の使用が可能であった．マッピング時の刺激音を聞くことで感動され，落涙される様子がみられた．

〈術後リハビリテーション〉

　家族との円滑な日常会話を目標に実施した．①プログラミングでのマップ調整，②装用日記の作成指導，③リモコン操作の練習，④家族との会話練習，⑤本人・家族へコミュニケーションストラテジー指導を立案し，実施した．

〈術後経過〉

　術後6か月には家族との会話はおおむね成立し，友人と短い時間なら電話が可能になり，地域交流を楽しんでいた．しかし，7か月目に自宅で転倒し，車椅子生活となった．その後，高血圧と腎機能悪化により，高齢者施設のデイサービスや宿泊サービスを利用しながら生活し，医療的介入については，在宅医療も併用となった．人工内耳の取り扱いについて，施設の担当職員に情報提供を行ったが，通院頻度は徐々に減少し，術後2年6か月頃に通院困難となった．

■ まとめ

　高齢期の人工内耳装用者は，操作や管理方法の習得に時間を要することがあり，術前から丁寧に指導する必要がある．当事者と支援者が覚えやすいよう，共通ノートを作成したり，操作目印にテープを使用したりするなど，装用管理に配慮する．手術時に身体機能が良好な場合でも，加齢に伴い他の病気の併発や認知機能の低下，さらに同居家族の生活状況が変化して支援ができなくなるケースがある．また，手術病院へ通院が困難になることもあり，家族や施設職員などとの連携体制が必要となる．

文献

1) Imagawa N, et al.：Factors related to the satisfaction level of elderly hearing-impaired individuals with cochlear implants. *Auris Nasus Larynx*, **47**（5）：793-799, 2020.

（今川記恵）

特別な配慮の必要な小児事例①：内耳形態異常（奇形）例

【概要】

　重度の内耳形態異常により，聴覚入力の制限と顔面神経刺激を認める．

　聴取の安定と顔面神経刺激を回避するため，頻回の調整を要した．

　認知発達は良好であり，人工内耳の聴覚を最大限に活かし，良好な音声言語発達を認める．

■ 基本情報

・女児
・初回手術年齢：1歳5か月
・診断名：common cavity
・生育歴：新生児聴覚スクリーニングにて難聴を指摘され，診断に至る．生後4か月時より聴覚特別支援学校にて療育を開始した．

■ 評価

　観察場面にて，指さしとジェスチャーを豊富に表現し，有意味語は少ないが，発声は豊富である．音声による語彙は限られているが，ジェスチャーや手話での理解・表現は豊富であり，語彙数は100語を超える．認知能力は高く，運動発達も良好で，社会性において遅れは認められず，コミュニケーション意欲は大変旺盛である．

　補聴器装用による聴覚入力は厳しく，音声言語習得には困難が予想される．common cavity に対する人工内耳効果が限定的である可能性を十分に説明の上で，人工内耳の適応とした．

〈1歳5か月（音入れ時）〉

初回音入れにおいて再現性のある聴性行動が観察されるが，一定以上の電流レベルで顔面神経刺激が観察された．顔面神経刺激の低減のため，各チャンネルの測定およびパルス幅の変更と使用電極の選択に時間を要し，装用閾値検査場面において再現性のある音反応が得られたのは装用後1か月経過した時だった．動作模倣や視覚的なマッチングは早期に可能となっているため，視覚言語の習得も同時に勧めた．

〈1歳11か月（装用後6か月）〉

条件付け応答が可能となったことにより，各チャンネル別の刺激パラメーターの検索が可能となった．音声＋読話によるオノマトペでの理解が可能となり，オノマトペから成人語への移行を進めた．人工内耳聴取能が補聴器聴取能を上回っていることが観察され，療育先と連携して読話併用での話しかけに留意するよう助言した．

〈2歳9か月（装用後1年3か月）〉

提示音でのカウンティングが可能となった．ただし，状態により顔面神経刺激が出現するため，引き続き使用電極の選択や入力周波数範囲の設定などについて，その都度検討した．

聴取面においては，3語連鎖・動詞の弁別課題に取り組めるようになった．同時期より確実な音入力を期待し，FMシステムの使用を開始した．

〈3歳8か月（装用後2年3か月）〉

文聴取課題では，聴覚単独で47%，読話併用で69%と明らかな読話併用効果を認めた．この時の使用電極数は22チャンネル中11チャンネルであり，厳しい使用環境ながら，聴覚情報を最大限に活用していた．

〈6歳4か月（装用後4年11か月）〉

小学校就学時の単音節聴取能は，聴覚単独で38%，読話併用で68%だった．一方，絵画語彙発達検査ではSS7，小学校1年生時の読書力偏差値は63と良好な言語発達が得られた．

〈8歳8か月（装用後7年3か月）時〉

小学校5年生時の単音節聴取能は，聴覚単独で38%，読話併用で74%だった．絵画語彙発達検査ではSS6と良好な状態を維持していた．

■ **まとめ（留意点含む）**

本事例は，重度の内耳形態異常により使用電極数の制限があった．また，顔面神経刺激が起こりやすく，頻回の調整を要した．ただし，言語面は生来の認知能力に支えられ良好に経過しており，人工内耳による刺激を最大限に活用しているものと考えられた．

（赤松裕介）

特別な配慮の必要な小児事例②： 知的発達症重複例

【概要】

重度難聴に自閉スペクトラム症と知的発達症を合併した事例．幸い，人工内耳に対する抵抗や拒否はみられず，早期より体外部の常用に至った．全体発達は緩慢だが，長期的な発達改善を認め，人工内耳による聴覚入力は有益であったと考えられる．

■ 基本情報

・男児
・初回手術年齢：3歳4か月
・診断名：重度難聴，自閉スペクトラム症，知的発達症
・生育歴：新生児聴覚スクリーニングにて難聴を指摘され，診断に至る．生後4か月時より聴覚口話法を主体とする療育施設にて療育を開始した．

■ 術前評価

・新版K式発達検査：姿勢・運動領域78，認知・適応領域48
・行動観察場面にて常同行動があり，全体的に非言語的なやりとりも難しい状態である．
・検査では全般的な発達の遅れがみられる．
⇒人工内耳植え込み術が直ちにことばの伸びに結びつかない可能性や，安定して装用するまで時間を要する可能性について，保護者に十分に説明の上で人工内耳植え込み術に至る．

■ 指導・支援

〈3歳4か月（音入れ時）〉

聴性行動を指標に実施し，良好な反応の再現性が得られる．早期より常用が可能である．

〈3歳7か月（装用後3か月）〉

装用下での呼名反応がみられるようになり，発声のバリエーションも増加した．相手の顔をよく見るようになり，音への反応を楽しむ場面もみられる．

〈4歳1か月（装用後9か月）〉

条件付けが可能となり，挙手で応答する．音声模倣が豊富となり，発声量も増加した．

〈4歳11か月（装用後1年6か月）〉

オノマトペを用いたやりとりを中心に，音への意味付けが可能となる．聴覚検査でも良好な応答が得られる．

〈8歳3か月時（装用後4年11か月）〉

closed-set での聴取評価が可能となる．

〈10歳8か月時（装用後7年4か月）〉

単音節聴取評価が施行可能となる．聴覚単独で54％．

■ まとめ（留意点含む）

本事例は，自閉スペクトラム症と知的発達症のため，音声言語発達は緩慢であった．しかし，人工内耳植え込み術後に明らかな聴性行動の改善を認め，長期的に発達は改善した（⇒ 211〜214頁）．

（赤松裕介）

第8章

音響環境と補聴援助・情報保障

> **学習のねらい**
> ・話し手との距離，雑音，残響などの音響環境の問題と改善策について理解しよう．
> ・補聴援助システムの種類と構造（仕組み）を理解しよう．
> ・補聴援助システムの使用法，効果と限界を理解しよう．
> ・情報保障の方法と種類と特徴を理解しよう．

章の概要

　補聴器・人工内耳装用者（児）の聴取は，話し手と離れた状況，雑音・残響の多い環境において阻害されやすい．離れた位置にいる話し手の音声や，音響機器・情報通信機器からの音信号を，電波などを利用して補聴器・人工内耳に伝える方法を補聴援助という．一方で，音声を文字・手話といった視覚情報で代替して，目に伝える方法を情報保障という．

補聴援助と情報保障の種類

補聴援助（聴覚補償支援）	補聴器・人工内耳装用者（児）に対して，リモートマイクロホンで収音した話し手の音声や，音響機器・情報通信機器からの音信号を電波などによって送信する方法
電波を利用したシステム	音源の信号を電波信号に変換して，補聴器・人工内耳に接続した受信機へ送信する．デジタル方式の電波（2.4ギガHz帯），FM電波（169メガHz帯）がある
磁気を利用したシステム（ヒアリングループ）	音源の信号を磁気信号に変換して，補聴器・人工内耳に送信する
赤外線を利用したシステム（赤外線補聴システム）	音源の信号を赤外線信号に変換して，補聴器・人工内耳に接続した受信機へ送信する
情報保障（視覚代替支援）	音声情報を文字・手話などの視覚情報に変換して伝える方法
手話通訳	日本語対応手話と日本手話があり，利用者の要請に応じて情報を提供する
要約筆記，パソコン要約筆記，ノートテイク	話された内容を，要約して筆記する（要約筆記），聴覚障害学生の隣で筆記する（ノートテイク）により，情報を提供する．筆記ではなくパソコンなどへ入力する方法もある
音声−文字変換，字幕表示	話し手の発話を音声認識システムを利用して，文字に変換して表示する
電話リレーサービス	電話で通訳者を介して，音声−手話・文字間の通訳・変換を行う

1. 音響環境と聴取への影響

> **📋👆 ここが重要**
> 【デジタル補聴器】
> デジタル補聴器は，デジタル信号処理（雑音抑制機能や指向性機能）によって，雑音下の聞こえを改善させる機能をもっている．⇒92〜97頁

　補聴器・人工内耳装用者（児）の聞こえや聴取能は様々であるが，静かな場所での一対一の対話では良好に話声を聴取できても，騒がしい音響環境では著しく聞き取りが損なわれてしまうことも多い．実際，最新の補聴器・人工内耳の高度な<u>デジタル信号処理</u>（雑音抑制機能，指向性機能など）によっても，話し手との距離が2メートル以上離れた状況や，騒がしい店内，カフェテリア，教室での授業，会議，複数人での会話，音が反射する広い集会場での講演，駅やバス車内での会話では，聞き取りは十分に改善されづらい．また，テレビ，オーディオ機器などの音響機器，

電話やインターネット端末などの情報通信機器の音声・音楽聴取においても支障が生じやすい.

このように日常の場面の各所に，耳が聞こえる人には気づかれにくい音情報伝達を阻害するバリア（障壁）が存在する．この音情報へのアクセシビリティを高める手段として，補聴援助システムによる<u>聴覚補償</u>支援，手話・文字などによる視覚代替支援（<u>情報保障</u>）の利用がある．個々人のニーズ・実態を把握して，

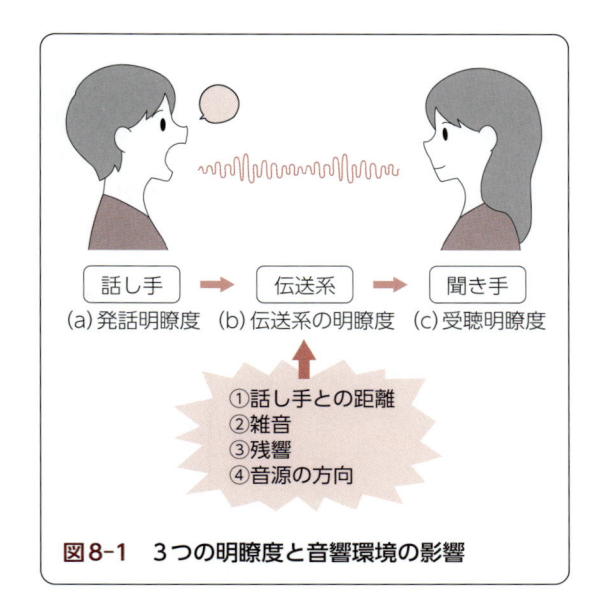

| 話し手 | → | 伝送系 | → | 聞き手 |

(a) 発話明瞭度 　(b) 伝送系の明瞭度 　(c) 受聴明瞭度

①話し手との距離
②雑音
③残響
④音源の方向

図8-1　3つの明瞭度と音響環境の影響

必要な場面で適切な支援方法を選択・利用できるようにつなげていくことが重要となる.

音声の伝達は，話し手が音声を発し，その音声波が空間（音場）を満たす空気を伝わり，聞き手が音声を聴取・理解するという過程と捉えられる（**図8-1**）．聞き手が正しく聴取するためには,「（a）音声を発する話し手の発話明瞭度」→「（b）音場の伝送系における音声の強さと明瞭度（伝送系の明瞭度）」→「（c）聞き手の受聴明瞭度」という3段階において，明瞭度がいずれも高い必要があり，どれか1つでも低ければ聞き手は正しく聴取できない.「（b）伝送系」における聴取を阻害する<u>音響環境的要因</u>として，以下の4つが挙げられる.

①話し手との距離

話し手との距離が離れるに従って，話し手の音声のレベルは弱くなっていく．音の反射が全くない<u>自由音場</u>では，音のレベルは音源からの距離が2倍になるごとに6 dB ずつ減衰していくが（逆二乗則），通常の室内音場では音の反射があるため，減衰は緩やかになる（⇒6頁）.

②雑音

話し手の音声など，聞くべき音響信号（信号音，signal）以外の音のことを雑音（noise）という．雑音によって，音声の一部（または，すべて）はマスキングされてしまう．音響信号（音声など）に対する雑音の強さは，レベル差の比である **SN 比**（signal to noise ratio）で表す．例えば，音声レベルが 65 dB，雑音レベルが 50 dB の場合は SN 比＝15 dB となる．音声レベルが 60 dB，雑音レベルが 70 dB の場合は SN 比＝－10 dB となる．雑音には，空調音のように一定時間続く定常的なものもあれば，文具の落下衝撃音やくしゃみ音のように一時的，過渡的なものもある.

③残響

室内音場（教室など）で，話し手（教師）が口元から発した音声が空間に伝播する状況では，音声波が聞き手（生徒）の耳に直進して最短時間で到達する成分（直接音）に，壁や周辺物に<u>反射</u>しながらやや遅れて到達する成分（間接音）も重なっ

つながる知識
【聴覚補償と情報保障】
ここでいう補償とは情報の不足を補うという意味であるのに対し，保障はトラブルが生じないように対処するという意味の用語である.

ここが重要
【聴覚補償支援の種類】
耳による支援＝聴覚補償支援（補聴援助を含む），目による支援＝視覚代替支援（情報保障を含む）の2つがあることをよく理解しよう.

【音響環境的要因】
4つの音響環境的要因に何があり，どのような影響があるのか，よく理解しておこう.

つながる知識
【自由音場】
無響室や新雪の雪原など，音を反射する物が周辺に何もない特殊な音の伝播空間のことをいう.

【SN比】
補聴援助システムは，話し手の口元近くで収音した音を送信することによってSN比を改善させる.

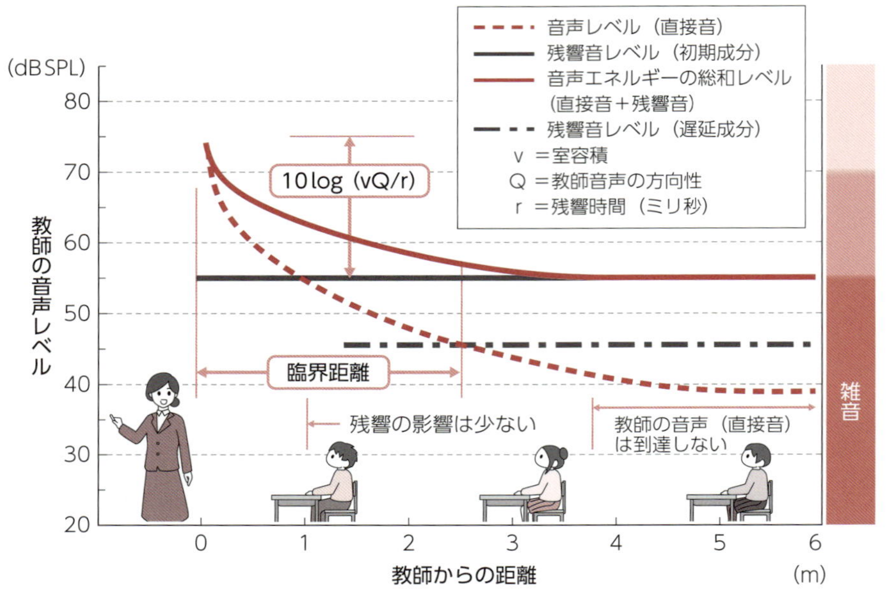

音声レベル（直接音）
残響音レベル（初期成分）
音声エネルギーの総和レベル
（直接音＋残響音）
残響音レベル（遅延成分）
v ＝室容積
Q ＝教師音声の方向性
r ＝残響時間（ミリ秒）
(dB SPL)
80
70
60
50
40
30
20
教師の音声レベル
10 log（vQ/r）
臨界距離
残響の影響は少ない
教師の音声（直接音）は到達しない
雑音
0
1
2
3
4
5
6
教師からの距離
(m)

図 8-2　教室における教師の音声レベルと臨界距離

て加わる．

音波の反射による遅延成分が加わる現象を**残響**（reverberation）という．室内音場の残響の程度は，音が発した瞬間から 60 dB 減衰するまでの時間（残響時間）で表す．室内音場での音は，一度だけでなく数回反射を繰り返しながら，次第に減衰していく．室内の床，壁，天井が音を反射する材質で，部屋のサイズが大きいほど，残響時間は増す．残響成分（特に間接音）の強さが増すと，母音に後続する子音の音声成分がマスキングされるため，伝達される音声信号の歪みは増して明瞭度は低下してしまう．なお，残響とは直接音と間接音を区別できない状態を指す．間接音がさらに遅延して，こだまが分離して聴取できる（カウントできる）状態は，反響と呼ばれる．

④音源の方向

正常聴覚の場合，両耳聴による右耳－左耳間の音波到達時のレベル差（Interaural Level Difference：ILD）と時間差（Interaural Time Difference：ITD）を手がかりにして，音源の方向を空間的に知覚することができる．補聴器・人工内耳装用者が音の方向を捉える際，片耳装用よりも両耳装用の方が音源定位に有利になるが，音源がいくつもある状況では十分に改善されない．また一側性難聴の場合など，左右の耳で聴力差がある場合も，音源の方向がわかりにくくなる．例えば，教室内で不意に誰かが発言した場合や，複数人によるグループでの会話の場合などでは，聞き取りの困難さが増してしまう．

これらの①～④の問題は，学校の教室（特にオープン教室）[1]，校庭・体育館での集会，会議，講演，店内，公共交通機関，高齢者のレクリエーション室などにおいても，よくみられる．**図 8-2** は，教室における教師の音声の伝達状況を図に示したものである[2]．一般的な教室には雑音・残響があり，生徒が教師の音声（直接音）を

> **つながる知識**
> **【教室の環境】**
> 学校施設の指針[1]では，普通教室では，必要な静けさは「B〔静かな状態が望ましい：等価騒音レベル 40dB (A)〕」，響き（室内の残響）の程度は「中庸：残響時間 0.6 秒」であるのに対し，難聴学級教室では，必要な静けさは A〔静かな状態が必要とされる：等価騒音レベル 35dB (A)〕，響きの程度は「短め：残響時間 0.4 秒」が，推奨されている．

> **ここが重要**
> **【音響環境面の工夫や配慮】**
> 専用のシステムや通訳者による支援以外の工夫や配慮としてどのようなことが可能か，よく理解しよう．⇒149頁

聴取できる臨界距離は 2.4 メートルとされており，聞き取りにくい**音響環境**であることがわかる．

2. 聴覚補償支援

1 補聴援助とは

　雑音・残響下の音響環境，音響機器・情報通信機器の使用場面においては，補聴器・人工内耳装用者（児）の聴取は阻害されやすい．このような個人が装用する聴覚補償デバイスによる耳での音情報の聴取の困難さに対して，オプション機器で補助して改善する方法として**補聴援助システム**（Assistive Listening Device：ALD，または Hearing Assistive Technology：HAT）がある．

　補聴援助とは，聴覚補償支援の一つであり，聞きたい音源の音響信号（話し手の音声など）を，音波ではない別の搬送波（電波，赤外線，磁気，有線ケーブルの電気信号など）に変換して，補聴器・人工内耳（軽度難聴，一側性難聴，聴覚情報処理障害などの聞こえにくい耳を含むこともある）に伝える方式をいう．補聴器・人工内耳本体のマイクロホンで音波を受信する場合には，音響環境の状況に影響されてしまう．しかし，電波などの搬送波によって安定した信号が送信されれば，話し手・音源との距離が離れていても，雑音・残響下であっても，音情報の強さ・明瞭性が保たれた SN 比が高い状態で補聴器・人工内耳に伝えられる．

2 補聴援助が必要となる場面

　補聴援助システムが目的とする使用場面は大きく 2 つある．

　①学校の授業，会議，講演などのように，**離れた位置にいる話し手の音声を聴取する場面**：リモートマイクロホンで話し手の口元近くの音声を収音して，電波などの搬送波に変換して補聴器・人工内耳の受信部に送信する．補聴器・人工内耳からは，口元近くで収音した音声が聞こえてくることになる．雑音・残響の影響も改善される．

　②テレビ，音楽プレーヤなどの音響機器や，スマートホン，パソコンといったインターネット端末などの**情報通信機器を使用する場面**：音源機器に送信機器を有線接続（またはワイヤレス接続）することにより，電波などの搬送波で補聴器・人工内耳の受信部に信号を送信できる．

3 補聴援助システムの種類

　補聴援助システムは，搬送波の種類と方式によっていくつかのタイプがある．

　信号伝送には，ワイヤレスの無線方式（電波，磁気，赤外線を利用：**図8-3**）と有線方式（ケーブルを接続）がある．現在，わが国で最も普及しているのは無線方式で，学校教育の場面，講演や会議において，音響機器・情報通信機器との接続などを中心に，デジタル電波によるシステムが使用されている．

　補聴援助システムの機能において最も重要な点は，適切な音量・良い音質で（音途切れ，混信，雑音の混入，音量の変動などがなく），長時間トラブルなく安定した信号の送受信を行えるかどうかである．

📑👆**ここが重要**
【補聴援助システムの種類と仕組み】
補聴援助システムがどのように聞こえを改善させるのか，システムの種類と仕組みをよく理解しておこう．

✏️ **つながる知識**
【補聴援助システムの機能】
補聴援助システムには，信号をきちんと伝達できる性能が必要なことをよく理解しておこう．AAA (American Academy of Audiology) のガイドライン[3] では，補聴援助システムの性能の検証，効果の評価法について解説されている．

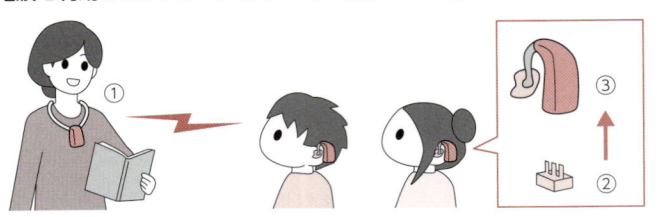

(1) 電波を利用したシステム（デジタル電波，FM電波によるシステム）

①補聴援助用のデジタル電波のマイクロホン（またはFMマイクロホン）
②デジタル電波の受信機（またはFM受信機）
③補聴器・人工内耳（②の受信機能を内蔵した機種もある）

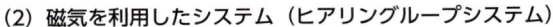

(2) 磁気を利用したシステム（ヒアリングループシステム）

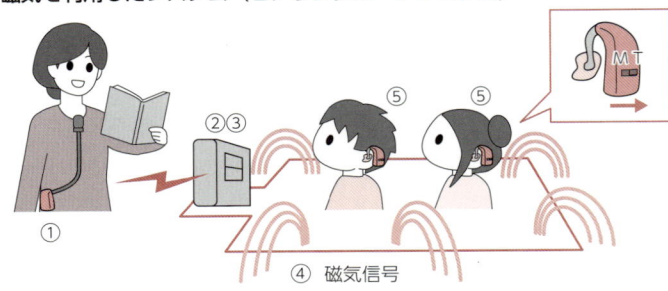

補聴器の入力モードをT（テレコイル）モード，またはMT（マイクロホン＋テレコイル）モードに切り替えると，磁気信号を受信できる．

①教室用FMマイクロホン
②FM受信機
③ループアンプ
④ループケーブル
⑤補聴器・人工内耳

④ 磁気信号

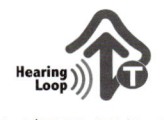

わが国のヒアリングループの表示マーク

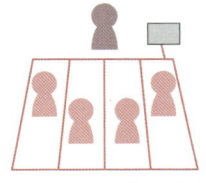

フラットループシステムの配線例

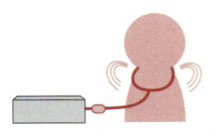

ネックループの例．ループケーブル（ループアンテナ）を首にかけて使用する．入力用イヤホン端子は，オーディオ機器に接続できる．

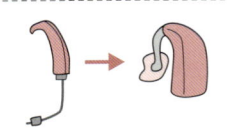

シルエットインダクターの例．磁気信号を発生させるインダクターを補聴器に重ねて，首にかけて使用する．入力用イヤホン端子は，オーディオ機器に接続できる．

(3) 赤外線を利用したシステム（赤外線補聴システム）

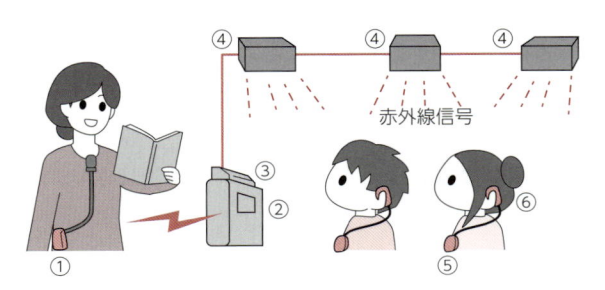

赤外線信号

①教室用FMマイクロホン
②FM受信機
③オーディオミキサー
④赤外線トランスミッター・ラジエーター
⑤赤外線受信機
⑥補聴器・人工内耳

図8-3　教室における無線（ワイヤレス）方式の補聴援助システムの例

　どのシステムを選択するかは，目的と場所，活動の様式・内容，送信部の大きさやタイプ（設置型か携帯型か），使いやすさと実用性（操作性や電池の持ち時間を含む），音響特性と音質，費用，日常の点検管理やトラブル時の対応など，長所・短所を総合的に検討して，適したものを選ぶ必要がある．また，学校教育においては，リモートマイクロホンの使用にあたっては，話し手（教師）側の理解と協力も重要となる．

　以下に，学校教育場面での使用例を中心に説明するが，わが国では昭和半ば以降，

ろう学校教室でのヒアリングループ使用など，補聴援助システムの必要性は認識されてはいたものの，技術・性能面の問題が解決されずに，長らく良好な状態で聴覚障害児に音を届けることが叶わなかった実状がある．わが国では，2010年頃になってようやく実用的なシステムが普及し始めたところである．

(1) 電波を利用したシステム

音源の信号（リモートマイクロホンで話し手の口元で収音した音声，または音響機器・情報通信機器の音源など）を聞き手の補聴器・人工内耳の受信部へ，近距離用電波で送信するワイヤレスのシステムである．従来，アナログ方式であるFM電波が使用されていたが，近年はデジタル電波の方式が主流となり，信号は安定し，音質も改善した．使用電波の方式により①〜③の3種類がある．

①デジタル電波によるシステム

システムの構成と仕組み：デジタル方式の電波（2.4ギガHz帯）を搬送波に用いる．スイスの補聴器メーカーが開発した通信技術「ロジャー」が世界的に最も普及しており，従来の「②FM電波によるシステム」の後継として使用されている．

本システムは，携帯できる送信用リモートマイクロホン（送信部）と，補聴器・人工内耳に接続できる小型の受信機（受信部）からなる．受信機は，聞き手（生徒）の補聴器下部，人工内耳サウンドプロセッサーの外部入力端子に，小指の先ほどの大きさの受信機を接続する．1台のリモートマイクロホンから，複数の受信機（つまり複数の装用児）に送信できる．送信部自体は携帯・携行ができるため，自教室だけでなく，特別教室，体育館，屋外（校庭や校外授業）へ移動しても使用できる．送信距離は，最大で30メートルほどである．リモートマイクロホンは首にかける型が一般的だが，ペン型，テーブルに置く型，サブマイク用の手持ち型などもある．

受信機は補聴器・人工内耳に接続するタイプが一般的だが，一部の補聴器には受信機のIDを補聴器の内部チップに書き込むことにより，受信機を接続せずに使用可能な機種もある．受信機には，補聴器・人工内耳に接続せずに耳に装用する耳かけ型（軽度難聴用など）や，受信機を首にかけてネックループで磁気信号を出力する（または市販イヤホンと接続する）型もある．

機能と使用上の留意点：送信用リモートマイクロホンと受信機をデジタル電波で同期（ペアリング）させて使用する．このため，従来の「②FM電波によるシステム」と異なり，施設内で同時に使用できるチャンネル数に制限はなく，リモートマイクロホン間での混信・干渉は生じない．「Bluetooth電波によるシステム」とも異なる信号方式のため，1台の送信部と同期できる受信機の数に制限はない．このため通常の小・中学校などや，聴覚障害児の人数が多いろう学校などでも使用可能である．ただし，担当教師や活動場所が変わって送信用リモートマイクロホンが変更になるたびに，同期をやり直す必要がある．リモートマイクロホンは毎日充電を行う．

②FM電波によるシステム

システムの構成と仕組み：アナログ方式の電波（169メガHz帯）を搬送波に用いる方式で，「デジタル電波によるシステム」の原型である．システムの基本構成は，「デジタル電波によるシステム」とほぼ同じである．

機能と使用上の留意点：FMの使用できる周波数チャンネル数について，同時に

✏ つながる知識

【一側性難聴に適した受信機】
健側耳に，耳かけ型の増幅機能のない受信機を使用することもできる．

【聴覚情報処理障害（APD）に適した受信機】
耳かけ型の増幅機能のない受信機を使用する．その他，SN比を改善するために，首にかけるタイプの受信機にノイズキャンセリングヘッドホンを接続して使用する方法も試みられている．

使用できるのは6つ（送信機6台）までに限られる．別チャンネルであれば，ほぼ混信・干渉なしに使用できるが，実際には隣接するチャンネル間で混信が生じてしまう．チャンネル数に限りがあるため，通常の小・中学校のように，補聴器・人工内耳装用児のいる教室が少ない環境では有効に使用できるが，ろう学校（聴覚特別支援学校）のように使用教室が多い施設には，チャンネル数が不足するため適さない．なお，このFM電波の周波数帯の割り当ては電波法で定められている．現在は，後継の「デジタル電波によるシステム」の方が高性能で音質も良いため，置き換わりが進んでいる．

③Bluetooth電波によるシステム

Bluetooth電波（2.4ギガHz帯）を搬送波に用いる方式で，送信距離は数メートルから20メートル以内の至近距離用の製品が多い．ペアリングできる受信機の台数が限られるため，基本的には個人向け使用が目的となる．テレビなどの音響機器に送信アダプターを接続，またはスマートホンやパソコンなどの情報通信機器とペアリングさせて，音声や音楽のワイヤレス信号を受信できる補聴器・人工内耳の機種がある．信号のデータ送受信にあたり圧縮・解凍を行うため，若干の遅延・音途切れなどが生じる場合もある．

(2) 磁気を利用したシステム（ヒアリングループシステム）

システムの構成と仕組み：磁気を搬送波に用いる補聴援助システムで，音源の信号を磁気信号に変換して，補聴器・人工内耳の受信部へ送信する．従来は磁気誘導ループシステムという名称であったが，近年，米国にならってヒアリングループシステムと呼ばれるようになった．

標準的な補聴器・人工内耳の多くは，テレコイルと呼ばれる磁気受信用の小型誘導コイルを内部に搭載しており，入力をT（テレコイル）モードに切り替えることによって磁気信号を受信できる．ループの送信システムを設置した特定の場所（ろう学校などの教育施設や，一部の公共施設，映画館，劇場など）で使用できる．ろう学校の教室に送信システムを設置する場合は，床面にループ用ケーブル（ループアンテナ）を数メートル四方に敷設（校庭の場合は，ケーブルを地面に埋設）しておく．話し手の音声が，ケーブルから発生する誘導磁界によって磁気信号として送信される仕組みで，磁界強度が100ミリアンペア/メートルになるようにアンプを調節すると，補聴器のマイクロホンへの入力レベル70dBに相当する強さになる．なお送信部については，このような工事や設置作業を要する設置型ではなく，個人が首にかけるネックループや，耳かけ形補聴器に重ねて装着するシルエットインダクターと呼ばれる携帯可能なものもある．これらはイヤホン端子に接続でき，ネックループのケーブル部やインダクターから磁気信号が出力される．

機能と使用上の留意点：ヒアリングループは磁気信号によるため，電波や赤外線による補聴援助システムと異なり，磁界強度や位相によるムラのため音の大きさが安定しない，低音域の周波数特性の音質劣化が生じやすい，周囲の電気製品からの磁気ノイズ（ブーンというハム音）が混入するという欠点がある．最も重大な問題は，近くの複数の教室間で混信が生じることである．わが国では昭和半ばから平成の半ばまでループ（教室用に開発されたフラットループ）システム設置を進めてきたろう学校が多かった．フラットループによって，磁界強度のムラは低減したもの

の教室間の混信を解消できなかったため，近年ではデジタル電波によるシステムの使用が増えつつある．

　ヒアリングループには混信の問題があるものの，複数の送信部が同時に作動しなければ実用上の問題は少ない．補聴器・人工内耳の多くがＴモードを備えているという利便性から，欧米では教会，駅，映画館など多くの公共の場へのループシステムの敷設の他，店舗のレジなどにも小型のループシステムの設置が広まっている．わが国ではごく一部の施設でしかループシステムを使用できないが，近年，全日本難聴者・中途失聴者団体連合会（全難聴）によって，表示マークが制定され，普及が図られ始めたところである．

(3) 赤外線を利用したシステム（赤外線補聴システム）

　システムの構成と仕組み：赤外線を搬送波に用いる補聴援助システムで，音源の信号を赤外線信号に変換して，補聴器・人工内耳に接続した赤外線受信機へ送信する．

　赤外線は波長の長い光の一種で，人間の目には見えない不可視光線である．赤外線システム自体は市販のオーディオ製品としても使用されており，音質もよく信号も安定している．トランスミッターで赤外線に変換した信号を，室内の天井に数個設置したラジエーターから放射する．補聴器・人工内耳装用者（児）は携帯可能な赤外線受信機を首にかけて，補聴器・人工内耳に信号が入力される仕組みである．

　機能と使用上の留意点：赤外線は光の一種で，壁で遮ることができるため隣室とは混信しない．このためろう学校のように複数の教室をもつ施設での使用に向いている．ただし，直射日光には赤外線が含まれるため屋外で使用することはできず，屋内のみの使用に限られる．わが国では，ループシステム使用上の問題に気づいた，一部の聴覚活用に積極的なろう学校などで有効に活用されてきた．また家庭用として，テレビなどの音声出力端子に送信機器を接続して，補聴器・人工内耳に接続した赤外線受信機へ送信するシステムもある．

(4) 有線によるシステム

　テレビ，オーディオ機器などの音響機器，電話やインターネット端末などの情報通信機器のイヤホン端子に専用ケーブルを接続し，補聴器や人工内耳の外部入力端子に信号を入力する方式である．

3. 視覚代替支援（情報保障）

1 情報保障とは

　聴覚障害の程度や状態によっては，耳への聴覚補償支援で得られる情報は必ずしも十分ではない．聴覚障害に対する**情報保障**とは，音声などの情報を文字や手話などの視覚情報に変えて，その場で可能な限りリアルタイムで（同時に），情報を伝える支援のことをいう．音声情報は視覚情報に変換されるが，大きく分けて「文字による支援」と「手話・指文字による支援」の2つの方法がある．

　聴覚障害者が情報を受信する際，聴覚と視覚をどのように使うかは，個々人によって異なる．手話あるいは文字などの視覚情報のみに頼って聴覚情報を利用しない人がいる一方，聴覚と視覚情報の併用を好む人もいる．耳から大まかな音声情報を

ここが重要

【情報保障の種類と支援方法】
情報保障の種類と支援方法をよく理解しておこう．

受け取りつつ，目から入る文字や手話によって細かな音韻情報や意味情報を補完しながら，話声を理解する場合もある．字幕を好む人もいれば，手話を好む人もいる．このように個人によって聴覚・視覚情報や手がかりの利用の仕方が異なるため，どのような情報伝達手段を選択するかは，受け手である個人の選択に基づいて最も正確に情報を伝えられる手段が何かを考慮する必要がある．

2 必要とする場面と支援方法

情報保障が必要となる社会生活場面は，日常会話，診療，冠婚葬祭，講演，会議，授業・講義，買い物，映画鑑賞・観劇，イベント，ビジネス，行政相談や手続きなどの対面場面，テレビ，電話，公共交通機関における交通案内，さらには災害時の情報など，多岐にわたる．情報保障の手段として，**筆談**，**空書**，**指さしシート**のように簡便に利用できるものもあれば，通訳者・筆記者を要するもの，情報通信技術（Information and Communication Technology：ICT）を利用するものもある（⇒ **277〜278 頁**）．

特に近年は手話通訳，要約筆記のみならず，ICT の著しい進歩によって，テレビでの字幕放送，電子メールやチャット機能，双方向の映像通信の他，インターネット端末（スマートホンやタブレットなど）による音声-文字変換アプリなどの利用も広まりつつある．駅・空港などの交通機関の案内や遅延情報などは，電光掲示板やスマートホンで文字による情報を得られる．手話による情報提示は一部に限られているものの，テレビの公共放送や公的イベントでは，手話通訳と音声同時字幕システムの 2 つともが利用されることも多い．電話の遠隔通信（テレコミュニケーション）においては，電話リレーサービスが開始され，通訳者を介した音声-手話・文字間の通訳・変換によって伝えられるようになっている（**図 8-4**）．

3 手話通訳

話し手の音声を手話（指文字を含む）に通訳して伝える．これとは逆に，聴覚障害者の手話を音声に通訳する場合も含む．

なお，音声言語である日本語に対して手話単語を一語一語あてはめていくものを日本語対応手話と呼ぶ．これに対して，日本のろう者が使用する手話は日本手話と呼ばれ，独自の文法による日本語とは異なる言語体系をもつ．手話表現においては手だけでなく，通訳をする人の表情，口形，顎の動きも含む．

認定資格として手話通訳士があり，各自治体で派遣事業が行われている．

4 要約筆記

話されている内容（音声）を要約して文字に表して伝える支援方法である．聴覚障害者は，要約筆記者がノートに文字で書いた内容を見て情報を得る．入力された文字を複数のパソコンをつないでモニターやスクリーンに表示するパソコン要約筆記もある．

認定資格として要約筆記者があり，各自治体で派遣事業が行われている．

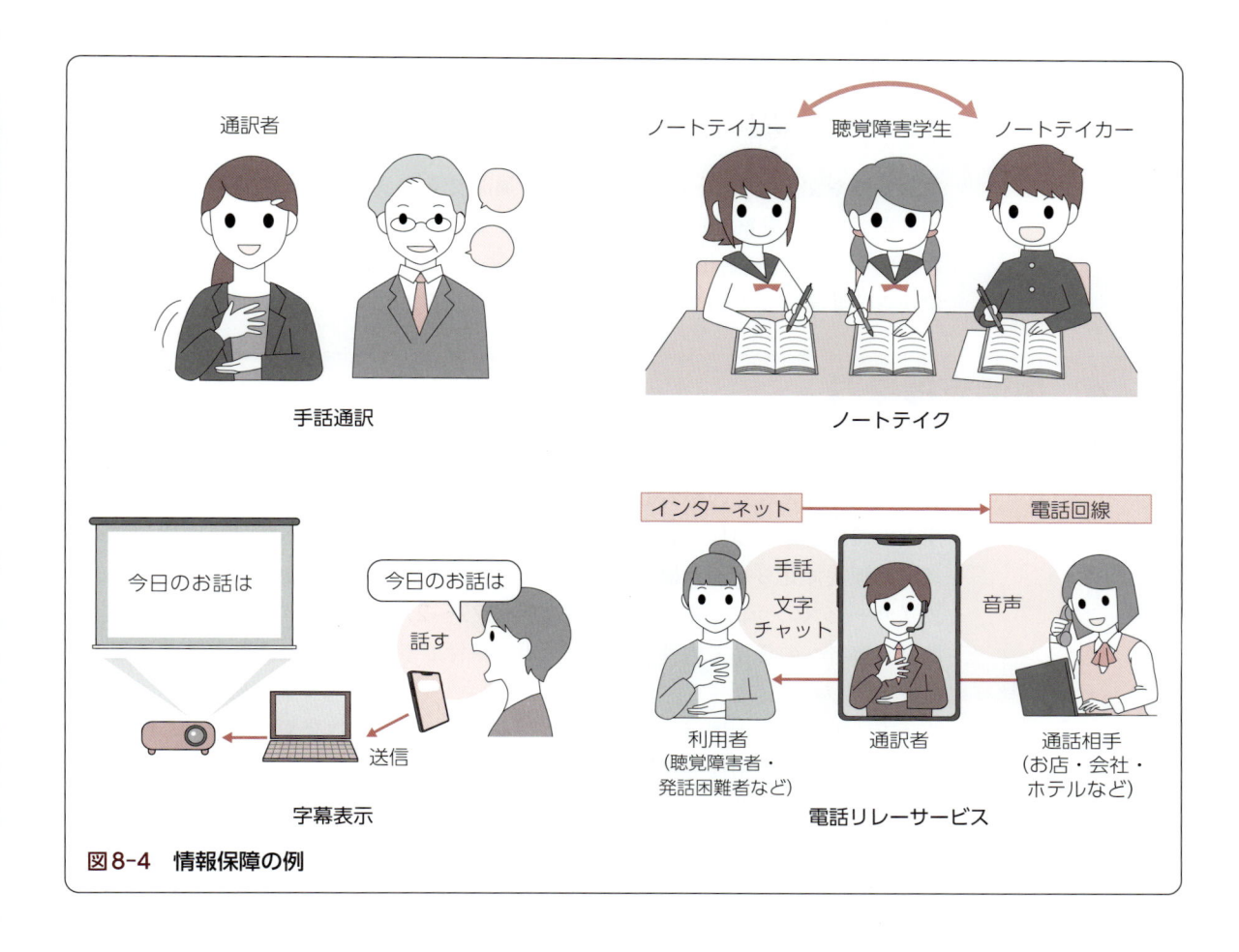

図8-4　情報保障の例

5　ノートテイク・パソコンテイク

　大学などの講義を受ける聴覚障害の生徒・学生に対する情報保障として，ノートテイクやパソコンテイクによる支援がある．

　ノートテイクとは，ノートテイクの担当者（ノートテイカー）が聴覚障害学生の隣に座って，2〜3名でルーズリーフなどに要約を手書きする．聴覚障害学生は，ノートテイカーが書いたノートを横から見ることによって情報を得る．

　パソコンノートテイクは，ソフトなどを用いてパソコンに文字を入力して，caption Online，T-TAC Caption，IPTalk などを使って，その画面を聴覚障害者に提示する方法である．2名で入力作業を行うことも多い．音声-文字変換アプリを使用して，誤変換した箇所のみに修正を加えていく方法もある．

6　字幕表示

　音声を文字に変換して表示する．UD トークなどの音声-文字変換アプリの利用が広まっているが，話し手の発話明瞭度，収音状況，使用語彙によっては，音声認識の精度が下がりやすく，誤変換した箇所をその都度オペレーターが修正する作業が必要となることも多い．現在，上記の他にも様々な音声-文字変換アプリがあり，google からも音声文字変換・音検知通知のためのアプリが提供されている．

7 電話リレーサービス

　国の指定を受けた財団によって，2021年から公共インフラとしてサービス提供が開始された．耳が聞こえない人と聞こえる人が，手話通訳を介してテレビ電話でのやりとりや文字のチャット機能を使って通話できる公的サービスである．財団が通訳者を雇用し，警察や消防への緊急通報などを含め，24時間365日サービスを提供している．また，通話相手の音声を文字で表示する電話アプリ「ヨメテル」も，2025年から公共インフラのサービスとして利用できるようになった．

4. 生活支援機器

　聴覚障害者が身の周りの音情報を得るための支援機器には，光や振動刺激によって通知する様々なものがある．振動式腕時計（音を検知して振動で知らせる），住宅用火災報知器，屋内信号装置（ドアセンサーや音センサー反応時に，フラッシュライトや振動で知らせる），福祉電話・FAX，手話・字幕によるIP（Internet Protocol）放送サービスの受信装置などである（⇒ **277〜278頁**）．これらの機器・用具を，聴覚障害者への貸与・給付（日常生活用具給付等事業）の対象品としている自治体も多い．

　一方，ICT分野の開発においては，特定の障害向けではなく，障害の有無に関係なく使用できる**共用性**も重視されている．身近な例として，市販のテレビにおける字幕表示機能，公共交通機関の案内表示などがある．またスマートホン用のOSやアプリには音認識機能をもつものがあり，緊急地震速報などの警報，火災警報器，緊急車両（パトカー・消防車・救急車），インターホンの音，赤ちゃんの泣き声，家電用品のお知らせ信号，水の出しっ放しなど，あらかじめ学習された音が認識されると，通知画面，LEDライト，スマートウォッチなどによって使用者に通知されるように設定できる．

文献
1）日本建築学会環境基準．学校施設の音環境保全基準・設計指針（AIJES-S0001-2020），2020.
2）J.Smaldino, C. Flexer：Handbook of Acoustic Accessibility Best Practices for Listening, Learning, and Literacy in the classroom. Thieme Pub, 2012.
3）American Academy of Audiology Clinical Practice Guidelines. Remote Microphone Hearing Assistance Technologies for Children and Youth from Birth to 21 Years. 2011.

（富澤晃文）

✓ 確認Check! ☐ ☐ ☐

・騒がしい室内での聴取を阻害する環境的要因を4つ挙げよう．⇒139〜140頁
・補聴援助システムにはどのような方法があるか，3つ挙げよう．⇒141〜145頁
・情報保障にはどのような方法があるか，4つ以上挙げよう．⇒146〜148頁

Column

音情報を聞きやすく，得やすくするための工夫

　聴取を阻害する音響環境的要因に対して，どのような対処ができるだろうか．専用のシステムや通訳者による支援以外にも，**表**のような一般的な工夫や配慮が役立つ．

　これらの工夫や配慮の他に，市販の拡声装置を使用する方法もある．講義室やホテルのホールなどで話し手の声をマイクロホンで収音して，天井に設置したスピーカから増幅音声を出力する方法（Sound Field Amplification，音場増幅）もその一つであり，複数のスピーカを分配して各所に設置する．さらに，カーペットを敷くなどの対処を行うと，室内の残響が弱まり音質もよくなる[1]．

　コロナ禍以降，マスク着用や透明アクリル板設置などにより，様々な社会生活場面で聞き取りにくさが増している．店舗レジや窓口への筆談用ボードや指さしシートの設置の他，一対一の対面会話用の拡声支援機器，インターネット端末（スマートホンやタブレット）の音声-文字変換アプリによる字幕表示など，補聴器・人工内耳装用者（児）に限らず，より多くの人に対して音による情報を伝えるための工夫がなされている．

表　音響環境的要因に対する工夫や配慮

音響環境的要因	対処
①話し手との距離	話し手に近づく，話し手がやや大きめの声で明瞭に話す
②雑音	雑音の音源をなくす・弱める，遮音する，遠ざける，教室の机とイスの脚にテニスボールをはめて，脚を引きずる際の雑音をなくす　など
③残響	床にカーペットを敷く，壁に厚地の布やカーテンをつるす，吸音材などを貼る　など
④音源の方向	合図をしてから話し出す，教師が発言者の方を指し示す　など

文献
1) J. Smaldino, C. Flexer：Handbook of Acoustic Accessibility Best Practices for Listening, Learning, and Literacy in the classroom. Thieme Pub, 2012.

（富澤晃文）

Column

騒音防止ガイド

　騒音の長時間曝露によって，耳に感音難聴（騒音性難聴）をきたすリスクがある．厚生労働省は，労働環境における聴覚保護の観点から，騒音対策の指針を示している[1]．屋内作業（工場など），屋外作業（建設工事現場，トンネル・採石・石材加工の現場，林業・木工作業現場，空港の駐機場）などでは騒音レベルが高い．そのため，作業騒音測定（測定時間：10分間）による等価騒音レベル〔LAeq：dB（A）〕が，85 dB 以上の場合には，聴覚保護具（防音保護具：必要かつ十分な遮音性能をもつウレタンフォームやイヤーマフ）を使用すること，等価騒音レベルの数値に応じて，騒音作業に従事する時間の短縮をすることを求めている．また，事業者が騒音下の労働に常時従事させようとする際には，労働衛生教育と6か月以内の定期的な選別聴力検査を実施するように指針を示している．

　一方で，世界保健機関（World Health Organization：WHO）は[2]，若者のイヤホン難聴を含めた難聴予防の観点から，成人の場合は80 dB の音量を1週間あたり40時間以内，子どもの場合は75 dB の音量を1週間あたり40時間以内にするように勧告している．なお，成人で80 dB，子どもで75 dB を超える音量（大音量のイベント会場など）の場合については，3 dB ごとに1週間あたりの許容時間が定められている．例えば101 dB の場合，成人は18分45秒以内，子どもは6分以内である．

　これとは別に，環境基本法に基づき，環境省は生活環境の保全の観点から，住居用の地域については，昼間は等価騒音レベル55 dB 以下，夜間は45 dB 以下とする環境基準を示している[3]．工場・事業場，建設作業，自動車騒音に対しては，騒音規制法により許容される騒音値をそれぞれ定めている．

文献
1) 厚生労働省・都道府県労働局・労働基準監督署：騒音障害防止のためのガイドライン，2023.
2) World Health Organization：Safe Listening Devices and Systems（A WHO-ITU standard），2019.
3) 環境省：（告示64号）騒音に係る環境基準について，1998.

（富澤晃文）

第9章

小児聴覚障害概論

>
>
> ・聴覚障害が小児発達に及ぼす影響について理解しよう.
> ・小児難聴の種類・原因・程度・発症時期・難聴耳と障害特性との関係を理解しよう.
> ・聴覚障害児のリハビリテーションの適応と臨床について理解しよう.

1. 小児聴覚障害と発達

1 言語獲得

　乳幼児は，生下時から様々な環境音や人の音声を知覚している．環境音では外界の事象や周囲の状況，言語音では徐々にその意味を理解し，生後のわずか2〜3年の間に聴覚に入力された言語を獲得する.

　乳幼児は，主に養育者とのコミュニケーション場面で言語を獲得していく．音声は空気中に音波として放出され，幼児の聴覚器官に入力され，感覚神経を経て，大脳に伝達される．大脳では言語符号に解号して，理解し貯蔵される．一方，幼児は喃語を産生し，自身の聴覚から循環的に聴取して発声が促進される（図9-1）.

　また，周囲で高頻度に使われる母国語の音声の強度・持続・リズム（プロソディ）や音韻を模倣し始める．乳幼児はこのようなコミュニケーションの回路で「母語」を獲得する．さらに，聴覚は獲得した言語の意味や使用法，発音などについてモニター機能を果たし，修正しながらより適切な使い方を獲得していく．聴覚は言語獲得に重要な役割を担う.

2 聴覚障害と発達への影響

　先天性難聴や高度難聴幼児を放置すると，「コミュニケーション」「言語理解・表出（language）」「発声発語（speech）」などを，各時期で獲得することが難しくなり，発達や学習に遅滞が生じる（表9-1）.

　コミュニケーションを通して，乳幼児は話者の感情や意図を受けとめ，心理的に安定し，「感情・情緒・心理面」が成長する．聴覚障害によりコミュニケーションが制約されると，養育者と乳幼児との密接な「母子関係の形成」に支障をきたし，他者の心理や感情に気づけなかったり，円滑に交流できずに，コミュニティに参加できなかったり，「社会性の発達」に影響を及ぼす．対人的関心や情緒社会性の発達など，人格の基盤形成に影響が生じることもある.

　聴覚障害が感覚器の病疾による「一次的障害」とすると，発達全般への影響は「二次的障害」といえる．また，耳科的治療で治癒せず，聴覚障害が永続すれば，乳幼児期・学童期・青年期と各時期の発達に影響を及ぼすことが予測される．そこで，早期に難聴を発見・診断し，早期にハビリテーションを実施して，子ども本来の成

✎ つながる知識

【ハビリテーション（habilitation）】

先天性の小児に対する指導では，出生当初から支援が始められるので，リハビリテーションの「re（再び）」をとり，ハビリテーション（habilitation）と呼ぶ．ハビリテーションでは，障害を克服して本来の能力を発揮し，ウエルビーイング（well-being，身体的・精神的・社会的に良好な状態）を目指すとされる．集団生活での難聴による影響と被る不利益，差別（スティグマ）などに対しての課題解決と周囲への啓発が求められる.

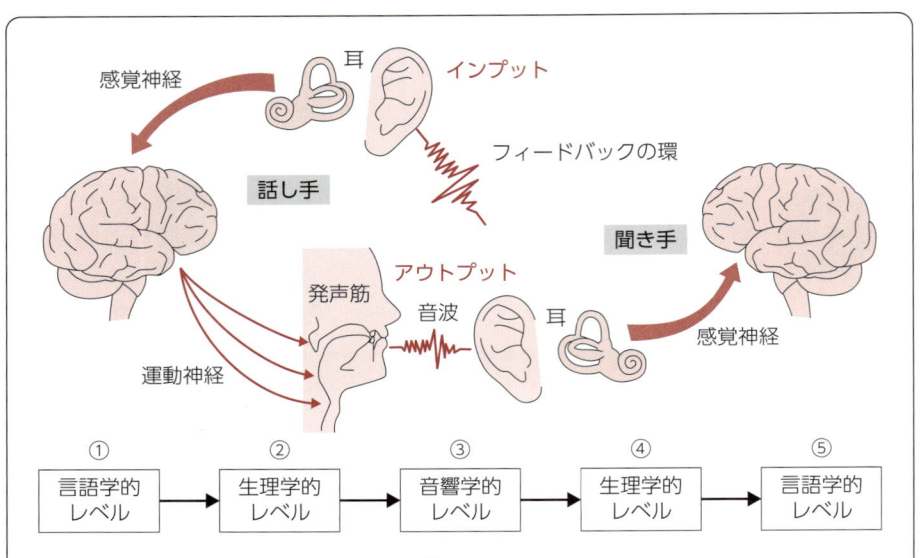

図9-1　ことばの鎖（Speech Chain）[1]（Danes et al, 1973 より一部改変）
人間の認知・情報処理の過程について，①大脳での発話内容の構成（言語学的レベル），②発話産生の発声発語器官の運動（生理学的レベル），③空気中の音声の伝播（音響学的レベル），④聴覚器官の受容（生理学的レベル），⑤大脳での音声処理・認知（言語学的レベル）の連鎖の繰り返しで成立する事象とした図式．ここでは音声コミュニケーション場面を示しているが，手話コミュニケーションの場合には，聴覚は視覚に，発声発語器官は手話動作によるコミュニケーションに代わり，大脳中枢は共通した役割を果たす．

表9-1　聴覚障害児の発達への影響

発達の領域	聴覚障害児の発達遅滞
1）コミュニケーション	母子関係形成，コミュニケーション発達
2）言語知識	言語発達（理解・表出）
3）発声発語	発声発語の発達（音声・構音・プロソディ）
4）感情・情緒・心理面	感情・情緒，自我形成など心理的発達
5）社会性	社会的関係形成，社会性の発達

長を支援することが重要である．

　聴覚障害児の指導・支援を目的とした評価・指導は，聴覚をはじめ，言語コミュニケーション行動の形成と，それに関連する全般的発達の評価とハビリテーション（療育）の適応を検討する必要がある．

❸ 言語発達の「臨界期」

　乳児期は，神経学的に発達し，聴覚と言語について飛躍的な形成がみられることから，言語や聴覚活用の「臨界期（critical period）」（適時期）と呼ばれる．これが聴覚障害児に早期発見・診断・療育が推奨される背景である．

　大脳生理学において「臨界期」とは，神経回路網の可塑性が一過的に高まる生後の限られた時期を指す．小児神経科医の Huttenlocher（ハッテンロッカー）は，聴覚皮質では生後約3か月，視覚皮質では生後8〜12か月にシナプス密度がピークに達し，その後「刈り込み」により12歳までに成人レベルまで減少することを指摘し

つながる知識

【早期聴覚活用による神経回路の形成】
聴覚器官から大脳へ情報が伝達され，大脳の第一次聴覚野で簡単な音処理が行われ，大脳神経を刺激し活性化が促進される．第二次聴覚野では，音情報の特徴を識別し，音の特徴と意味を結び付けて，音の意味の理解に至る．刺激伝達により神経ネットワーク化が進み，様々な機能（注意，識別，記憶，実行機能など）に対応した脳地図が作られる際に，第二次聴覚野は脳の他領域と連絡する発射台の機能をもつといわれている．

【早期介入プログラム】
早期介入プログラムにより，聴覚補償機器の装用，コミュニケーションの促進（聴覚音声・手話），介入プログラムへの参加が可能になる．聴覚障害児の教育機会を拡大し，就労と社会的成功を促し，共生社会の実現に寄与することから，世界保健機関（WHO）は 2017 年に各国に施策立案を勧奨した．

た．高次思考に関わる前頭葉皮質のシナプス密度は生後約 3 歳でピークに達し，10 代半ばまでゆっくりと減少し，言語の習得に関わる神経回路はこの時期の経験によって集中的に形成されるとし，脳領域における新しいニューロン間の接続の発達と子どもの認知能力の獲得を結び付けた．

大脳生理学者の Lenneberg（レネバーグ）は，4 歳までに大脳の重量が著しく変化し，大脳のシナプス結合がほぼ完成し，基本的活動パターンが一定程度決定するとして「臨界期」を提唱した．臨界期（2〜12 歳）は，言語獲得と保持に不可欠で，この時期を逃すと後に習得が著しく困難になるとし，狼に育てられた『アベロンの野生児』（18 世紀）の言語獲得の記録を裏付けとした．

心理学者の Freud（フロイト）は，性格形成に乳幼児期の初期経験が影響することを指摘した．動物行動学者の Lorenz（ローレンツ）は，ニワトリやカモなど鳥類が孵化した直後に近くにいた動く物体を後追いする「刷り込み行動」について示した．しかし，発達心理学では人間の柔軟な特性から，学習の「適時期（appropriate period）」あるいは「感受期（sensitive period）」として，成長の可能性を指摘した．

聴覚障害児の臨床知見では，3 歳以降に失聴した後天性聴覚障害児では，失聴以前に獲得した基礎的言語は保存され，直後から補聴器を装用することによって失聴前の音声は保たれるとされ，「幼児期初期」の言語・音声学習の有効性が確認されている．また，後天性聴覚障害児への人工内耳手術が 2 歳以前に行われた事例では，その後の言語獲得が良好である．しかし，学童期以降でも，音声言語が長期に学習されることも報告されている．

先天性聴覚障害児に対する幼児期初期の療育における介入は，対人交流を含む全般的発達へ影響を及ぼし，特に音声産生や聴知覚機能を大きく充実させる．しかし，これはその後の子どもの長期にわたる言語学習の継続性を否定するものではない．

4 言語獲得の理論

小児期の言語獲得に関わる代表的な仮説には，言語生得仮説[2]，学習仮説[3]，運用仮説[4]，統計確率仮説[5] などがある（表 9-2）．さらに，近年著しく発展している認知言語学的知見を参照し，言語ハビリテーションについて，子どもの発達の様相と支援のあり方を考察することが求められる．

2. 小児聴覚障害と社会・リハビリテーション

1 聴覚障害児への早期介入の流れと効果

幼児期早期に難聴を「発見」「診断」し，直ちに「療育」を開始する総合的な「早期介入（early intervention）プログラム」の社会システムが国内外で提唱されている．地域の関連機関が連携して，難聴が小児発達に及ぼす影響の発生を予防または軽減し，子どもの生涯発達の充実を促すことが重要である．

わが国では，新生児期には出生後に産院で新生児聴覚スクリーニング検査（NHS）を行い，難聴疑い児〔リファー（refer）児〕に対しては耳鼻咽喉科精密聴力検査機関で難聴を診断し，療育機関（児童発達支援センターなど）や教育機関（聴覚特別支援学校）で療育を開始する，地域での発見・診断・療育連携の構築が喫緊の課題である．

表9-2 小児期の言語獲得に関わる代表的仮説

仮説名称	仮説の論証	言語指導への応用と理解
言語生得仮説[2]	・子どもは言語についての生得的な知識をもち，入力言語が少なくても不正確でも言語能力を発達させる ・全言語には共通する特性（普遍文法）があり，生来の言語能力装置が作動して，入力される言語を補う	・子どもの言語経験の大部分については，生得的知識の確認や否定に使われる ・子どもの言語習得の速度は，入力される言語へのアクセスが関与すると考える
学習仮説[3]	・養育者が子どもに与える言語の質と量は，子どもの言語の成長に影響を与える ・養育者の発話の長さと複雑さは，子どもの言語発達の速度に影響する ・養育者が入力する言語の種類と頻度や，文脈による語意味を増やすと，子どもの意味知識が深まる	・養育者が子どもに話しかける言語の量と豊かさについては，子どもの成長に応じて養育者にフィードバックして，言語発達について観察することが有用と考える
運用仮説[4]	・子どもはコミュニケーションにおいて特定の言語形式に度々触れて，意味や構文知識を深め，触れる頻度が多ければ学習を促進する ・言語学習には大人の意図を読み取る社会的スキル（intention-reading）と，パターンをみつける認知的スキル（pattern-finding）が関わり，学習の社会的側面が影響する	・保育者や遊び仲間との社会的関わりや相互作用の中で，言語学習が行われると考える ・子ども同士の関わりや子ども主導の言語体験ができる育児環境が言語学習に有用と考える
音響学的な統計確率仮説[5]	・構文構造などの言語知識の習得には，単語の種類，単語間の境目，品詞の種類などの「音響・音声特性」の頻度を識別して，確率的に高いものを学習する	・音声言語の学習には，入力する音響音声学的特性へのアクセスが不可欠で，難聴による入力特性の制約は，学習内容や速度を低下させる可能性が生じると考える

1900年代には，小児難聴の診断は平均2.2歳と遅れており，出生から2歳までの発達上の遅滞が生じていたが，2000年以降，わが国にNHSが導入・普及し，難聴診断は早期化（平均3.5か月齢）し，聴覚障害児への発達支援が促進された.

2 小児難聴の疫学統計

聴覚障害児者は人口の8〜12%とされ，小児（18歳未満）では同齢人口の約0.1%，中等度難聴を含めると2.1%と報告されている. 中でも難聴の発症率が高い危険因子（basic high risk factor）（**表9-3，表5-2 ⇒ 36頁**）のある小児では発生率は2.5〜5.0%に増加する. わが国では，身体障害者手帳を有する高度難聴児（70dB以上）は，1万6,000人と報告されている.

3 難聴の発症率

わが国の新生児聴覚スクリーニング検査（NHS）の受検率は，出生児人口の95.2%[11] とおおむね普及しており，NHS後の難聴診断により，両側性難聴の発症率は0.1〜0.15%（1,000人に1〜1.5人）と推計される. そのうち，精密聴力検査が必要と判定した要再検児（リファー児）は，1,000人に4人（0.38%）である. さらに，実際に両側性難聴と診断される児は1,000人に1.5人（0.15%）で，リファー児の半数以下と推計される（**表9-4**）. また，難聴ハイリスク児では，リファー児のうち難聴児と診断される割合が高く，より丁寧に問診を行う必要がある. なお，早期診断・早期介入によって，聴力程度，コミュニケーション方法，発達障害の有無，両親の社会経済的状況などの多要因にかかわらず，良好な言語発達が得られたと効果が報告されている.

> ✎ つながる知識
> 【NHS受検の保護者負担】
> わが国では施策として，NHS受検の保護者負担の軽減，NHS機器（AABR）導入の補助，早期診断・療育体制の強化について自治体へ勧奨しており，各地域において難聴の早期診断・早期介入の体制化が進められている.

表9-3　難聴のハイリスク因子[6]（JCIH, 1995）

1	家族例（聴覚障害例）
2	子宮内感染（風疹，サイトメガロウイルス感染）
3	顔面・耳領域の奇形
4	低出生体重（<1,500g）
5	高ビリルビン値（黄疸）
6	細菌性髄膜炎
7	仮死（アプガースコア；1分時0〜4点）
8	耳毒性薬物投与
9	人工換気（5日以上）
10	症候群の難聴の徴候

表9-4　新生児スクリーニング検査[7]（三科　潤・他，2002をもとに作成）

リファー児	受検児	両側	片側
ローリスク児	18,204	0.21%	0.42%
ハイリスク児	867	3.92%	3.11%
合計	19,071	0.38%	0.54%
難聴診断児	受検児	両側	片側
ローリスク児	18,204	0.05%	0.08%
ハイリスク児	867	2.19%	1.73%
合計	19,071	0.15%	0.16%

4 リハビリテーションとノーマライゼーション

　リハビリテーションとは，心身に障害をもつ人の人間的復権を理念として，保有する能力を最大限に発揮し，生活自立を促すために行う専門的な支援行為とされる．そして，障害により社会活動や参加に制約が生じている人々が，他と同等の権利を享受して，本来あるがままに生活できる環境整備，意識啓発が求められ，その考え方を「ノーマライゼーション（normalization）」と呼んでいる．

　「障害者の権利宣言」（1975年国連総会決議）の制定や，障害者の完全参加と平等をテーマとした「国際障害者年行動計画」（1982年国連総会決議）にこの思想が反映されている．わが国では，「障害者基本法の一部を改正する法律」（2011年），「障害者差別解消法」（2013年）など国内法が制定されて，「障害者の権利条約」の批准に至った（2014年）．また，教育関連では，「教育基本法」が改正され（2006年），「特殊教育」は個に応じた支援を基本とする「特別支援教育」に見直された（2007年）．

5 小児難聴の療育と教育の歴史

　1878年に日本で最初の障害児の公教育として「京都盲唖院」が開校した．また，早期からの教育の充実が求められるようになり，幼児教育として1956年に聾学校幼稚部が開始され，1962年に全国的な設置に至った（3〜5歳児）．1955〜1975年の幼稚部在籍児は503名から2,186名と4倍に急増した．

　わが国の医療・療育施設での聴覚障害幼児の指導は，1970年代に大学病院耳鼻咽喉科や社会福祉施設，クリニックで始まり，1975年に厚生省（現：厚生労働省）管轄の難聴幼児通園施設（現：児童発達支援センター）が法的に制定され，言語聴覚士による乳幼児指導（0〜6歳）が開始された．難聴通園施設での個別・集団保育や指導に加え，地域で保育園や幼稚園に通わせる統合保育〔現：インクルージョン（inclusion）保育〕を行い，ノーマライゼーションを目指した．

6 療育施設と体制

　聴覚障害の乳幼児のハビリテーション（療育）は，児童発達支援センター・事業所・クリニック（療育施設），大学病院・第二次医療施設（医療施設），聴覚特別支援学校・聾学校（教育施設）などで実施され，通所可能な近隣施設を選択する際に助言指導を行う（**表9-5**）．

表9-5　聴覚障害の乳幼児のハビリテーション

	対象	通所	指導形態	運用/専門職	保育	設置根拠
児童発達支援センター・事業所	0～6歳	1～2回/週	・個別/集団指導 ・療育	・家庭ベース ・言語聴覚士指導	・保育園 ・幼稚園	厚生労働省 児童福祉法
聴覚特別支援学校	乳幼児教育相談：0～2歳	2～3回/月	・集団指導・教育	・施設ベース ・教師指導	・学級内保育	文部科学省 教育基本法
	幼稚部：3～6歳	平日毎日				

療育施設などの家庭をベースにした介入（home-based intervention）と，教育施設での指導をベースにした介入（center-based intervention）がある．家庭をベースにした介入では，言語聴覚士が直接指導とあわせて，言語聴覚士と養育者が連携して家庭を基盤として日常的な母子関係を重視した指導を日課として行うよう支援する．

指導形式には，個別指導と集団指導がある．個別指導では幼児の年齢や，聴力，発達段階などを考慮して対応する．集団指導では小グループのダイナミックスによって幼児間の活発なコミュニケーション・学習行動を形成する．言語指導では養育者に同室してもらい，コミュニケーション法や言語発達課題などについて解説し，家庭での支援に向けて技術を習得できるよう促す．

7 インクルーシブ環境と療育

児童発達支援センター・事業所，クリニックでは，言語聴覚士が子どもの発達全般の評価に基づいて言語発達指導を行う．家族と連携し，家庭でのコミュニケーションを重視した指導を行う．さらに，保育園や幼稚園に通い，地域での聴力正常児との活発な交流と活動に向けて，環境調整と障害理解・啓発を行う「インクルーシブ環境での保育」を支援する．

聴覚特別支援学校では，教師が各年齢の聴覚障害児に対し，集団で言語発達指導を行う．障害を配慮した環境によって安心できる居場所を提供し，聴覚障害のある家族とともに障害の受容を促す．近年，聴覚特別支援学校には地域のセンター的機能が設けられ，外部専門家として言語聴覚士の雇用が進み，医療・療育・教育の地域連携が法的に整備された（⇒ **282頁**）．

聴覚障害児は，両親が聴力正常な家庭が90％，片親が聴覚障害の家庭が7％，両親に聴覚障害がある家庭が3％と報告されている．したがって，聴覚障害児の子育てと療育は，おおむね聴力正常な親が担っており，障害についての理解と受容，聞こえない子どもに対する会話や療育が課題となる．家族の自由な選択に基づいたコミュニケーションや療育環境の選択，合理的配慮の支援が要請される．

8 小児聴覚障害と生活機能

ICF の考え方では，聴覚障害とは，医学モデルの「機能障害」，生活モデルの「活動の制限」，社会モデルの「社会的活動・参加の制約」によって生活機能が変容した状況とされる（**表9-6**）．そこで，聴覚障害児の支援では，「聴覚機能の補償」に基づいて，「言語・コミュニケーション能力の獲得」による活動制限の解消，さらに

表9-6　聴覚障害と生活機能

生活機能	モデル	状態
身体機能・構造の障害	医学モデル	末梢感覚器，聴覚伝導路，大脳の聴覚野の伝達・処理障害により情報の入力・処理に支障をきたした状態
活動の制限	生活モデル	環境音・音声・楽音などの音情報の不全によって，コミュニケーションなど生活上の様々な活動が制限された状態
社会活動・参加の制約	社会モデル	社会的場面で，コミュニケーションや聴覚情報が制約され，社会的交流や参加が制約され，参加の充足感が得られない状態

「幼児・学童集団への適応」など総合的な支援が求められる．

　医療・療育施設における言語指導でも子どもや家族同士のピアグループでの交流と，家庭での養育・発達支援，さらに学校での情報保障や啓発支援などが求められる．

9 聴覚障害児の早期介入と難聴ケアの地域体制

　わが国の難聴「発見」から「診断」「療育」開始までの地域フロー体制を**図9-2**に示す．耳鼻咽喉科での難聴診断後に，ハビリテーション・療育が開始されるなど，地域連携が進められる．

　新生児期の難聴診断後に，遅発性難聴が生じたり，難聴が進行したりすることもあり，新生児期から就学までの長期的な「聴覚ケアの地域体制」が必要である．

　言語聴覚士には難聴の早期発見・早期診断に向けた地域連携のマネジメント機能や，関係者への啓発が求められる．

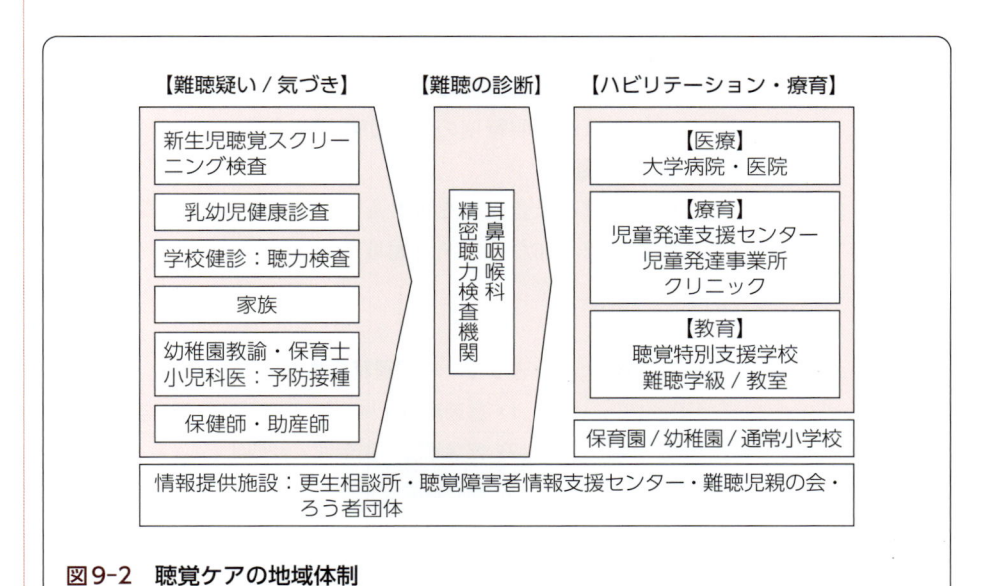

図9-2　聴覚ケアの地域体制

3. 小児聴覚障害と障害特性

　難聴の種類，原因，程度，発症時期などの要因は，小児の「障害状況・特性」や「小児発達」へ影響を及ぼす（**表9-7**）．そのため，難聴診断とハビリテーションでは，これらの要因が及ぼす典型的な影響について理解し，予後予測を検討することが必要である．

　障害特性の情報を用いて，①言語指導の適応の有無，②指導計画の立案，③指導効果を検討することができる．難聴が子どもの成長へ及ぼす影響とQOL回復についての助言・説明は，家族には不可欠な情報となる．

■1 難聴種類と障害特性

　感音難聴は基本的に急性期の発症以外では現代の医学での改善は難しく，難聴が永続する．一方，伝音難聴は中耳疾患などによるものであれば，治療により改善する（「第5章　難聴の種類と原因（聴覚障害）」⇒ **34〜55頁**）．

(1) 伝音難聴

　外耳・中耳を経て音響信号を機械的信号に変換して，音を内耳に伝達する部位の障害であり，補聴器を装用して音を増幅して入力すると，閾値は改善し歪みもなく，補聴効果は大きい．小児難聴では全体発達の観点からハビリテーション支援の適応となる．

(2) 感音難聴

　内耳性感音難聴は，内耳有毛細胞の機能・形態などによる障害で，音を電気的信号に変換する受容器の障害である．後迷路性感音難聴は，内耳らせん神経節から，大脳で中枢処理されるまでの聴覚伝導路の障害である．感音難聴では，入力した語音は内耳および聴覚伝導路で歪みが生じ，語音明瞭度は低下する．内耳や聴覚伝導路の障害の重症化によって聴取能が低下する．補聴器・人工内耳の補聴効果は個人差が大きい．後迷路性難聴は同じ聴力程度を示す内耳性難聴と比べ，明瞭度が低下し，特に母音の明瞭度の低下が特徴である．

(3) 混合難聴

　感音難聴と伝音難聴を併せもった難聴であり，例えば，感音難聴者が中耳炎により伝音難聴が加わった語音聴取の状態を示す．

表9-7　小児難聴の主な分類と種類

1)	難聴種類	感音難聴・伝音難聴・混合難聴
2)	発症原因	遺伝性・胎児期・周産期・後天性・進行性
3)	難聴程度	軽度・中等度・高度・重度
4)	発症時期	先天性・後天性・遅発性
5)	難聴耳	両側性難聴・一側性難聴

つながる知識

【形態異常と奇形】
奇形徴候の記載法（用語と定義）については，2009年に国際的コンセンサスが作られ，日本語訳は日本小児遺伝学会のHPに公開されている[8,9]．本書では同用語を用いている（引用部分はもとの文献に従って表記している）．一方，国内統計基準（厚生労働省）にはICD（WHO）に準拠した分類を公示しており，医療機関における診療録の管理には「先天奇形」（ICD-10）の用語が使われ，「形態異常」と同義として用いられている．

ここが重要

【トリチャーコリンズ症候群】
両側小耳症，外耳道閉鎖症，下顎低形成，口蓋裂，顔貌異常などの複合的な形態異常を認める．伝音難聴，構音障害，咀嚼・嚥下困難などに対して，それぞれ術後のハビリテーション支援を行う．

【平均聴力レベル（4分法）】
身体障害者手帳申請時などの平均値算出の際には，4分法Aを用いる．また，補聴評価など高周波数帯情報の評価には4分法Bも用いる．
・4分法A（500 Hz＋1,000 Hz × 2＋2,000 Hz）/4
・4分法B（500 Hz＋1,000 Hz＋2,000 Hz＋4,000 Hz）/4
文書記載時にはいずれかの算出法か明記が必要になる[10]．

２ 難聴原因と障害特性

（1）感音難聴

先天性感音難聴の主な原因として，遺伝性，症候群性の難聴について理解が必要である．

①**遺伝性難聴**：先天性難聴のうち，約60〜70％は遺伝子が関与し，残りの30〜40％が非遺伝性（胎児期の感染，薬物など）によるとされる．難聴に関連する遺伝子は，100種類以上と同定され，*GJB2*，*SLC26A4*，*CDH23*，ミトコンドリア遺伝子変異が有名であり，日本人に頻度の高い19種が医療保険で承認された．遺伝形式については，常染色体潜性（劣性）遺伝による難聴が70〜80％と多い．

②**非遺伝性難聴**：難聴は一側性もしくは両側性に生じ，程度は多様である．胎児期の感染では，妊娠中に母体が感染することによって胎児に難聴が生じるサイトメガロウイルス症候群や，風疹ウイルスによる先天性風疹症候群などがある．

③**症候群性難聴**：遺伝性難聴のうち，約30％は眼の異常など難聴以外の複数の疾患をもつ症候群性難聴とされる．感音難聴を生じる疾患には先天性風疹症候群，ワーデンブルグ症候群，アッシャー症候群，ペンドレッド症候群，アルポート症候群などがある．

④**出生後のウイルス感染による難聴**：代表的なものに，出生後の流行性耳下腺炎によるムンプス難聴があり，多くは一側性の急性感音難聴を発症し，めまいを伴う．髄膜炎が内耳炎に進むと高度難聴を呈する．単純ヘルペスウイルス感染によるヘルペス脳炎により，中枢性難聴が生じることがある．

⑤**周産期原因による難聴**：低出生体重，仮死，黄疸，保育器の使用などが原因となる．

（2）伝音難聴

①**滲出性中耳炎**：小児に代表的な疾患で，「鼓膜に穿孔がなく，中耳腔に滲出液が貯留し，耳痛や発熱の急性炎症のない中耳炎」である．乳幼児に反復し，耳管機能不全によって生じるものは，10歳頃には発症率が低下する．ダウン症児や口蓋裂などの先天性疾患，アデノイド増殖症，アレルギー性鼻炎，上気道炎などが原因で生じ，継続する．中耳炎によって難聴が長期継続すると，幼児の言語発達や学童期の学習に影響を及ぼすことが懸念される．一側性難聴児が良聴耳に中耳炎を罹患すると両側性難聴となるため，上記のリスク因子がある場合には，早期難聴発見や耳鼻咽喉科治療，治癒経過の観察が特に重要である．

②**外耳道形態異常，耳介形態異常**：胎生4〜8週の第1・第2鰓弓の発達が要因で生じる．外耳道閉鎖症に対する外耳道形成術では，術後に外耳道再狭窄が生じやすい．小耳症では，眼鏡やマスクを耳介にかけられず，学童期に耳介形成術を行う事例が多い．形態異常など外見の違いは子どものストレスとなるため，周囲に理解を求めたり，幼児期から障害受容の支援を行ったりする．

３ 難聴程度（重症度）と障害特性

難聴程度は平均聴力レベル（4分法）を用いて算出する（**表5-4 ⇒ 37頁**）．良聴耳の平均聴力レベル25 dB以上を難聴とし，一側性難聴は良聴耳に対して非良聴耳が25 dB以上低下とする．補聴器は平均聴力レベル30〜40 dBから適応となり，増

幅により聞こえを補償する．人工内耳は平均聴力レベル90dB以上で適応となる．

就学前の感音難聴児の<u>補聴器装用下</u>の語音明瞭度を聴力程度別に示した（図9-3）．語音明瞭度は，軽中等度では良好であるが，難聴が重度になるに従って低下し，90dB以上では著しく低下する．

小児難聴における裸耳（補聴器非装用耳）での聞こえの障害と，支援ニーズを表9-8に示した．難聴の程度が重症化することにより，生活上の聞こえと会話の理解，情報収集力は低下し，聴取困難な場面が増加する．コミュニケーションや言語，社会的知識を自然に獲得することが困難になり発達遅滞が生じ，学校などの集団活動や参加に制約が生じる．難聴程度（重症度）を診断に基づき，生活場面での聞こえの

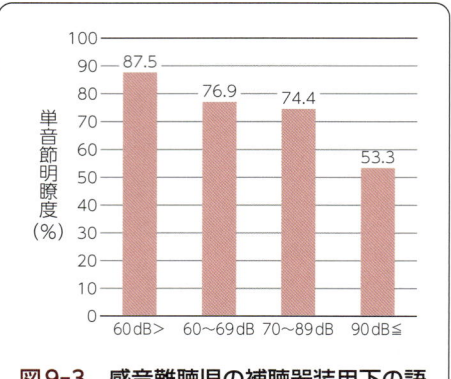

図9-3　感音難聴児の補聴器装用下の語音明瞭度（67-S）

表9-8　難聴程度と支援ニーズ

良聴耳聴覚閾値	難聴程度	小児難聴の裸耳での聞こえ	特別な支援ニーズ
25dB未満	正常		
25～40dB未満	軽度	対面の会話や，大きめの声の対話は不自由ない．小さな話し声や，ささやき声が聞き取りづらい．騒音下や，雑音の多いところでの電話を聞き誤る	認知発達や中耳疾患の継続など言語発達のリスク因子があれば，積極的な補聴を検討する．幼児期に簡単な日常会話を獲得し発見を見逃されることがある
40～70dB未満	中等度難聴	近くで大きめの声は聞き取るが普通の声では聞き誤りが生じる．複数名での活動での話し合いに傾聴努力を要する．電話では，詳細な話を聞き誤ることがある	補聴器の良い適応で，通常学校が可能．班活動などへの参加に聴取努力が必要で，語彙不足などに対する支援を行う．学童期に補聴を開始すると心理的抵抗が生じるため，幼児早期からの装用が望ましい
70～90dB未満	高度難聴	耳元で大きめの話は聞こえる．自分自身の音声が聞こえるが，大声か補聴器を装用しないと会話が聞こえない．聴取の明瞭性が低下し，会話や学習に困難をきたす	身体障害者手帳の聴覚障害6級，4級に該当．言語獲得・会話・学習の遅滞は著しく，乳児期早期からの両耳補聴と発声・音声行動を促進し，系統的言語指導・学習支援が必要になる
90dB以上	<u>重度難聴</u>	日常生活では衝撃音など強大音が聞こえることがある．耳元の大声が聞こえず，補聴耳でも聞き取れないことが多い．自分自身の音声を聞き取れない	身体障害者手帳の聴覚障害3級，2級に該当．補聴器や人工内耳の早期装用と系統的な言語獲得支援が必要になる．言語獲得では書記言語への移行と学習達成度が課題となる．特別支援学校が検討される
非良聴耳25dB以上	一側性難聴	一側が対側より低下し，音の回析効果により良聴耳で聴取している．音源定位，方向知覚，両耳加算に困難が生じ，雑音下で特に聴取が低下する．聴取努力（listening effort）による疲労感が大きい	非良聴耳の中耳疾患など聴覚管理に注意を要する．静寂下では良聴耳で会話聴取可能であるが，騒音下，反響下，集団参加などで著しく聴取能が低下し，支援が必要になる

困難状況を予測し，支援を行う．身体障害者福祉法によって支援内容が決められているので，参照してほしい．

4 難聴発症時期と障害特性

(1) 先天性難聴

出生前の原因による難聴の発症を先天性難聴（congenital hearing loss）と呼ぶ．また，言語獲得の観点からは，胎児期，周産期，1〜3歳の乳幼児期に恒久的な聴力障害が生じた難聴を**言語習得前難聴**（prelinguistic deafness），または**言語習得中難聴**（perilingual hearing loss）という．1〜3歳頃は母語としての基礎的な日本語の獲得に重要な影響を及ぼす時期として臨界期と呼ばれており，臨界期以前に発症した難聴では，長期に系統的な言語指導が必要となる．発声発語面についても指導が必要になることが多い．

(2) 後天性難聴

出生後の原因による難聴の発症を後天性難聴（acquired hearing loss）と呼ぶ．言語構造の獲得後の3〜4歳以降に失聴した難聴を**言語習得後難聴**（post linguistic deafness）という．すでに基礎的言語を習得しているので話せるが，難聴により会話が聞こえないため，コミュニケーション障害が生じ，高度難聴では人工内耳の適応となる．

失聴後には，身振りや手話などの視覚情報や会話の支援，対人交流，失聴期以降の言語学習の促進が必要になる．高度難聴幼児では，寡黙になり情緒的な不安定，多動性などを示すことが多い．失聴後の補聴が長期に遅れると音声が歪んだり，言語を消失したりすることもあり，直ちに補聴器や人工内耳を装用し，リハビリテーションを開始して，音声・言語を保存することが重要である．それにより，失聴前の音声（音韻・韻律特徴）を失聴後も保存することができる．

コミュニケーション障害によって職場や学校，家庭への適応に困難が生じ，人工内耳などの早期補聴を進め，使用可能なコミュニケーションモードにより，コミュニティへの帰属の復帰が課題となる．

5 難聴耳（両側性・一側性）と障害特性

両側耳からの音情報入力で両耳聴効果が生じる．両耳聴効果とは，特定の音に選択的に注意を向け，聞き分けが向上する効果を指す．両耳聴では，それぞれの耳に入力する音強度の差（両耳間レベル差）や，入力時間の差（両耳間時間差）が生じることにより，音源定位，方向知覚，ラウドネス加算効果，スケルチ効果などの両耳聴効果がみられる（**表7-20 ⇒ 121頁**）．

一側性難聴では，両耳聴効果を利用できず，周囲の雑音や反響の影響を受けて聴取能が低下し，聴取時に傾聴努力が必要となり疲労感が強い．

先天性の両側性難聴児では，環境音・言語音情報の利用が制限されるため，言語発達をはじめ発達全般へ及ぼす影響を配慮し，早期介入が必要になる．一側性難聴児は，良聴耳からの聴取が可能であり，言語学習にリスクを抱える児を除けば，言語発達などへの影響は少ない．しかし，良聴耳に中耳疾患が生じるなどして聞こえが低下する可能性があり，両耳聴効果が使えなかったり非良聴耳の聞き落としが生

じたりするため，集団参加時に傾聴努力を要し，聴力正常児以上の疲労が生じる．
会話や偶発学習の聞き落としから，語彙などの言語遅滞が生じるという報告もある．

文献
1) Danes PB, Pinson EN：The Speech Chein. Anchorr Press, Garden City, N.Y., 1973.
2) Chomsky N：Rules and Representation. *Behavioral and Brain Science*, **3**：1-61, 1998.
3) Massimo PP：Language and Learning：The debate between Jean Piaget and Chomsky, Harvard University Press, 1980.
4) Tomasello M：Language is Not an Instinct. *Cognitive Development*, **10**：131-156, 1995.
5) Rost GC, McMurray B：Speaker variability augments phonological processing in early word learning, *Developmental Science*, **12**（2）：339-349, 2009.
6) Joint Committee on Infant Hearing（JCIH）：Joint Committee on Infant Hearing.Position Statement. *Pediatrics*, **95**：152-256, 1995.
7) 三科　潤，多田　裕：全出生児を対象とした新生児聴覚スクリーニングの有効な方法及びファローアップ，家庭支援に関する研究．厚生科学研究，平成 13 年度研究報告，246-252，2002.
8) Allanson, JE：形態異常のみかた，小児内科，**42**（8）：1257-1261, 2010.
9) 日本小児遺伝学会：国際基準に基づく小奇形アトラス．https://plaza.umin.ac.jp/p-genet/atlas/index.html（2024 年 11 月 28 日閲覧）
10) 日本聴覚医学会難聴対策委員会：難聴対策委員会報告—難聴（聴覚障害）の程度分類について—，2014.
11) 子ども家庭庁：新生児聴覚検査の実施状況等について．令和 4 年調査，令和 6 年公表．

（廣田栄子）

✅ 確認Check! ☐ ☐ ☐

- 早期発見・診断・療育が重要な理由について，臨界期（適時期）と関連付けて説明しよう．⇒152〜153頁
- 聴覚障害児の早期介入の地域体制について「難聴疑い」「難聴診断」「療育」の枠組みで説明しよう．⇒153頁
- 伝音難聴と感音難聴による障害特性と支援について説明しよう．⇒158頁
- 難聴程度と対応させて特別な支援ニーズについて説明しよう．⇒160頁

第10章

小児聴覚障害リハビリテーション

学習の
ねらい

- 小児期の聴覚障害における聴覚・言語評価と診断について理解しよう.
- 乳幼児の聴覚検査について理解して実践しよう.
- 新生児や乳幼児の難聴をスクリーニングする方法を理解しよう.
- 聴覚障害児の評価に基づいたリハビリテーションの計画立案・指導と効果について理解しよう.
- 小児期のリハビリテーションの特徴と考え方, 実施上の留意点について理解しよう.
- 難聴に重複しやすい障害を理解しよう.
- 小児難聴の支援における家族支援の重要性を理解しよう.

1. 小児聴覚障害の臨床の流れ

1 聴覚に関する医学的診断

　耳鼻咽喉科医は, ①視診・触診によって耳介, 外耳道入口, 耳後部など耳介周囲の所見, ②耳鏡検査（otoscopy）または耳顕微鏡検査によって鼓膜と中耳の所見を得る. ③側頭骨の画像（X線やCT）によって組織の形態, 含気蜂巣の発育の状態などを観察する. ①～③の各種検査で得られた情報について総合的に検討し, 耳疾患の診断・治療・予後判定を行う. 耳科疾患のある事例で, 耳科学的治療が行われた後に聴覚障害が残存する場合には, 言語聴覚士にハビリテーションを依頼する（**言語聴覚リハビリテーション依頼箋**）.

2 リハビリテーションの流れ

　小児聴覚障害の臨床の流れを**図10-1**に示す.

　対象児家族のニーズ（主訴）など, 問診により事前情報を聴取し, 聴覚言語診断に必要な聴覚言語評価・検査を実施する.

　現症（障害症状）の概略を把握し, ハビリテーションの適応, 現症の把握, 他障害との鑑別などの情報に基づき, 指導計画の立案や助言について検討する.

　指導効果評価では, 当初の難聴言語診断や指導計画を見直し, 必要な修正を加えて, 長期的で効果的な支援の継続または終了を判断する.

　実施内容と目標をリハビリテーション実施計画書に記載し, 家族の同意を得てハビリテーション指導を実施する. 一定期間（3か月）で指導効果を評価した後に, 必要に応じて見直して更新し, **記録の保存と共有**をはかる. 対象児が療育・教育施設に通う場合には, 家族の希望に応じて臨床経過を報告し, 支援の連携を図る.

つながる知識
【言語聴覚リハビリテーション依頼箋】
言語聴覚リハビリテーション依頼箋に基づき, 補聴器装用や聴覚活用指導などのハビリテーション, 家族への助言などを行う. 聴覚検査・評価に的確に対応するために, 医学的診断に関する専門的知識, 診断の論理についての理解, 総合的な判断力が求められる.

【記録の保存と共有】
リハビリテーション依頼箋, 事前情報収集, 各種検査結果, リハビリテーション実施計画書, 家族の合意書, 指導実施記録などは, 診療簿などにファイルし, 院内で共有する.

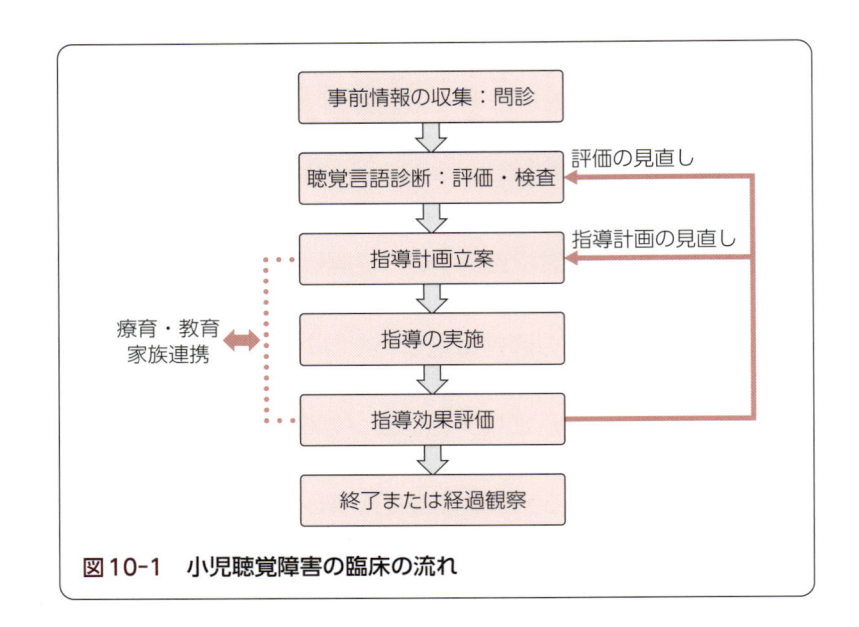

図10-1　小児聴覚障害の臨床の流れ

図内：
事前情報の収集：問診
→ 聴覚言語診断：評価・検査 ← 評価の見直し
→ 指導計画立案 ← 指導計画の見直し
→ 指導の実施
→ 指導効果評価
→ 終了または経過観察

療育・教育 家族連携

📖👆 **ここが重要**

【情報収集の目標】
臨床現場では，問診中に次の検査や家族への助言などの対応を考える必要がある．収集した情報に基づいて，判断する目標や注意点を念頭におき，曖昧な場合や矛盾がある場合には確認し，適切な対応とは何かについて論理を組み立てながら進めることが重要である．

2. 情報収集（問診）

　家族に対して，問診（面談やアンケート）を行い，**関連情報を収集**する．収集した情報に基づいて，必要な検査計画，鑑別診断，指導・助言計画などについて，総合的に検討する．問診項目の例を**表10-1**に示す．**主訴**では，家族の受診動機や，最も心配な事柄や行動などを聴取し，家族のニーズへの対応を心がける．**受診歴**では，他院の検査結果と診断内容との整合性を検討する．**現病歴**では，難聴の有無・程度，言語・認知・行動発達などを総合的に聴取して検討するとともに，**知的発達症**（知的能力障害）との鑑別を検討する．**既往歴**では，難聴の原因や病態を検討し，聴力悪化例では，中耳炎の罹患・治療を確認する．ハイリスク児では，特に難聴鑑

✏️ **つながる知識**

【知的発達症】
知的能力障害は医学領域の精神遅滞と同じものを指し，論理的思考，問題解決，計画，抽象的思考，判断，学習のように全般的な精神機能の支障によって特徴付けられる発達障害の一つである．DSM-5-TRでは，「知的発達症（知的能力障害）」とも表記されている．本書では「知的発達症」と表記する．

📖👆 **ここが重要**

【難聴のハイリスク児】
正常出産児における聴覚障害の発症率（0.14％）と比べて，難聴のハイリスク因子をもつ児では発症率（3.92％）が高い．ハイリスク因子を保有しているかの問診は，難聴の診断や悪化の予防・対応などに重要である．

表10-1　問診項目

項目	問診内容	聴覚診断に関する検討事項
1）主訴	受診・相談の内容	家族のニーズ
2）受診歴	NHS：左右耳の結果（パス／リファー）他院診断・難聴精密検査の結果	ハイリスク因子　診断内容・検査結果の整合性の検討
3）現病歴（現症）	難聴の有無・程度，言語・認知・行動発達　聞こえの反応行動・発声行動	鑑別診断　難聴有無・程度
4）既往歴（病歴）	難聴発症時期・変動／低下	難聴原因・病態・治療の有無
	低出産体重・仮死・黄疸・NICU使用　麻疹・細菌性髄膜炎・サイトメガロウイルスなどの感染歴	ハイリスク因子（遺伝的因子）
	家族・近親者の難聴	
5）発達歴	定頸・始歩・始語／言語・認知・行動発達	鑑別診断，重複障害
6）教育歴	保育園・幼稚園／療育・特別支援学校	教育・療育経過と現状
7）補聴機器	補聴器・人工内耳の装用と経緯	補聴経過と現状

別を留意する. **発達歴**では，難聴による発達への影響と知的発達症との鑑別・重複を検討する. **教育歴**では，療育・教育の開始や，療育への紹介が必要かを確認する. **補聴機器**では，ハビリテーション適応・開始について尋ね，検討する.

　これらの情報をもとに，難聴の有無，程度の診断に関わる仮説を得る．また，聴覚言語診断に必要な検査・評価を計画し，対象児の評価と指導の適応について総合的に検討する.

3. 評価

　評価の一覧を**表 10-2** に示す.

表10-2　評価一覧

評価法	概要・目的
聴覚評価	保有する聴覚機能と障害，補聴効果について評価する
コミュニケーション発達評価	前言語期から言語充実期のコミュニケーション発達について評価する
言語発達評価	乳児から幼児期の基礎的言語獲得と課題について評価する
発声発語評価	聴覚障害により生じた音韻・韻律面の障害について評価する
認知発達評価	言語獲得・学習の基礎となる認知機能について評価する
行動・情緒・パーソナリティ・社会性評価	聴覚障害の影響や重複する障害を鑑別し，支援ニーズを評価する
書記言語力評価	聴覚に代替する視覚的言語機能の獲得と発達を評価する

1 聴覚評価

　小児期の聴覚評価は，聴覚障害の有無・程度の聴覚診断，補聴機器や指導の適応，介入効果の評価を目的として行う.

　臨床で聴覚評価が必要とされる場面として，診断時（①聴覚スクリーニング検査，②聴覚機能の評価），療育開始時（③言語音聴取能の評価，④聞こえの生活状況の評価），補聴適応時（⑤聴覚補償機器の評価，⑥聴覚活用適応・効果の評価，⑦視聴覚併用効果の評価，⑧環境調整の適応・効果の評価）に大別される.

　聴覚評価の実施方法には，直接検査，問診（面接法），質問紙法（自記式調査）がある．各種の小児期の聴覚検査・評価について，以下に概説する.

（廣田栄子）

(1) 聴覚検査
①発達段階に応じた検査法の適用

　乳幼児では，認知・行動発達が途上のため，子どもの発達段階に適した聴覚検査を実施する．**乳児期**には，聴性脳幹反応（ABR），聴性定常反応（ASSR）などの聴性誘発反応聴力検査と，聴性行動反応聴力検査・観察を組み合わせて聴覚診断を行う．**幼児期**には，子どもに可能な反応行動を用いた検査を実施する．安定した反応行動によって聴力閾値測定ができるようになる 3 歳頃まで，順次，検査法を変更する.

　小児では，検査への集中力が乏しく，反応の信頼性に確信がもてないことが多い.

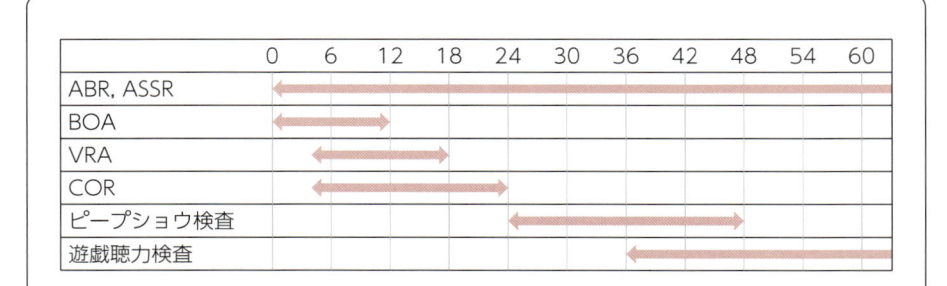

そこで，複数の検査（**自覚的聴覚検査**や**他覚的聴覚検査**）で得られた結果を確認し（**クロスチェック**），複数の検査者の結果で一致しているか確かめる．さらに，再診や経過観察で検査結果の正しさを確認する体制作りが欠かせない．

　図 10-2 に，各種の乳幼児聴覚検査の適用年齢を示し，以下に具体的に解説する．なお，0～2 歳児の乳幼児や知的発達症を合併する場合には，聴覚検査による反応は「聴覚閾値」というよりも，**最小反応閾値**（minimum response threshold：MRT）を測定していると考える．

②乳児期の聴覚検査

【聴性行動反応聴力検査（behavioral observation audiometry：BOA）】

　出生時には，聴覚器は解剖学的に完成し聴覚は成立している．しかし，乳児期には大きめな音に対して驚く反射（驚愕反射）はみられるものの，検査音への反応で聴覚閾値を知ることは困難である．聴覚閾値の測定には，音への反応には音刺激を認知し，さらに音源への反応行動を形成する必要があるため，おおよそ出生後 8 か月程度から可能となる．BOA は，定型発達児の聴覚に関する反応行動（**聴性行動**）を基準として，音刺激への反射や反応を観察する．また，ABR，ASSR などの他覚的聴覚検査のクロスチェックとして併用が推奨され，信頼性を担保する資料となる．

　適応年齢：0～1 歳前の乳児．重複障害例にも用いられる．

　音源：複数の音源（太鼓・鈴・ラッパ・ガラガラ・紙，呼名など）を用いて，親密性の高いものから，新規性の高いものまで用意する．広範囲の周波数帯と音圧条件での聴性行動を観察し，難聴程度について検討する．

　検査方法：刺激音を提示し，聴性行動反応の変化（モロー反射，眼瞼反射などの聴性反射，声を出す，音を探す，表情の変化，動きの停止など）を観察し評価する．静かな部屋で，音提示者と観察者の 1～2 名で実施する（**図 10-3，図 10-4**）．

　①新生児は仰臥位で，定頸した乳児は保護者の膝上で支えられながら座位で行う．被検児の後方 20～30 cm（視野に入らない位置）から音を数回（左右，両方から）提示する．最初は小さい音圧から開始する．児の動きが止まっている時に突然提示して反射を見たり，連続する吸啜反応の停止を見るとよい．入眠時のおぼろげな意識下で反射が起こりやすい（入眠時覚醒反射）．"慣れ"が生じてすぐに反応が出なくなることに注意する．

　②観察者は，被検児の身体全体が観察できる場所から，音提示のタイミングを合

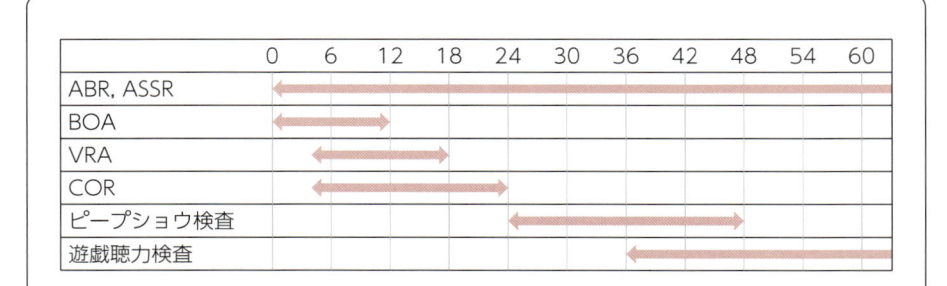

	0	6	12	18	24	30	36	42	48	54	60
ABR, ASSR											
BOA											
VRA											
COR											
ピープショウ検査											
遊戯聴力検査											

図 10-2　乳幼児の聴覚検査の適用年齢

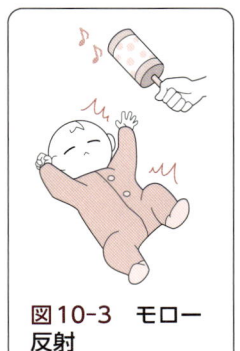

図 10-3　モロー反射

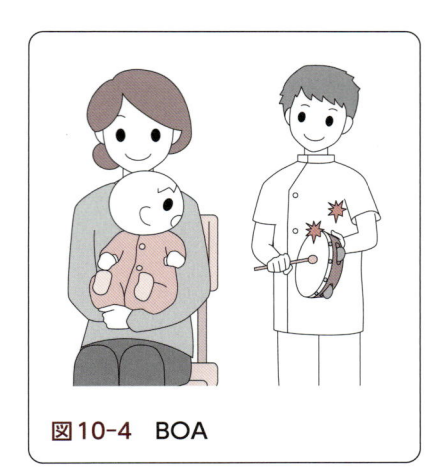

図10-4 BOA

表10-3 定型発達児の聴性行動反応の発達

月齢	聴性行動反応
0～3か月頃	・原始反射〔モロー反射（**図10-3**），眼瞼反射，吸啜反射など〕が観察される
3，4か月頃	・原始反射がだんだん消失し，聴性行動がわかりにくくなる ・反射から反応に変わり，「動きが一時止まる」「表情が変化する」「泣く，笑う」などがみられる
5，6か月頃	・詮索反応，定位反応が出現し，「音の方向を探す」「左右の音源に素早く振り向く」などがみられるようになり，反応もわかりやすくなる

図する．児がぐずったり，後方を気にしたりする場合は，前方に注意を向けるように促す．

③被検児が定位反応（振り向く）を示した場合は，音素材を見せて楽しい体験にする．

④観察者は音源の種類，距離，大きさ，反応の有無，様式，速さなどを記録する．なお，音源の大きさは距離，方向，音量を同じにして，騒音計で音圧レベルを測定する．

【聴覚発達質問紙】

言語聴覚士は，乳児の様子をよく観察して，聴覚評価を行う（**表10-3**）．同時に，保護者から**聴覚発達質問紙**（**表10-4**）などを用いて日常生活上の情報を収集する．

③幼児期の聴覚検査

【条件詮索反応聴力検査（conditioned orientation response audiometry：COR）】

音に対する詮索反応，定位反応を，光刺激によって強化し，振り向き反応を条件付けして聴力を測定する．左右2つのスピーカを利用し，音源と光刺激（視覚報酬）を同側から提示し，周波数別に閾値を測定する．スピーカからの提示音は拡散して両耳に達するので，両耳聴または良聴耳の反応をとることになる．片耳の結果は得られない．

日本では音に対する詮索反応，定位反応を光刺激によって強化し，条件付けする聴覚検査を COR と呼んでいるが，欧米では COR の原理を用いて発展させたものが用いられており，**視覚強化式聴力検査（VRA）**と呼ぶ．COR は，ABR，ASSR などの他覚的聴覚検査の結果と合わせて総合的な検討を行うことが重要である．

適応年齢：4～24か月頃だが，8～18か月頃が最適である（定頸後に適応となるが，月齢が小さいと左右の定位は難しく，大きくなると飽きや予測反応になる）．

配置と音源：保護者の膝上または，一人座位で測定する．スピーカは被検児の正中位左右45°に配置し，スピーカの交点に頭部がくるようにする．ワーブルトーン（震音），またはバンドノイズを提示する．スピーカと視覚報酬は一体化している（**図10-5**）．

表10-4　聴覚発達質問紙[1]（田中美郷・他，1978より一部改変）

月齢	番号	項目
0か月児	1 2 3	突然の音にビクッとする（モロー反射） 突然の音に眼瞼がギュッと閉じる（眼瞼反射） 眠っている時に突然大きな音がすると眼瞼が開く（覚醒反射）
1か月児	4 5 6 7 8	突然の音にビクッとして手足を伸ばす 眠っていて突然の音に眼をさます，または泣き出す 眼が開いている時に急に大きな音がすると眼瞼が閉じる 泣いている時，または動いている時に声をかけると，泣きやむ，または動作を止める 近くで声をかける（またはガラガラを鳴らす）とゆっくり顔を向けることがある
2か月児	9 10 11	眠っていて，急に鋭い音がすると，ピクッと手足を動かしたり，まばたきしたりする 眠っていて，子どものさわぐ声やくしゃみ，時計の音，掃除機などの音に眼をさます 話しかけると，アーとかウーとか声を出して喜ぶ（たまにはにこにこする）
3か月児	12 13 14	眠っていて突然音がすると，眼瞼をピクッとさせたり，指を動かすが，全身がビクッとなることはほとんどない ラジオの音やテレビのスイッチの音，コマーシャルなどに顔（または眼）を向けることがある 怒った声や，やさしい声，歌，音楽などに不安そうな表情をしたり，喜んだり，または嫌がったりする
4か月児	15 16 17 18	日常のいろいろな音（玩具，テレビの音，楽器音，戸の開閉など）に関心を示す（振り向く） 名を呼ぶとゆっくりではあるが顔を向ける 人の声（特に聞き慣れた母親の声）に振り向く 不意の音や聞きなれない音，珍しい音に，はっきり顔を向ける
5か月児	19 20 21	耳もとに目覚まし時計を近づけると，コチコチという音に振り向く 父母や人の声，録音された自分の声など，よく聞き分ける 突然の大きな音や声に，びっくりしてしがみついたり，泣き出したりする
6か月児	22 23 24	話しかけたり歌をうたってやると，じっと顔を見ている 声をかけると意図的にサッと振り向く テレビやラジオの音に敏感に振り向く
7か月児	25 26 27	となりの部屋の物音や，外の動物の鳴き声などに振り向く 話しかけたり歌をうたってやると，じっと口もとを見つめ，時に声を出して答える テレビのコマーシャルや，番組のテーマ音楽の変わり目にパッと向く
8か月児	28 29 30 31 32	叱った声（メッ！コラッ！など）や，近くで鳴る突然の音に驚く（または泣き出す） 動物の鳴き声をまねると，キャッキャッいって喜ぶ 機嫌よく声を出している時，まねてやると，またそれをまねて声を出す ダメッ！コラッ！などというと，手を引っ込めたり，泣き出したりする 耳もとに小さな音（時計のコチコチ音など）を近づけると振り向く
9か月児	33 34 35 36 37	外のいろいろな音（車の音，雨の音，飛行機の音など）に関心を示す（音の方にはっていく，または見まわす） 「オイデ」「バイバイ」など人のことば（身振りを入れずことばだけで命じて）に応じて行動する となりの部屋で物音をたてたり，遠くから名を呼ぶとはってくる 音楽や，歌をうたってやると，手足を動かして喜ぶ ちょっとした物音や，ちょっとでも変わった音がするとハッと振り向く
10か月児	38 39	「ママ」「マンマ」または「ネンネ」など，人のことばをまねていう 気づかれぬようにして，そっと近づいて，ささやき声で名前を呼ぶと振り向く
11か月児	40 41 42 43	音楽のリズムにあわせて身体を動かす 「……チョウダイ」というと，そのものを手渡す 「……どこ？」と聞くと，そちらを見る となりの部屋で物音がすると，不思議がって，耳を傾けたり，あるいは合図して教える
12〜15か月児	44 45	簡単なことばによるいいつけや，要求に応じて行動する 目，耳，口，その他の身体部位をたずねると，指をさす

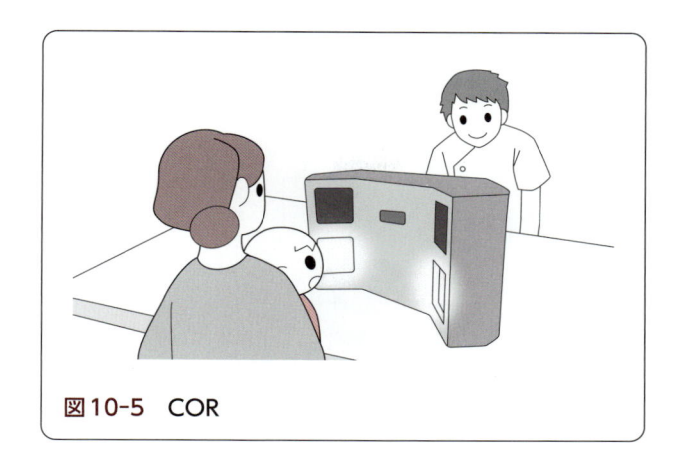

図10-5 COR

ここが重要

【COR実施時のコツ】
被検児が機械的に左右タイミングよく振り向く，予測してきょろきょろする時は，一時的に音提示を止める．その後，音提示のタイミングをずらしたり，周波数を変えて新規性を高めたりして，注意を引く工夫が有効である．

つながる知識

【検査結果の記載方法】
オージオグラムでは，スピーカによる閾値（裸耳）は△，補聴器・人工内耳装用時は▲と記載し，線は結ばない．必ず反応の様子も書く．ヘッドホンによる閾値は，成人の場合と同様の記載方法とする．

検査方法：

①被検児の閾値上よく聞こえる音圧で条件付けを行う．

②不明な場合は 60〜65 dB を提示し，反応がない場合には 20 dB ステップで上昇し，反応が得られた条件から 10 dB ステップで下降し，聞こえない音圧条件を確認する．

③ 60〜65 dB で反応がある場合は，10 dB ステップで下降し，聞こえない音圧条件を確認する．

④②と③で得られた聞こえない条件から，5 dB ステップで上昇し閾値を判定する（上昇法）．3 回の検査条件のうち連続して 2 回以上（50％以上）反応が得られた条件を閾値とする．

⑤閾値検索途中で，一貫した反応が得られない場合は，再度，よく聞こえる音圧で条件付けを実施する．

【視覚強化式聴力検査（visual reinforcement audiometry：VRA）】

側方の 1 つのスピーカ音源から検査音を提示し，同側の視覚刺激を強化子として振り向き行動を条件付けて，聴力検査を行う．COR では両耳聴または良聴耳の反応をみるが，VRA にインサートホンを組み合わせて検査することによって，挿入した片耳ごとの検査結果を得ることができる．正面に玩具などを置いて注目を誘い，振り向き反応をわかりやすくする．

なお，COR では，①音刺激の検出と，②二音源のうち一音源方向定位という 2 つの課題を被検児に課すことになるが，VRA では検出課題のみなので，低年齢幼児の検査に適用できる．国内の COR 機器の一音源のみを用いた聴力検査は，COR の条件付け初期の幼児の検査に有効であり，VRA の考え方で実施しているものといえる．

【遊戯聴力検査（play audiometry）】

■ ピープショウ検査（peep show test）

音刺激に対して応答ボタンを押すと装置内部の照明がつき，被検児の興味を引く玩具がのぞき窓から見える．スピーカ法では良聴耳，ヘッドホン法では片耳を検査できる．発達や興味に合わせ，遊びの要素を入れながら，自発的な反応行動を引き出し，条件付けることで，精度の高い検査が可能である．電車が動く装置や動画が

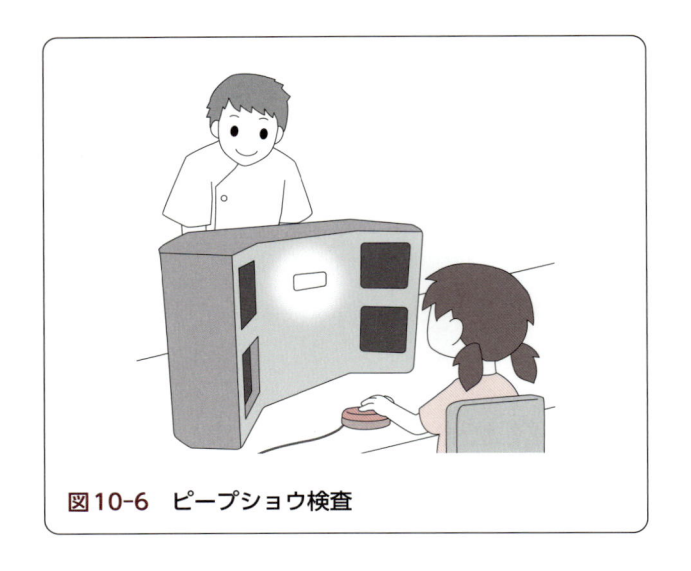

図10-6　ピープショウ検査

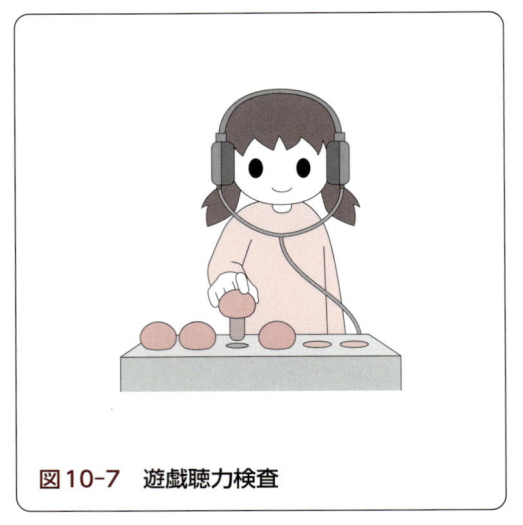

図10-7　遊戯聴力検査

流れる装置などもある．広義では，ピープショウ検査も遊戯聴力検査に含まれる．

　　適応年齢：2〜4歳頃．

　　配置と音源：検査装置の前に被検児を座らせて実施する．スピーカ法ではワーブルトーン（震音），ヘッドホン法では純音を用いる（**図10-6**）．

　　検査方法：

　①被検児に確実に聞こえる大きさで音を出し，何らかの反応を確認したら，検者がすかさず「聞こえた！」と反応してボタンを押し，のぞき窓から見える玩具を一緒に楽しむ．このように例示し，"音が聞こえている時にボタンを押せば，おもしろいものが見える"ということを理解させる．

　②被検児は報酬に夢中になり，音のない時にもボタンを押そうとするが，その時はボタンを押しても何も見えないことを示し，音が聞こえた時だけボタンを押すように条件付けを行う．

　③低音域から高音域まで，全体の聴力像がわかるように，周波数の提示順序を工夫する．

　④音提示は1回ごとにインタラプタを用い，タイミングを図りながら行う．原則，上昇法で開始するが，下降法と交互に行うことも可能である．

　⑤飽きる前に短時間で終わらせるのが望ましいが，空押しなどの誤反応が増えたら，周波数を変える，大きな音を聞かせるなど，条件付けをやり直す．

■ **遊戯聴力検査（狭義，Barr法）**

　　音が聞こえたら，玉を落とす，積み木を積む，ペグを差す，シールを貼るなど，単純で興味が持続しそうな条件付き行動を報酬として形成し，閾値検査を行う．単純だが，遊びの要素が加わるので，幼児を積極的に検査に参加させることができる．一般的にはピープショウ検査の次の段階として実施する．ヘッドホン法で左右別の聴力検査，気導検査，骨導検査を行うことができる（**図10-7**）．

　　適応年齢：3〜6歳頃（純音聴力検査ができるまで）．

　　音源：純音．

　　検査方法：基本的には純音聴力検査の手続きに準ずる．

①音が聞こえたら，1つ玩具を操作する（例：玉を移動させる）ことを教示し，実際に一緒に行ってみて，理解できていることを確認して，検査を開始する．

②タイミングを合わせたり，検査者の表情や身体の動き・視線などを見て反応したりする被検児もいるので，十分に気を付ける．

④実施上の留意点：発達に応じた検査法の適応

乳幼児の聴覚検査は，被検児がことばで表現してくれるわけではないので，十分な注意が必要となる．以下に留意点を挙げる．

①被検児の発達段階に応じて適切な検査手法を選択する（**図 10-2**）．

②乳幼児に可能な反応行動，関心の高い報酬（強化子）により有効性を高める．

③検者は乳幼児聴覚検査の実施経験を有し，小児発達の知識と対応技術に習熟していることが求められる．

④短時間で実施する．

⑤成人の検査と比較し，検査の信頼性・再現性に乏しいので，採用した反応行動と反応の確実性を必ず記載する．

⑥日常的な聴性行動の観察（情報収集）と併せて評価する．

⑦他覚的聴覚検査の併用など，複数の検査により評価結果を確認する（クロスチェック）．

⑧検査を繰り返し，再現性のある値を得る．

文献

1）田中美郷・進藤美津子：乳児の聴覚発達検査とその臨床および難聴児早期スクリーニングへの応用. *Audiology Japan*, **21**：52-73, 1978.

（原　由紀）

（2）聴覚スクリーニング検査

【新生児聴覚スクリーニング検査】

新生児聴覚スクリーニング検査（Newborn Hearing Screening：NHS）は，分娩取り扱い施設（産科や助産院）などで入院中に生まれて間もない時期の新生児に難聴の疑いがあるかどうかを調べる聴覚検査である．難聴児の早期発見，早期療育に有用で実施の必要性が高い．

①検査の方法

耳音響放射（OAE）や ABR に自動解析機能を備えた簡易聴覚検査機器を用いる．体動によるノイズを避けるため授乳後などの自然睡眠下に実施する．測定はできるだけ静かな環境で行う．

OAE（**図 10-8**）：イヤプローブから音を聞かせ，内耳から放射される音を検出できるかどうかで判定する．必ず自動 ABR を併用する．

自動 ABR（**図 10-9**）：ささやき声程度の強さ（35〜40 dB）の刺激音条件に対する脳幹反応の有無で判定する．

②結果の判定

結果は左右別に判定できる．内耳の放射音が検出できるか，脳幹反応がみられれば「パス（pass，異常なし）」と判定される．検出できない，もしくは反応がみられなければ「リファー（refer，要再検）」と判定される．

> **≡ ここが重要**
>
> 【スクリーニング検査】
> スクリーニング検査とは，一般正常集団を対象に，病気などの異常が疑わしいかどうかを短時間で簡便に調べ，精密検査の必要性の有無をふるい分ける検査である．

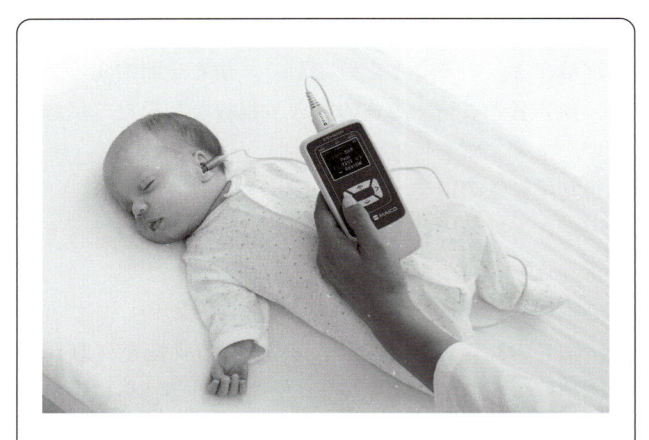

図10-8　OAE（MAICO社製イーロ・スキャン，ダイアテックカンパニー提供）

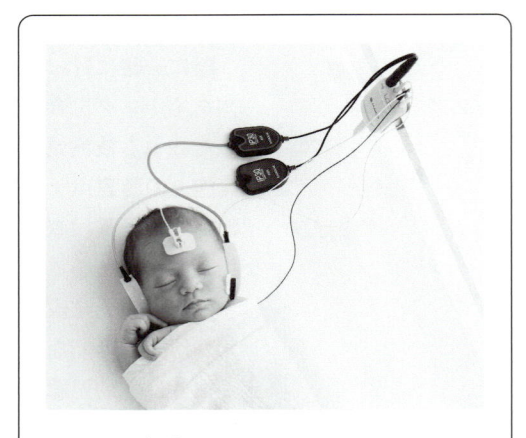

図10-9　自動ABR（MAICO社製イージースクリーン，ダイアテックカンパニー提供）

✎ つながる知識

【近年のNHS】
OAEは耳垢や中耳の浸出液により内耳からの放射音をプローブで検出できずにリファー（要再検）と誤判定（偽陽性）されやすい．OAEは聴神経より中枢側は評価できないため，自動ABRで実施することが推奨される[1]．自治体などで購入支援施策が講じられている．

【初回検査と確認検査】
1回目のNHSは「初回検査」，再検査として実施するNHSは「確認検査」という．2回の検査により，結果の再現性を確認する．

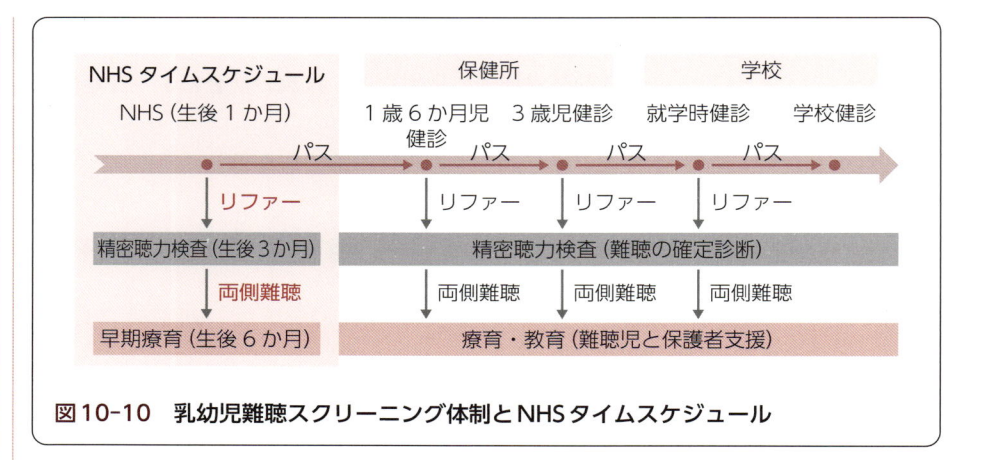

図10-10　乳幼児難聴スクリーニング体制とNHSタイムスケジュール

③検査結果の伝え方

　両耳ともにパスであれば精密検査は不要である．保護者に母子健康手帳や乳幼児健診などで，聞こえやことばの発達を見守るよう案内する．片耳もしくは両耳ともにリファーであれば「難聴の疑いがある」ため，精密聴力検査を必ず受けるよう耳鼻咽喉科を紹介する．保護者の不安が強い場合には，市区町村母子保健担当課の保健師に介入を依頼する．

④NHS～精密聴力検査，療育・教育へのタイムスケジュール（図10-10）

　NHSの実施：分娩取扱い施設では生後3～5日にNHSを実施する．初回検査の結果がリファーの場合には，退院前の生後1週間まで，もしくは1か月児健診時に再度NHSを実施する．NICUや新生児科では全身状態が落ちついた頃や退院時を目途にNHSを実施する．難聴のリスク因子を認める場合には，NHSがパスでも精密聴力検査機関を紹介する．

　精密検査の実施：耳鼻咽喉科で実施する<u>精密検査</u>はABRやASSRを中心に行う．生後3か月までに難聴の有無を確定する．

　補聴器による聴覚補償と療育・教育支援：精密検査で両側難聴と診断された場合

📖 ここが重要

【精密検査を行う割合】
日本耳鼻咽喉科学会全国調査では，NHSリファー後に精密聴力検査機関を受診する0歳児は全出生児の0.4％程度で，両側難聴と診断される児は0.1％である[2]．

は生後6か月までに補聴器装用を開始し、療育施設や聴覚支援学校の乳幼児教育相談などで療育や家族支援フォローアップを行う。

【乳幼児健診、1歳6か月児健診・3歳児健診】

わが国での乳幼児健康診査（以下、乳幼児健診）は母子保健法に基づいて実施されている。第12条には、市区町村は「満一歳六か月を超え満二歳に達しない幼児」と「満三歳を超え満四歳に達しない幼児」に対して<u>健診</u>を行うとともに、保護者に健診を受けるように勧めなければならないと規定されており、「1歳6か月児健診」および「3歳児健診」は<u>法定健診</u>ともいわれている。

①乳幼児健診の目的

乳幼児健診では、身体的発育、運動発達および精神発達、身体所見の異常の有無をチェックする。<u>聴覚検診</u>では、両側高度難聴および中等度難聴の発見が主な目的である。

1歳6か月児健診：NHSを受けなかった子どもの聞こえの確認や、新生児期以降の進行性や遅発性難聴児の発見が目的である。多くの子どもがことばを話し始めるこの時期に難聴をみつけ、ことばの遅れを最小限にとどめることを目的とする。

3歳児健診：ことばを習得する時期にあたる3歳児健診は、就学前の最後の健診である。就学までにことばの遅れを予防あるいは軽減するため、両側中等度以上の難聴児を見逃さないことが重要である。

②乳幼児健診の内容（方法）

聴覚検診の方法は、保護者に対する質問票および問診が主体であり、3歳児健診では保護者による聴覚自己検査も実施する。

1歳6か月児の聞こえの確認：「1. 聞こえの反応」「2. ことばの発達」「3. その他の難聴に関連する項目」の3領域について問診票をつけてもらい、フローチャートに従ってパスとリファーを判定する（**図10-11**）。

3歳児の聴覚検診：3歳児健診のお知らせと一緒に、問診票（お子さんの耳に関するアンケート）と、<u>ささやき声検査</u>（保護者による聴覚自己検査）の用紙が各家庭に郵送される。保護者はアンケートおよびささやき声検査の用紙に記入し、健診時に提出する。

①耳に関するアンケートは、質問1〜3は参考項目、質問4〜7は重要項目であり、重要項目は1つでも異常があれば難聴が疑われる。

②ささやき声検査は、「くつ」「いぬ」「ぞう」「かさ」「いす」「ねこ」の6つの絵が描かれたシートを使う（**図10-12**）。6個の絵の名前をささやき声で1回ずつ言い、正しく指さしできる数を調べる。正しく指さしできない絵が2つ以上ある場合には難聴が疑われる。

③乳幼児健診後の対応

難聴が疑われる場合には、医療機関での精密聴力検査を紹介する。精密聴力検査は、年齢や発達に応じた乳幼児聴覚検査と電気生理学的な他覚的聴覚検査を組み合わせて、総合的に難聴の有無や程度を判断する。

【就学時健診】

就学時健診は、次年度に小学校入学を予定している幼児を対象とした健康診断である。

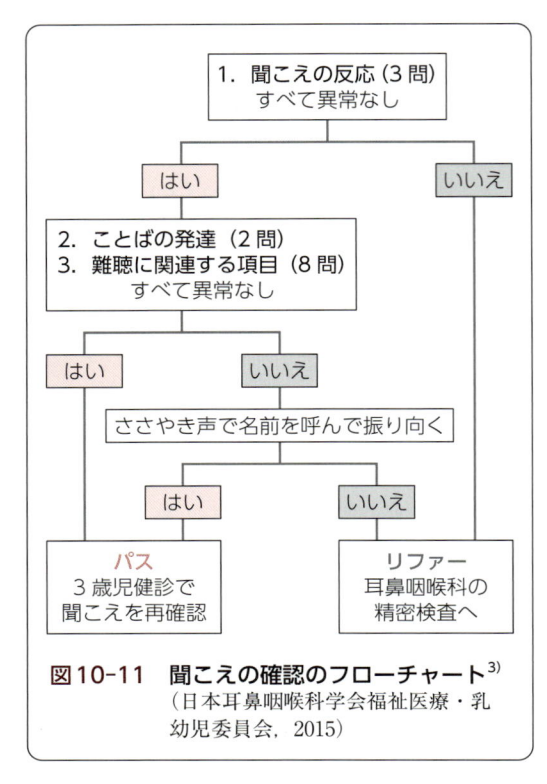

図10-11　聞こえの確認のフローチャート[3]
（日本耳鼻咽喉科学会福祉医療・乳幼児委員会，2015）

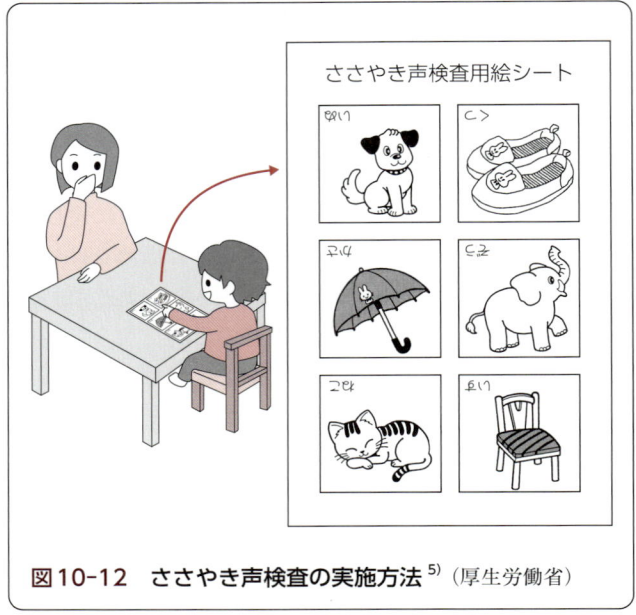

図10-12　ささやき声検査の実施方法[5]（厚生労働省）

学校保健安全法第11条により，市区町村の教育委員会が必ず実施するよう規定されている．各教育委員会は小学校入学予定者の名簿を作成し，対象児の保護者に就学時健診を受けるよう通知する．

①就学時健診の目的

学校生活や日常生活で支障となるような疾病や異常の疑いをスクリーニングし，治療の勧告や保健上の助言，教育相談・就学支援などを行い，健康な状態もしくは就学が可能となる心身の状態で入学できるようにすることが目的である．

②実施時期

学校保健安全法施行令第1条により11月30日までに実施するよう規定されており，10月上旬～11月に行われることが多い．

③就学時健診の内容[6]

検査の内容は，学校保健安全法施行令第2条に指定されている7項目であり，「①栄養状態，②脊柱及び胸郭の疾病及び異常の有無，③視力及び聴力，④眼の疾病及び異常の有無，⑤耳鼻咽頭疾患及び皮膚疾患の有無，⑥歯及び口腔の疾病及び異常の有無，⑦その他の疾病及び異常の有無（知能及び内科疾患など）」である．

聴覚検診：

・難聴の有無や聴力の程度を評価する**選別聴力検査**を実施する．
・検査には選別聴力検査用オージオメーターを使用する（**図10-13**）．
・正常聴力の人が1,000 Hz，25 dBの音をはっきり聞き取れるような静かな場所で，一人ずつ実施する．

🖊 つながる知識

【選別聴力検査】
集団の中から難聴のある者を効率的に選び出すことを目的として行う聴覚検査を「選別聴力検査」（スクリーニング・オージオメトリー）という[7]．

📖 ここが重要

【一側性難聴の発見】
25～30dBの検査音で判定するため，軽度難聴から発見可能であり，ヘッドホン下で測定するため，一側性難聴の発見も可能となる．

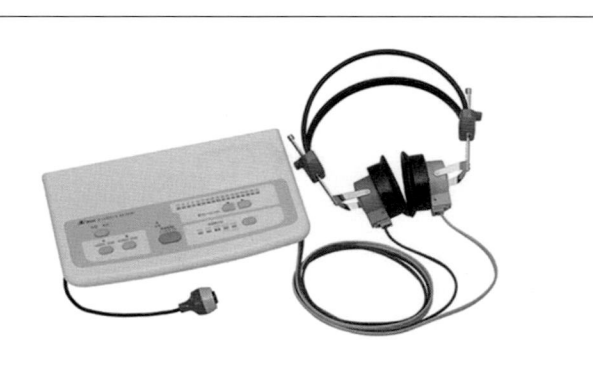

図10-13　選別聴力検査用オージオメーター（AA-32W1リオン提供）

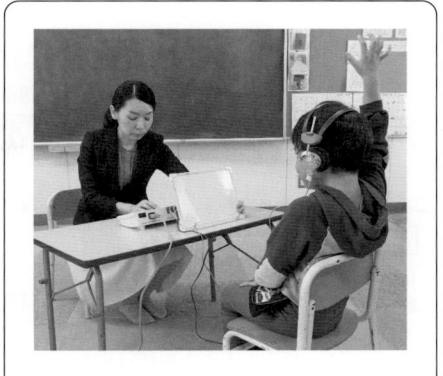

図10-14　選別聴力検査の様子

検査の手順：

①聞こえの良い耳から始める．不明の場合は右耳から行う．

②受話器（レシーバー）を被検児の耳に装着させる．

③ 1,000 Hz，30 dB の音を聞かせ，聞こえるかどうかを応答させる．

④ 4,000 Hz，25 dB の音を聞かせ，聞こえるかどうかを応答させる．

　応答はオージオメーターの応答ボタンを押させるか，手を挙げるなどの合図をさせる（**図10-14**）．

　検査時の留意点：選別聴力検査に慣れていない幼児は応答が不安定になることがある．検査前には「音が聞こえるまで待ってね．音が鳴ったら教えてね」と声をかけ，不安が強い場合には，練習の意味合いで 2, 3 回音を提示した後に測定を始めるなど配慮が必要である．ただし，応答ができない，もしくははっきりしない場合には，必ず耳鼻咽喉科受診を案内する．

　健診後の対応（事後措置）：市町村の教育委員会は，就学時の健康診断の結果を保護者に通知し，疾病や異常の疑いがある場合には，必要な医療を受けるように勧告する．聴覚検診で応答できなかった場合には，耳鼻咽喉科での精密聴力検査（難聴の診断や聴力レベルの評価，治療の可否の検討）を受け，必要な場合には補聴器を装用し，就学後の学校生活や学習に支障が出ないように準備する．

文献

1) 厚生労働省雇用均等・児童家庭局母子保健課長通知（雇児母発第 0129002 号，改正経過雇児母発 0329 第 2 号）：新生児聴覚検査の実施について．2007，2016.

2) 日本耳鼻咽喉科学会福祉医療・乳幼児委員会：新生児聴覚スクリーニングマニュアル―産科・小児科・耳鼻咽喉科医師，助産師・看護師の皆様へ―．松香堂，2018.

3) 日本耳鼻咽喉科学会福祉医療・乳幼児委員会：難聴を見逃さないために―1 歳 6 カ月児健康診査および 3 歳児健康診査，第 2 版，2015.

4) 国立成育医療研究センター：乳幼児健康診査身体診察マニュアル，2018.

5) 厚生労働省雇用均等・児童家庭局母子保健課長通知（雇児母発 0911 第 1 号）：「乳幼児に対する健康診査について」の一部改正について，2015.

6) 日本学校保健会：就学時の健康診断マニュアル平成 29 年度改定．2018.

7) 日本耳鼻咽喉科学会学校保健委員会：耳鼻咽喉科健康診断マニュアル．2016.

（白根美帆）

表10-5　聴取能検査法

	検査方法	検査名	検査語数	反応法
言語要素別聴取能検査	語音明瞭度検査（単音節語音検査）	57-S語表／67-S語表	50語／20語	open-set
		CI-2004（試案）	60語，単音節語音	open-set
	単語了解度検査	67-S語表	20語，単語	closed-set
		TY-89	25語，単語	closed-set
		CI-2004（試案）	25語，単語	open-set
	文章了解度検査	67-S語表	10文，単文	open-set
		CI-2004（試案）	30文	open-set
可聴性評価	検知能評価*	Ling-6検査	6音，語音	復唱法など

*Ling-6検査は模倣回答を求めると了解評価になる.

(3) 聴取能評価

　いくつかの言語要素による検査音（単音節語音・単語・文章）を用いて, 聞き取り能力の評価を行う（**表10-5**）.

　対象児の回答法には, 自由想起法（open-set）と選択肢法（closed-set）があり, 選択肢法ではいくつかの回答肢を示し, そのうち1つを選んでもらう.

　単音節語音検査では, CD録音版の検査音を提示し, open-set での回答を求めるのが標準である. 臨床では語音明瞭度検査とも呼ぶ. ひらがなを習得した7歳前後からは, 書記で回答してもらう. ひらがなを習得しておらず, 構音障害が軽度であれば復唱してもらう.

　単語了解度検査では, 検査語の語彙を習得していれば実施でき, closed-set やopen-set で回答を求める. また, 低年齢児などに対しては, 検査語は検者の肉声で提示し, 聴覚条件と読話併用モードを比較する場合もある. 絵図版の枚数が多ければ難易度が上がり, 少なければ難易度が下がる.

　<u>Ling-6検査</u>[22] では, /a/, /u/, /i/, /sh/, /s/, /m/の6種の検査音を用いる. 検査音は検者の肉声で被検児の背後から提示し, 4つの聴覚スキルで評価する（⇒ **192〜193頁**）. 主な使用方法は, ①音の「**検知**」(detection) では, 「聞こえたら手を挙げて」と指示する. ②音の「**弁別**」(discrimination) では, 複数の語音を示して「同じか, 違うか」を問う. ③音の「**識別**」(identification) では, 「真似をして」と復唱を求める. ④「**理解**」(comprehension) では, 「○○はどれ」と絵カードを選ばせる. ①〜④により, 聴取可能なおおよその周波数帯域について推定する.

　文章了解度検査では, 文脈を利用した聴取能を測定する.

　感音難聴の就学前児の67-S語表の単音節と単語の聴取平均値±1SDを難聴程度別に**表10-6**に示す. 同範囲で標準値（±1SD：分布の68%）と推定される. 単音節より単語の正答率が良好である. 90 dB以上では範囲が広く（31〜75%）, 個人差が大きいことがわかる. 単音節明瞭度（語音明瞭度）と比べて単語了解度は, 正答率が高い.

(4) 聴覚閾値検査（音場閾値検査）

　音場検査（スピーカ法）の条件で, 中心周波数250〜8,000 Hz帯域のワーブルトーンを用いて, 補聴器・人工内耳を装用して<u>聴覚閾値</u>を測定する（装用下閾値）.

表10-6 難聴程度別語音明瞭度・単語了解度[1] (伊集院亮子・他, 2020)

	聴覚閾値	n	単音節 (67-S語表)		単語了解度 (67-S語表)	
			平均	±1SD	平均	±1SD
補聴器	60dB>	21	87.5	78.5〜96.5	97.6	97.6〜100
	60-69dB	12	76.9	67.3〜86.5	95.6	91.6〜99.8
	70-89dB	8	74.4	64.0〜84.8	91.7	87.5〜100
	90dB≦	6	53.3	31.2〜75.4	73.3	61.8〜95.8
人工内耳		49	78.4	63.6〜93.2	89.8	67.3〜78.8
	平均	96	74.1		89.6	

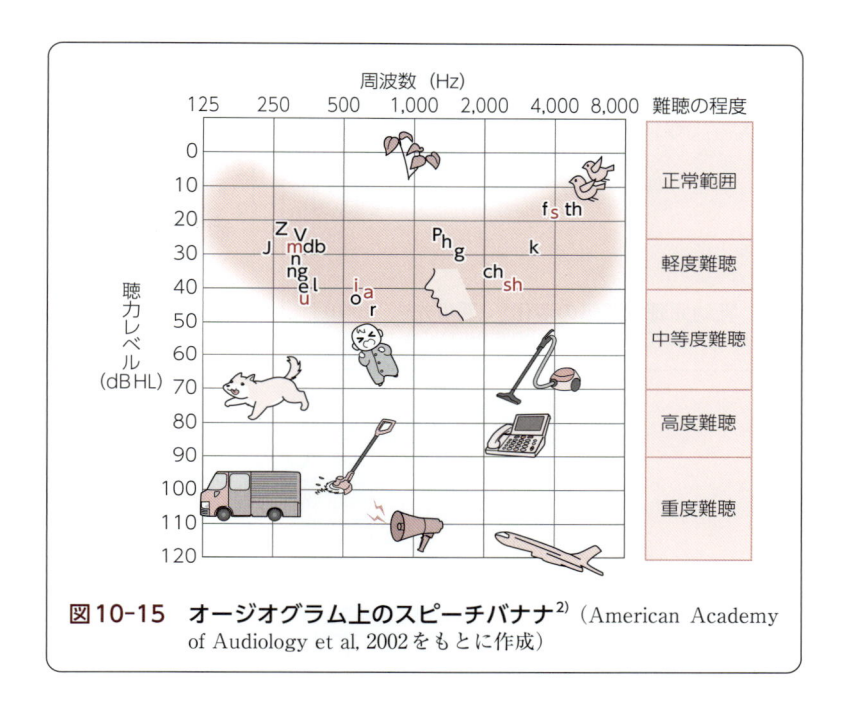

図10-15 オージオグラム上のスピーチバナナ[2] (American Academy of Audiology et al, 2002をもとに作成)

　評価では，①長時間平均会話周波数スペクトラム（long-term average speech spectrum：LTASS）を記載したオージオグラムに，測定結果を重ね書きし，会話音の聞こえについて検討し，可聴性（audibility）を評価する．また，②補聴装用条件（補聴耳）と非装用条件（裸耳）の差を求めて，ファンクショナルゲインを測定する．ファンクショナルゲインでは，実耳による音響利得（Real Ear Coupler Gain：RECG）を想定する（⇒ 105頁）．

　図10-15に，1mの距離での会話聴取時の音声の平均分布帯域（1,000Hzで20〜50dB HL）を示し，語音の主な音響的情報をオージオグラム上に記載した[2]．同分布帯域がバナナの形に似ていることから「スピーチバナナ」と呼ばれる．音場での聴覚閾値を重ね書きし，補聴により検知可能な語音について評価する．

　乳幼児は，成人ほど鋭敏ではないため，最小反応閾値（MRT）と聴覚閾値とを区別することに留意する．成長するに従い，徐々に反応閾値は下降していく（図10-16）．また，人工内耳術後には，音場での聴覚閾値を測定して聞こえの感度を測り，対外部のプログラミングを評価する．各周波数で25〜30dBの聴覚閾値を目標とする．

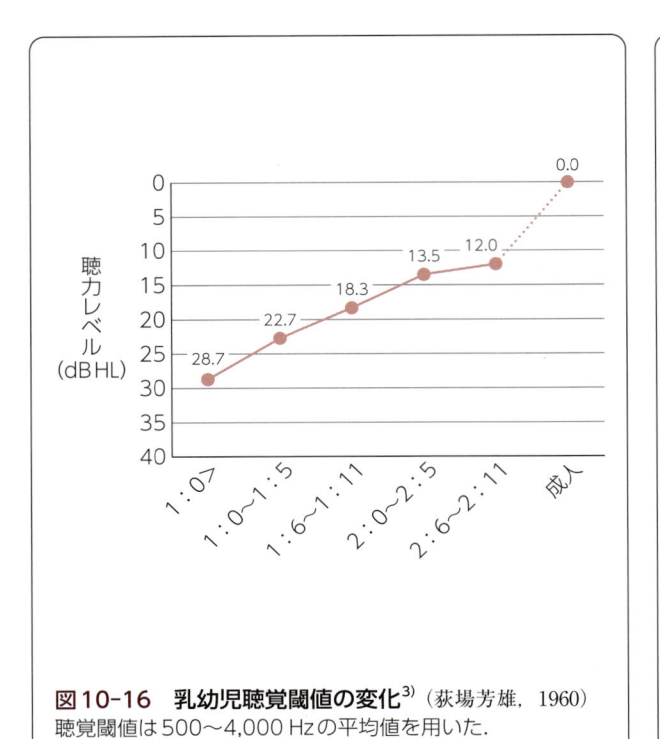

図10-16　乳幼児聴覚閾値の変化[3]（荻場芳雄，1960）
聴覚閾値は500〜4,000 Hzの平均値を用いた.

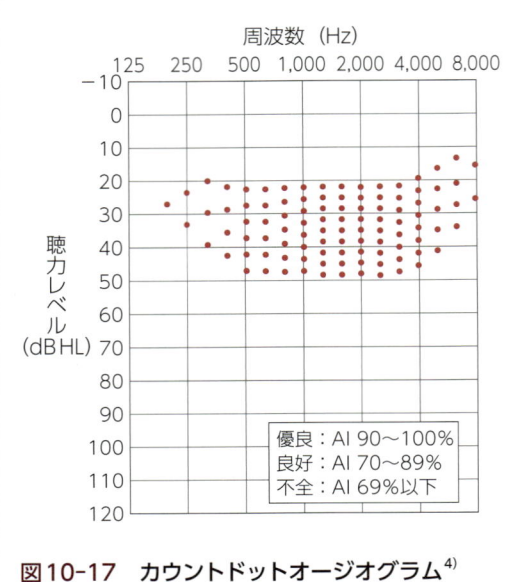

図10-17　カウントドットオージオグラム[4]
（Mueller et al, 1990）
ドット数は計100個で構成され，可聴のドット（%）
が会話音声で可聴な情報量（明瞭度指数：AI）と推
定して評価する.

表10-7　聞こえの評価尺度（Categories of Auditory Perfor-
mance：CAP）[5]（Fortnum et al, 2001）

段階	基準
9	知らない人と電話ができる
8	教室などで雑音があってもグループでの会話を追える
7	知ってる人とであれば電話を使える
6	読話がなくても会話を理解できる
5	読話がなくても一般的なフレーズを理解できる（ドア開けて）
4	読話がなくてもいくつかの音節を区別できる
3	環境音を識別できる
2	発話音声に応じる
1	環境音に気づく
0	環境音や音声に気づかない

　可聴性の評価には，平均会話周波数帯域（スピーチバナナ）がどの程度聴取可能
であるか，ドット数を数えて評価するカウントドットオージオグラム（Count-the-
dots Audiogram：CDA）がある（**図10-17**）．ドットは各周波数帯の会話音声の情
報量（明瞭性度指数）と対応している．また，感音難聴の補充現象などの特性を指数
として計算に加味するSII（Speech Intelligibility Index）を用いた評価方法もある.

(5) 行動観察評価

　子どもの会話場面での聴取能を観察して，聞こえの評価尺度（CAP）などを用い
て，総合的に評価する（**表10-7**）.

❷ 言語・コミュニケーション発達評価

(1) 言語発達評価の枠組み

　言語発達は，同年齢の定型発達児を基準として，発達の遅れや偏りについて評価する．言語発達の評価は，言語（language），発声発語（speech），コミュニケーションの3領域で構成する（図10-18）．言語は形式（音韻・統語・談話），内容（語・文・談話の意味），使用（語用・運用）の3側面について，コミュニケーションは理解（受容）と表出（表現）の両側面について検討する．さらに聴覚障害児では，コミュニケーションモード（会話法）の使用と習熟度についても評価する（表10-8）．

　評価方法には，①保護者への問診や質問紙法，②行動観察，③直接検査法がある．また，達成度は，総合的達成度と言語領域ごとの発達プロフィールから検討し，言語診断を行う（記録や報告として，言語発達段階と叙述例として具体的な発話内容を記載する）．

　言語発達評価には，個人要因（難聴程度・種類，認知能力など）と，環境要因（難聴診断時期，補聴開始年齢，家族支援，療育プログラム）の関連性を検討し，言語発達達成度が適切かどうか検討し，指導計画の構造化を図る．

(2) 言語発達の基準

　対象児が示す言語発達（表出）を評価する際は，定型発達児の言語発達の系列性を基準とする．言語発達段階と，その文形式，語意味，コミュニケーション，語用，言語活動全般について表10-9に示した．表10-9に基づき，言語発達段階と遅れている課題について分析し，言語指導の適応・計画について検討する．定型発達児は短期間（2〜3歳代）に統語形式を獲得するため，指導計画の際には5歳代までに構成できる程度で，柔軟性をもたせた言語発達目標を作成する．

(3) 問診による言語発達評価

　保護者に対して，外来臨床で問診し，短時間に発達段階の概要を把握する方法である．言語発達についてオープンクエスチョンで尋ね（例：「最近，お子さんはどんなお話をしますか？」），保護者の回答に応じて，順次必要項目について内容を掘り下げる（例：「パパ・バイバイです」という回答であれば，有意語の有無・種類などを尋ねる）．臨床では問診に沿って自由記述を残す．図10-19に問診と保護者の回答についてのチェックシートを示した．

つながる知識

【言語力】
文部科学省による教育指導要領では，言語力とは，「知識と経験，論理的思考，感性・情緒等を基盤として，自らの考えを深め，他者とコミュニケーションを行うために言語を運用するのに必要な能力」と定義し，学童期の学習の中核と位置付けている[6].

📖👆 ここが重要

【発達プロフィール】
言語評価で言語領域別の結果を比較し，領域間の発達を比較して，強みと弱みの特徴について検討する（例：語彙発達は良好であるが，構文発達の遅れがあるなど）．小児では固有の特徴があり，発達プロフィールによる言語診断に基づいて指導計画を構成する．

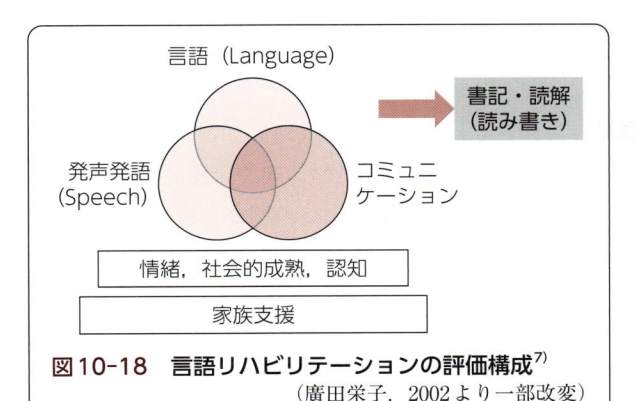

図10-18　言語リハビリテーションの評価構成[7]
（廣田栄子，2002より一部改変）

言語（Language）

書記・読解
（読み書き）

発声発語
（Speech）

コミュニケーション

情緒，社会的成熟，認知

家族支援

表10-8　言語発達評価の領域と内容

評価領域	主な評価内容
言語発達	同年齢の定型発達児と比べた言語発達
言語領域	言語・発声発語・コミュニケーション
コミュニケーション	言語理解・表出
形式・内容・使用	音韻・語・文・談話の各側面
コミュニケーションモード（会話法）	聴覚音声，読話，手話・指文字，ジェスチャー

表10-9　言語発達段階と支援の指標

	言語発達段階	定型発達年齢	文（形式）	語（内容）	会話・関係
Ⅰa	前言語期	0歳代		意図的発声，音声の有意味性理解，注視	共同注意，三項関係，指示理解
Ⅰb	初語期	1歳前半	1語文	擬音擬態語，幼児語	質問行為理解，役割交代，指さし
Ⅱ	語連鎖期	1歳後半	2語連鎖	名詞，動詞，終助詞	挨拶，定型質問
Ⅲ	多語文・従属文発生期	2歳代	多語連鎖・従属文	格助詞，接続助詞，活用形態素	指さし，身振りで談話構成
Ⅳ	文章構成期	3歳代	従属文・複文・談話	接続詞，形容詞，副詞，動詞	他者意図類推
Ⅴ	多弁期・複文期	4歳代		複合動詞，助動詞，動詞	因果的応答
Ⅵ	成人語模倣期	5歳代		抽象名詞，漢語，動詞	類推的応答

①言語表出

　初語期以前では発声（音声行動）について，尋ねる．

・「声を出していますか」（前言語期：音声）→笑い声，喃語の種類，意図的発声，継続する発声

・「お話をしますか」（初語期：語）→語の種類（擬音擬態語，幼児語，成人語）

・「ことばをつなげてお話をしますか」（語連鎖期：文）→連鎖語の数，助詞使用，主語＋述語

・「経験したことなどを長くつなげてお話をしますか」（文章構成期～：談話）→ナラティブ結合の有無と結束性（**表10-12 ⇒ 182頁**）

②言語理解

　理解できる様式（音声のみ，指さし・ジェスチャーの併用，状況の手がかり併用）を問い，言語理解が可能であるか，また理解レベルを評価する．

③言語発達関連行動

　共同注視，指さし，模倣行動，質問行動の使用状況を評価し，次の発達段階への足場かけを検討する．

・共同注視（前言語期，初語期）は，幼児が保護者の注視している先をともに見つめて，保護者の意図を理解する段階を評価する．

・指さしは，幼児が意図する対象を特定し，伝達する機能の段階を評価する．

・疑問詞は，会話での幼児の認知指標として，何（事物），誰（人物），どこ（場所），何している（動作），どうして（理由），どんな（状態）の表出・理解の段階を評価する．

④全体発達（認知・社会・運動・身辺自立）

　聴覚障害が子どもの行動発達全般へ及ぼす影響を評価し，知的発達症と鑑別する．幼児集団への参加，言語発達関連行動，発達全般（他児への関心，集団参加，逸脱行動，生活自立への課題）などについて検討する．得られた情報に基づいて，環境調整について助言を行い，下位検査を検討する．

　知的発達症との鑑別や重複の診断には，発達全般に関する情報が必要であるため，問診時には発達質問紙への記載を依頼する．言語発達遅滞の原因が難聴によるものなのか鑑別するための資料とする．

難聴相談問診・観察評価：チェックシート

実施日　　年　月　日　氏名：＿＿＿＿＿＿＿＿＿＿＿＿　年齢：　歳　か月

平均聴力レベル：正常・難聴　右耳（　　）dB，左耳（　　）dB　補聴機器：□補聴器　□人工内耳　□なし

相談主訴		□難聴疑い　□音声・構音　□言語遅滞　□コミュニケーション　□認知・発達　□社会・行動面 □その他（　　　　　　　　　　　　　　　　　　　　　　　　　　　　　　　　　）
聴性行動	音	□あり□なし□不明　強大音：□ドアをバタンと閉める音　□自動車のクラクション・サイレン □あり□なし□不明　環境音：□玄関のチャイム　□物の落下音　□電子レンジのチン
	音声	□あり□なし□不明　呼びかけ：□大きい声　□普通の声　□ささやき声／小声　□電話からの声
	楽器音	□あり□なし□不明　後方提示：□太鼓　□カスタネット　□鈴　□紙もみ音
	反応行動	□あり□なし□不明　□原始反射　□驚愕反射　□音源探索　□音源定位
言語表出	音声産生	□あり□なし□不明　□笑い声　□喃語　□発声継続　□母音　□子音　□意図的発声　□ジャーゴン様
	有意語	□あり□なし□不明　□擬音語・擬態語　□幼児語　□成人語 発語の例（　　　　　　　　　　　　　　　　　　　　　　　　　　　）
	文	□あり□なし□不明　□2語連鎖　□多語連鎖　□助詞使用文（助詞脱落・誤りあり） □単文（主部＋述部）　□重文（主述＋主述）　□複文（補文）
	談話	□あり□なし□不明　発話例（　　　　　　　　　　　　　　　　　　　　　）
言語理解	言語理解	□あり□なし□不明　□状況併用理解　□指さし・ジェスチャー併用理解　□音声理解
	指示理解	□あり□なし□不明　□簡単な日常的指示を理解（待ってて，おいで，ネンネなど） □用事を言いつけると応じられる（～持ってきてなど） □簡単な会話をおおよそ理解（ネンネ，オンモイコウなど） □日常的な会話理解に支障がない
コミュニ ケーション	主モード 併用モード	□あり□なし□不明　□聴覚音声　□手話・指文字　□キューサイン　□ジェスチャー □あり□なし□不明　□聴覚音声　□手話・指文字　□キューサイン　□ジェスチャー
	機能	□あり□なし□不明　□要求表現　□叙述　□確認　□依頼　□質問・応答　□会話修正 （例　　　　　　　　　　　　　　　　　　　　　　　　　　　　　）
言語発達 関連行動	指さし	□あり□なし□不明　□手さし　□接触型　□再認　□応答　□共同注視
	模倣	□あり□なし□不明　□音声模倣　□行動の模倣　□大人や他児の行為の模倣
	質問	□あり□なし□不明　□何　□どっち　□何してる　□誰　□どこ　□どうして　□どんな
認知・社会・ 運動・身辺 自立	他児関心	□あり□なし□不明　例（　　　　　　　　　　　　　　　　　　　　　）
	集団参加	□あり□なし□不明　例（　　　　　　　　　　　　　　　　　　　　　）
	認知発達	□玩具（なめる・リーチング・動かす）　□絵本　□一人遊び　□共同遊び
	逸脱行動	□あり□なし□不明　□奇声　□常同的行動　□固執性　□多動性　□落ち着きなし
	生活課題	□あり□なし□不明　□食事　□排泄　□衣服着脱　□睡眠リズム　□偏食　□アイコンタクト 例（　　　　　　　　　　　　　　　　　　　　　　　）
【観察所見】		□難聴　□言語発達遅滞　□構音障害　□知的発達の障害　□自閉傾向　□その他
【支援計画】		□指導・評価　□経過観察（1か月・3か月・6か月・他）　□保護者助言　□終了可能

＊音声（規準性喃語）：子音と母音による音を繰り返す（ババババ，マンマンなど）．

＊リーチング：目前の玩具などに，手を出して持つなど興味を示す．

図10-19　難聴相談問診・観察評価：チェックシート

表10-10　基礎的な言語発達マーカー

年齢段階	知識	言語発達マーカー
〜6か月齢	音韻知識	規準性喃語
1〜4歳	語彙知識	初語，多様な語彙
1.5〜4歳	統語知識	語連鎖・多語連鎖・文
3歳〜	談話知識	ナラティブ

表10-11　発話行動の観察項目

語彙	語彙の種類と使用数，文末形態素
構文	平均文節数，平均発話長（MLU），使用構文の種類と数，意味的整合性
談話	叙述内容と内容の構成，語彙
語用	感情表出，行動調整，交話，意味伝達，叙述・発見，メタ言語学習
コミュニケーションレベル	成立したコミュニケーション，使用した疑問詞

🔑 **キーワード**

【談話】
時間的文脈または因果的文脈などで，文を長く連結して語る言語表現を指す．

【語用】
コミュニケーションにおいて，発話の機能の側面を語用という．

✏️ **つながる知識**

【言語行動の観察方法】
自由遊び場面などで，発話と映像を収集し，言語発達について評価する．動物・人形・乗り物やおままごとなどの玩具を用意して，会話しやすい場面設定とする．15〜30分程度の会話で，50〜100発話サンプルを収集する．学齢期以降では，10分程度の自由会話場面において，友人との遊びや，家族・学校での直近の出来事といった会話の中で，サンプルを採取し，逐語録を分析して評価する（**表10-11**）．

🔑 **キーワード**

【平均発話長（MLU）】
発話文を形態素に分析し，全形態素数を発話サンプル数で除した数値をいう．

（4）行動観察などによる包括的な言語発達評価

①言語発達マーカー

行動観察場面では，子どもの言語行動を観察し，定型発達児の言語発達を基準として，発達状況を評価する（**表10-10，表10-11**）．

年齢段階に応じた，標準的な言語知識（言語発達マーカー）に注目し，0歳代には音韻知識（叫声から喃語），1歳代には語彙知識（初語）や統語知識（語連鎖・単文），2〜3歳代には統語知識（単文・重文・複文），3歳代以降には談話知識の発達を検討する．これらの段階を経て，6〜7歳にはおおむね基礎的言語知識を獲得する．

②言語心理学的な領域別評価

言語発達の領域として，①形式（音韻論，形態論，統語論），②内容（意味論），③使用（語用論），④談話の4言語要素について評価し，言語指導の適応・計画について検討する．各言語要素は，相互に関連し合い，らせん状に高次になり，複雑な言語行動が形成されていく．そのうち，行動観察などで注目を要する①形式（統語論）について，構文と談話の評価と分析法を以下に示した．なお，談話のマクロ分析は形式面，ミクロ分析は内容面の評価を含む．

構文の評価：

・文の複雑さの評価：単文，重文，埋込み文（複文），使用文の種類別頻度をみる．

・文の長さの評価：平均文節数，平均発話長（mean length of utterance：MLU），最大文長をみる．臨床的手法としては，対象児が長く話した文（最大文長）のうち，3文の形態素分析の平均値を算出して，定型発達児の標準値（75%通過）と比較する．

談話（ナラティブ）の評価：

・連続絵図版や生活のトピックスについて，自由に発話を求め，ハイポイント法や物語文法などを用いて評価する．

・ハイポイント法は，感情的高揚やイベントに向けた発話で，文の連結について8段階（マクロ分析），連結の適切さについて6段階（ミクロ分析）で評価する（**表10-12**）．

表10-12　ハイポイント法分析[8]
（McCabe, 1997）

マクロ分析
1）非ナラティブ型
2）単一事象型
3）二事象型
4）寄せ集め型
5）飛躍型
6）時系列型
7）結末未完型
8）ナラティブ結合

ミクロ分析
1）テーマとの関連性
2）事象の時系列性
3）物語理解に向けた明示性
4）人・機能等相互の明確な区別
5）連続的結束性（語・段落の連接）
6）流暢さ（語彙・句の連続性）

つながる知識

【形態素分析】
形態素は意味をもつ語の最小の単位. 例えば, 動詞「たべた」は, 語幹「たべ」と助動詞「た」の活用部の2個の形態素よりなる. 分析の順番は, ①発話を文節に区切り, 文節を自立語（名詞, 動詞, 形容詞, 形容動詞, 副詞）と付属語（助詞, 助動詞）に分ける, ②用言につく助動詞や補助動詞などの活用語尾を付属語の形態素と数える, ③幼児の発話の音便歪や助動詞省略などに配慮する（述部の分割単位を自立語と助詞とする）. パソコンによる形態素分析ソフト（KHコーダやCHILDES）が利用できる.

表10-13　新版構文検査―小児版：文理解の通過レベル（聴覚提示）[9]（藤田郁代・他, 2016）

	ストラテジー	ストラテジーの内容	通過年齢*
Ⅰ	語の意味	語を手がかりに文理解	3歳
Ⅱ	語順	語の順番で文理解	4, 5歳
Ⅲ	助詞（補文なし）	可逆文：助詞で文理解	6歳
Ⅳ	助詞（補文あり）	補文を含む可逆文：助詞で文理解	7歳
番外	関係節文	関係節文の理解	7歳

*定型発達の各学齢前半児：7/8項目（65%, 関係節文100%, N＝76）を通過した年齢

(5) 言語心理検査による言語発達評価

語彙, 構文, 全般的領域を評価する主な検査法として, PVT-R絵画語い発達検査, 新版構文検査―小児版（STC）, J.COSS日本語理解テストがある.

①PVT-R絵画語い発達検査

検査語を音声提示し, 被検児に絵図版について四肢択一にて回答を求める. 語彙年齢と同年齢児の分布の偏差を求める. 検査語彙は名詞, 動詞, 形容動詞で構成され, 名詞には具象名詞と抽象名詞がある. 回答語の品詞分析や意味分析により, 語彙学習の傾向について考察することもできる.

②新版構文検査―小児版（STC）

構文の複雑さの発達を評価する（**表10-13**）. 絵図版, 検査文の語彙ともに小児に適用することができ, 定型発達児の発達基準の目安となる. 小児構文力評価のモデルが示されている.

③J.COSS日本語理解テスト

文法20項目80種類の問題文に対してclosed-setで回答を求める（3歳以上）.

3 発声発語評価

音声（韻律・声質）と構音について評価し, 発声発語指導の適応を検討する.

評価分析の単位と評価材料を**表10-14**に示す.

重度聴覚障害児では, 構音（子音・母音）, 音声（韻律, 声質）の両側面に障害が生じる（**表10-15**）. 軽中等度聴覚障害児では, 構音障害を示すこともあるが, 共鳴に障害がみられることは少ない. 早期からの聴覚活用により, 著しい障害を示す例は減少し, 中高年者や補聴経験が乏しい場合に限られる. 特に人工内耳装用児では音声獲得が良好である.

発声発語障害の要因には, 難聴程度や補聴機器の調整, 早期診断, 適切な補聴指導が関与し, 聴覚活用や発語指導により症状は軽快し, 訓練目標を設定する. 一般に聴覚口話法を使用し, インクルーシブ教育環境で音声障害が軽快することが多い. 手話言語を母語とし, 音声を使用しない事例もおり, 評価の実施と指導の適用には当事者・家族の意向を尊重する.

(1) 単音節／単語明瞭度検査（構音検査）

被検児に対面で検査素材を提示し, 発話サンプルは国際音声字母記（IPA）を用いて記録する. 単語では絵図版, 単音節や文章では文字を提示して, 呼称を求める.

表10-14　発声発語評価の単位と評価材料

単位	評価材料
1) 単音節	日本語音101単音節を無作為に配列した文字カードの呼称，復唱
2) 単語	構音検査法，絵図版の命名または復唱．母音/子音を語頭・語中・語尾に含む単語を用いる
3) 文章	構音検査法，「ジャックと豆の木」「北風と太陽」などの文章音読，復唱
4) 自由発話	自由会話や上記の朗読文の続きの作話を促し，連続発話サンプルを採取する．子どもの興味ある日常的な話題などで発話を促す
5) 母音持続	5母音について2〜3回，発声持続を録音する

表10-15　重度聴覚障害児の発声発語障害

カテゴリ		症状
構音	子音	通鼻音・弾き音・破裂音で良好 摩擦音・破擦音で明瞭度低下
	母音	曖昧音，二重母音，鼻音化
音声	韻律	話声位の上昇または下降 抑揚の平坦化，または過剰な変化 発話速度の低下，持続調整の誤り 爆発的な強さの変動，ピッチの翻転
	声質	嗄声

表10-16　単音節明瞭度の評価分析

分析視点	具体例
発語明瞭度	全体明瞭度，子音明瞭度，母音明瞭度
誤答形式	置換，省略，歪み
誤答傾向	声門破裂，鼻咽腔構音，口蓋化，促音化など
誤りの一貫性	一貫性，先行音・後続音の同化による誤りなど
被刺激性	正しい音を例示した時の修正能力

呼称では自発的な産生を求め（自発法），呼称ができない場合や文字が読めない場合には，正答を例示して模倣を促す（復唱法）．若年幼児で検査語による評価が難しい場合には，遊び場面で発話サンプルを採取し，単音節の発話頻度を評価することもある．分析の視点を**表10-16**に示す．

(2) 発話特徴評価（聴覚印象評価）

文章や自由発話，母音発声持続サンプルを聴取し，発話特徴の聴覚印象である，①声質，②発話のプロソディ〔声の大きさ，高さ（ピッチ），速度，抑揚，持続〕，③共鳴・構音について評価する．障害が「認められない」「やや認められる」「認められる」の3肢択一で評価し，具体的な音声特徴を記載する．評価のまとめとして，障害の総合評価および会話明瞭度の包括的評価を行う．

(3) 音響分析評価

音声の性質を音響学的に分析・評価する．サウンドスペクトログラムやPCソフト（Praatなど），子音・母音の音響特性やフォルマント構造について解析する．また，平均発話音圧レベルや平均基本周波数，変動・レンジなどを定量的に解析する．さらに，基本周波数を分析し，単語のアクセントや文章の抑揚といった声の高さの変化について，音響的に評価することができる．

(4) 発話明瞭度検査（Speech Intelligibility Rating：SIR）[10]

被検児の自発的な発話サンプルや，音読による音声サンプルを採取し5段階（1〜5点）で発話明瞭度段階について評価する（**表10-17**）．2名以上の検者が評価して一致率を算出し，信頼性を確認する．

✏️ **つながる知識**

【信頼性の検討】

臨床研究では，検者間一致率や検者内再現性を算出し，評価結果の信頼性について検討する．高度聴覚障害児の構音評価では，特に母音の歪みの判断が難しく，複数で聴取評価して母音共鳴・鼻音化，曖昧母音などの基準を協議し，評価の再現性を確認する必要がある．また，対面評価では，検者に正答の情報がありバイアスが生じるため，録音再生により評価を確認することが望ましい．

表10-17 発話明瞭度検査の評価尺度（Speech Intelligibility Rating：SIR）[10]
（Allen et al, 1998）

評価5	誰でも，対象者の発話を聴取・理解することが可能である
評価4	聴覚障害者の発話に多少の経験があれば，対象者の発話は聞いて理解できる
評価3	聞き取りに集中し，かつ読唇を併用すれば，発話を理解できる
評価2	発話は聞き取りにくく，文脈があれば聞き取れる単語がある
評価1	発話は聞き取りにくく，単語の聞き取りもできない

つながる知識

【作業記憶】
作業記憶（ワーキングメモリ）とは，大脳の前頭前野の働きの一つで，作業や動作に必要な情報を短期記憶として保持し，並行して処理する能力である．積極的な注意が必要で，認知的負荷を伴い，会話や読み書きの理解や集中に影響を及ぼす．

【実行機能】
実行機能とは，目標を達成するために行動や思考，感情を制御するプロセスをいう．日常生活で，課題を遂行するために計画を立て，維持・監視・修正して達成を促進する機能で，注意抑制，認知抑制，抑制制御，作業記憶，認知柔軟性などの基本的認知プロセスが含まれる．

【知能検査】
同年齢集団の正規分布との偏差（知能指数，Intelligence Quotient：IQ）を用いて，各年齢集団で平均100，標準偏差15となるよう標準化されている．同年齢集団の分布を参照し，対象児の相対的な位置を評価する．知能検査は，同年齢集団と比べて各児の生得的知能を評価するものであるが，聴覚障害児では聴覚情報の制約により獲得されなかった能力（達成度）を評価する点に留意する．発達予後や進路を検討する際の情報となる．

【WISC-V】
最新版はWISC-Vであり，PRI（知覚推理指標）が「視空間指標」と「流動性推理指標」に分かれ，ワーキングメモリーが「聴覚的短期記憶」だけでなく，「視覚的短期記憶」も評価できるようになった．5つの補助指標をもとに，総合力を評価する．

4 認知発達評価

言語学習には，記憶・保持・再生といった高度な認知機能が必要である．入力モード（聴覚・視覚）や処理形式（同時・継時），作動記憶，実行機能など学習に関連する認知機能について評価し，学習状況を解釈し，指導計画を検討する．

認知機能に課題をもつ児には，一般に指導頻度を多く，指導法のステップを小さくし，多様な場面での繰り返し学習を設定した丁寧な指導を行う．聴覚情報に視覚情報を併用し，学習手がかりを増やした指導法が有効とされる．

手引きに記載されている方法に基づいて実施する．認知検査は，音声言語での教示を基準としているため，聴覚障害児に実施する際は，あらかじめラポールを形成しておき，教示を十分理解できるように考慮し，対象児が不利にならないように行う．検査手引き以外の配慮については，結果欄に注記し参考資料とする．

(1) 検査の種類

認知発達検査は，直接検査法と質問紙法に分類される（表10-18）．知能検査には，ウェクスラー式（WISC，WPPSI）とビネー式（田中ビネー知能検査V）の知能検査がある．ウェクスラー式は視覚運動系と言語処理系で評価し，ビネー式は一括で評価結果を算出する．全般的発達検査には，新版K式発達検査2020や遠城寺式乳幼児分析的発達検査がある．また，保護者や保育者などに対する質問紙法として，津守・稲毛式乳幼児精神発達質問紙，KIDS乳幼児発達スケールなどがある．

(2) WISC-Ⅳ知能検査

全検査IQと下位4指標IQを算出する（表10-19）．聴覚障害児では，言語理解（VCI：言語性得点）と知覚推理（PRI：非言語性）の合成得点の差（乖離，ディスクレパンシー）を算出し，言語発達（言語知能）の状況を評価する．知能水準や指標間の差が統計的に有意な乖離（IQ 15以上）を示す場合には，言語指導の適応や，指導計画の修正を検討する（表10-20）．

言語能力の基礎として，ワーキングメモリーや処理速度を参照する．

適用年齢はWISC-Ⅳは5歳0か月〜16歳11か月，WPPSI-Ⅲは低年齢児（2歳6か月〜7歳2か月）を対象とする．

(3) 田中ビネー知能検査Ⅴ

全項目と下位項目（語の理解，単語の記憶，積み木，順番など）を評価し，知能指数（比率IQ）は精神年齢と生活年齢の比で算出する．14歳以上では精神年齢を算出せず，平均からの偏差値知能指数だけを求める．聴覚障害児では，言語発達障害により，言語領域の低得点が全体の得点を低下させ，知能指数を低く誤ることがあるため，解釈には注意を要する．

表10-18　認知発達検査（知能検査，精神発達検査）

		指標・因子・指数
直接検査法	WISC-IV知能検査	言語理解（VCI），知覚推理（PRI），ワーキングメモリー（WMI），処理速度（PSI）の4因子で構成され，全検査IQ（FSIQ）の合成得点を算出する．年齢分布での％タイル順位と信頼区間から合成得点の解釈，指標得点の比較で強い能力と弱い能力を検討する
	田中ビネー知能検査V	知能は能力の統合体として，精神年齢/生活年齢の比率によって知能指数（比率IQ）を算出する．精神年齢の下位領域は，語の理解（結晶性），積み木（流動性），単語の記憶（記憶），順番（論理推理）などがある．聴覚障害児では，言語領域の遅滞によって全体得点が低下し，解釈には注意を要する
	新版K式発達検査2020	全般的な発達評価と，発達特性を検討する．姿勢・運動領域，認知・適応領域，言語・社会領域，全体的領域があり，領域間の水準を比較する．特に言語領域の遅滞を呈し，他領域は生活年齢相当の発達水準を示す場合には，言語指導の適用を検討する
	遠城寺式乳幼児分析的発達検査	全般的な発達評価と，発達特性を検討する．社会性領域・生活運動領域，言語領域があり，領域間の水準を比較する．特に言語領域の遅滞を呈し，他領域は生活年齢相当の発達水準を示す場合には，言語指導の適用を検討する
質問紙法	津守・稲毛式乳幼児精神発達質問紙	運動・探索・社会性・身辺自立・言語などの下位領域で構成され，総合点による発達年齢相当水準と，下位項目を比較した発達特性について評価する．0〜12か月まで，1〜3才まで，4〜7才までの年齢別3種がある
	KIDS乳幼児発達スケール	運動・探索・社会性・身辺自立・言語などの下位領域で構成され，総合点による発達年齢相当水準と，下位項目を比較した発達特性について評価する

表10-19　WISC-IV知能検査の概要[11]（日本版WISC-IV作成委員会，2010）

検査カテゴリ		記号	下位項目
全検査		FSIQ	
指標	言語理解	VCI	類似・単語・理解・（知識・語の推理）
	知覚推理	PRI	積木模様・絵の概念・行列推理・（絵の完成）
	ワーキングメモリー	WMI	数唱・語音整列・（算数）
	処理速度	PSI	符号・記号探し・（絵の抹消）

（　）内は補助検査を指す．

表10-20　知能水準の分布[11]（日本版WISC-IV作成委員会，2010）

IQ	分類	割合（%）
130以上	非常に優れている	2.2
120〜129	優れている	6.7
110〜119	平均の上	16.1
90〜109	平均	50.0
80〜89	平均の下	16.1
70〜79	境界線	6.7
69以下	精神遅滞	2.2

5 行動・情緒・パーソナリティ・社会性評価

　集団参加上の問題や対人交流について，指導時に気にかかったり，家族などから心配事を相談されたりした場合には，行動・情緒・パーソナリティ・社会性の特徴や心理的課題，ストレス状況などについて情報を収集し，行動や情緒面に配慮して，指導方針を検討する．対象児が心理的ストレスを抱えている場合には，家族へ助言したり，保育・教育関係者に協力を依頼したり，環境調整を行ったりする．行動面での問題については，難聴に知的発達症や注意欠如多動症（ADHD），自閉スペクトラム症（ASD）などの障害を併せもっている場合もあるため，小児神経科専門医への受診を勧め，専門的助言などをもとに，指導法や指導計画の見直しを行う．

(1) 行動観察

　乳児期には，顔の注視や共同注視など人への関心（人を介した事物事象を共有する行動の形成）に注目する．幼児期・学童期には，対人的逸脱行動，常同的行動，固執傾向，不注意・多動性・衝動性，奇声などに注目し，集団生活での参加・適応

🖊 つながる知識

【評価・検査結果の共有】

連携先の関係者と評価・検査結果を共有する際は，対象児の聞こえやコミュニケーション障害の支援に関連付けて，具体的に記載・解説し理解を求める．情報提供書は個人情報であるため，家族から連携先に持参してもらうなど，個人情報の秘守を遵守する．

表10-21 書記言語力評価（読解）

	評価	下位領域
幼児期	年齢段階・偏差値	音韻分解，文字，単語，短文理解
学童期	読書学年・偏差値	読字，語い理解，文法，短文読解・鑑賞

状況について観察や情報収集を行う．

（2）質問紙法

S-M 社会生活能力検査により社会的成熟・スキルの形成，PARS-TR（親面接式自閉スペクトラム症評定尺度）や日本語版 M-CHAT（乳幼児期自閉症チェックリスト修正版）（1歳6か月児健診で使用されている）により自閉傾向，親子関係検査により親子の養育関係，乳幼児の家庭環境評価により家庭環境，こどもの QOL 評価によりうつ症状を評価することができる．

6 書記言語力評価

聴覚障害児は，聴覚障害による言語学習の制約を解消するために，言語指導や日常会話において文字を併用することが重要である．

就学前や就学後の発達の各時期に，書記言語力の達成度を確認し，学習環境を整備する．

（1）書記読解力評価

幼児期には読書レディネス検査，学童期には Reading-Test（小学校低学年・中学年・高学年，中学校）や学年に対応した国語学力テストなどを用いて，総合評価（読書力水準，相当学年，偏差値，読書学年）と，下位領域を分析した学習プロフィールを得る（**表10-21**）．対象児の対応学年での成績分布や平均値と比べて学習到達度を評価し，優れた下位領域と課題を残す領域を検討し，指導の参考とする．学童期には読字は良好でも，短文読解や語彙の意味理解に課題を示すことが多い．また，幼児期の言語発達障害を背景として，書記読解の遅れを示すこともある．書記読解に対しては，読解に必要とされている語彙や構文，テキストレベルなどの基礎的言語指導について検討する．

（2）書記産生力評価

共通する絵図版課題を提示した作文や，題目を指定した作文の課題があり，語彙や論述展開などについて評価規準が設定されている．興味のある自由なテーマによる作文では，個性豊かなサンプルを得ることができる．形式・意味・語用の領域で分析し，物語構造，表現，談話分析などマクロな視点から評価する．

4. リハビリテーション指導

1 リハビリテーション計画立案

ハビリテーション指導方法の一覧を**表10-22**に示す．

ハビリテーションは，①難聴診断後初期（1〜2か月）の短期支援と，②小学校就学まで（3〜6年）の長期支援，③経過観察・支援から構成される．

表10-22　リハビリテーション指導方法の一覧

指導法	概要・目的
聴覚補償機器の適応	聴覚補償機器の適応評価，調整と適合，聴覚補償の支援
聴覚活用指導	聴覚活用の条件や指導，聴覚学習と年齢に応じた発達支援
読話併用指導	聴覚情報に視覚情報（読話）を併用して会話の促進する方法
コミュニケーション指導	乳児期から幼児期のコミュニケーション法の習得と向上の支援
コミュニケーションモード	コミュニケーションモードの評価と適応，選択と変更の支援
言語発達指導	乳児期から幼児期の言語発達（形式・内容・使用）の障害と支援
読み書きの指導	聴覚代替として幼児期からの書記リテラシー形成と発達に応じた向上の支援
発声発語指導	聴覚障害による音声の共鳴，プロソディ，構音の障害と支援・適応の配慮
心理・社会的指導	発達に応じた聴覚障害の影響や重複する障害についての支援ニーズの理解
家族支援	家族主導による療育支援と聴覚言語指導における連携

📑 ここが重要

【適応と適用】

「適応」とは，特定の治療などを実施した際に効果をもたらす対象であることが医学的に認められ，合意されている基準であり，審査・承認の関係はない．一方，保険「適用」は公的な審査・承認を経て，健康保険から給付の対象として認められている治療法や薬剤などとされる．

(1) 短期支援：難聴診断後初期

　難聴診断後初期には，聴覚検査の精査と聴覚補償機器（補聴器・人工内耳）の適応を検討し，装用に向けて聴覚補償機器の適合・指導を行う．さらに，保護者を対象として，聴覚障害の理解を促す家族支援プログラムを実施する．

(2) 長期支援：幼児期

　短期指導後の幼児期には，年齢発達に応じて定期的なハビリテーション計画を構成する．生活場面での聴覚学習，言語コミュニケーション，言語発達を促すために，直接指導と家族支援を行う．聴覚評価や言語発達評価に基づいて指導計画を立案し，家族にはハビリテーションの目的と成長の見通し，家族の役割について理解を求め，指導計画について合意を得ることが重要である．家族支援では，発達支援と難聴児の健康と成長を支える子育てとのバランスを考慮し，家族の選択を尊重する．

(3) 経過観察・支援：学童期

　長期指導後の学童期には，聴覚管理（聴覚閾値の低下・変動），聴覚補償機器の管理・調整・装用状態など，聴覚ケアの観点で以下の経過観察を行う．

①聴取環境調整

　教室や全校集会などでのデジタル聴覚補償支援システムの利用など，学校生活に参加するにあたって必要な合理的配慮のための環境整備を進める．教育施設の騒音を検討して学習環境を整備したり，校内協力を得るために障害理解を啓発したりする．難聴通級教室や特別支援学校などの担当者に，検査・評価などの資料を共有する．

②心理社会的支援

　聞こえの不全感，発音の不明瞭さ，コミュニケーションの不自由さなどを徐々に自認し，友人関係の希薄さや，周囲や社会からの不当な差別に悩むことが少なくない．障害の科学的理解と人権意識を高め，聴覚障害で生活上に生じる課題を解決し，自身の権利を擁護する（セルフアドボカシー）視点を形成するよう促す．同障の仲間や青年との交流機会を提供し，自身のライフコースの選択や展望がもてるような人格形成を支援する．

③家族支援

聴覚障害児が精神的に安定した状況で，家族が健全な生活を送り，家族を中心とした療育を実施できることを目的に，家族支援を行う（**表 10-23**）．家族には養育に必要な情報を提供し，子どもの成長の可能性と家族の役割の重要性について理解を促す．詳細は「第6節　家族支援」（⇒ 214〜216 頁）を参照してほしい．

表 10-23　家族支援の目的[12]（Moeller, 2020）

1）幼児の健全な生活と育成
2）聴覚閾値と聴覚補償機器管理
3）障害理解と受容，精神衛生
4）コミュニケーション法の理解と形成
5）生活での言語獲得・拡充支援
6）ハビリテーション課題の連携と汎用
7）長期的展望：生涯発達と支援
8）同障家族・聴覚障害成人との連携・啓発
9）聴取環境調整と社会資源の活用

2 コミュニケーションモード（会話法）の適用

コミュニケーションモードには，基本的に音声言語と手話言語の言語体系が用いられ，聴覚口話法，コミュニケーションモードとその併用法があり，指標，会話時の様式，感覚情報活用にそれぞれ特徴がある（**表 10-24**）．

音声言語によるコミュニケーションモードの指標には，音韻・韻律が用いられ，手話言語の指標には，手指動作・表情がある．併用法では両者の指標を用いる．読み書き（書記言語）をベースとした日本語を完成させるためには，音韻の指標を獲得する必要があり，手話法の指導として指文字を早期から導入することが推奨される．

乳児期には，子どもが生まれて最初に身に付ける言語（**母語**, mother tongue）を選択・獲得するための支援が行われる．

(1) 音声言語

音声言語の聴覚系の指導法には，聴覚口話法，聴覚音声法，キュードスピーチ法がある（**表 10-25**）．

聴覚口話法は，聴覚に読話（口型）を併用する手法である．乳幼児では視線を合わせて認識を共有する三項関係を促すことから，多く用いられている．聴覚読話併用（多感覚法）から，聴覚のみ（単感覚法）へ指導していく場合もある．

表 10-24　コミュニケーションモードの種類と特徴

言語体系	コミュニケーションモード	指標	会話時の様式		感覚情報活用	
			表現	理解	視覚情報	聴覚情報
音声言語	聴覚音声法	音韻・韻律	音声	聴覚	－	＋＋
	聴覚口話法	音韻・韻律	音声	聴覚・読話	＋	＋＋
	キュードスピーチ法	音韻・（韻律）	キューサイン・音声	キューサイン・聴覚・読話	＋	＋
手話言語/音声言語	日本語対応手話[*1]	手指動作・音声・音韻	手話・指文字・音声	手話・指文字・読話	＋＋	－[*2]
	中間型手話[*3]	手話動作・表情・音韻	手話・指文字	手話・指文字	＋＋	－[*2]
手話言語	日本手話	手話動作・表情	手話	手話	＋＋	

[*1] 音声付き手話（日本ろうあ連盟）
[*2] 補聴器や人工内耳装用により，聴覚情報の活用もある．
[*3] 教育的に使用される．助動詞・動詞活用などのサインを用いる．

表10-25　コミュニケーションモードの特徴

コミュニケーションモード	特徴
聴覚音声法	残聴活用と聴取能を重視したプログラム．音声聴取と模倣を活用した個別学習で聞く技能を発達させる．聴覚のみの単感覚法で読話を禁止する．多感覚での乳幼児会話の立場とは意見が別れる
聴覚口話法	聴覚を最大限に活用し，読話を併用した会話成立を重視したプログラム．初期にベビーサインや手話を併用して，音声言語への移行を図ることもある．普及度は最も高い
キュードスピーチ法	子音を示す手の形と，母音を示す口型で二元的に表す．構音指導で習得音の汎用を目的に，構音動作を模したサインが用いられる．サインの数が少ないので家族は覚えやすい．年長児にも継続的な使用や音声への移行を標榜したり，サインの地域差などから手話への移行傾向がある
日本語対応手話	音声や口型を併用しながら手話動作を表現する．語順や意味形態素は音声言語による．聞こえる人が手話を使う際に用いられる
中間型手話	日本語対応手話と日本手話の中間型．教育場面で助詞や助動詞を口型や音声で表現するなど，多様な形をとる
日本手話	ろう者の伝統的な言語表現．手の形・動き・位置，表情や身体など目前の空間を活用して表現する．独自の語順や意味形態素を用いる．語用的情報が多く，ろう者にわかりやすい

✎ つながる知識

【同時法とBi-Bi法】

「同時法」は，栃木聾学校で提唱され，幼児期に指文字を導入して手話法に移行し，時制や態など助動詞に対応するサインが用いられている．一方，「バイリンガル・バイカルチュアル法（Bi-Bi法）」は，北欧で提唱され，幼児期に手話を母語として獲得した後に文字言語に移行し，音声言語の獲得を目標としない．

【家庭でのコミュニケーションモード】

聴覚障害児の90％は聴力正常な両親の家庭で生まれ，聴覚障害のある家庭は10％（片親7％，両親3％）であり，聞こえる保護者には，障害についての理解と受容が求められる．家族によるコミュニケーションモードの選択には，教育観，子育てや家庭でのコミュニケーションモード（兄弟姉妹の聴力状況），帰属するコミュニティなど，多面的な環境作りを検討し，選択後にも自由に変更できるという保障が必要になる．

聴覚音声法は，口元を隠して読話を抑制し，聴覚での会話理解を高め，聴覚活用を徹底して聞き取りの精度を高める手法である（単感覚法）．語音明瞭度が低く，会話意欲が乏しい場合には指導が難しい．AVT法（Auditory Verbal therapy）が代表的である．

キュードスピーチ法は，語音の子音行を手のサイン，5母音は口型で示し，総合して語音の理解を求める手法である（図10-20）．口型へ注目させるので，聴覚口話法への移行を目指すこともある．

(2) 手話言語

手話言語の視覚系の指導法には，日本手話と，音声言語を併用する日本語対応手話，中間型手話がある（表10-25）．

日本手話は，ろう者社会で伝統的に成熟した手話で，手話と表情などを用いて，独自の語順で，豊かな意味表現形態をもつ．

日本語対応手話は，音声言語の語順で手話サインを表わし，日本語の獲得を重視した教育現場や中途失聴者，聴者の手話学習に用いられる．ろう者には表情などの視覚表現形態に限界があるとされる．

その他，トータルコミュニケーション法は「個に必要なコミュニケーションモードを適応する」という教育理念をもち，特定のコミュニケーションモードに限定しない．国内の公立ろう学校でコミュニケーションモードとして標榜されている．小児への手話導入の方法として，同時法やBi-Bi法がある．

(3) コミュニケーションモードの選択

先天性聴覚障害児では，日常的な会話の成立と母語の獲得を目的としてコミュニケーションモードを選択する．家庭で円滑な会話ができることを基本とし，家族によるコミュニケーションモードの選択が尊重される．

聴覚口話法や聴覚音声法は，インクルーシブ社会への帰属や音声言語文化を獲得することができ，聴者社会におけるアイデンティティを育成する．手話法は，聴覚障害者やろう者社会への帰属，手話言語文化を獲得することができ，障害認識によ

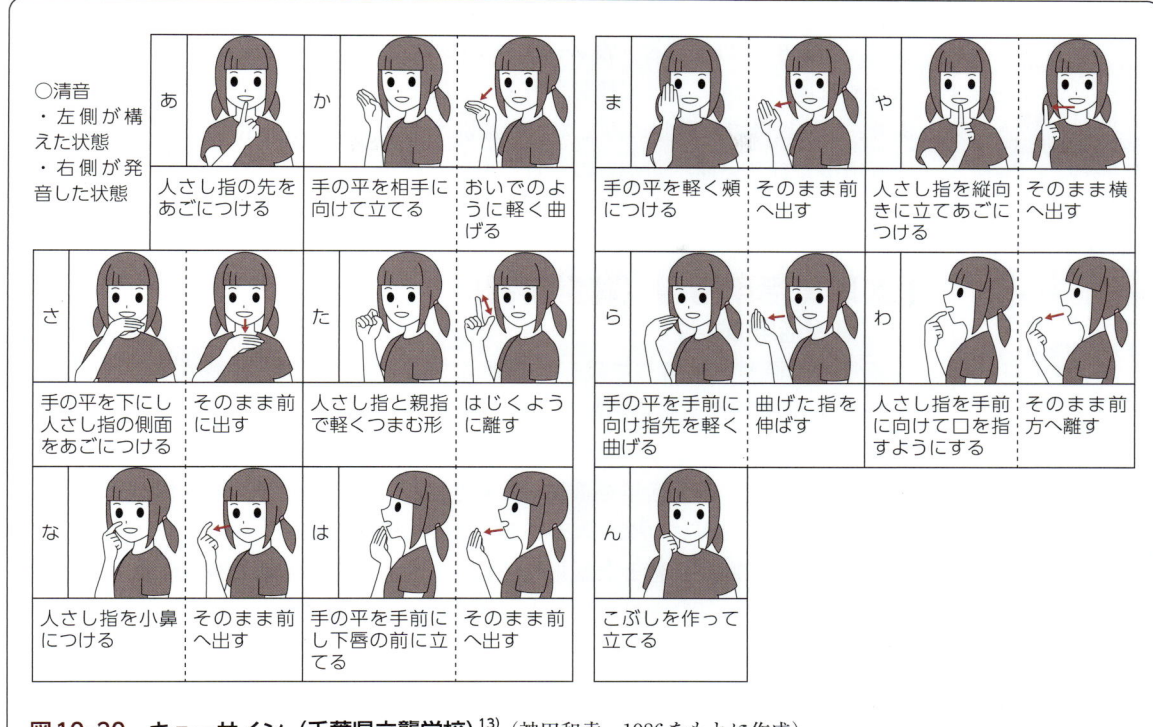

図10-20　キューサイン（千葉県立聾学校）[13]（神田和幸，1986をもとに作成）

るアイデンティティを育成する．幼児が属する集団では，同じコミュニケーションモードを用いることで，集団活動への参加を充実させることができる．

　実際には，幼児期は通っている言語指導施設によってコミュニケーションモードが決まることが多く，思春期以降に本人によって選択・変更される（**自己決定権**）．言語聴覚士は，家族に対して選択に必要な情報を提供し，障害理解と長期的視点での選択・変更を支援し，同障の家族や成人当事者と意見交換の機会を設けることが重要である．

3 聴覚補償機器の適応

(1) 補聴器の適応

　難聴を診断された後，すべての聴覚障害乳幼児は補聴器を検討する対象となる．聴覚障害の診断には，音源定位反応がみられるようになる生後6か月までは，主にABRおよびASSRなどの他覚的聴覚検査に基づいた閾値判定を行う．定頸がみられる3〜4か月齢時には，聴性行動の観察や補聴器適応の検討を始めるが，新生児・乳児では，貯留液が残存している児や滲出性中耳炎の罹患児が50％と多く．耳科学的診察・治療と他覚的検査のクロスチェックにより，聴力閾値30〜40dB以上を示す児に対して慎重に補聴器適応を検討する．

(2) 人工内耳の適応

　補聴器によって語音識別の効果が乏しい重度難聴児に対し，人工内耳植え込み術により聴覚活用を図る．難聴診断後の乳児は，まず補聴器装用によってコミュニケー

ここが重要

【補聴器の常用】
幼児の生活のほとんど（8～10時間）で補聴器を装用する状態を指す．幼児は補聴器装用開始時には，外耳道への圧迫感や違和感などでイヤモールドを外し，装用時間を延長できないことがある．補聴器装用を気にしないよう遊びに誘い，徐々に時間を延長する．補聴器の常用は保護者が最初に直面する課題になる．常用できない場合には，過渡期喃語はみられても，乳児後半の規準性喃語への発達がみられないことがある．

つながる知識

【傾聴態度 (listening attitude) の形成】
聴覚障害児に対して，環境音や音声などの音情報を積極的に聴取しようとする意識や態度を形成する支援を指す．コミュニケーションで会話に興味をもったり，環境音を聞いて何が起こっているかを探ったり，生活場面で幼児が人や外界事象へ興味を拡大する動機や態度を形成することが重要である．

ション指導を開始し，術後の人工内耳聴覚へ移行する．人工内耳の適応基準〔1歳以上，体重8kg以上など（**表7-19 ⇒ 119頁**）〕に基づき評価し，医療・療育の関係者や家族の協議によって検討される．2歳児未満では術後音声言語発達が良好であり，7歳以降では聴覚のみでの語音識別が低下することが指摘されており，人工内耳術後には乳児期早期からの一貫した聴覚活用とコミュニケーション指導の体制が必要といえる．

4 聴覚活用指導（聴覚学習）

(1) 聴覚活用の条件

　聴覚補償機器を装用して残存する聴覚を最大限に利用し，聴覚学習（auditory learning）を支援する経過を聴覚活用と呼ぶ．

　聴覚活用の条件として，正確な聴覚閾値の診断や，適切な聴覚補償機器の選択・調整と<u>常用</u>指導，聴覚活用を重視した家庭環境，聴取環境の調整，機器管理が求められ，総合的な支援プログラムが必要となる（**表10-26**）．

　乳幼児期には聴覚学習と会話指導を行い，聴覚活用の基盤を形成する．

　学童期から高校期にかけては，必要とされる聴覚情報と会話情報の複雑さが増す（**表10-27**）．さらに青年期や就労期には，聴覚活用の場が広がり，生涯にわたり求められる情報水準は高次化し，支援内容は多様化する．

　聴覚処理が困難な場面では，文字通訳などの視覚代替や，TPOに応じてマルチ感覚を利用するなど，視聴覚活用の拡充を図る．

(2) 聴覚スキルの心理学的発達段階

　音響特徴を聞いて何の音か理解するためには，聴覚スキル（検知，弁別，識別，理解）による情報処理の発達が必要である（**表10-28**）．聞こえる幼児は，音刺激により反射的に振り向くなどの検知する行動が誘発される．しかし，聴覚障害児で音響特徴の知覚が不鮮明であれば，音を検知・弁別・識別し，意味を理解する行動を形成することが必要となる．さらに，聴覚スキルを高めるために，積極的に取り組む態度（<u>傾聴態度</u>）も必要となる．

　生活場面での働きかけとして，保護者が繰り返し話しかけて，検知から理解につなげることが，補聴機器装用開始当初の指導課題となる．

表10-26　乳幼児期の聴覚活用の条件

1）正確な聴覚閾値の診断
2）適切な聴覚補償機器の選択と調整
3）聴覚音声コミュニケーションによる家庭環境
4）聴覚学習
5）聴覚活用に対する家族の高い動機付け
6）定期的な聴覚管理と聴覚補償機器管理

表10-27　聴覚活用の支援目標・内容

発達期	支援目標	支援内容
乳児期	聴覚機能と機器活用	聴覚補償機器の常用，聴性行動の形成，聴覚活用の予後予測
幼児期	集中的聴覚学習	環境理解，音声・会話での利用
学童期以降	聴取環境の調整 環境に応じた聴覚活用 聴覚活用の限界の理解	環境適応と会話参加 遠隔通信機器の利用 視覚代替機器の利用

表10-28　聴覚スキルの定義[14] (Erber, 1982)

水準	定義
検知 （detection）	音や音声の存在に気づく
弁別 （discrimination）	音や音声が同じか違うか区別できる
識別 （identification）	音や音声を聞き分けることができる
理解 （comprehension）	音や音声の意味がわかる

表10-29　聴覚学習のプロセス

聴覚学習プロセス	働きかけ
1）音の検知	生活場面でドアチャイムや落下音などに遭遇する
2）検知・傾聴の促し	耳に手をかざして子どもの表情に注目し，音へ耳を傾ける態度を促す（傾聴態度形成）
3）音意味の理解	遭遇する度に，注目する体験を反復し，音源の意味理解を促す
4）表象化（擬態語）	1）～3）で音響特徴に擬態語を添えて記憶に残す
5）音源意味の理解	音源を再度聴取した際に，幼児は音源表象と共有体験を想起し，聴取した音源理解に至る

（3）聴覚学習指導

　聴覚学習とは，生活場面で音を検知した際に，耳を傾け（傾聴），音の発生源をみつけ（音意味の理解），音情報の理解が定着する過程を指す．聴覚学習時に，音源の音響的特徴について擬音・擬態語で語りかけることで表象化し，記憶に残す過程を聴覚学習指導と呼ぶ（**表10-29**）．経験を重ねることで，小さな音や多様な音の情報を識別し，敏感に応じることで聴取能を向上させることができる．

　聴覚学習には，会話場面の言語理解を進める「言語ベースの聴覚学習」と，音響や情報の難易度により聴覚スキルを進める「構成的聴覚学習」がある．

①言語ベースの聴覚学習（language-based approach）：包括的アプローチ[23]

　生活の様々なコミュニケーション場面で，大人の語りかけの音声を子どもに聴取させる基礎的学習に基づいて，「会話成立」と「発話への傾聴態度の形成」「言語理解の学習」を促す手法を指す．会話の成立と言語理解についての動機付けを促すことで，話者の音声言語情報の処理能力を高めることを目的とする．乳幼児の聴覚学習の主流の支援となる．会話成立の中で，「意味の理解を求めて聴取能を高める」主体的な聴覚学習を促し，音声の模倣や言語理解につなげる（**表10-30**）．指導計画はコミュニケーション指導の一側面として進められる．

　言語獲得期には，歌唱や音楽に合わせた遊戯，楽器演奏，絵遊び歌などの活動を併せて行い，不十分な音響情報であっても，音や音声の意味理解を類推する処理能（**トップダウン処理能**）を育てる．興味をもって傾聴し，積極的に類推する学習態度の形成を促すことが重要である．

②構成的聴覚学習（discrete skill approach）：分析的アプローチ

　聴覚スキルの階層性（検知・弁別・識別・理解）に従って，単純な音情報から複雑な音情報へと，教材や学習課題を設定し，反復的に実施することで聴取能を高める指導法である（**表10-31**）．スピーチトラッキングは，筋書きをおおむね理解している物語を指導者が読み上げ，復唱を求める．構成的聴覚学習は，幼児期後期から学童期，人工内耳術後の後天性難聴児で集中的に聴取能を高める指導として適用される．文字の読める年長児以降には，物語などの朗読教材を聞かせ，書き起こした教材の文字を指でたどったり，復唱を求めたりする．対象児の興味や文章理解力を考慮して教材を選択し，聴取理解の動機付けを高める．高度難聴児には，録音教材を肉声で読み上げるなど，難易度を下げて調整する．

表 10-30　日常場面での言語ベースの聴覚学習指導

聴覚情報処理	ねらい	働きかけ
1）発声の呼応	発声の楽しみを促す	よく声かけし，子どもの発声には同じ調子で返す
2）音の検知	音や声に気づかせる	音源の近くに一緒に行き，聞きやすいところで音をよく聞くように促す
3）音の有無	音がある・ないの違いに気づかせる	玩具の音を途中で止め，再度音を出して変化の気づきを促す
4）音の気づきの共有	音の気づきで三項関係を形成する	腰をおろして，顔を見て視線を合わせて聞こえた音に気づかせる
5）音と意味の連合	音源の意味について体験的な理解を促す	音源を見たり触らせたりして，多感覚を駆使して体験的に音の豊かな意味を捉えさせる
6）音の表象化	擬音語・擬態語などで音の表象化を促す	聞こえた音についてわかりやすいことばを抑揚豊かに繰り返して理解を促す．近づいて顔を見せて少し大げさに話すと注目する
7）音の情景の全体的理解	音の発生情景を語りかけ，音源の意味の拡張を促す	音源の名称だけでなく，音発生と同時に起きたことなど，情景をイメージ豊かに語りかけ，音の背景への理解を広げる
8）傾聴態度の形成	「聞かせる」から，自ら「聴く」態度へと育てる	経験の中で繰り返し一緒に音を楽しみ，音の気づきを知らせるなど，自分から興味をもって聴く姿勢（傾聴態度）を育てる
9）傾聴を促すことばかけ	意味単位で韻律情報豊かに語りかける	語の特徴の全体がわかるように，意味単位で抑揚をつけて話しかける．1音ずつの区切るとわかりづらい
10）傾聴を促す聴取環境	静かな場所で会話や音を聞かせる	最初は騒音のない音源に注目しやすい環境で，傾聴を促す

表 10-31　構成的聴覚学習指導

聴取教材	難易度の調整
楽器音	強大音（太鼓）から小さい音（カスタネット，鈴）
言語教材	単音節，単語，文章，短文を順次聴取・理解
音楽・語音	録音教材の聴取環境（SN比）を変化
録音日誌・教材	再生機器などに生活日記や物語などを吹き込み，短い簡単な文から難易度を変化
スピーチトラッキング訓練	第12章参照（⇒246頁）

表 10-32　日常的な聴取環境の調整と練習

Ⅰ 聴取しにくい条件での調整
聴覚補償機器のボリューム調整
話者や音源に近づく
騒音や反響の少ない環境へ移動
Ⅱ 聴取困難環境での聴取練習
聞き慣れた室内音の聴取
室内で1対1の会話理解
戸外で環境音聴取
複数人の会話参加・内容理解

つながる知識

【セルフアドボカシースキル】

自分の状況を把握し，必要な支援を要求する力をいう．自身に必要な対応を自ら主張する権利擁護活動の一つである．デジタル補聴支援機器を導入する際は，自立的な機器管理，教師へのマイク装着，機器の調整・管理の依頼などが該当する．

③聴取環境調整

　学童期以降は，学校生活や社会的場面などに活動場面が広がり，聞き取りづらい条件下では自覚的に対応し，聞き取りを解決する態度を形成することも必要になる．そこで，聴取困難環境を設定して，対応行動の理解を促す模擬的学習も有効である．自身の障害の理解と**セルフアドボカシースキル**支援の側面をもつ（**表 10-32**）．

5　読話併用指導

　音声聴取条件に読話を併用して，聴取理解力を高めることを目的とする．騒音下や音圧が低い会話の理解には，読話が有効である．ただし読話には同音異義語や同口型異義語があり，読話単独では情報量は30％程度と限られており，聴覚と読話の併用が実用的である．

表10-33　読話併用の環境調整と制約

Ⅰ 発話者・読話の環境調整
発話開始と終了の理解，発話中の読話注視
口型利用妨害条件（口元遮蔽，下を向く）
話者背景からの採光，室内照度
話者距離・角度，話者人数

Ⅱ 口型情報の理解と制約
口型類型，連続口型パターン
音節数・持続時間
語彙親密度の要因
類唇語彙による制約

表10-34　前言語期のコミュニケーション関係の形成

1) 人への関心と注目
2) 視線の一致
3) 情緒・感情の共有
4) 共同注視
5) 音声の有意味性理解

✏ つながる知識

【家族を中心とした支援・介入】
慢性疾患をもつ子どもと家族のケアでは，患者と家族の尊厳と多様性を尊重し，家族と専門家との良好なパートナーシップに基づいた情報の共有，意思決定支援，家族のエンパワメントなどについて，包括的で継続的なケアが重要である．家族を中心とした支援に基づき，診断から療育開始の移行期の支援と長期的な支援について，家族連携やプログラムについて十分な説明の重要性が指摘されている．

【乳幼児の微笑】
生後数日〜2か月には寝ている時やウトウトしている時に，口角をあげて微笑むような反射である新生児微笑，生後2か月をすぎると人の顔などの刺激に対して「口角があがり」「目の周りの筋肉が動く」ような反射である社会的微笑がみられる．3か月頃には，視覚や聴覚の発達に伴い，人の声や顔を認識して反応し微笑みを振りまくようになる．8か月頃には，身近で愛着のある人に微笑みあやされると喜びを示し，養育者の慈しみの感情を誘う．

　学童期以降には，読話の基礎技法と環境調整（**表10-33**のⅠ），口型情報の理解と制約（**表10-33**のⅡ）について説明し，読話併用による会話理解を促す．教材を用いた読話の取り立て指導は，後天性難聴児や手話法から聴覚口話法などへ移行する場合に適応となるが，幼児期に聴覚口話法の指導を受けた児は自然習得されているため，適応は少ない．

6 コミュニケーション指導

　出生児の多く（95.2%[24]）は NHS を受検し，医療機関で難聴診断を受けた聴覚障害児には，早期からの介入プログラム（Early Hearing Screening and Intervention：EHI）が実施される．そこで，乳児期からの言語・認知・心理・社会的成長を念頭におき，家庭での母子コミュニケーションに基づいた家族を中心とした支援（family-centered care/intervention）が行われている．

(1) コミュニケーション行動の制約

　乳児は人の顔への注視の嗜好性が高く，聞こえる母子では，母があやすとじっと顔を見るなど，「聴覚」は人へ注目するきっかけとなり，注視を継続させる．しかし，聴覚障害により音声が十分聞こえないと，これらの自然発生的なコミュニケーション関係が形成されにくい．そのため，乳幼児期には前言語期の対人的な関係性の基盤を形成することが重要になる．

(2) 前言語期のコミュニケーション支援

①母子コミュニケーション関係の形成

　前言語期には，母子の基礎的なコミュニケーション関係を育み，母子の愛着的関係や相互交渉をはかる．乳児期には，人に関心を育み，発声行動の活発化と音声のやりとりを通してコミュニケーションの基盤を形成する．

　母親は子どもと視点を合わせ，発声にタイミングよく応じ（呼応性），感情豊かな声かけができるよう視線・音声・接触など多様な側面から支援を行う（**表10-34**）．

・生後2〜3か月頃：授乳時に目を合わせ，顔の移動に追従して視線を動かす．母親は子どもの発声に同じような音調で呼応し，交互の発声（原会話，proto-communication）を促す．指導場面では，子どもの発声の抑揚，リズムに合わせてタ

表10-35　前言語期のコミュニケーション支援

用語	機能	内容
IDS	乳幼児に注目しやすいことばかけ	ゆっくり穏やかに，繰り返し音楽的な話しかけをする
視覚併用	視線を合わせて話す	子どもの正面から目の高さで母親に視線が向けられてから話す
リラックス	母親が楽しい気持ちでいる	リラックスして笑顔で感情を豊かに表わす
受容・呼応性	子どもの発声にタイミングよく応じる	子どもの発声に呼応して声かけする
共感性	子どもの話や動作に共感的に応じる	ことば，行動をまねて共感して驚いたり，褒めたりする
音声と意味の提示	事物と話しかけの口元へ注目を促す	見せたい物と口元を両方見せて話す

✎ つながる知識

【子ども主導的発話（Infant-Directed Speech：IDS）】
保護者が乳児への話しかける際に，ピッチが高く，豊かな抑揚をもった穏やかな調子で[15]，語を繰り返す発話で，乳児の嗜好性や発声の模倣や誘導性が高い．IDSやマザリーズ（motherese）と呼ぶ．

✎ つながる知識

【乳児音声の段階発現「stage model」】
乳児音声の種類の出現順序を段階的に捉えたモデルである．乳児は，出生直後は泣きと叫声を示し，生後2か月頃から喉の奥の音（クーイング），生後3～4か月には曖昧な母音（過渡期喃語，vocal play），生後6～10か月には子音と母音を組み合わせた繰り返す喃語（規準性喃語）がみられる．

【ボンディング】
母親や父親が乳児に抱く感情（いとおしさ，守りたい，親密さ）をいう．これらの感情が欠如した状態では，乳児の養育に必要な授乳や抱っこ，スキンシップなどの育児行動について，産婦の1％にリスクが生じる．障害乳児では特に注意が必要とされる．

イミングよく呼応するモデルを示し，コミュニケーションにつながることを説明する．

・生後6～12か月頃：乳児の発声に周囲で使う母語の音韻（原音韻，proto-phonation）が混じり，反復する喃語（規準性喃語，canonical babbling）が産生される．「ダダダ」「マンマンマン」などの規準性喃語は，1つ以上の子音と母音を組み合せたスムーズにつながる発声で，周囲の人の音声を聞いて形成される（社会的喃語）．幼児の喃語を模倣して，発声を活発化させる．高度難聴児では，母親の口元と音声に注目させ，発声に親が応じることで，音声の有意味性に気付かせることが重要になる．

指導場面では，子どもとスキンシップをとり，母子で向き合い，笑顔を引き出す楽しい場を設定する（**表10-35**）．乳児の発声行動などの変化が乏しい場合には，補聴器の装用時間や調整条件，難聴診断を確認する．

②母子関係の安定

出生後には母親の情緒的絆（ボンディング）によって，子どもとの愛着関係を育み，顔を注視する様子に気づくことができる．母親の気づきは，子どもの注視と音声による呼応を促し，情緒的な共有と共感的なやりとりができるようになる．母親には，育児における親密なケアと，あやしたり歌遊びや赤ちゃん体操をしたり向き合う機会を設定するなど，母子関係の形成を支援する（**表10-36**）．難聴診断期の支援・指導では，母親がリラックスして子どもの成長を喜び，共有する場となるよう心がける．

(3) 初期言語期のコミュニケーション支援

①コミュニケーション行動の形成

初期言語期には，言語や行動の模倣を通じて密接な心理的交流をベースとしたコミュニケーション行動の形成を促す．

会話時には，子どもの行動模倣，気持ちの言語化，誤りの修正，拡充模倣，モデルの例示などの技法により，コミュニケーション行動を促進する．

また，質問と回答の基本的なコミュニケーション関係である**ターンテイキング**（話

表10-36　前言語期から言語期のコミュニケーション支援：言語心理学的技法 [16]（竹田契一・他，1994）

機能	用語	内容
呼応性	ミラリング	子どもの行動をそのまままねる
受容・共感	モニタリング	子どもの音声やことばをそのまままねる
言語化	パラレルトーク	子どもの気持ちや行動を言語化する
言語化	セルフトーク	大人自身の行動や気持ちを言語化する
修正模倣	リフレクティング	子どもの言い誤りを正しく言い直して聞かせる
拡充模倣	エキスパンジョン	子どもの言ったことを意味的・文法的に広げて話す
モデル化	モデリング	子どもに使ってほしいことばのモデルを示す
役割交代	ターンテイキング	二者が場面を共有して交互に行動やことばを交わし，コミュニケーションを行う

す番の交代，turn taking）は，玩具をあげる立場ともらう立場の交代時（発話：どうぞ・ありがとう）や，遊具使用の交代時（発話：タッチ・交代）など，動作を交えて理解させ，会話関係の理解を促す．

②**基本的なコミュニケーション行動**

　言語聴覚士は聴覚障害幼児にわかりやすい基本的なコミュニケーション行動を用いて，養育者の発話行動を支援する（**表10-37**）．

　会話時には，明るい声で適切な発話速度で，抑揚をつけるなど，子どもの注目を誘い，擬態語や擬音語，理解できる簡単な語彙や文で話すようにする．また，話し始めに子どもに呼びかけ，注目する事柄について理解できるまで言い換えたりしながら繰り返し話しかけ，言語行動の形成を促す．言語聴覚士が養育者にモデルを示し，交互に実施して理解を促す．養育者に子どもと会話してもらい，わかりやすい話し方について話し合い，助言することも有効である．

(4) 言語獲得期のコミュニケーション支援

　言語獲得期に言語表現や理解が遅滞している場合には，積極的で受容的な態度で会話を継続し，次の発達段階のコミュニケーション行動を形成できるよう支援する．子どもの不十分な発話を補ったり，代わりに話してわかっていることを示したり，積極的に理解することによって子どもと感情や意思を共有し，徐々に自由な会話につなげていく．

　会話内容は子どもの興味のあるテーマとして，理解可能な語彙・文・談話を用いる．表情や動作，物品などで子どもの理解を助け，会話の最後まで傾聴するように励ます（**表10-37**）．話しかけでは，内容や文・語彙の難易度を調整して言語理解を補う．会話理解が進んだら，視覚情報を徐々に減らして会話理解を試みる．また，同障児同士での会話を楽しむ場を設け，聞き取りや発話理解の障害によって，コミュニケーションが成立しにくい場面では，大人が仲介して通訳し，意思疎通を図る．

(5) 言語充実期のコミュニケーション支援

　言語充実期には，多様な疑問詞を使用した会話を成立させ，他者理解を促すことが重要になる．定型発達児の50％以上が発問を理解できた疑問型を**表10-38**に示した．特に4歳代で「どうして」の理解には，事態の因果推論が必要である（**表10-39**）．幼児期後期の言語指導では，疑問詞マーカーについて知識の拡充を支援する．

表10-37　養育者の発話行動支援

要点	内容
開始	対面で声をかけ，注目を誘う
発話態度	はっきりと抑揚豊かに，明るい口調で話しかける
内容	幼児が興味をもつ直近の出来事など
理解促進	表情・動作・視覚情報で理解を促す
傾聴態度	会話の最後まで傾聴を励ます
発話促進	発話をよく聞き，不足部を補って積極的に理解を促す

表10-38　疑問型と疑問詞の発達マーカー[18]（廣田栄子, 2021）

疑問型		疑問詞	年齢
1)	定型質問	「何歳？」「お名前は？」	3歳
2)	文末上昇型	「食べた？」Yes/No	3歳前半
3)	疑問詞型質問	「何」「どこ」「誰」「何する」	3歳前半
4)	①仮定・習慣	「どうするⅠ」	3歳後半
	②手段	「どうやって」	4歳
	③理由	「どうして」	4歳
	④連体修飾型	「どんな」	5歳
	⑤定義	「何するもの」	5歳
	⑥連用修飾型	「どんな風に」	6歳
	⑦仮定・判断	「どうするⅡ」	6歳
	⑧類推	「どうするⅢ」	6歳

表10-39　疑問詞「どうして」発達的導入例

カテゴリ	発問知識	発話例
日常的反復知識	反復して学習	「どうして〜ちゃんお休みなのかな？」
事件性の高い話題	体験的学習	「どうして泣いたの？」
日常事象：社会的知識	事象の背景	「どうして消防自動車が走って行ったのかな？」
他者の動機	人柄の想定	「どうしてこのおもちゃが好きなの？」
社会的規則・現象	社会的知識	「どうして多数決をとるの？」
科学的知識	科学的興味	「どうして地球は回っているの？」

📝 **つながる知識**

【全体法】
様々な手法を用いて，総合的な指導を行う方法をいう．聴覚障害児への言語指導法として，自然法や母親法は長年用いられている．

【母親法】
金山千代子によって提唱され，子どもに寄り添い語りかけることができる役割を担う母親への指導を重視し，家庭で早期から言語を育てる方法である．

【自然法】
聴覚口話法により保護者，指導者など身近な人との会話によって，言語獲得を促す方法である．教材論理による教育から，生活場面や教育活動において通常の幼児言語獲得のように興味や動機にことばを添える方向へ，視点が変換された．

7　言語発達指導

　言語獲得期には，幼児の認知発達（学齢）と言語発達経過をもとに，言語指導段階（**表10-40**）を選択して指導計画を検討する．言語指導によって，子どもの能力を最大限に発揮して言語獲得を促し，長期的にはウエルビーイング（well-being，安寧）やQOLの向上を目指す．

　聴覚障害幼児への言語指導については，全体法（包括的指導）と構成法（構成的指導）があり，両者の併用した指導が主流である．言語発達の多領域を念頭においた総合的な学習を促し，就学までに基礎的言語知識を最大限獲得することを目指す．幼児の言語発達支援によって獲得可能な学習目標との幅を見積もった（発達の最近接領域）計画立案が望まれる（**表10-40**）．

(1) 包括的指導：全体法

　幼児の生活場面を題材に取り上げ，目標とする言語発達段階の構成要素を総合的に扱う指導法を指す．幼児の認知・社会・情緒などの発達を念頭において，言語形式・言語知識・運用の全般について言語指導を行い，家族に対しては家庭での指導に向けてモデル提示などを行う．

　幼児の生活や体験をテーマとした教材（絵日記，体験カードなど）や絵本を活用し，会話や発達段階に応じて全般的な言語課題（語彙や構文・談話，語用など）を

表10-40 言語発達段階と構成要素[18]（廣田栄子，2021）

言語発達段階 *定型発達	言語発達の構成要素・基準				
	文形式	語意味（語彙：表出）	コミュニケーション（疑問詞：表出/理解）	語用	言語活動全般
Ⅰa. 前言語期 *0か月〜			音声の有意味性理解 指示理解	共感・共同注視 反復的行為 要求	基礎的関係形成 発声・抑揚の模倣
Ⅰb. 初語期 *1歳前半	1語文	1〜50語 幼児語・擬音擬態語	質問行為の理解 ［どっち］［どれ］［ちょうだい］	動作指示理解 役割交代・指さし（確認・命名要求）	〈前言語的対話・言語理解促進〉 音声・発話の模倣 ジェスチャー併用
Ⅱ. 語連鎖期 *1歳後半	2語連鎖 3語連鎖	50〜400語 名詞・終助詞・動詞（現在）	挨拶・定型的質問応答（バイバイ，呼名に返事）［どこ］［誰］［何してる］	指さしによる複数の意味提示	〈対話的関係理解〉 語連鎖の模倣
Ⅲ. 多語文・従属文発生期 *2歳代	多語連鎖 従属文	400〜1,000語 格助詞・接続助詞・活用形態素（過去・未来）	質問と言語的応答 文末上昇による質問応答	指さし・身振りによる談話構成の表現・理解	〈基礎的対話〉 仮定法 順接の文連鎖
Ⅳ. 文章構成期 *3歳代	従属文・談話	1,000〜1,500語 接続詞，形容詞，副詞（時間・程度・量・断定）動詞（現在進行・完了）	定義に関する質問応答 ［どれ］［どうして①］	他者意図の類推 生活体験の充実によるイメージ形成	〈非現前事象対話〉 逆接の文連鎖 時制表現・談話構成
Ⅴ. 多弁期・複文期 *4歳代	従属文・複文・談話	1,500〜2,500語 接続詞，動詞，形容詞，副詞，複合動詞，助動詞 動詞（受動・能動・使役）	因果性の質問応答 ［いくら］［いつ］［どの］［どんな］［〜って何］［どうして②］	文脈理解 説明・報告など 言語使用の拡大	〈応用的対話〉 形態素文末形式（程度・状態）音節分解・音韻意識
Ⅵ. 成人語模倣期 *5歳代	談話	2,500〜3,500語 抽象名詞，漢語 動詞（自動・他動）語義定義	言語的類推課題の質問応答	社会的知識を用いた会話理解・他者人格・隠喩・会話の修正	〈実用的対話〉 メタ言語意識 世界知識拡充

つながる知識

【絵日記指導】
生活場面での活動を，保護者や指導者の描画または写真で語や文を添えて，個々の幼児の発達や興味に応じた教材を作成して指導に用いる.「体験カード」とも呼ぶ. 子どもの心理や視点, 発達に応じて, 語彙・文など言語レベルを調整して作成する. 指導では, 絵日記を読み聞かせ, 文字を読ませる, 記憶させる, 家族や他児に伝達させるなど, 多側面の指導に活用する. 保護者と幼児発達に適した言語レベルについて話し合い, 作成する.

【構成要素の関連】
構成要素は相互に関連し合って発達していくため, 横断的に指導を進める. 例えば, 初語期の述部の「語」(ネンネ)を獲得すると, 語連鎖(パパ・ネンネ)の「形式」の獲得につながる. また, 指さし動作を獲得すると, 会話時の質問(ママは?)に指さしで応じるようになる.

【生活単元学習】
幼児が生活上の目標達成のために一連の活動(単元活動)を組織的に経験し, 総合的に学習できるよう支援する. 季節行事や生活課題などで, 幼児の関心や興味を高め, 主体的に活動に取り組む過程で, 言語概念や行事, 生活に関連する世界知識を獲得できるよう計画する. 活動順を明示することで, 時系列の指導にも活用することができる.

扱う. 会話形式（質問応答関係の理解）で指導を運用し，子どもの関心や気持ちにあわせてテーマを選んで展開し，主体的な参加を支援する. 発達段階別に，言語発達関連項目（**表10-40**）を取り入れて，会話行動成立の実効性を高めていく.

児童発達支援センターや児童発達支援事業所などでは, 半日程度の滞在時間中に, 生活単元学習として挨拶・集まり・行事活動・聴覚学習などと時間帯を決めて, 保育活動と総合的な言語学習を展開する.

表10-41　言語の構成要素と下位システム[19]　(Bloom et al, 1976)

構成要素	分類	下位システム
形式	音韻論	語音とその結合の規則
	形態論	単語の内部構造の規則
	統語論	語順・文構造・文型の構成の規則
内容	意味論	単語と意味の結合の規則
使用	語用論	社会文脈での言語の使用と機能の規則

表10-42　聴覚障害児の言語発達：誤用と障害例[7]　(廣田栄子，2002)

構成要素	カテゴリ	誤用・障害例
形式	文節数	一文の文節数が少なく，文が短い
	単文	単文が多く重文や複文など構文構造の複雑化に乏しい
	構文の誤用	誤った構文規則を繰り返し多用する
	構文規則	適切な構文規則も使用するが，一貫しては使用されない
内容	語彙多様性	語彙では形容詞，形容動詞，副詞，動詞，助動詞の獲得の遅れ
	比喩的語義	概念的語義，比喩的語義，多義語の語義の学習が遅滞する
	意味共起性	文中の語の相互の意味的共起性の知識に乏しい
	意味結束性	ナラティブの統括性，文間の意味の結束性に障害を示す
使用	会話機能	初期に要求・依頼・応答などの基本的会話機能の獲得が遅れる
	役割関係	会話の主導性や，会話内の役割関係の調整に困難を示す
	会話継続	応答や会話に加わり会話を継続するルールの獲得に遅滞を示す
	ナラティブ	ナラティブ機能について，平板な物語展開の論述が残る

①言語発達段階と目標選択

　基礎的な言語発達段階として，定型発達児に準じて，前言語期，初語期，語連鎖期，多語文・従属文発生期，文章構成期，多弁期・複文期，成人語模倣期[25]の7期の発達系列を用いることによって，総合的に指導目標を検討する（**表10-40**）．言語指導は，形式（文・形態），内容（意味），使用（語用・機能）を柱として構成される（**表10-41**）．

　包括的指導でつまずきを示す学習項目については，「構成的指導」の課題に取り入れるなど，総合的にアプローチすることが有効である．

　聴覚障害児が示す言語発達障害は多様であり（**表10-42**），小ステップで発達目標を設定したり，軽中等度難聴や発達良好な事例には通常発達に近接した指導を行ったり，個別の発達状況に応じて目標設定・指導計画を立案し，指導する．

②言語指導の運用と形態

　言語聴覚士による直接指導と，家庭指導を連携して実施する．家庭指導では生活場面で母親による語りかけを支援する．言語指導の形態には，個別指導と小グループ指導がある．

　小グループ指導では，子ども同士の関係を形成しながら，同年齢児の生活・社会・文化的な活動を経験し，新たな語彙を拡充するなど，語彙知識を増やしていく．言語指導課題について，自由な会話場面での汎用を促す．保護者に同席を依頼し，指

<aside>
🖉 つながる知識

【構文意味の習得】
幼児は大人の発話から構文を常套句のような固まりのまま記憶し，多数の例から形式のルールをみつける．会話での話者の意図を読み取り，構文が示す意味と形式とを関係付けて習得する．
</aside>

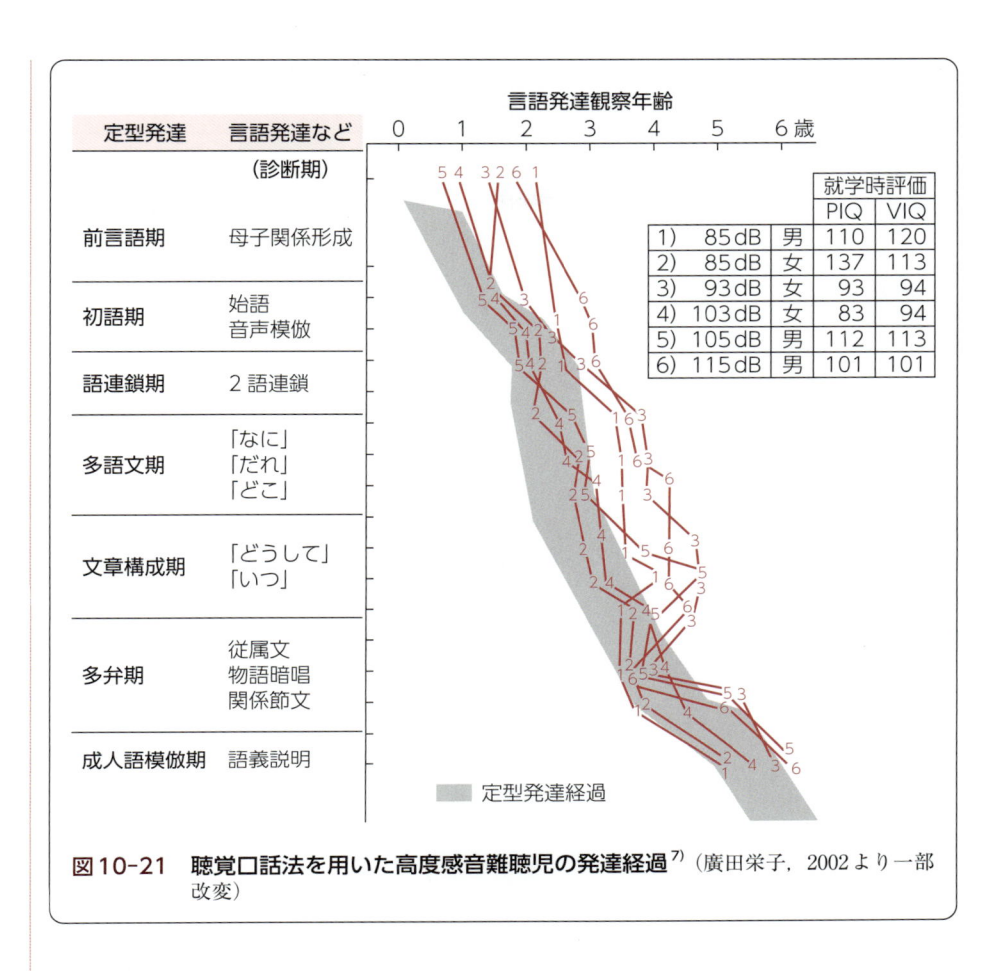

図10-21　聴覚口話法を用いた高度感音難聴児の発達経過[7]（廣田栄子，2002より一部改変）

導後に，指導目的・方法，子どもの発達状況について解説し，保護者間で意見交換することにより，子どもの発達支援について柔軟な理解を促すことができる．

③定型発達による指導基準と系列性

定型発達児の発達系列性に従って，各期の言語指導を行うことが有用である．聴覚口話法を用いて言語指導を行った高度感音難聴児6名（1～6歳）の発達経過を**図10-21**に示す．難聴診断後には，言語発達は1～2年程度遅れて推移していたが，就学までには定型発達相当まで言語学習が進むことが示された．

(2)　構成的指導：分析的アプローチ（取り立て指導）

幼児発達の構成要素（形式・内容・使用）のうち，特定の項目を取り立てて，わかりやすい教材を用いて基本的な枠組みの理解を促す．構成的指導は，獲得につまずいている項目や，次の発達につなげる言語学習の足場かけ（scaffolding）とし，課題を習得した後には包括的指導や自由会話などで繰り返して汎用させ，自発的な使用拡充を促す．言語形式では，構文，応答関係，文末形態素，書記・読解指導などが適している．

①構文学習の指導

語連鎖，文形式（単文，重文，複文）について，「文形式」とその「意味」を対応させて示し，連結する語のパターンの理解を促す．語の数は少ない方が記憶の負荷が少ない．

🖉 **つながる知識**

【足場かけ】

子どもが自力で到達できない発達地点へ大人が支援して到達を促す．一次的な支援で学習が達成する過程は子どもの内面化を進め，その後の主体的な学習を促すという教育観に基づいている．Vygotsky（ビゴツキー）によって提唱された「発達の最近接領域」（子どもの現在のレベルと支援者で引き出される潜在的な能力との差）の理論に，Bruner（ブルーナー）らは足場かけの用語を結び付けた．

表10-43 語連鎖指導の流れ

形式	連結語	例
1）並列	・人＋人	パパ＋ママ
	・もの＋もの	ワンワン＋ニャーニャ
2）軸語＋開放語	・名詞＋動詞	ワンワン＋<u>ネンネ</u>
	・主語＋形容詞／副詞	ゾウ＋<u>オオキイ</u>
	・名前＋指示語	チョッキン＋<u>ヤッテ</u>
	・指示代名詞	<u>コレ</u>
	・名詞	ブーブ

表10-44 統語形式指導の流れ

文	連結語
1）単文	・主語＋述語 ・主語＋目的語＋述語 ・主語＋目的語＋補語＋述語
2）重文	・（主語＋述語）＋（主語＋述語）
3）複文（関係節文）	・（主語＋述語）主語＋述語 ・主語＋（主語＋述語）目的語／補語＋述語

導入時期は，語連鎖は初語期，文形式は語連鎖期以降など，子どもの日常発話から既習の文形式を観察し，次の段階の統語形式を学習目標とする（**表10-40**）．

指導法は，①生活場面の例示と，②指導場面の取り上げ，③その組み合わせ方式があり，子どもの発達段階で実施可能な方法を用いる．生活場面で自発話になるまで繰り返す．

【語連鎖指導】

・初語期に幼児語などの<u>2語連鎖</u>を促す．導入は「並列の2語連鎖」，次に「軸語（pivot）＋開放語」と組み合わせて語連鎖を構成し，指導課題とする（**表10-43**）．

・指導場面では，玩具や身近な物品を<u>操作</u>（例：動物2匹を自動車に乗せる）しながら発話し，模倣を促す（actout）．その後，絵カードの選択（pointing）や命名（naming）により定着させる．

【統語形式指導】

・単文は初語期，重文は多語文期，複文は従属文期に取り立て指導を適用する（**表10-44**）．

・統語の初期の単文指導では，述部に動作語を配置する点について取り立て指導が必要な場合が多い．動作主と基本動作を組み合わせた絵カードを作成し，実際に「動作」をして意味を形成すると同時に，絵カードで文意味を確認して指導を行い，その後，絵カードで命名を促す．

・幼児期中後期に統語形式の指導を適応する場合は，新版構文検査—小児版（STC）（**表10-45**）〕や指導教材を用いて，理解可能な水準と指導が必要な水準を検討する．

重文や複文の統語形式（**表10-44**）についても，同様の方法で，絵をカードを作成して指導する．

②語彙学習の指導

「語彙」とは人が有する語の総体を呼ぶ．語の学習には，語の音声形式（シンボル）と語の意味（概念）が結びついて記憶される必要がある（**図10-22**）．幼児が体験した瞬間や注目した瞬間，心が動いた瞬間などに表象が形成される．タイミングに注目して声がけ（命名）し，語の獲得を支援する．定型発達児は就学前の幼児期には，語彙を約3,000語獲得する（**図10-23**）．発達段階に応じて，語と意味との対応を拡充し，語彙の増加を促す（**表10-46**）．

表10-45　新版構文検査―小児版の発達段階と指導

構文水準	構文の例	発達年齢
1) 構成する語の理解	<u>男の子が歩く</u>	2～3歳
2) 語の順番	犬が猫を押す	3～4歳
3) 語の連結の格助詞	<u>パパ</u>が鞄に<u>本</u>を入れる	5歳
4) 補文が入る文	補文が語にかかる文	6歳
5) 関係節文	関係節が語にかかる文	7歳

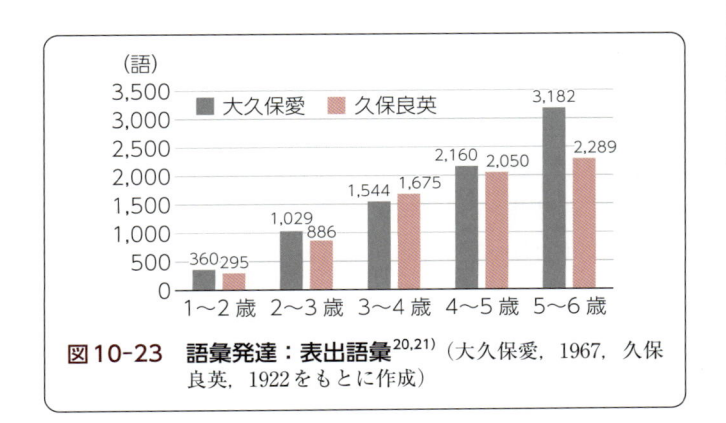

図10-23　語彙発達：表出語彙[20,21]（大久保愛，1967，久保良英，1922をもとに作成）

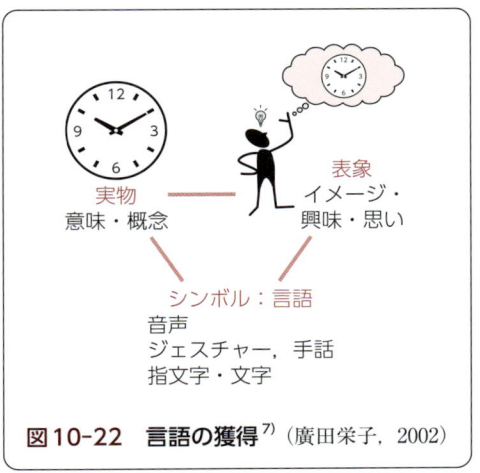

図10-22　言語の獲得[7]（廣田栄子，2002）

表10-46　初語期と言語獲得期の語彙指導

発達段階	初語期	言語獲得期・爆発的増加期
月齢	10～18か月齢	16～30か月齢
語彙数	30～50語，消失率も高い	50～400語
語（形式）	ワンワン，マンマ，ネンネ，バイバイ，ブーブなどの幼児語	幼児語・成人語
語彙	会話語，挨拶語，日課語，相互交渉語，育児語	幼児生活語，家族友達の名前
学習指導	生活体験での繰り返しの語理解 状況に依存した「今，ここで」学習	命名の洞察，何の多用 特定事物の名称，生活場面での学習
特徴	通常の語の意味ほど概念化が進んでいない 拡張化：「ワンワン」ライオンに対して 縮小化：「ワンワン」自分の家の犬だけ 取り違い：「タカイタカイ」椅子に対して	急速な語彙獲得，即時マッピング 1歳4か月まで：ごはん，パン，みかん 1歳6か月から：うどん，ぎゅ（牛乳）：個別物品名 1歳11か月：マンマは使わない

【初語期】

　幼児が事物に注目したり体験したりして，語の意味が形成されたタイミングに命名し，理解を促す（例：自動車に注目した時に「ブーブね」と声をかける）。毎日の生活動作時に声かけし「今，ここで」学習を促す。挨拶や日課語，育児語などリズミカルに模倣を促す。語意味の取り違いもあるため，概念化を進める。

　養育者には生活動作に応じたことばかけや，子どもの注目に一致した語を語りかける技法を例示し助言する。なお，前言語期の音声使用（発声の有無・持続・音声形式），意図的発声，音声の有意味性について獲得していることを確認し，未獲得の場合は，子どもとのやりとりでの発話したタイミングで産生を促す。

【言語獲得期】

　幼児が事物に名前があることに気づき「ナニ」（命名の洞察，naming insight）を多用し，幼児の問いに応じて語を教えていくことで爆発的に語獲得が進む．

　養育者には幼児の注目する対象や感情などを推測してことばかけし（語の命名）理解語彙を増やす手法を例示する．日常生活の簡単な指示語はおおむね理解し，命名する語の模倣を促して表出語彙へ移行する．有意語の獲得が始まった際には，会話時に語の形式（擬音・擬態語，幼児語，成人語）を拡充して，模倣を促す．

【言語充実期】

　初期の獲得語彙は，認知発達に応じて増加し，語意味が分化していく．生活場面では，中核的な語彙から周辺的な語彙へ，基本的語義から派生的語義へ<u>拡充</u>した語りかけや，既習語を新規語に置き換える手法を例示する（**表 10-47**）．聴覚障害児は，上位概念や抽象語，動詞の分化，複合動詞，状態や程度の修飾語，機能語，陳述的要素の語彙を展開語も含めて獲得できるよう留意する必要がある（**表 10-48**）．語彙の種類やバランスを定期的に評価し，語の種類（名詞・動詞・修飾語），活用の文末形態素，語彙数の拡充について助言・支援する．

③談話の指導

　時間的流れや因果的な文脈を背景として，経験について文を長く連結して語る言語表現を促すものを談話指導という．発話ストーリーとして語りを関連付け，意味付けしながらつなげ，より細やかに「意味的に結束」し，「矛盾なく構成」して意識の風景を語ることを支援する．幼児期後期には，自身の発話を対象化してより効果的に扱う（メタ言語認知）能力を育む．

【初語期】

　幼児期初期には，複数幼児で場面設定と役割関係，リアルな流れを共有する<u>ごっこ遊び</u>（例：幼稚園ごっこ，お母さんごっこ）を促す．

表 10-47　語彙の展開 [18]（廣田栄子，2021）

意味分類	初出年齢				
	1歳	2歳	3歳	4歳	5歳
感覚 （見る・聞く）	見る のぞく（覗く）	見える 見せる 聞く	ねらう 聞こえる	うかがう 聞かす 読める	見回す 見向きもしない
言語・表現 （話す）	呼ぶ いう	話す・歌う しゃべる おっしゃる	歌いだす 黙る 話せる		怒鳴る 怒鳴りつける 尋ねる 答える
衣食住文化	ねんね おっき おんぶ だっこ 食べる 着る 履く・かぶる	寝る 立つ・座る 歩く・踊る かける 住む 着がえる 捕まえる 蹴とばす ひっかく	泊まる 働く 泳ぐ なめる 暮らす 摘む 抱きしめる	吸う 踏む 飲ます 拾う 食う 流行る 脱げる 抱く 噛む	騒ぐ 腰かける 暴れる じゃれる 撒く またたく

表10-48　聴覚障害児の語彙拡張

カテゴリ	基本語	展開語
上位概念	おうち	建物
動詞の分化	作る	建てる
状態の修飾語	ある	いつも，時々
程度の修飾語	降る	ザーザー，しとしと
機能語（助詞）	格助詞	係助詞（も，こそ，さえ，しか，でも）
態	能動態，原型	受動態，使役（やり/もらい）
抽象語・漢語	ごはん	食事，散歩，読書，宇宙
陳述的要素	降る	降りそうだ
複合動詞	降る	降り続く

表10-49　語用面の指導

場面	変化する言語使用のパターン
コミュニケーション	叙述，挨拶，質問，返答，情報提供
会話の機能	発話交替，首尾一貫性，話題の維持，話し方の調整
ことばづかいの様式	年齢・文化・社会的役割期待による言語使用
レトリック	言語表現を客観して調整，比喩・誇張・倒置・修飾

【言語獲得期】

　保育士の連絡などを参考として，幼稚園での遊びや出来事などについて，詳しく思い出して経験を語ることを促す．

【言語充実期】

　他者と経験を語り合って楽しみ，他者にわかるように背景情報を加えたり，その時の気持ちを推察できるよう発話の構成を支援したりする．不明なところは質問したり，話し合ったりする．会話指導や絵日記指導では，単一事象型から二事象型へ，寄せ集め型から意味的な連結型へと，談話表現の発達を支援する（表10-12）．絵本の読み聞かせは，談話の基盤を形成する．

④語用面の指導

　会話場面では，同一の言語形式を用いる場合でも，相手や状況，社会的文脈などによって，言語の意味が多様に変化することを理解し，場面や文脈に応じた適切な「言語使用法」を理解・調整できるよう支援する（表10-49）．

　言語指導では，実際に遭遇する場面での言語の理解を促し，修正やより良い表現などを話し合う．言語の多様性に気づき，言語を使用する際に修正する知識を獲得できるよう促す．

【初語期】

　挨拶（例：「こんにちわ」「さようなら」），会話中のことば（例：「どうぞ」「ありがとう」）の使用を促す．前言語期から継続して，要求・依頼・行動調整・やり取り遊び（交話）・伝達などのコミュニケーション機能の習得を確認する．また，発話時には，叙述，応答，確認，言語学習（命名や定義）の機能が使われているかを確認し，未習の場合には，コミュニケーションや遊びの場面に導入する．

📖✋ **ここが重要**

【談話の発達】
定型発達児では，2歳後半〜3歳頃から事実を列挙して叙述し，4〜5歳には筋の展開が逸脱しないように構成をモニターや制御して叙述する．自身の言語行動を「対象化」して捉える認知的変容が生じる．高度聴覚障害児や，難聴診断が遅れた軽中等度聴覚障害児に談話の遅れが指摘され，幼児期後期の言語発達の指標として注目されている．就学後の作文構成の基盤となる．

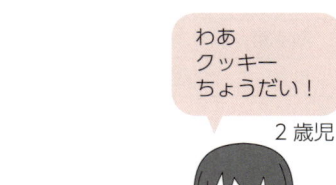
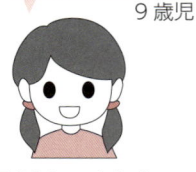
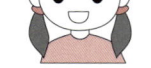

わあ クッキー ちょうだい！	クッキー 買ってもいい？ お願い！	わあ このクッキー とても美味しそう！
2歳児	4歳児	9歳児
直接の要求	間接の丁寧な要求	要求をほのめかす

図 10-24　要求表現の発達（語用表現）

【言語獲得期】

　対面する相手に応じて言語表現などを変える（来客者：丁寧な発話・態度）．日常的な情報共有と初めての対面者との適切な質問・応答，会話態度，相手にわかる発話などの獲得を促す．

【言語充実期】

　社会役割や関係や，要求の度合い，場面文脈を意識した表現（例：丁寧な依頼，より効果的な依頼）などの獲得を促す（**図 10-24**）．他者の意図や，状況をふまえた文脈の理解，一般に共有する社会的知識などを背景とした会話の機能が獲得されているかを確認し，未習の場合には，会話理解や表出に導入する．また，会話での同一の形式をもっていても意味が変化している場面についての理解を確認し，未習の場合には，コミュニケーションの場面で理解を促す．

8 読み書きの指導

　コミュニケーションでは省略も多く，また聴覚障害児では聞き落としが生じ，日本語の完成には読み書き能力（書記リテラシー，literacy）の獲得が重要になる．書記リテラシーの獲得には，各言語単位（**表 10-50**）に対応した書記単位（文字・綴り，意味，単語，文，テキスト）の基礎技能を形成し，さらに総合的な読み・書き技能の獲得についての体系的な支援が重要になる．聴力正常児では，まず音声言語を獲得し，幼児期後期から書記技能への移行が始まる．すなわち，「仮名文字の拾い読みなどで音韻意識を形成し，文字を声に出して読み，音声を聞いて文字綴りの意味を想起する」など，音声を介して読み技能を形成する．しかし，聴覚障害児は，聴覚情報が不鮮明なため音声言語から書記技能を形成するのは難しい．そこで，言語獲得時に文字を添え，併せて書記技能を指導し，包括的指導と構成的指導で書記リテラシーを育てる手法が有効と考えられている．

　ただし，軽中等度難聴など聴取能が良好な場合には，聴力正常児と同様な学習ができる．

(1) 包括的指導

　日常生活での文字導入：3〜4歳頃から生活場面で新規の語を覚える時に仮名文字を併記する．言語指導では，語・文レベルの文字を併記し，各書記言語単位を導

入する（**表10-51**）．日常的な経験に即して「絵日記」「生活体験カード」を用いて，言語概念を形成しながら書記言語学習を促す．

　萌芽期のリテラシー（エマージェントリテラシー）：家庭環境で文字や印刷物への関心を高める．発音が不明瞭であっても固有の音声で音韻と文字に高頻度に接し，語や単語から文章に進める．

　絵本の読み聞かせ：日常的に絵本を読み聞かせ，絵本の世界に親しませる．ファンタジー性や，物語の展開，登場人物に対する理解などへの関心を育てる．読み聞かせでは，言語発達の遅れに応じて語を言い換えたり，解説を加えたり，表情豊かに語ったり，談話の展開を楽しむ機会を作る．

　読書行動形成：楽しむ経験を重ねて読書行動を形成する．聞き落としがちな生活情報や言語情報を読書によって補償し，教科学習や言語情報の獲得を支援する．読解力の向上には，幼児の興味や発達に応じた絵本や児童書などの系統的導入と読書習慣の形成が基本になる．

(2) 構成的指導

　書記形成期には，仮名文字（清音・濁音・撥音・拗音）・単語（長音・促音）・文（単文・重文・複文）・テキストレベルの読み・書きについて，児の発達段階に応じて，指導課題を設定する（**表10-52**）．読みの指導構成を以下に紹介する．

　仮名文字・語理解：絵日記や絵本などの文字を読み上げ，不明瞭な構音であっても文字読みの学習を促す．語彙の絵図版と文字のマッチング学習を行う．

　単文理解：絵図版と文字教材で系列教材を用意し，順次難易度を高めていく（**表10-53**）．導入時には，特定の動作者で基本動作（歩く・寝る・とぶ・走る・座る）のカードを用いて，動作語の理解を促す（①）．動作者（男児・女児・ママ・パパ）と動作を組み合わせた動作者＋動作の二元的な読み取り理解（②）に進める．目的語など単文構成単位を徐々に加えていく（③）．導入時は動詞原型とし，難しい活用

表10-50　書記言語単位

書記単位	言語水準
1）文字・綴り	音韻
2）意味	形態素
3）単語	語彙
4）文	統語
5）テキスト	談話

表10-51　書記リテラシー学習段階

	年齢期	読解	書記
通年	3～6歳	絵本読み聞かせ	
基礎学習期	3歳	ことばの学習に文字併記	
書記形成期	4歳	かな・単語・単文理解	運筆・仮名文字
	5歳	生活短文読解	応答文・手紙文
書記充実期	6歳	絵本一人読み	口述生活文
		幼年童話	生活作文

表10-52　書記形成期の構成的指導

評価視点	具体例
1）表記スキル	誤字・脱字の確認
2）適切な語や文の表現	意味的に適切な使用
3）テキストレベルの構成	起承転結などの構成や一貫性
4）表現の豊かさ	詳細な表現，レトリック
5）個性豊かな描写や表現	気持ち・主張・感想の独自性

表10-53　単文理解の教材

文構造
1）述語
2）主語＋述語
3）主語＋目的語＋述語
4）主語＋目的語＋補語＋述語

図10-25　短文理解の教材[20]（大久保愛, 1967 をもとに作成）

あかちゃんの はが ぐらぐらしていた。
おすと、ぬけそうだった。
いたくて なしを かめなかった。
でも、きのう パンを かじったら ぽろっ
て とれた
こんどは おおきな おとなの はが
はえるんだって。まだかな。

1. なにが ぐらぐらしていたの。
2. はを、おとすと どうだった。
3. きのう どうしたら とれたの。
4. こんどは どんなはが はえるの。
5. おとなの はが なんぼん はえてくる かな。

表10-54　聴覚障害児の書記リテラシー障害

1)	音韻意識障害による文字読みの遅滞
2)	語意味（類化・構造化・解号）の遅滞
3)	語彙の乏しさ
4)	活用形態素の障害
5)	統語知識不足
6)	テキスト構成と推論能力遅滞
7)	テキスト理解，メタ認知的ストラテジー
8)	読み処理とワーキングメモリの制限

朝，ぼくはベットはおきた．
ベットがきれいおはようございます．
はをみがく，シャツをふいた．
いっぱいのごはんが食べた．バスに乗った．
つき，ぼくか　あるいたから，
むかしのいっぱい家に見たから恐竜がみた．
うみが口をつばにげろげろ東映太秦映画村に
おそいからおかりません
京都駅から東京駅まで
東京駅銀の鈴に先生がわかります．
電車が乗った．家に帰た．まだ

図10-26　書記リテラシー障害をもつ聴覚障害児の作文[18]（廣田栄子，2021）
談話では，時系列の表記はあるが，反応シーケンスレベルの単調な構成になっている．

表10-55　書記リテラシー形成条件

1)	平均な非言語性知能
2)	聴覚の早期活用
3)	早期補聴・介入の開始
4)	音声言語能力（語彙，統語，談話）

📖 ここが重要

【学習意欲】
読み指導の反復は単調になるので，子どもが楽しく意欲的に学習を継続できる工夫が重要になる．単文理解では実際に動作や操作をしながら，意味理解を進めて読む段階を設定し，家族絵やぬいぐるみを用いて遊びながら，学習意欲を高める．短文読解の導入期には，対象児の体験を題材に用いると，読解力が不十分でも場面理解が容易になる．

✎ つながる知識

【形式・意味分析】
図10-26 の作文では，語彙の不足と格助詞の誤用（は→から，が→を，が→から，が→に）が顕著である．文では，単文・重文が使用されているが，文内の意味共起性の課題があり（シャツをふいた），文意が不明である．

形の読みは省略する．

　短文理解：導入期には生活体験など子どもの身近なテーマを用いて，学習教材を作成し指導する．図10-25 に簡単な問題文を例示した．疑問詞（だれ・どこ・なにしている・どんな・どうして・どんなふうに）を用いた質問文を作り，問題文から転記して回答させる．転記することにより活用形など綴りが複雑な表記への学習意欲を高める．学習段階により順次，子どもが体験していない質問項目（図10-25 の問5）や題材を取り入れたり，市販教材を用いたりする．

(3) 聴覚障害児の書記・読解力の障害状況

　聴覚障害児は，文字・語・統語・テキスト・認知といった多様な言語レベルについて書記・読解力の遅れが生じている（表10-54）．聴覚障害児で平均的な書記・読解力を獲得し，維持するためには，認知能力，聴覚活用，早期介入と，音声言語能力の獲得が条件とされる[17]．特に，幼児期指導での就学前の言語獲得達成度が学童期読解の継続的な向上に貢献しており，幼児期の系統的言語指導が重要といえる（表10-55）．

　図10-26 に，幼児期に基礎的言語獲得に至らなかった高度聴覚障害児（中学1年男児）の作文を示した．

表10-56　聴覚障害児の構音訓練での留意点

特徴	指導ポイント
指導の順	構音動作を視覚的に例示できる口唇閉鎖・鼻音を先行し，摩擦音・破擦音のように識別困難音を後続とする
構音方法の可視化（例）	[h] 目前の紙を吹く，[p,b] 鏡で閉鎖をみせる，[s] ストローでコップの水を吹き，構音点・動作を例示する
子音・母音の遷移部などとの連結	習得子音と母音の連結，拗音での時間的移行，母音の無声化など，音韻との連結について訓練を要する場合がある
言語単位の教材による定着	単音節・単語・文・会話と多数の指導教材を用意し，定着には反復訓練を要する
汎用まで注目	単音節で構音法を獲得しても読解教材や会話で汎用を追跡する．キューサインも汎用に有効である

❾ 発声発語指導

　発話の明瞭性を改善し，会話での実用性の向上を目的とする．構音訓練では，目標音声や音響特性を可視化して教示し，子ども自身で正誤を判定できるように工夫する．障害特性が多ければ会話明瞭度の向上に貢献度の高い障害特性から訓練を開始する．先天性聴覚障害児では，前言語期早期からの適切な補聴と聴覚口話法などによる会話によって，音声の共鳴とプロソディの獲得が促進される．

（1）共鳴（母音），声質

　母音の鼻腔共鳴化などでは，鼻翼に指でふれて振動を感じさせたり，鼻息鏡で鼻漏出を明示して口腔共鳴に誘導したりする．また，話者と聞き手との距離を1～2mに広げた上で，「聞き手に聞こえるように大きめな声で話す」よう教示し，発声訓練を行うことも有効である．補聴が不十分な場合には，嗄声化，緊張性などがみられ，男児では変声期の変調から復帰できずに，話しにくさを訴えることもある．

（2）プロソディ

　聴覚印象によりプロソディ障害（抑揚の平坦化，発話速度の低下，音声強度の過度な変化，ピッチの翻転）が生じている場合に，訓練の適応を検討する．指導法としては，対象児に目標音声を例示して模倣を促し，積極的な音声会話を促す．手掌サインや音声分析ソフト，ビジピッチなどPC画面で音声を可視化して繰り返し練習を行う．

（3）構音訓練

　訓練音の順番については，両唇破裂音/p, b/，両唇摩擦音/fu/，声門摩擦音/h/，鼻音/m, n/のように構音方法の可視化が容易な音，または構音方法が単純な半母音/w, j/から始める．聴取困難な摩擦音や破擦音は後続になる．子音の構音方法を獲得した後は，母音の遷移部との連結を指導する．さらに複数の言語単位の教材を用いて定着させ，会話の汎用を支援する（**表10-56**）．構音訓練適用には，当事者・家族の希望に加え，改善に必要な訓練頻度の説明と合意が重要である．

❿ ライフステージの見通しと支援

　聴覚障害児のライフステージでは，各時期に聴覚障害がもたらす固有の課題に直面し克服して，それぞれ独自の生涯発達をとげる（**図10-27**）．すなわち，乳幼児期には，人間の基礎的能力（語音知覚，音声・コミュニケーション・言語，情緒社

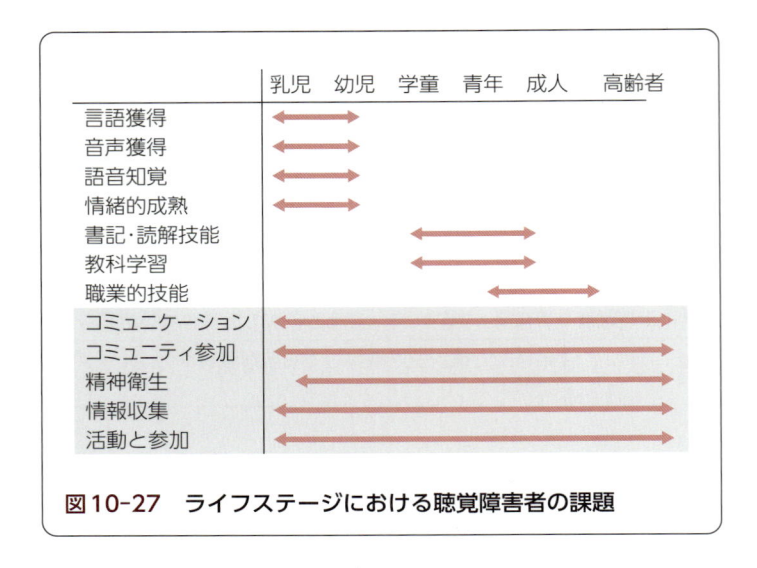

図10-27　ライフステージにおける聴覚障害者の課題

会的能力）の獲得が課題となる．学童期には，現代社会での生きるため必要な技術
と世界知識（書記読解技能，教科学習，科学・自然・社会知識）を獲得する．青年
期には，社会適応（職業的技能，社会参加・貢献）や自己実現に向けた能力が形成
される．その際に，各時期に共通して生じる課題には，コミュニケーションと情報・
活動の制約，コミュニティ（家庭・地域・所属先・交友関係など）への帰属などが
あげられる．課題を解決する環境整備が十分とはいえない現状では，通常より疲労
と努力を要することから精神的ストレスをもたらすことも想定される．

　言語聴覚士が幼児期の聴覚言語獲得指導に携わる際には，これらのライフステー
ジを見通して総合的視点をもつことが重要になる．小児期の発達の充実が各時期の
QOL と人間発達の基盤形成に寄与することから，子どもの全人的発達の支援と，保
護者への助言指導の充実が求められる．

　近年では，障害者差別解消法に基づき，障害者自助組織（self-care system）と関
係団体により，法的整備などの提言や要望活動が行われ，通訳派遣や字幕・手話通
訳・要約筆記の養成，補聴機器購入助成，自治体条例策定など，合理的配慮と人権
保障に進展がみられ，市民生活におけるバリアフリー環境整備の進展が期待される．

文献

1) 伊集院亮子・他：早期から Auditory Verbal 教育を行った難聴児の補聴器装用群と人工内耳群の単音節・単語明瞭度の比較. *Audiology Japan*, **63**（5）：382, 2020.
2) American Academy of Audiology, Northern J, Downs M：Hearing in Children（5th ed.）, Familiar Sound and Audiology, 2002.
3) 荻場芳雄：3 歳未満の幼児に対する純音聴力測定法―条件詮索反射聴力測定（COR-audiometry）について. 耳鼻咽喉科, **32**：809-814, 1960.
4) Mueller G, Killion MC：An easy method for calculating the articulation index. *Hearing Journal*, **43**：14-17, 1990.
5) Fortnum HM, et al：Prevalence of permanent childhood hearing impairment in the United Kingdom and implication for universal neonatal hearing screening：questionnaire based ascertainment study. *BMJ*, **323**（7312）：536-540, 2001.
6) 言語力育成協力者会議「言語力の育成方策について」中央教育審議会報告, 平成 20 年答申.
7) 廣田栄子：言語聴覚士のための聴覚障害学, 医歯薬出版, 2002.
8) McCabe A：Developmental and cross-cultural aspects of children's narration. Narrative Development：Six Approaches（Bamberg MGW, ed）, Lawrence Erlbaum Associates Publishers, pp137-174, 1997.
9) 藤田郁代, 三宅孝子：STC 新版構文検査―小児版―, 千葉テストセンター, 2016.
10) Allen MC et al：Speech Intelligibility in Children after cochlear implantation. *Ann. J. Otol*, **19**（6）：742-746, 1998.
11) 日本版 WISC-Ⅳ刊行委員会：日本版 WISC-Ⅳ実施・採点マニュアル, 日本文化科学社, 2010.
12) Moeller MP：Early intervention and language development in children who are deaf and hard of hearing. *Pediatrics*, **106**（3）：1-9, 2020.

13) 神田和幸：指文字の研究，光生館，1986.
14) Erber N：Auditory Training, Washington DC. Alexander Graham Bell Association for the Deaf, 1982.
15) Dilley et al：Individual differences in mothers' spontaneous infant-directed speech predict language attainment in child with cochlear implants. *JSLHR*, **63**(7)：：2453-2467, 2020.
16) 竹田契一，里見恵子：インリアル・アプローチ，日本文化科学社，1994.
17) Geers A, Moog J：Factors predictive of the development of literacy in profoundly hearing-impaired adolescents. The Volta Rev, **91**：69-86, 1989.
18) 廣田栄子編著：特別支援教育・療育における聴覚障害のある子どもの理解と支援，学苑社，2021.
19) Bloom L, Lahey M：Identifying children with language disorders. Language development and language Disorders, John Wiley and Sons, 1976.
20) 大久保愛：幼児言語の発達，東京堂出版，1967.
21) 久保良英：幼児の言語の発達．児童研究所紀要，**5**：137-299, 1922.
22) Ling D：Early intervention for hearing-impaired children：Oral options, College Hill Press, 1984.
23) Gregory H：Language based approach. Auditory Learning. *The Volta Review*, **88**：5, 1986（今井秀雄他訳：聴覚学習，学苑社，1990）
24) 子ども家庭庁：新生児聴覚検査の実施状況等について．令和4年調査，令和6年公表.

（廣田栄子）

5. 難聴を伴う障害児の評価と指導

1 難聴を伴う障害児とは

　聴覚障害児で，難聴に加えて認知面や運動，行動，社会適応面に障害を併せもつ幼小児（重複障害児）は，全米調査では30〜40％，国内では聴覚特別支援学校在籍児の20〜22.2％と報告されている[1]．言語聴覚士では重複障害児に対して，①聴力検査の実施の技法，②難聴発見・診断時の配慮，③言語発達などの予後，④学習指導上の配慮など，長期的な視点で，個別発達への影響を理解することが必要とされる．

　各種障害に難聴を併せもつことにより，全般的発達，言語学習や集団参加の障害のリスクは高まるので，新生児期から幼児期の早期に難聴を発見し，早期療育を始め，各障害に適した補聴あるいは療育を開始することが大切である．難聴を伴う重複障害の原因は様々であり，障害種ごとの診断と検査の対応が必要になる．

2 難聴と併発する主な障害

　難聴と併発する一般的な障害は，米国では知的発達症（9.2％），発達障害である限局性学習症（7.3％），ADD/ADHD（4.8％），ASD（3.0％），感覚運動障害である視覚障害（5.1％），脳性麻痺などの整形外科的障害（3.7％）であった．個人差は大きく，2つ以上を重複している例もいる[2]．

　国内の心身障害児総合医療療育センターにおける難聴を伴う重複障害児の疾患は，染色体異常や精神発達遅滞が多くを占め，近年，低出生体重児，先天性ウイルス感染症，チャージ症候群，オーディトリー・ニューロパチーといった疾患の併発が増加し，脳性麻痺や脳炎は減少した．また，染色体異常児の40〜50％の症例で難聴を認め難聴のリスクファクターと考えられた[3]．

　臨床で遭遇することの多い知的発達症，ASD，運動障害について，以下に概説する．

■3 難聴を併せもつ主な小児期の障害と支援

(1) 知的発達症（知的能力障害）

知的発達症とは，全体的な知的能力が明らかに年齢平均以下で，適応能力の障害を伴い，発達期に発症するものである．診断には概念的，社会的，実用的な領域にわたる知能の包括的な評価が必要である[4]．

知的発達症に難聴を併せもつ染色体異常にはダウン症候群があり，その9割以上が21トリソミーであり，母親の高齢出産で発生率は高くなる．難聴は反復する中耳炎の他，中耳での耳小骨形態異常など構造上の問題で，伝音難聴を呈する．成人期では早期から加齢による変化がみられ，感音難聴を伴った混合難聴を呈し，年齢とともに重症度が増加する[5]．

(2) 自閉スペクトラム症（Autism Spectrum Disorder：ASD）

ASDは，社会的情緒的相互性や対人関係の障害などとともに，常同行動や興味の限定，感覚異常が含まれる．知的発達症を併せもつ例の割合が高い[4]．ASDの原因として，環境要因（両親の高年齢，低出生体重など）と，遺伝・生理学的要因が挙げられる．発症は多くの場合には生後24か月までと早期に症状が現れるが，確定診断は一般に3歳以降である．ASDでは，聴覚過敏などの感覚異常が生じ，明らかに聞こえる音を無視したり，特定の音に対して手で耳を塞いだりするなどの行動から，末梢性難聴を疑いやすく，鑑別が必要になる．

(3) 運動障害

脳性麻痺は，受胎から新生児期までの間に生じた脳の非進行性病変に基づく，永続的な運動および姿勢の異常であり，その症状は2歳までに発現する[6]．脳性麻痺の原因は，早産，低出生体重，新生児仮死，脳室周囲白質軟化症などである．また，合併症として，難聴などの感覚器障害，知的発達症，てんかんなど神経学的な課題が挙げられる．核黄疸に起因するアテトーゼ型は難聴を呈しやすいとされているが，近年減少し，痙直型が増えている．

高度難聴児で，前庭機能の障害により幼児期の独歩の遅れやふらつきがみられる場合には，脳性麻痺など中枢性の運動障害を疑われることがある．

重度重複障害児では生命予後を左右するような疾患や形態異常などの治療が優先されるため，難聴があっても耳鼻咽喉科受診にならずに発見が遅れることが少なくない．言語遅滞の原因が知的発達症によるものであると捉えられたり，発達検査や聴力検査による評価が困難で鑑別診断ができなかったりする．特に，軽中等度難聴の幼小児に対しては，難聴発見に留意が必要である．

■4 聴力検査の実施時の留意点

重複障害児の聴覚評価では，手続きに影響を与える可能性のある身体的または認知的な障害特性を理解し，配慮した検査を行う．

(1) 情報収集：事前準備

診療簿から医学的情報や各種障害の診断名，生育歴などについて，また難聴発症の危険因子（ハイリスク因子⇒ **36，155，164頁**）について情報を収集し，生じ得る難聴の種類や程度について予測を立てる．

聴力検査では，子どもの視覚・運動，認知，行動発達について観察し，検査場面

の環境調整や，用いる強化子が適切であるかを検討する．

　子どもの全般的発達状況については，KIDS 乳幼児発達スケール，津守式乳幼児精神発達質問紙などを，保護者に事前に記入を依頼し，時間を短縮して把握することができる．行動障害の有無（多動・固執性・落ち着き）や手指の操作能力など，検査での反応行動については，事前の行動観察などで情報を得る．

　その他，自閉傾向（乳幼児自閉症チェックリスト修正版：M-CHAT, PARS）や，運動障害（粗大運動能力分類システム：GMFCS, 脳性まひ児の手指操作能力分類システム：MACS）の情報も有用になる．

(2) 実施上の留意点

①聴覚検査法

　検査法を選択する際は，発達年齢とともに，視覚刺激への反応や随意的な動作の様子など各障害の特性を考慮する．行動の発達に応じて，BOA，COR，遊戯聴力検査を用いるが，検査協力が困難な場合には ABR や ASSR などの他覚的検査を用いて早期に聴覚診断を行う．一方で，重複障害児は脳の障害などによって，他覚的検査で聴力の推定が困難なことがあり，行動観察による聴力検査との総合的判断が重要である．

　なお，視覚障害を併せもつ児では，視覚刺激を用いた音源への定位反応の条件付けができず，音刺激を提示した際の行動反応の観察が重要となる．しかし，聴性行動の発達は視覚による外界の認知発達と密接に関連しており，他覚的検査の併用と経過観察が重要である[7]．

②検査環境の整備

　入室から着席に至る過程において，子どもの不安を軽減させ，検者との関係を築くことを心がける．検査内容をわかりやすく説明して理解を得るように努め，少なくとも検査場面が，苦痛を伴うことなく安全な空間であることを認識できるようにする．

　また，検査を行う防音室は，特に車椅子や座位保持椅子を使用している児では，音刺激に反応しやすい適切な姿勢がとれる広さが必要となる．また，人工呼吸器など医療機器を使用している場合は，作動音が検査上のノイズとならないよう考慮する必要がある．

　検査を実施する際は，音刺激に対する身体運動の反応を引き出すための十分な時間を取る必要がある．一方で，聴覚刺激・視覚刺激に対する子どもの注目は乏しく，反応の持続が短いことが多い．そのため，適切な検査方法で短時間に手早く実施できる技術が，検者には求められる[7]．

(3) 結果の解釈における留意点

　検査結果の記録は，検査場面の設定条件や，音への反応として採用した具体的な子どもの動きなどを記載する．さらに，反応の確実性について記載し，反応が曖昧だった場合や，条件付けが困難だった場合は，再来時に確実な結果が得られるまで繰り返す．聴力検査の結果については，主治医が診断した後に，家族に情報提供される．

(4) 聴覚補償と指導

①補聴器の調整

　音に聴覚過敏を示す場合は，音声が聞き取れる利得になっていることを確認しながら，補聴器の利得と出力レベルを規定値より下げ，増幅音に慣れるよう徐々に上げて装用を支援する．また，ハウリングについては，イヤモールドの挿入法や密閉性を検討し，ハウリングキャンセル機能をもつ補聴器を選択し，軽減を確認する．音声スペクトル全体の可聴性が維持されるように注意する．

②装用指導

　重複障害児の場合，難聴以外の生命維持治療や医療的ケアを優先することにより，難聴の発見や補聴器装用が遅れることがある．しかし，補聴機器の導入が早期なほど，対象児の日常生活に取り入れやすく，長期的な受け入れが期待できるため，早期から積極的に介入していくことが重要である．

　補聴機器は，子どもの活動内容・場所など，短時間でも装用可能な場面から徐々に装用を開始する．また，運動障害児で，特にヘッドレスト付き座位保持椅子を使用している未定頚児の場合には，ヘッドレストが肩近くにあり，耳かけ型補聴器のハウリングが生じる可能性があるので注意が必要である．

③家族の家庭生活での管理の役割

　言語聴覚士は，保護者の不安や心理的状態に配慮しながら，日常生活において実現可能な補聴器使用の提案と装用効果の確認を行い，保護者が補聴機器の使用や取り扱いについて理解し，子どもに根気よく装用支援ができるよう働きかける．

文献

1) 池田吉史，澤　隆史：知的障害と聴覚障害を併せ有する重複障害児の実態と研究動向．東京学芸大学紀要　総合教育科学系，**73**：261-270, 2022.
2) Gallaudet Research Institute：Regional and National Summary Report of Data from the 2013-2014 Annual Survey of Deaf and Hard of Hearing Children and Youth. Washington, DC：Gallaudet Research Institute, Gallaudet University, 2014.
3) 力武正浩・他：難聴を伴う重複障害児の変遷と現況―現在における問題点を中心として―．耳鼻咽喉科展望，**55**(6)：417-424, 2012.
4) 日本精神神経学会（日本語版用語監修），高橋三郎，大野　裕（監訳）：DSM-5　精神疾患の診断・統計マニュアル，医学書院，2014, p33, pp49-57.
5) George Capone, Brian Chicoine：Chapter 11 – Co-occurring medical conditions in aging adults with Down syndrome. Elizabeth Head, Ira Lott ed：The Neurobiology of Aging and Alzheimer Disease in Down Syndrome. 2021, p214.
6) 厚生省特別研究「脳性小児麻痺の成因と治療に関する研究」（高津忠夫班長），昭和 43 年度第 2 回班会議，1969.
7) 廣田栄子：精神遅滞児の幼児聴力検査．*JOHNS*, **16**(2)：167-170, 2000.

（野原　信）

6. 家族支援

　言語聴覚士が難聴児の言語発達支援を行う際に，家族の果たす役割は大きく，連携と支援は欠かせない．日々の生活の中での家族の語りかけや応答性がとても重要であり，家族が主体的に療育に取り組むことができるよう，難聴児のみならず家族を包括した支援が大切となる．

　家族で安心して子どもを療育するにあたり，家族が子どもの難聴を受容し，自立的な子育てと主体的な療育に取り組めるように支援すること，また難聴への理解と認識を深め適切な対応が取れるようにすることが重要である．

1 家族が置かれている状況

(1) 家族のストレスと受容の過程

　米国における難聴乳幼児と家族支援のガイドライン[1]では，難聴児をもつ家族のストレスと受容の過程について，診断時の悲しみが時間とともに直線的に終息していくものではなく，子育ての様々なイベント（入園，就学，進学，思春期など）に応じて複雑に深化する感情であると指摘している．ストレスと受容の感情は，様々な時期に多様に内面化されて引き起こされ，段階的なものではなく，スパイラルのように繰り返す感情といえる．家族への支援を行う上で，支援者は今現在のストレスや受容の状況をよく把握することが重要であり，そのストレスや受容の状況は絶えず変化し得るということを念頭に置く必要がある．

(2) 現代の家族が置かれている社会情勢

　難聴児療育においては，家族の役割として，家族による日々の生活での丁寧な語りかけが挙げられるが，**核家族化や共働き家庭の増加**など，養育者が十分に療育に向き合う時間がとれない状況もあり，個々の家庭環境に合わせた柔軟な対応が求められている．

　また，家族を構成する**きょうだい児への影響**についても，障害のある児の養育に親が関心を注ぎ，きょうだい児が個としてのアイデンティティを形成できなかったり愛情不足などを感じたり，看過できない状況が指摘されるようになってきた．きょうだい児も一人の子どもとして両親から平等に愛を受け取る権利があり，支援者は難聴のある児にばかり目を向けるのではなく，きょうだい児の置かれている状況についても，常に気を配る必要がある．

　さらには，医療の発展に伴い**重複障害児が増加**している傾向があり，難聴以外の障害を併せもつ児への療育においては，家族の負担がより一層増す．複数の医療機関や療育施設，専門職が関わることとなるため，様々な専門職がチーム一丸となって支援にあたる必要がある．家族が施設や専門職から異なる助言を受けて迷うことのないよう，密な連携体制が求められる．

2 家族支援の方法

(1) 家族支援の原則

　近年，家族支援については，専門職が家族を指導・教育し，適切な方向へ導くというよりは，家族による選択と主体性を尊重し，家族を重視した（Family Focused）支援のあり方が問われるようになった．偏りのない十分な情報を提供し，家族が自ら意思決定できるように，以下のような原則が提唱されている．

　①家族が意思決定できるよう**十分な情報の提供**を行うこと（informational counseling）（例：聴力検査の結果の解釈，補聴機器のデバイス情報，教育の場の選択肢，コミュニケーションモードの選択肢，権利擁護や社会福祉制度など）．

　②なるべく専門用語を用いず，様々な選択肢を提示できるように**偏りのない情報提供**を行うこと（unbiased information）．

　③あらゆる側面において，**意思決定プロセスに家族を含める**こと．

　④ただし，家族にだけ意思決定を任せるということではなく，家族と支援者は常に協力して子どもの発達を促進するためのパートナーであること．

📖✍ ここが重要

【家族を重視した（Family Focused）支援】
家族のあり方が多様化し，家族の実情に合わせた支援が必要である．既存の支援に家族を合わせるのではなく，家族に合わせた支援が求められるようになった．

⑤家族の成長と自立を目指していくことが目標であり，家族が子どもの難聴への知識をもち，子どもの現実を認識し理解していけるように支えていくこと（adjustment to hearing loss counseling）.

(2) ピア支援

難聴児の多くは聴力正常な家庭に生まれることから，家族は同じ難聴児をもつ家族とたまたま出会う機会が極めて少なく，社会の中で孤立してしまうことも少なくない．支援者は積極的に難聴児をもつ家族同士（ピア，peer）の交流の場を設定する．悩みを共感し合ったり情報を共有し合ったりすることで，児の難聴に対する認識が深められ，障害受容を促すピア支援の場となる．実際に難聴の診断を受けた家族の多くが，最も支えとなった支援として「同じ難聴児の家族との交流」を挙げている．ただし，時に他の児と比較して落胆してしまうこともあり，家族の個々についての把握と，交流の場の調整も必要といえる.

(3) 家族支援のためのカウンセリングスキル

家族支援は家族との対話の中で行われることから，高いカウンセリングスキルが求められる．家族との対話においては，以下の姿勢が大切になる.

①家族が大切にされていると感じられるような支援的な環境を作る.

②家族の悩みや考えに十分耳を傾ける姿勢を示す.

③支援者は自分の個人的な感情や考えを押し付けて家族を判断しないよう，常に自身を俯瞰的にみつめる客観性を保つ.

④子どもの小さな成長にも敏感に気付き，ポジティブな側面を強調して肯定的なコメントをするように努める.

⑤成長とともに子ども自身にも意思決定の場を設けることで，子どもの自尊心を育てていく.

⑥支援者と文化的背景や価値観が異なる家族である場合，文化や価値観の違いを認め，相手から学ぶ努力をする.

NHS の普及により，家族は生後間もなく難聴の診断の告知を受けることになる．早期療育を可能とするためには重要なことであるが，出産直後の母親は産後の疲労もあり，精神的に不安を抱えている時期でもある．難聴の診断により，さらに精神的なストレスを受けることは容易に想像ができる．診断後に家族が子どもの障害を受け止め，前向きに子育てに臨むことができるよう，難聴児に関わる専門職がチームとなってサポートすることが重要であるといえる[2].

文献

1) American Speech-Hearing-Language-Hearing Association：Guidelines for Audiologists Providing Informational and Adjustment Counseling tofFamilies of Infants and Young Children With Hearing Loss Birth to 5 Years of Age. https://www.asha.org/policy/gl2008-00289/（2022 年 12 月 1 日閲覧）

2) 岡野由美・他：新生児聴覚スクリーニングから診断・療育経緯における軽中等度難聴児保護者の心理の検討. *Audiology Japan*, **67**（4）：285-294, 2024.

（岡野由実）

✅ 確認Check! ☐ ☐ ☐

- 小児聴覚障害の診断に問診で収集する重要な情報を挙げよう. ⇒164頁
- 小児期に聴覚評価を実施する目的を3つ挙げて説明しよう. ⇒165頁
- 発達段階に応じた聴覚検査の方法と特徴を述べよう. ⇒165〜171頁
- 乳幼児の聴覚検査実施時の留意点を挙げよう. ⇒171頁
- 新生児スクリーニング検査, 乳幼児健診, 就学時の健診の中で, 左右別に難聴疑いを判定できるものはどれか. ⇒171頁
- 言語・コミュニケーション発達評価の3領域と, 言語評価の3側面, さらに特に聴覚障害児で重要な発達評価について説明しよう. ⇒179頁
- リハビリテーション計画立案で, 短期・長期・経過観察支援のポイントを説明しよう. ⇒188〜189頁
- 聴覚学習のプロセスとして, 5段階を挙げて説明しよう. ⇒193頁
- 聴覚障害児の音声言語と手話言語のコミュニケーション指導について説明しよう. ⇒189〜191頁
- 言語発達指導の包括的指導と構成的指導の違いについて説明しよう. ⇒198, 201頁
- 聴力正常児との違いを考えた書記言語学習指導の方法について説明しよう. ⇒206頁
- 難聴に重複する障害を挙げ, 障害の特徴について述べよう. ⇒211〜212頁
- 重複障害児の聴覚評価の配慮点について述べよう. ⇒212〜213頁
- 家族支援の目的を述べよう. ⇒214〜216頁

新生児聴覚スクリーニング後の難聴の進行

　新生児聴覚スクリーニング検査（NHS）をパスした乳幼児の中には，その後，音に対する反応不良やことばの遅れで耳鼻咽喉科を受診し，難聴が発見される子どもが少なくない．このような子どもには，難聴の家族歴や，感染症などの進行性・遅発性難聴のリスク因子[1]を認めるケースもあるが，原因を特定できないケースもある．

　乳幼児期の難聴児は，聞こえにくさを自分から表現できないため，NHSをパスしていても月齢や年齢に応じた成長発達がみられるかを意識し，定期的に聞こえやことばの発達を確認することが重要である．自治体が実施する乳幼児健診だけでなく，保護者や日常的に接する機会の多い保育士などが「呼びかけに返事をしない（振り向かない）」「テレビの音を大きくしたがる」「話しことばが遅れている」といった難聴が疑わしい子どもに気づいた時には，すぐに耳鼻咽喉科を受診できる体制が必要である．

　乳幼児難聴の発見から聴覚支援に至る過程には，都道府県や市区町村などの自治体や，産科・小児科・耳鼻咽喉科の医師，言語聴覚士，保健師，保育士，療育・教育関係者などの多職種が関与している．乳幼児期全体を通じて，すべての関係者が必要な連携をとれる体制が難聴乳幼児の早期発見・早期支援に重要である．

文献

1) JCIH：Year 2007 Position Statement：Principles and Guidelines for Early Hearing Detection and Intervention Programs.

（白根美帆）

小児難聴発達評価と指導経過報告

【概要】

　新生児聴覚スクリーニング検査（NHS）で両耳要再検（リファー）となり，耳鼻咽喉科での精密聴力検査により難聴と診断された．直ちに言語聴覚士による補聴・言語指導を開始し，小学校就学まで聴覚口話法による言語指導を行い，良好な発達がみられた事例．

■ 基本情報

・7歳，女児
・診断名：両側性感音難聴（右耳高度難聴，左耳中等度難聴）
・NHS後の初診来院時の主訴：難聴の精査を希望して，言語聴覚クリニックを受診した．
・難聴診断経過：NHS（AABR）にて両耳リファー．1か月齢時にABRで右耳80 dBnHL，左耳60 dBnHLにて，BOAで会話音域70 dBにて反応を認めた．また，タンバリンや太鼓の大きい音で眼瞼反射を認めた．3か月齢時に，耳科総合的検査により両側性感音難聴（右耳高度難聴，左耳中等度難聴）と診断された．
・補聴と聴取能力：6か月齢時に両耳補聴器装用を開始し，1歳6か月時には装用下閾値が40 dB程度みられ，音声や環境音への聴覚反応も良好であった（リトルイヤーズ聴覚活用質問紙は1歳6か月時31/35）．その後，4歳0か月時には，単語了解度検査100％（25/25，CI-2004幼児用），文章了解度検査100％（24/24，同3語文検査）と順調な発達経過であった．
・生育歴：運動発達は良好（頸定4か月齢時，座位8か月齢時，独歩1歳1か月時）で，初期の言語発達もおおむね順調であった（指さしは1歳前後，始語「んまんま，ばいばい」は1歳3か月時，語連鎖「パパ，いないね～」は1歳8か月時）．
・療育・集団参加歴：難聴と診断された3か月齢時から就学まで言語聴覚士の個別聴能言語指導（1回/週），1歳3か月～地域の聴覚特別支援学校の教育相談（2回/月）に参加した．年少より幼稚園に通園し，地域小学校の通常学級に通学し，インクルーシブ教育を実施した．就学後は，聴覚補償管理，言語評価のフォローを継続中である（1回/3か月～半年）．

■ 評価（就学前）

1. 聴覚評価（6歳2か月時）

　純音聴力検査では，右耳平均聴力レベル70 dB HL，左耳51.3 dB HL．補聴器装用下の平均聴力閾値は両耳とも30 dBと，会話周波数帯域の音圧（スピーチバナナ）の入力を確認し，両耳補聴器装用下の単音節語音明瞭度は90％（60 dB），単語了解度検査100％（25/25，CI-2004幼児用），文章100％（同学童用）と聴覚活用は良好であった．

2. 言語コミュニケーション評価（6歳1か月時）

　語彙理解年齢7歳0か月（PVT-R，SS13），新版構文検査（小児用）では補文のない文章での助詞による理解段階（レベルⅢ），質問応答関係検査では6歳程度と，言語力は年齢相応以上であり，発話明瞭度も良好で初めて会う人でも伝わるレベルであった．

3. 認知発達（6歳1か月時）

　WPPSI知能診断検査言語性IQ149，動作性IQ141，全IQ155

■ 言語指導目標・プログラム

難聴診断直後から就学までの各期の指導経過は以下の通りである.

1. 前言語期・初語期：6か月齢〜

母親には適宜，聴覚障害と発達への影響，療育などの基本的情報を伝え，障害理解と心理的安定を図った．母親には児との日常会話では対面でリズミカルな話しかけを促し，繰り返しのやりとり遊び（例：ちょうだい，どうぞ）などを交えて，基礎的コミュニケーション関係を形成した．共感的な音声模倣や楽器遊びなどで傾聴態度を形成し，徐々に音声使用と理解語が増加した．簡単な手話の併用や，生活場面の写真カード（家族，玩具，食べ物など）など，視覚的教材の活用を促した．写真カードには早期より仮名文字を記して会話場面の理解を図り（例：パパ，いないね，お仕事だよ），文字への親しみを育んだ．

1歳7か月の語彙数は約95語と順調に獲得し，1歳8か月頃より「ぱぱ・仕事」（ジェスチャー併用），「せんせい・お花」（スカートにお花の模様）などの語連鎖もみられるようになり，赤ちゃん絵本の動作を交えた読み聞かせを楽しむことができた．

2. 語連鎖期・文章構成期：2歳頃〜

生活場面の写真などを用いて絵日記指導を始め，再現遊びで理解を深めた．併せて絵本の読み聞かせを続けて，談話的理解を促し，新たな語彙の拡充を図った．

2歳6か月頃には，動作語語彙に注目し，多様な機能の活用（否定文，命令文，疑問文など）および多語連鎖やSOV文型の発話を促した（例：ママはイチゴのケーキを食べたの）．因果的連結（○ちゃん，〜だから，〜しないの）が出現し，非現前の経験などについての質問応答など会話内容が豊かに拡充した．

3歳6か月頃から，語彙については，関連する語義を用いた意味ネットワークの形成や，語義の定義（例：赤くて丸い果物なーんだ）など言語学習意識を高めた．単文・従属文など文構造や内容（仮定・因果など），さらに系列事象の談話表現などの拡充を図った．

4歳頃には，書記言語ではひらがなの読みが始まり，しりとり遊びなど音韻意識・分化を促した．母親に対しては児のわずかな成長にも注目を促し，家庭で繰り返し理解を深める養育に協力が得られた．

就学前には当施設に通う同障の親御さんとのピア交流などもあり，長期的に育つ姿を見ながら日常的な発達支援の取り組みについての円滑な連携を図れた．

■ まとめ

NHSで難聴を発見し，早期診断後に乳児期からの補聴と聴覚口話法によるコミュニケーション指導に基盤をおいて，言語指導を行った．インクルーシブ環境で，良好な言語発達と子どもの成長が認められ，難聴の早期発見と早期介入が子どもの健やかな育ちを促すことの重要性が確認された．乳児期から就学までの言語学的な典型発達の系列性を指標として，プログラム立案と指導を行った．その際に養育に関わる家族の支援を重視して，日常生活でのコミュニケーションで，子どもの感情や心の動きに応じた密接な会話を促すことの重要性が示唆された．

（大金さや香）

第 11 章

成人聴覚障害概論

> | 学習の
ねらい | ・発症時期や聴力程度による聴覚障害者の多様性を理解しよう.
・聴覚障害が各ライフステージでどのような影響を与えるかを理解しよう.
・聴力程度と聞こえの特徴の関係を理解しよう. |

1. 成人聴覚障害の概要

1 成人聴覚障害の特性

　成人期の聴覚障害者は，発症時期や聴力程度によって，異なる言語やコミュニケーションモードを使用しており，多様性が高いため，「聴覚障害者」と一括りにするのは困難である．また，青年期から高齢期までの広範な年齢層が含まれ，各世代に適した役割と価値観が存在する．したがって，発症時期，難聴程度，世代ごとに評価や支援を慎重に検討する必要がある．

2 成人聴覚障害の状況

　世界保健機関（WHO）は，成人の中等度（40 dB）以上の聴覚障害の有病率は全世界で 7.6％（4 億 2,200 万人）と推計し，小児期の 0.79％（4,400 万人）と比較すると顕著に高いと報告している[1]．これにより，成人聴覚障害は，心疾患，抑うつ，脳卒中に次ぐ世界的な健康課題に指定された[2]．

　わが国では，聴覚障害の身体障害者手帳（両側 70 dB 以上）をもつ成人は約 27 万人であるが[3]，言語聴覚療法を必要とする者は約 670 万人にのぼる[4]．支援対象の大部分は，身体障害者手帳をもたない軽中等度の聴覚障害者である．

3 年齢に応じた聴覚障害の傾向

　聴覚障害の有病率は年齢とともに増加し，20 歳代から聴力低下が始まり，年齢が進むにつれて重症化する傾向にある[5]．ほとんどの年齢層において軽度難聴が多数を占めるが，80 歳以上では中等度以上の難聴が過半数を超える．全年齢層において高重度難聴も一定割合で存在する．成人期の対象は，大部分が言語獲得後に聴覚障害が生じた者（中途難聴・失聴者）であり，小児期とは異なる支援のあり方や進め方が必要となる．

2. 聴覚障害とライフステージにおける影響

> | 🔑 キーワード |
> | --- |
> | 【ライフステージ】
人の生涯を年齢階層
別に分けた段階. |

　聴覚障害が各ライフステージの出来事にどのような影響を与えるのかを**表 11-1**に示す．各ライフステージには固有の発達課題[6]があり，聴覚障害の影響はライフステージも含めて考える必要がある[7]．言語聴覚士には，その時々の課題の解消をはかる支援を提供することが求められている．

表11-1　ライフステージにおける聴覚障害の影響[1]（Tye-Murray, 2019をもとに作成）

段階	発達課題	年齢	人生の出来事	聴覚障害の影響
青年期・成年初期	自己を十分に確立した後，他者を信頼し深い関係を築く	10歳代後半〜20歳代	・将来のビジョンを描き，夢に向かって進み始める ・多様な人間関係を築く ・職業を選択し，経済的に自立する ・配偶者を得て家庭を築く	・夢を再考する必要が生じる ・配偶者，友人，仕事上の仲間を見つけることに対する自信を喪失する
		30歳代	・人生の方向性を再考し，必要に応じて新たな道を選ぶ ・キャリア（職業経歴）を強化する ・子どもが誕生し，養育する ・信頼できる友人や仲間を得る	・人生を再考したり，キャリアを強化したりする余裕がなくなる ・自分自身の変化に戸惑う ・家族，友人との関係が変化する
壮年期	自身が属する社会や集団の文化，習慣を継承し，自らの経験や知識を加えて改善し，次世代に伝える	40歳代	・人生を変える最後のチャンスにかける思いが強まる ・経済的に安定する ・老後を考え始める ・家族や友人との人間的な結びつきを深める	・上昇志向が消える ・経済的な不安が生じる ・人生の目標への到達や自分の能力を疑う
		50歳代	・キャリアが完成する ・子どもが独立する ・余暇時間が増加する ・中年期の生理的な変化を受け入れて適応する ・親を介護する	・早期退職を検討する ・自分の老いに対して恐れる ・余暇活動から離れ，引きこもりがちになる
高齢期	これまでの人生を振り返り，肯定的に受け入れる	65歳代以降	・自分の人生を振り返る ・老年期の健康，身体的魅力，力強さの衰えに適応する ・引退と収入の減少に適応する ・余暇活動が充実する ・家族や友人と別れを経験する（死別，退職）	・周囲からの孤立など，加齢に伴う様々な問題が生じる ・全般的に喪失感を感じ，抑うつ傾向が強まる

3. 難聴原因と障害支援のニーズ

　聴覚障害（impairment）によって生じる生活上の困難（handicap）は，単に音声言語や環境音が聞こえないという問題（disability）だけでなく，コミュニケーション障害により社会参加が制限される（participation restrictions）ことである．他者とのコミュニケーション障害を解消することが支援の中心であり，本人のニーズや支援方法は，発症時期・原因（進行性／突発性），難聴程度，本人や周囲のコミュニケーションの必要性によって影響を受ける．

■1 発症時期と障害特性
（1）先天性：言語獲得前発症
　難聴者，ろう者にかかわらず，言語獲得前の聴覚障害者に共通する課題として，日本語能力の遅れが指摘される．日本語能力の課題を十分に踏まえた対応が求められる．

①難聴者

　中等度難聴では，乳幼児期に聴覚補償と言語発達の療育を受け，学童期には教育的支援を経験することが一般的である．能力や環境による到達度の差はあるが，日本語を習得し，聴覚単感覚や視覚的手段（読話）を併用したコミュニケーション（聴覚口話）が可能である．

　高重度難聴の補聴器・人工内耳装用者は，乳幼児期から指導を開始し，徹底した聴覚活用により，中等度難聴者と同様の会話が可能な例がみられる．一方で，多くは成人期の発話明瞭度が低く，音声言語の疎通性に課題が残る[8]．進学や就職後に会話内容が複雑化することにより，コミュニケーションが成立しない経験を繰り返し，ろう者や日本語対応手話を使う聴覚障害者と出会うことによって，主たるモードを日本語対応手話に変更したり，他の視覚的手段を併用したりすることを希望する場合がある．

②ろう者

　ろう者は，聴力レベルではなく，自己認識（アイデンティティ）によって定義される．言語的少数者として独自の文化と言語をもち，日本手話を母語とする．日本手話は日本語とは文法体系が異なる[9]．近年では，幼児期より日本手話を第一言語とし，日本語を書記で学ぶバイリンガル・バイカルチュラル（二言語二文化）教育によるろう者がみられる．．

（2）後天性：言語獲得後発症

　言語獲得後に発症した聴覚障害者は，音声言語を表出し，聴覚に併せて読話や日本語対応手話などの視覚的手段を用いて受信する．受信時の視覚的手段の依存度は，聴力程度や聴覚補償機器の種類・活用状況によって異なる．ことばを話すことができるため，周囲から聞こえの障害を認識されにくく，コミュニケーション成立に関する配慮を受けにくい．

①中途難聴・失聴

　伝音難聴：治療可能な疾患が多く，初期には医師の治療が中心となる．感音難聴のような入力音の歪みもないため，補聴器適応と調整方法，操作方法などの説明や定期的な聴覚管理を主に行う．

　感音難聴：補聴器で音を増幅しても必ずしも語音明瞭度が改善しない[1,10]ため，聴能訓練やコミュニケーション指導を行うことが重要である．また，聴力程度の重症度や聴覚補償機器に応じて，受信時のコミュニケーションモードの変更が必要になる場合がある．

　感音難聴の特徴として，周波数選択性の障害と時間分解能の障害がある[10,11]．周波数選択性の障害では，音の高さが識別できなくなり（**図 11-1**），時間分解能の障害では，音やことばが重なって聞こえ，特に雑音下での文章の聞き取りが困難になる（**図 11-2**）．

②加齢性難聴

　加齢性難聴は，年齢以外に原因のない感音難聴であり，通常 50 歳以降に診断される[12,13]．40 歳代から 4,000 Hz 以上で聴力低下が始まり，徐々に明確になる（**図 11-3**）[14]．時間分解能（**図 11-2**）が強く障害され，聴力程度に比べて，文・談話レベルの聞き取りが低下する．また，補充現象を認め，必要以上の大きな声で話しかけ

✏️ **つながる知識**
【バイリンガル・バイカルチュラル教育】
1980 年代から北欧や北米ではじまった．わが国では，唯一の私立聴覚特別支援学校である明晴学園（東京都）で実践されている．

📑🖐 **ここが重要**
【加齢性難聴の原因】
神経学的要因として有毛細胞の死滅やラセン神経節の退化，代謝的要因として蝸牛への血流供給の悪化，聴覚中枢路の要因として蝸牛神経核の萎縮の可能性が指摘されている．

【高齢者との会話】
複雑な構文を避け，全体的にゆっくりと話し，意味単位，文単位で発話にポーズを入れることが必要となる．

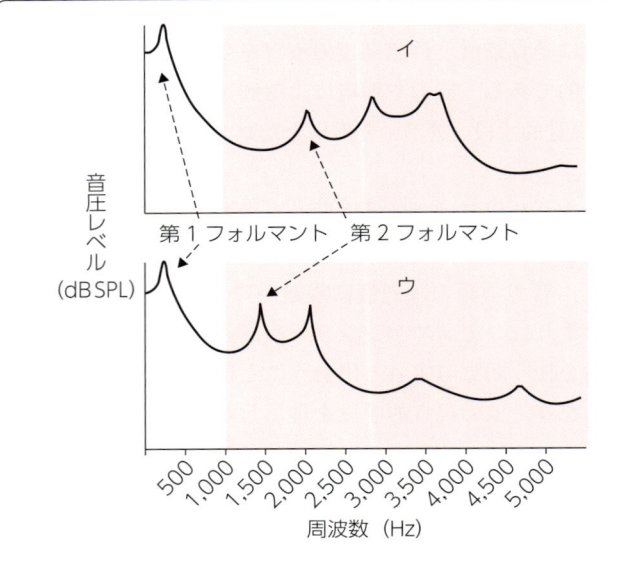

音圧レベル (dB SPL)

第1フォルマント　第2フォルマント

イ

ウ

周波数 (Hz)

図11-1　周波数選択性と語音聴取
成人男性の母音イ，ウの声道スペクトル（LPC分析）を示した．第1フォルマントの周波数がほぼ一致しており，1,000Hz以上（網かけ部分）の聞き取りに問題があれば，母音の弁別が困難となる．

聴者

> 親ゆずりの無鉄砲で子どもの時から損ばかりしている．
> 小学校にいる時分，学校の二階から飛び降りて一週間ほど腰を抜かしたことがある．

聴覚障害者

> 親ゆずり　無鉄砲で子ども　時から損ばかりしてる
> 小学校いる時分　学校の二階から飛び降りて一週間ほど腰を抜かしたこと　がある

図11-2　時間分解能と語音聴取
時間分解能が障害されると，語や単語の切れ目がわからないことや，重なって聞こえることがある．

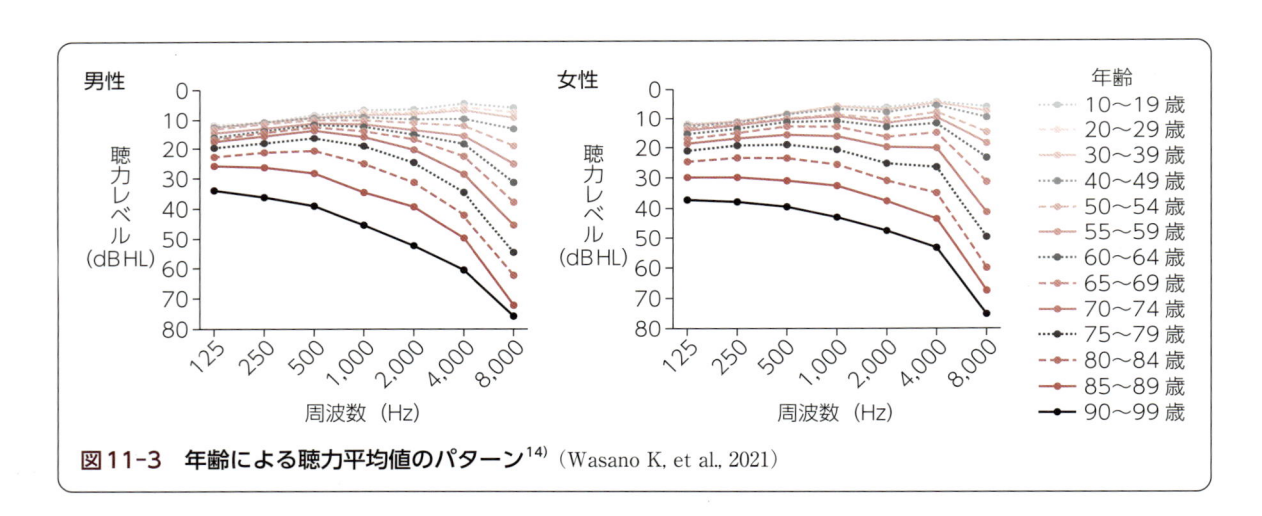

男性

聴力レベル (dB HL)

周波数 (Hz)

女性

聴力レベル (dB HL)

周波数 (Hz)

年齢
- 10〜19歳
- 20〜29歳
- 30〜39歳
- 40〜49歳
- 50〜54歳
- 55〜59歳
- 60〜64歳
- 65〜69歳
- 70〜74歳
- 75〜79歳
- 80〜84歳
- 85〜89歳
- 90〜99歳

図11-3　年齢による聴力平均値のパターン[14]（Wasano K, et al., 2021）

ると，ことばの聞き取りがかえって困難になる．

　徐々に進行するため，本人や家族が気付きにくく，治療や支援の必要性を認識しないことが多い．聴覚障害を放置すると，社会的交流を減少させ，抑うつや不安を増大させる危険性がある．補聴器を使用することで，認知症のリスクを遅らせる可能性があり，超高齢社会を迎え，介入は喫緊の課題となっている[1,12,13]．

2　難聴程度と障害特性

（1）聴力障害の程度分類

　聴覚障害者の聞こえの困難の程度は，軽度から重度まで個々に異なり，障害の重症度は，一般的に平均聴力レベル（4分法）によって表される．平均聴力レベルと

平均聴力レベル	日本 程度分類	分類基準	コミュニケーションの状態	身体障害者手帳	WHO 程度分類	分類基準	聞こえの特徴	推奨される対応	備考	GBD 程度分類	分類基準	静かな環境での聞こえの特徴	騒がしい環境での聞こえの特徴
24dB以下	正常	24dB以下	問題なし		正常	25dB以下	問題はないか，あってもごく軽度の問題であり，ささやき声を聞き取ることができる	なし	20dB以下が推奨されるが，15～20dBのレベルでは聴覚障害が生じる可能性がある．一側性難聴では，良聴耳が正常であっても，問題が生じる場合がある	正常	20dB未満	良好	良好．稀に会話についていけなかったり，参加できなかったりすることがある
										軽度	20～34dB	話されている内容について聞こえの問題はない	会話についていけなかったり，参加できなかったりすることがある
25	軽度	25～39dB	小さな声での会話が聞き取りにくい．静かな場所での女性4，5名の集まりで声が小さい人の話を正確に聞き取れない．広い部屋での10名程度の会議で発音が不明瞭な人の発音を正確に聞き取れない．最高語音明瞭度は80%以上が多い		軽度	26～40dB	通常の声の大きさで，話しことばを1mの距離で聞き取り，復唱することができる	カウンセリングを行い，補聴器が必要となる場合もある	若干の聞き取りにくさはあるが，通常レベルの会話は聞き取れる				
30													
35										中等度	35～49dB	通常の話し声の聞き取りが困難なことがある	聞こえの困難があり，会話に参加できない
40	中等度	40～54dB	普通の会話でしばしば不自由を感じる．大きな声で正面から話してもらえば会話を理解できる．話を正確に理解できないまま相づちを打つことがある．最高語音明瞭度は65%前後が多い		中等度	41～60dB	音声を増幅すれば，話しことばを1mの距離で聞き取り，復唱することができる	通常，補聴器が必要となる					
45													
50										準高度	50～64dB	大きな声を聞くことができる	重篤な聞こえの困難があり，会話に参加できない
55		55～69dB	大きな声で話してもらっても会話を理解できないことが少なくない．後方で行われている会話に気付かない．最高語音明瞭度は50～65%前後まで幅が広い		高度	61～80dB	良聴耳の耳元で叫び声で聞かせると，いくつかの単語を聞き取ることができる	補聴器が必須となる．補聴器が使えなければ，読話を習得する必要がある	鈍音聴力レベルと語音弁別能力の乖離に注意する必要がある				
60													
65										高度	65～79dB	耳元の大きな声を聞くことができる	極めて重篤な聞こえの困難があり，会話に参加できない
70	高度	70～89dB	非常に大きい声か，補聴器使用によってのみ会話を聴取できる．会話を聴取できても聴覚のみでは理解できないことが少なくない．メモなどの併用が必要である．最高語音明瞭度は50%以下が多い	6級（70～79dB）									
75													
80				4級（80～89dB）	重度（ろうを含む）	81dB以上	叫び声であっても聞き取ることができず，ことばを理解できない	補聴器に併せてリハビリテーションが必要となる．読話や手話が必要となる場合もある	失聴時期・期間によって，音声発話が歪み，明瞭度が低下する	重度	80～94dB	重篤な聞こえの困難がある	いかなる話しことばも聞き取れない
85													
90	重度	90dB以上	補聴器では会話音を十分大きくしても聴覚のみでは内容を理解できない．読話や筆談の併用が必要である．人工内耳植え込み術の適応となる．最高語音明瞭度は20%以下が多い	3級（90～99dB）									
95										全ろう	95dB以上	ろうの状態であり，音声や大きな音を聞き取れない	いかなる話しことばも環境音も聞き取れない
100dB以上				2級（100dB以上）									
										一側性難聴	良聴耳が20dB未満，悪聴耳が35dB以上	悪聴耳側で音を聞かない限り，問題はない	会話についていけなかったり，参加できなかったりすることがある

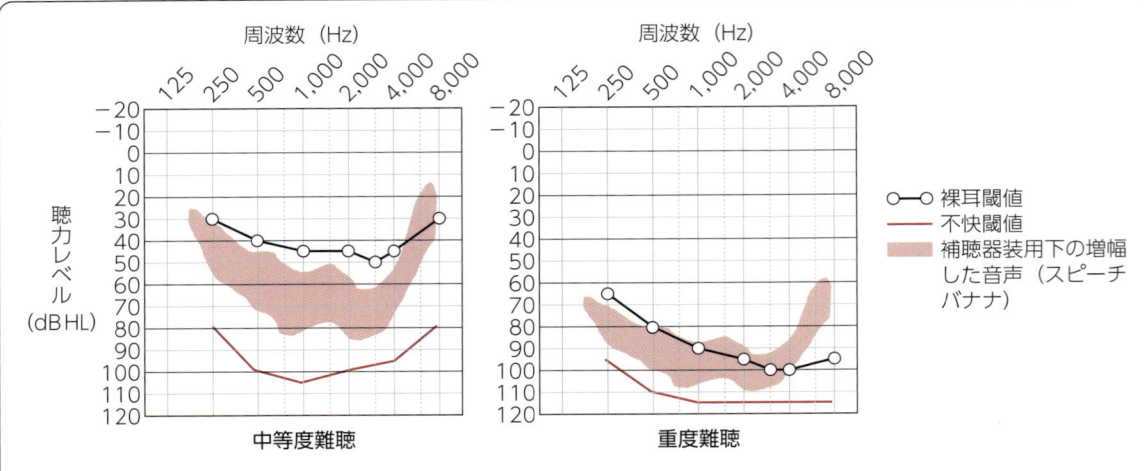

図11-4　ダイナミックレンジと補聴器で増幅された語音

中等度難聴では，語音を20dB程度の幅に縮めて（圧縮比約1.5）増幅した条件では，聴覚閾値上でほとんどの語音情報を聞き取れている．

重度難聴では，語音を15dB程度の幅に縮めて（圧縮比約2）増幅した条件でも，1,000Hz以上の語音情報の聴取は困難である．

✎ **つながる知識**

【補聴器の聞こえ方】
補聴器による増幅は，人工内耳と異なり，語音や環境音を根本的には変えないが，新たな聞こえ方とこれまでの聞こえ方をうまく調和させることが大切である．

【聴力程度に応じた対応】
中等度難聴では，おおむね補聴器単独による聴覚音声コミュニケーションが可能である．高度以上になると，読話の依存程度が高まる．

【人工内耳の聞こえ方】
当事者（一側正常耳で片側に人工内耳装用）は，「思ったほどロボットのようではないが，200〜1,000Hzのバンドパスフィルタを通じた語音に似ており，くぐもって機械的に聞こえる」と報告している（アリゾナ州立大学）．

聞こえの障害状況の関連について，日本[15]，WHO（1991年版），世界疾病負荷研究（Global Burden of Disease Study：GBD）[16] の基準を**表11-2**に示した．日本の程度区分は国際基準に比べて厳しく，必要な支援を受けにくい状況にある．

(2)　補聴器装用下の聞こえの特徴

通常の会話音は，125〜8,000Hzの範囲にあり，中心音圧レベルは約65dB SPLである．約30dBの幅をもち，スピーチバナナと呼ばれる．補聴器は，不快閾値を超えない範囲でスピーチバナナを電気音響的に増幅し，裸耳閾値上で聞こえるようにする．感音難聴者の不快閾値は聴者と変わらない場合には，聴力低下に伴い，スピーチバナナの幅を圧縮し，聴覚閾値と不快閾値の間のダイナミックレンジ内に収める[15]．

ダイナミックレンジと増幅された語音の関連を**図11-4**に示す．重度難聴では，語音を半分程度に圧縮して増幅しても，周波数情報の一部を聞き取れない．聴力と語音明瞭度にはおおよその関連があり，聴力の低下に伴い，ことばの聞き取りも低下する[17]．

また，最高語音明瞭度は聴力レベルが同じでも個人差が大きく，特に中等度難聴で顕著である（**図11-5**）．補聴器は，周囲の音も大きくするため，これまで気にしていなかった音をうるさいと感じることがある．

(3)　人工内耳装用下の聞こえの特徴

重度難聴は，補聴器では十分な語音増幅が困難なため（**図11-4**），語音明瞭度が改善しない場合には人工内耳を検討する．ただし，人工内耳装用による聞こえは，軽度難聴者の裸耳水準ではなく，70dB以上の高度難聴者が補聴器を装用した状態に相当し[18]，聞こえの障害が解消されるわけではない．

わが国の人工内耳適応基準については，2017年に，両側90dBに満たない者でも，補聴器装用下の語音明瞭度が50%以下の両側70dB以上の高度難聴も含めることとなった（⇒118〜119頁）．

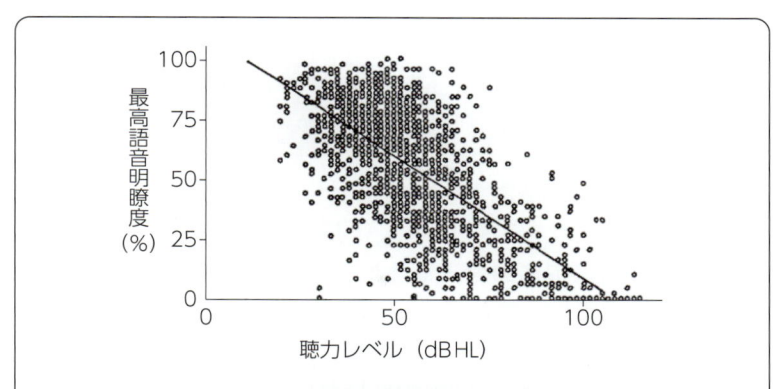

図11-5　平均聴力レベルと最高語音明瞭度の関係[17]（赤井貞康・他, 1990）
感音難聴者に対して，57-S語表を閾値上40dBの音圧で提示した．同じ聴力程度でも個人差が大きいが，回帰直線は最頻値を示す．

文献

1) Tye-Murray N：Foundations of Aural Rehabilitation, Plural Publishing, Incorporated, San Diego, 2018.
2) World Health Organization：Addressing the rising prevalence of hearing loss, 2018.
3) 厚生労働省社会援護局障害保健福祉部企画課：統計資料紹介 平成18年 身体障害児・者実態調査結果. 厚生の指標. *Journal of health and welfare statistics*, **55**：52-57, 2008.
4) 苅安 誠・他：コミュニケーション障害の疫学：音声言語・聴覚障害の有病率と障害児者数の推定. 京都学園大学健康医療学部紀要, **1**：1-12, 2016.
5) Goman AM，Lin FR：Prevalence of Hearing Loss by Severity in the United States. *m J Public Health*, **106**：1820-1822, 2016.
6) 佐々木正美：子どもへのまなざし, 福音館書店, 1998.
7) 鈴木恵子, 原 由紀・他：難聴者による聴覚障害の自己評価. *AUDIOLOGY JAPAN*, **45**：704-715, 2002.
8) 鈴木恵子：＜先天性難聴児に対する言語指導の50年の歩みとこれから＞聴覚障害児の長期経過—診断から成人まで—. 音声言語医学, **47**：314-322, 2006.
9) 木村晴美：日本手話と日本語対応手話（手指日本語）：間にある「深い谷」, 生活書院, 2011.
10) Dillon H：Hearing Aids, Thieme, New York, 2012.
11) Nerbonne MA, Schow RL：Auditory stimuli in communication (Nerbonne MA, Schow RL eds.)：Introduction to audiologic rehabilitation (5th ed.), Allyn and Bacon, Boston, 2006, pp113-150.
12) 内田育恵：加齢性難聴患者へのアドバイス. 日本耳鼻咽喉科学会会報, **116**：1144-1145, 2013.
13) 太田有美：加齢性難聴の病態と対処法. 日本老年医学会雑誌, **57**：397-404, 2020.
14) Wasano K, et al.：Patterns of hearing changes in women and men from denarians to nonagenarians, **9**：100131, 2021.
15) 小寺一興：補聴器のフィッティングと適用の考え方, 診断と治療社, 2017.
16) Olusanya BO, et al.：Hearing loss grades and the International classification of functioning. *disability and health*, **97**：725-728, 2019.
17) 赤井貞康, 小寺一興・他：感音難聴における聴力閾値と語音明瞭度との関係. *AUDIOLOGY JAPAN*, **33**：210-214, 1990.
18) Hoppe Ulrich, et al.：Longterm Results of a Screening Procedure for Adult Cochlear Implant Candidates. *Laryngo- rhino- otologie*, **96**：234-238, 2017.

（大原重洋）

✅ 確認Check! ☐ ☐ ☐

- 各ライフステージにおいて，聴覚障害が個人の生活にどのような影響を及ぼすか，生涯発達の観点から述べよう．⇒222頁
- 成人聴覚障害者について，発症時期，聴力程度，受信・発信コミュニケーションモードの関連を述べよう．⇒222〜226頁
- 聴力程度と障害の重症度の関連について，日本と世界の捉え方の違いを説明しよう．⇒225頁
- 「言語獲得前発症の成人聴覚障害者」「中途難聴・失聴者」「高齢期の加齢性難聴者」の課題を述べよう．⇒222〜224頁

成人聴覚障害リハビリテーション

- 聴覚障害者本人や家族に対して，検査結果やリハビリテーションの方針をわかりやすく説明し，同意を得ることの意義を理解しよう．
- 聴覚障害者の背景や主訴，家族からの情報，他機関からの情報を効果的に収集し，総合的な評価を行う能力を身に付けよう．
- 聴覚評価，読話評価，コミュニケーション評価，活動参加状況の評価を適切に実施し，効果的なリハビリテーション計画を立案する能力を養おう．
- 成人聴覚障害者に対する具体的なリハビリテーション指導方法を理解し，実施できるようにしよう．
- 成人期に発症した聴覚障害者の障害受容における心理的回復過程と介入方法を理解しよう．

1. 成人聴覚障害の臨床の流れ

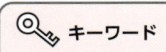 **キーワード**

【アウトカム評価】
介入や治療の結果を測定し，その効果や成果を評価すること．

成人聴覚障害の臨床の流れを**図12-1**に示す．本人や家族が評価結果や方針を理解し，同意した上でリハビリテーションを進めていく．介入後も<u>アウトカム評価</u>に基づいて計画を修正・変更し，説明と同意のプロセスを繰り返して，社会参加を支援する．

1 臨床の記録方法

近年，医療分野の電子化が進み，言語聴覚士の臨床記録としてSOAP形式（**表12-1**）が広く採用されている．この形式は，Subject（問診による主訴，症状の聴

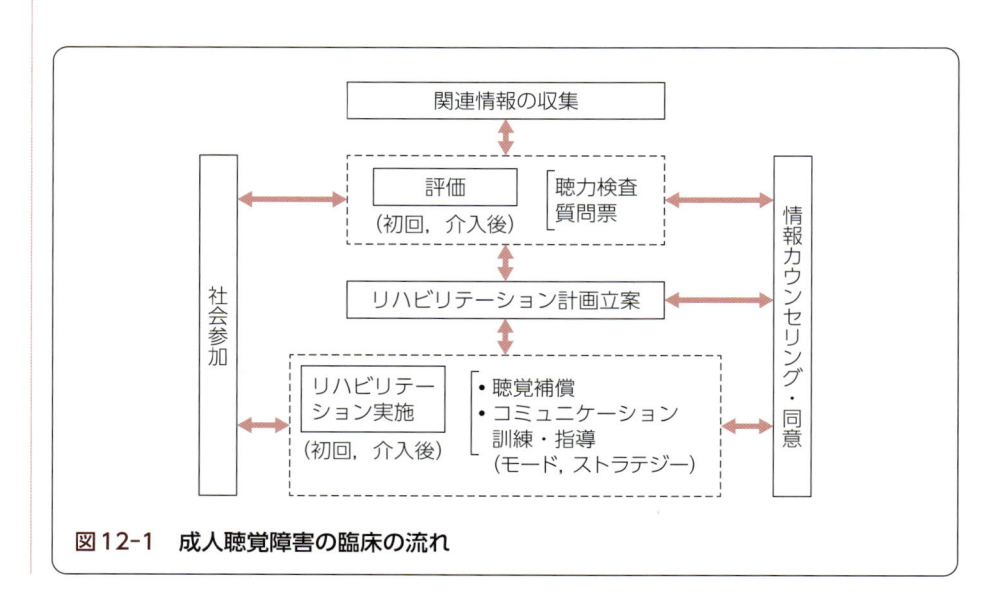

図12-1 成人聴覚障害の臨床の流れ

表12-1 SOAP形式[1]（高林克日己，2017をもとに作成）

	項目	内容
S	主観的 Subject	本人や家族の主訴 症状の聴取
O	客観的 Object	行動観察 各種検査結果
A	アセスメント Assessment	SとOを踏まえた解釈，判断
P	計画 Plan	治療・リハビリテーション計画

取），Object（観察・検査結果），Assessment（前二者を踏まえた解釈，判断），Plan（治療・リハビリテーション計画）の4つの項目に分けて記録する[1]．課題や治療方針が明確になり，電子カルテだけでなく紙面への記録法としても有用である．SOAPのサイクルを繰り返し，本人のニーズに応じた支援を構成する（「column：リハビリテーション指導プログラムの構成事例」⇒ **258〜259頁**）．

2. 情報カウンセリングと同意

リハビリテーションの効果を高めるため，聴覚障害者本人や家族が聞こえの状況について，適切に理解できるよう支援する．情報カウンセリング（informational counseling）[2] とは，純音オージオグラムやスピーチオージオグラムの読み方，推奨される聴覚補償機器の特徴，聴能訓練やコミュニケーション指導といった聞こえのリハビリテーションを進める上で必要な情報を，本人や家族へわかりやすく伝える取り組みを指す．特に，加齢性難聴の相談では，本人が障害状況を十分に理解していないことが多い．検査結果と留意点をわかりやすく説明し，客観的に障害を理解できるよう支援する．

情報カウンセリングは心理療法とは異なり，患者教育や<u>インフォームド・コンセント</u>に近い概念である．通常，複数回に分けて段階的に実施し，最初のセッションでは，検査結果に基づいて聞こえの状況を説明し，次に治療介入の流れや今後の見通しを示す．

🔑 **キーワード**

【インフォームド・コンセント (informed consent)】
医療者が治療法について十分に説明し，患者が理解して納得した上で治療方針に同意するプロセスのこと．医療者は，患者が適切に理解できるよう，説明する責任がある．

3. 情報収集

聴覚障害者の背景や来所の経緯を把握し，主訴（来所の理由，ニーズ）や生活上の問題を明らかにする．成人聴覚障害者の障害の成り立ちと，置かれた状況は多様であり，収集する情報は，発症前から相談時点までの経過がわかるような構成とする．

■ 本人への問診

聞き取りには，対象者と十分に意思疎通が可能なコミュニケーションモードを用いる．手話通訳者や要約筆記者を介する場合でも，あくまでも面談対象は聴覚障害

面接日＿＿＿＿年＿＿月＿＿日　担当＿＿＿＿

氏名＿＿＿＿＿　生年月日＿＿＿＿年＿＿月＿＿日　年齢＿＿歳　性別＿＿
住所＿＿＿＿＿＿＿＿＿＿　連絡先＿＿＿＿＿＿＿＿＿＿
職業・学校＿＿＿＿＿＿＿＿　身体障害者手帳＿＿種＿＿級（交付＿＿年＿＿月）

家族構成：

主訴：

生育歴・教育歴：

診断名：＿＿＿＿＿＿＿＿
聴覚障害程度：右耳＿＿dB（補聴器・人工内耳＿＿dB）左耳＿＿dB（補聴器・人工内耳＿＿dB）
語音聴力検査：右耳＿＿％（補聴器・人工内耳＿＿％）左耳＿＿％（補聴器・人工内耳＿＿％）

聴覚補償機器：
右：種類＿＿＿＿＿　期間＿＿年　装用時間＿＿/1日　処方機関＿＿＿＿＿
左：種類＿＿＿＿＿　期間＿＿年　装用時間＿＿/1日　処方機関＿＿＿＿＿

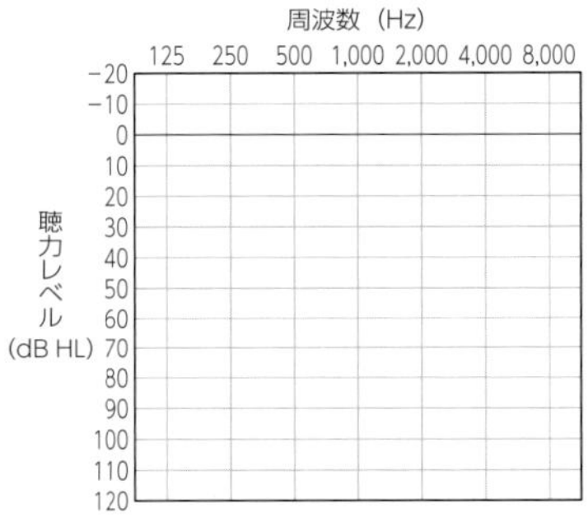
周波数（Hz）
125 250 500 1,000 2,000 4,000 8,000
−20 −10 0 10 20 30 40 50 60 70 80 90 100 110 120
聴力レベル（dB HL）

※補聴器特性図、人工内耳マップなど貼り付け

既往歴：

現病歴：

コミュニケーション：

社会生活：

その他：

図12-2　成人聴覚障害の問診票（例）

者本人であることに留意する．問診は，検査に先立ち，対象者の性格，コミュニケーションモード，疎通性，ニーズなどを理解し，聞き取った情報と観察所見に基づいて，総合的に評価する重要な機会である．問診票例を**図12-2**に示す．

2 家族からの情報収集

　成人期の聴覚障害，特に加齢性難聴者は，障害に対する自覚が乏しく，本人と家族で困り感が異なることが多い．リハビリテーションは，本人の自覚と意思に基づいて進めるが，初期段階では，家族の意見を聞き取ることも大切である．家族からみた本人の性格や気質，コミュニケーション障害への対応，聴覚補償機器装用や訓練参加への考え方などの情報は，リハビリテーション計画の策定に役立つ．また，認知能力や判断力の低下により，本人が問診に応じられない場合には家族に問診する．いずれの場合も，本人の意向を尊重するよう配慮することが重要である．

3 他機関・他職種からの情報収集

🖊 つながる知識
【情報提供】
職場復帰時には，ハローワーク，自治体（就労支援部門，障害福祉部門），福祉機関，勤務先から言語聴覚士へ情報提供が求められることがある．

　外部からの情報収集が必要なものは，耳科的医学所見，オージオグラム，語音明瞭度，補聴器特性図，人工内耳マッピングデータなどである．これらは，精密検査医療機関，人工内耳手術を行った高度医療機関，聴覚管理を行っている医療機関，補聴器販売店が保有している．他の医療機関や補聴器販売店からの情報提供は，主治医を通じて，または，本人が直接依頼することで得ることができる．情報収集は，個人情報の保護に留意し，各機関が定める手順に従って慎重に行う．

4. 評価

　評価は，リハビリテーション介入と緊密に結びついて進められ，聴覚機能だけでなく聴覚補償機器の使用，読話能力，コミュニケーションの質，活動参加の広がりに至るまで，包括的に行う．評価の一覧を**表12-2**に示す．

表12-2　評価一覧

	評価法	目的
聴覚評価	純音聴力検査	周波数ごとに聴覚閾値を明らかにする
	語音聴力検査	日本語単音節語音の聴取割合を明らかにし，異聴傾向を示す
	質問紙による聴覚評価 ①聴覚障害ハンディキャップスケール（HDHS）改訂版 ②きこえについての質問紙2002 ③音声と環境音認知の評価　短縮版（SSQ-12） ④補聴によるメリットの評価　短縮版（APHAB）	個々の生活における聞こえやコミュニケーションの困難，あるいは，対応について本人視点で評価する
	聴覚補償機器の適応・活用評価	
読話評価	単語，文章	単語・文レベルの読話成績を示す
コミュニケーション評価	会話の流暢性の評価	2名の話者の発話割合を指標化する
	コミュニケーションストラテジーの評価	使用しているコミュニケーションストラテジーを評価する
活動参加状況の評価	本人が改善したい聞こえの状況スケール（NAL-COSI）	本人固有の聞こえやコミュニケーションの困難を明らかにし，聴覚障害による参加制約を評価する

刺激に対してどのように反応すればよいか，特に高齢者には丁寧に説明する．また，疲労度を考慮して，休憩時間を設けたり，検査耳や検査項目によって何回かに分けたり，日を改めたりして実施するなどの配慮が求められる．

(1) 純音聴力検査

40歳を過ぎると，高周波数から聴力低下が始まり，子音の聞き取りが困難になる．特に2,000～8,000 Hzにおいて年齢相応の難聴（**図11-3 ⇒ 224頁**）であるか，丁寧に評価する．

(2) 語音聴力検査（語音明瞭度検査）

平均聴力レベルと日常生活での聞こえの程度は，一致しない場合がある．聴覚補償やコミュニケーション指導に際しては，聴覚障害者が音声言語をどの程度聞き取り，聞き分けられるのか，具体的な情報を得ることが重要である．

語音明瞭度検査は，最高語音明瞭度を算出するだけでなく，どのような音に聞こえているのか，異聴傾向を示す意味もある．単音節の異聴は，音響スペクトルの類似した語音間に起こりやすく，特に日常で使用頻度の高い語へ誤ることが報告されている[3]．異聴傾向は，異聴マトリックスを作成することで分析しやすくなり，補聴器の周波数特性の調整や，コミュニケーション指導の課題設定に役立つ．子音の異聴マトリックスを**表12-3**に示す．

(3) 質問紙による聴覚評価

リハビリテーション計画を立案・実施するためには，個々の状況の理解が不可欠である[9]．成人聴覚障害者の多くは，軽中等度の感音難聴であり，難聴程度や語音

つながる知識

【最高語音明瞭度と語音弁別能】
類似の概念として語音弁別能がある．従来，語音弁別能は個人の聴覚能力の評価に，最高語音明瞭度は補聴器の効果評価に使用されていた．しかし，どちらも57-S語表または67-S語表を用いて日本語単音節語の明瞭度（％）を測定するため，現在では，同義語として扱われるようになっている．

【異聴傾向】
構音様式が類似している無声破裂音/p/，/t/，/k/間では，それぞれ/p/は/t/や/k/へ，/t/は/k/へ聞き誤りやすい．

表12-3　子音の異聴マトリックス[3]（辻　久茂，1968をもとに作成）

刺激＼反応		無声破裂音			有声破裂音			摩擦音		破擦音	弾き音	半母音		鼻音		脱落	合計
		p	t	k	b	d	g	s	h	dz	r	j	w	m	n		
無声破裂音	p																
	t																
	k																
有声破裂音	b																
	d																
	g																
摩擦音	s																
	h																
破擦音	dz																
弾き音	r																
半母音	j																
	w																
鼻音	m																
	n																
合計																	

検査語（縦列）に対して反応した語（横列）を計上し，異聴と正しく聞き取れた数（あるいは頻度）を算出する．必要に応じて，母音や拗音の異聴についても調べる．

明瞭度だけでは生活上の困難や支援ニーズを把握できない[4].

　そこで，社会生活の様々な場面について，聞こえやコミュニケーションの困難を質的に評価することが重要である．1970年代から現在に至るまで，北米を中心に開発された聴覚障害に関する質問紙評価法（自己評価スケール）[2,4]は，国内でも広く用いられている[5].

　なお，聴覚検査と質問紙評価の結果に乖離がある場合，問題がないのではなく，本人が聴覚障害を自覚していないか，治療介入に消極的である可能性がある．評価結果と治療介入の見通しについて，丁寧に説明することが必要である．

①聴覚障害ハンディキャップスケール（HDHS）改訂版

　「聴覚障害ハンディキャップスケール（Hearing Disability and Handicap Scale：HDHS）改訂版」[6,7]は，HDHS[5,8]の質問文20項目に，新たに11項目を加えたものである．A〜Dの4領域，質問文31項目（A領域；会話聴取8項目，B領域；環境音聴取7項目，C領域；精神保健10項目，D領域；コミュニケーションスキルによる障害補償6項目）で構成される（**表12-4**）．

　質問はランダムに提示し，「はい」「かなり」「ときどき」「いいえ」の4件法で回答させ，1〜4点を配点する．A〜Cの3領域，質問文25項目について総得点を算出し，聴覚障害による生活上の不自由さを評価する．総得点は，「障害なし；25点以下」「軽度障害；26〜50点」「中等度障害；51〜75点」「高度障害；76点以上」に分類され，最も強い障害観を示す場合は100点となる．総得点は，難聴程度との間で正の相関，語音明瞭度との間で負の相関が認められている[7].

　なお，D領域は，会話が聞き取れない時の具体的な対応（コミュニケーションストラテジー）についての自己評価であり，総得点には加えない．積極的な対応ができていれば4点を配点し，消極性に応じて配点を減じる．

②きこえについての質問紙2002

　「きこえについての質問紙2002」[9,30]は，日本で開発された質問紙で，聞こえにくさの主観的評価手法として広く用いられている（**表12-5**）．質問項目の生活習慣などが日本の実態にあうように構成され，静寂下・雑音下の語音聴取，生活環境音の聴取状況について，本人が主観的に評価する．

　23項目（聞こえにくさ；10項目，心理・社会的影響；5項目，コミュニケーションストラテジー；8項目）の質問で構成される．5件法で回答し，点数が高いほど困難が大きい．下位尺度ごとに素点を合計して評価点を算出し，プロフィールを描く．なお，全23項目中「聞こえにくさ」に関わる10項目は，「補聴器適合検査の指針(2010)」[10]に掲載されており，補聴器適合のための主観的評価法としても用いられる．

③音声と環境音認知の評価　短縮版（SSQ-12）

　「音声と環境音認知の評価　短縮版（Speech, Spatial, and Qualities of Hearing Scale-Short form：SSQ-12）」は，「雑音下／集団での語音聴取」「空間認識」「音質認識」「聴取努力」の4領域（12項目）で構成され，聴覚感覚の多面的な評価が可能である[11,12].SSQ-12は「全く思わない；1点」〜「非常に思う；5点」で評価し，点数が高いほど課題が少ないことを示す（**表12-6**）．

　聴覚障害者は，環境音や語音が聞こえないだけでなく，空間認識や音質認識も低

表12-4 聴覚障害ハンディキャップスケール（HDHS）改訂版[6]（廣田栄子，2002）

項目番号と質問内容
A領域；会話聴取　8項目
2. 病院や郵便局などで名前を呼ばれて聞き取れますか
3. 買い物をする時や職場で仕事をする時によく聞き取れず，話についていくのが難しいと思いますか*
6. 電話に出て，相手の話がよく聞き取れますか
8. 他の人が聞いている大きさでは，テレビの音声が聞き取りにくいですか*
12. 他の人が聞いている音の大きさでは，ラジオやテープレコーダの音声が聞き取りにくいですか*
16. 数人の人と，一緒に話している時には話が聞き取りにくいですか*
20. 相手の話し声が聞こえたら，その内容がよく理解できますか
23. 会議や会合，講習会で話が聞き取りにくいですか*
B領域；環境音聴取　7項目
1. 後ろから自転車や自動車が近づくことに気がつきますか
4. 部屋の中にいて，部屋のドアの開く音が聞こえますか
9. 台所で，おなべややかんのお湯の沸騰する音が聞こえますか
13. 部屋に入ってくる人の姿が見えないと，入ってくる人の足音に気がつきませんか*
17. 玄関のチャイムやドアをノックする音が聞こえますか
21. 隣の部屋で鳴っている電話の呼び出し音がよく聞こえますか
25. 家の中にいて，戸外の小鳥や虫の鳴き声，人の話し声が聞こえますか
C領域；精神保健　10項目
5. 耳の聞こえが悪いのではないかと気になり，それを人に知られることが気になりますか*
7. 会話がよく聞き取れない時に，もう一度繰り返してもらうよう頼むことは，気が重いですか*
10. 人の話を聞き違えたために，まとはずれな返事をして気まずい思いをすることがありますか*
11. 最近は，あなた自身の社会生活や人つきあい，個人生活や活動の範囲が狭まったと思いますか*
14. 会話についていけなくて，いらいらしたりくやしい思いをしますか*
15. 会話や物音を聞き取るために，緊張したり疲れたりすると思いますか*
18. 最近，なんとなく人から避けられたり，うとまれていると思いますか*
19. 最近，自分に少し自信を失っていると思いますか*
22. 最近，身のまわりの様々な事柄から取り残された気分になりますか*
24. 最近，あなたの家族や親しい人との人間関係が疎遠になったり，なにか気がかりがありますか*
D領域；コミュニケーションスキルによる障害補償　6項目
26. 相手の話がよくわからない時は，話している人に近寄りますか*
27. 相手の話がよくわからない時は，紙に書いてもらいますか*
28. 相手の話がよくわからない時は，聞き返したり繰り返すよう頼みますか*
29. 相手の話がよくわからない時は，相手の口元に注目しますか*
30. 相手の話がよくわからない時は，近くにいる人にたずねたりしますか*
31. うるさくて会話がよくわからない時は，静かな所に場所を移すよう頼みますか*

はい〜いいえ（1〜4点）
*逆転項目：はい〜いいえ（4〜1点）

下する．さらに，聞くこと自体への疲労度が高く，音声内容の理解，記憶，反応には，多くの精神的な努力を要する．

④補聴によるメリットの評価　短縮版（APHAB）

「補聴によるメリットの評価　短縮版（Abbreviated Profile of Hearing Aid Benefit：APHAB）」[13]は北米で開発され，世界中で広く用いられている．聞こえの困難の程度と補聴器装用のメリットを測定する自己評価スケールである（**表12-7**）．APHABを用いた適応評価では，「コミュニケーションの取りやすさ（EC）」「雑音下での聴き取り（BN）」「反響下での聴き取り（RV）」「不快な音（AV）」の4領域（24項目）について，「A いつも（99%）」「B ほとんど（87%）」「C しばしば（75%）」「D 半分くらい（50%）」「E 時々（25%）」「F めったにない（12%）」「G 全くない（1%）」の7件法で回答を求め，A〜Gの頻度数値（%）を得点として記入する．裸耳

🔑 キーワード

【APHAB】
各領域の記号のフルスペルは，以下の通りである．
EC：Ease of Communication
RV：Reverberation
BN：Background Noise
AV：Aversiveness

表12-5 きこえについての質問紙2002[9, 30]（鈴木恵子・他，2002，鈴木恵子・他，2017）

下位尺度			質問項目	回答肢
聞こえにくさ	比較的よい条件下の語音聴取	1	静かな所で，家族や友人と1対1で向かいあって会話する時，聞き取れる	a
		2	家の外のあまりうるさくない所で会話する時，聞き取れる	
		3	買い物やレストランで店の人と話す時，聞き取れる	
	環境音の聴取	4	後ろから近づいてくる車の音が，聞こえる	b
		5	電子レンジの「チン」という音など，小さな電子音が聞こえる	
	比較的悪い条件下の語音聴取	6	後ろから呼びかけられた時，聞こえる	b
		7	人ごみの中での会話が聞き取れる	a
		8	4，5人の集まりで話が聞き取れる	
		9	小声で話された時，聞き取れる	
		10	テレビのドラマを，周りの人々にちょうどよい大きさで聞いている時，聞き取れる	
心理・社会的影響	直接関連した行動	11	聞こえにくいために，家族や友人に話しかけるのをやめる	c
		12	聞こえにくいために，一人でいた方が楽だと思う	d
	情緒反応	13	話が聞き取れなかった時，もう一度繰り返してもらうのは気が重い	e
		14	聞こえにくいことが，あなたの性格になんらかの影響を与えていると思う	d
		15	聞こえにくいことが，あなたの家族や友人との関係になんらかの影響を及ぼしていると思う	
コミュニケーションストラテジー		16	話が聞き取りにくい時は，話している人に近づく	f
		17	会話中は，相手の口元を見る	
		18	うるさくて会話が聞こえない時は，静かな所に移る	
		19	話が聞き取れなかった時は，近くの人に尋ねる	
		20	話が聞き取れなかった時は，もう一度繰り返してくれるよう頼む	
		21	小声や早口の相手には，ゆっくりはっきり話してくれるよう頼む	
		22	相手のことばを聞こえた通りに繰り返す	
		23	自分の耳が聞こえにくいことを，会話の相手に伝える	

回答肢					
a：いつも聞き取れる	聞き取れることが多い	半々ぐらい	聞き取れないことが多い	いつも聞き取れない
b：いつも聞こえる	聞こえることが多い	半々ぐらい	聞こえないことが多い	いつも聞こえない
f：いつもそうする	そうすることが多い	半々ぐらい	そうしないことが多い	全くそうしない
素点の配点	1	2	3	4	5

c：いつもやめる	やめることが多い	半々ぐらい	話しかけることが多い	いつも話しかける
d：いつもそう思う	思うことが多い	半々ぐらい	思わないことが多い	全く思わない
e：いつもそうだ	そういうことが多い	半々ぐらい	そうでないことが多い	全くそうでない
素点の配点	5	4	3	2	1

注：質問項目11〜15では，素点の配点を左から5，4，3，2，1と逆転させる

「結果のまとめ」記入欄

下位尺度		各質問項目の素点（左上の小さな数字は質問項目の番号を示す）								素点合計	評価点				
											1	2	3	4	5
聞こえにくさ	比較的よい条件下の語音聴取	1	2	3 →							3〜6	7〜8	9	10〜11	12〜15
	環境音の聴取	4	5 →								2〜4	5	6	7〜8	9〜10
	比較的悪い条件下の語音聴取	6	7	8	9	10 →					5〜16	17〜18	19〜20	21〜22	23〜25
心理・社会的影響	直接関連した行動	11	12 →								2〜3	4	5	6〜7	8〜10
	情緒反応	13	14	15 →							3〜6	7〜8	9〜10	11	12〜15
コミュニケーションストラテジー		16	17	18	19	20	21	22	23		8〜16	17〜20	21〜23	24〜26	27〜40

表12-6　音声と環境音認知の評価　短縮版（SSQ-12）[12]（中津真美・他，2013）

領域		質問項目
雑音下／集団での語音聴取	1	一対一で話している時に，テレビを消さなくても，相手の話を追えますか
	2	誰かに話しかけられながら，テレビのニュースも同時に話を追えますか
	3	周囲で大勢の人が話をしている部屋で，一対一での会話を追えますか
	4	賑やかなレストランで，顔を見て5人位で話している時に，皆の会話を追えますか
	5	グループでの会話で，話者が変わった時に，話しはじめから容易に追えますか
空間認識	6	外で犬が大声で吠えていると，見なくても犬がどこにいるのかすぐにわかりますか
	7	音によって，バスやトラックがどのくらい離れているか，わかりますか
	8	バスやトラックがこちらに向かってくるか，遠ざかっていくか，音でわかりますか
音質認識	9	一度に複数の音を耳にした時に，一塊のごちゃごちゃした音のように感じますか*
	10	演奏を聞いていて，どの楽器の演奏かわかりますか
	11	日常的に聴き取りやすい音は，ぼやけることなくはっきりと聴こえますか
聴取努力	12	人の話や何か音を聴く時に，とても集中しなければなりませんか*

全く思わない〜非常に思う（1〜5点）
*逆転項目：全く思わない〜非常に思う（5〜1点）

表12-7　補聴によるメリットの評価（APHAB）[13]（Cox R et al., 1995）

コミュニケーションの取りやすさ（EC）		裸耳	補聴耳
1	自宅で家族の会話が聴こえない		
2	小さな部屋での話し合いに際して，会話についていけない		
3	友人との何気ない話を理解するのが困難だ		
4	静かに聴いている集団に対して，誰かが話しているのを理解するのが難しい		
5	待合室で主治医と何気ない会話を交わしても，会話についていけない		
6	静かな部屋での一対一の会話でも，発話を繰り返してもらう必要がある		
	平均		
雑音下での聴き取り（BN）			
7	混雑した店でのレジ係との会話についていける*		
8	車でラジオのニュースが流れている時，家族と話したら，ニュースを聴き取れない		
9	複数人で食卓を囲み，一人と話す際，理解することが難しい		
10	複数人が話しても会話を理解できる*		
11	混雑した中でも他の人と会話できる*		
12	エアコンや扇風機がついていると他の人の話を理解できない		
	平均		
反響下での聴き取り（RV）			
13	授業では多くの内容を聴きもらす		
14	映画や演劇の登場人物同士の会話が理解できない		
15	大きなガラガラの部屋で人と話しても，ことばがわかる*		
16	映画館で周りの人が小声で話したり，紙をカサカサさせたりしても，映画の内容を聴き取れる*		
17	町内会で会長や係の人が何を言っているのか理解できない		
18	結婚式の司会者の話についていける*		
	平均		
不快な音（AV）			
19	火災警報器のような突然の大きな音が嫌だ		
20	道路を車が走る音は，うるさすぎる		
21	トイレやシャワーのような水の流れる音は，大きくて嫌だ		
22	建築現場の音は，大きくて嫌だ		
23	近くで救急車がサイレンを鳴らすと，耐えられないので耳を塞ぐ		
24	タイヤがキーッと鳴る音は，大きくて嫌だ		
	平均		
	全平均		

回答は，A いつも（99%）　B ほとんど（87%）　C しばしば（75%）　D 半分くらい（50%）　E 時々（25%）　F めったにない（12%）　G 全くない（1%）．領域ごとに%平均値を算出する．
*逆転項目：A いつも（1%）　B ほとんど（12%）　C しばしば（25%）　D 半分くらい（50%）　E 時々（75%）　F めったにない（87%）　G 全くない（99%）．

表12-8　APHAB：標準値[13,14]（Cox et al., 1995, Johnson et al., 2010）

| | 聴覚障害：裸耳 | | | | | 聴覚障害：補聴耳 | | | | | 補聴効果 | | | | |
パーセンタイル	EC	BN	RV	AV	全平均	EC	BN	RV	AV	全平均	EC	BN	RV	AV	全平均
95	99	99	99	70	97	86	82	79	82	67	76	70	56	16	59
80	83	89	87	35	85	39	58	57	64	50	52	52	47	0	47
65	75	81	81	21	76	29	49	46	53	42	46	41	39	−8	41
50	63	75	71	14	68	23	40	37	38	34	38	34	33	−3	33
35	56	67	65	9	64	17	32	29	23	28	29	27	23	−25	29
20	46	58	58	3	57	12	22	21	14	20	19	16	12	−41	22
5	26	41	47	1	45	2	14	12	2	13	−10	−3	−1	−61	3

＊得点は、表12-7の各下位項目の頻度（％）平均値である。裸耳、補聴耳、補聴耳では、数字が大きいほうがより重症であることを示す。補聴効果では、数字が大きいほど補聴効果が高いことを示す。

＊パーセンタイルは、1から100の間で下位より数えた順位を示す。5パーセンタイルは下位から5番目（上位95％）、50パーセンタイルは中央値、95パーセンタイルは下位から95番目（上位5％）の順位となる。

と装用耳の得点の差が補聴効果となる。

次に、領域ごと、あるいは全体の平均得点を算出し、標準値と比較する（表12-8）。95パーセンタイルが最も重症であり、5パーセンタイルが最も軽症となる（補聴効果では、パーセンタイル値が大きいほど補聴効果が高いことを示す）。中等度以上の聴覚障害では、裸耳のEC、BN、RVの場合には、補聴器の常用（4時間以上／1日）に至る傾向があるとされている[14]。

(4) 聴覚補償機器の適応・活用評価

聴覚補償機器の適応は、個人差や環境要因を考慮し、聴力や語音明瞭度の客観的評価と、質問紙による主観的評価を組み合わせて検討する。

装用効果は、非装用時と装用時の聞こえやコミュニケーションの変化を比較して評価する。評価指標には、聴覚評価、各種質問紙評価、面接（期待と効果、満足度）、聞こえやコミュニケーション場面の観察などが含まれる。

2 読話評価

(1) 読話と聴覚活用

読話（speechreading）とは、視覚を用いて発声器官の動きから音声を識別する手法である[15]。語音明瞭度50％以下の場合には、発話内容を理解するために読話が必須である。唇型（唇型分類）・音節対応のルールを表12-9に示す[16]。日本語には、同じ口形で異なる意味をもつ語が多いため、視覚情報のみですべての語音を識別することは困難である[15,16]。

従来より、聴覚活用による読話成績の顕著な改善が示されており[15,17,18]、視覚的情報のみ用いる読話（lipreading）とは区別なる[2]。読話は、利用可能な限りことばの意味内容をトップダウン処理で理解する方法である。

(2) 検査語の選択と評価手順

読話の評価では、検査語の選択が最も重要である。個々の口唇や歯の運動様式と音節との関係理解は、有意語、句、文章において意義がある[17]。しかし、文章や句

キーワード

【唇型分類】
唇型の規則性を整理して、速記文字を割り当てて書き取ることができるようにしたもの。

つながる知識

【日本語の口形】
日本語はわずか15種類の口形で約110音節を調音するため、同口形異音が多く存在し、例えば「もっか」と「ここいし」と「おおよそ」は、ともに唇型分類記号では「○▲」と表される。

キーワード

【トップダウン処理】
既存の知識や経験、期待などをもとに情報を解釈する認知的アプローチ。脳がもつ先行知識を活用し、入ってくる情報を予測し、意味を抽出する。不完全な情報からでも効率的に理解を深めることができる。

ここが重要
読話における口形の読み取りの限界と聴覚活用の併用効果について理解しよう。

表12-9 　唇型による日本語の音節分類[16]（白井健次，2018より一部改変）

唇型分類（記号）	唇型の特徴	音節	音節数
⌢	「あ」と同じ	「あ」「か」「は」「が」	4
⌣	「え」と同じ	「え」「け」「へ」「げ」	4
⊥	「い」と同じ	「い」「き」「し」「ち」「に」「ひ」 ※あ列，え列，い列音などの後の促音・撥音	10
ᅮ	「お」と同じ	「お」「こ」「ほ」「ご」	4
ᅮ	「う」と同じ	「う」「く」「す」「つ」「ふ」「ゆ」「る」「ず」「しゅ」「ちゅ」「じゅ」など ※お列，う列音の後の促音・撥音	20
⌢	一瞬「い」，その後「あ」へ	「た」「な」「や」「ら」「だ」「しゃ」「ちゃ」「にゃ」「じゃ」など	16
⌣	一瞬「い」，その後「え」へ	「せ」「て」「ね」「れ」「ぜ」「で」など	10
⌢	一瞬「う」，その後「あ」へ	「わ」「ふぁ」	2
⌢	一瞬「う」，その後「お」へ	「そ」「と」「の」「よ」「ろ」「ぞ」「ど」「しょ」「ちょ」「じょ」など	16
⌢	一瞬閉唇，その後「あ」へ	「ま」「ば」「ぱ」「みゃ」「びゃ」「ぴゃ」	6
⌃	一瞬閉唇，その後「え」へ	「め」「べ」「ぺ」	3
⌢	一瞬閉唇，その後「お」へ	「も」「ぼ」「ぽ」「みょ」「びょ」「ぴょ」	6
⌢	一瞬閉唇，その後「い」へ	「み」「び」「ぴ」	3
⌢	一瞬閉唇，その後「う」へ	「む」「ぶ」「ぷ」「みゅ」「びゅ」「ぴゅ」	6
∨	閉唇状態	あ列，え列，い列，お列，う列と閉唇音とに挟まれた促音・撥音	

表12-10 　読話検査語（単語）[17]（伊原健一，1966）

	第1表	第2表	第3表
1	あたま	あいだ	あたる
2	あらし	あるく	あわれ
3	いそぐ	うける	うごき
4	うかぶ	うわさ	おとな
5	うわぎ	おーきさ	おとうと
6	おとこ	かぞく	かいしゃ
7	おーきい	かんじる	かりる
8	きざむ	きせつ	かんとく
9	クリーム	くるま	このみ
10	ことば	けいさつ	こうがい
11	たかい	こども	たもつ
12	たまご	ざいりょう	どりょく
13	とがる	さいご	つくる
14	だいこん	したく	つよい
15	ラジオ	しろい	じどうしゃ
16	しんせつ	しんぱい	さわぐ
17	すわる	せかい	しつけ
18	はなす	ひだり	しつれい
19	ふかい	ふかさ	はやい
20	ほめる	まもる	ひどい
21	まねく	みどり	まよう
22	もえる	ななめ	みなと
23	ぬれる	のぼる	めーわく
24	ゆたか	やける	なまえ
25	つくえ	ゆっくり	やさい

表12-11 　読話検査語（文章）[18]（田中美郷・他，1973）

1	まことさんは　動物園へ　行きました．
2	風が　そよそよと　吹いて　います．
3	遠くから　電車が　走って　きました．
4	今日は　お父さんの　誕生日　です．
5	おじいさんが　山道を　とぼとぼと　登って　行きます．
6	家の　うらに　小川が　流れて　います．
7	こちらは　毎日　雪が　降って　います．
8	大きな　波が　ドーンと　寄せて　きます．
9	工作の　時間に　水鉄砲を　作りました．
10	公園は　古い　お城の　あとに　あります．

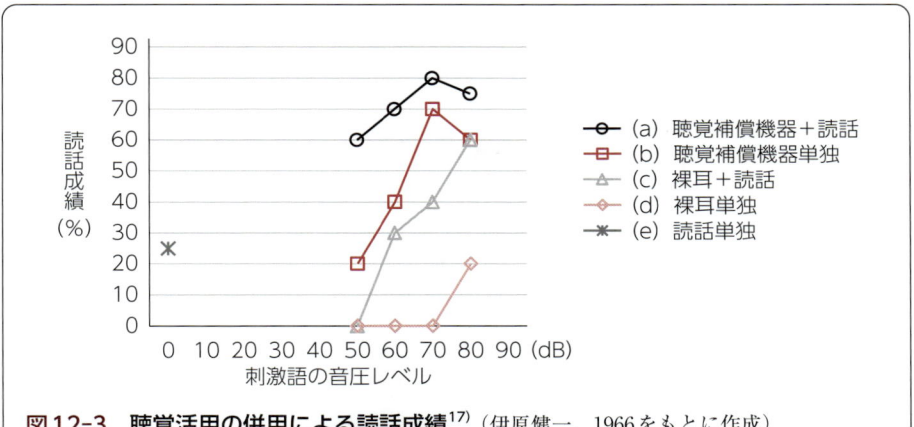

図12-3　聴覚活用の併用による読話成績[17]（伊原健一，1966をもとに作成）
＊純音平均聴力レベル65dB，最高語音明瞭度70％
刺激語の音圧を変えて，読話成績曲線を描く．すべてを実施すると，患者の負担が高まるため，
簡便な手続きでは，刺激語を日常会話音圧で読み上げ，（a）と（b）の2条件で評価する．

では，文脈理解が影響するため，有意味単語を基本とし，必要に応じて文章，句を評価する．三音節単語は，アクセント位置による意味の違いが少なく，読話の手がかりも多いため，検査語として最適である．読話検査語の三音節単語例を**表12-10**，文章例を**表12-11**に示した．読話と聴覚活用を組み合わせて識別率を算出する（**図12-3**）．

❸ コミュニケーション評価

（1）会話の流暢性の評価

　中途難聴・失聴の場合には，相手の発話が聞き取れないため，他者との会話でコミュニケーションの中断などを経験する．一方，先天性・言語獲得前の聴覚障害の場合には，聞こえの問題に加えて発声発語障害（構音障害）が生じることがあるため，送受信の両方で障害が生じ，他者との会話が続かないという問題が生じる．

　2名の会話における流暢性の評価では，発話量が等しく，会話のターンが長く続く場合に会話の流暢性が高いとされる．一方，発話量が不均衡で，ターンが短い場合は会話が途切れて続かないことを意味し，会話の流暢性が低いとされる．

　会話の流暢性は，平均ターン長比率（Mean Length Turn Ratio：MLT 比率）[2]を用いて定量的に計測することができる．MLT 比率は，社会言語学で用いられる尺度であり，2名の話者が話す時間の割合を指標化するものである．

　MLT 比率の算出例について，会話の流暢性が高い例と低い例を**表12-12**に示す．まず，会話の各参加者の平均発話ターン長（Mean Length of Speaking Turn：MLT）を計算する．MLT は50ターン，または2ターン程度の会話から自立語の平均数を求める．会話ターンは，1名がしゃべり始めることで開始され，しゃべり終えて，もう1人が反応を終えた時に終了する．MLT 比率は，本人の MLT を相手の MLT で除して算出する．1に近いほど，互いの発話量が等しく，会話の流暢性は高いと評価する．

表12-12 MLT比率

Ⅰ：会話の流暢性が高い例	自立語数
A：テレビの　音って　うるさく　ない？	4
B：うん　ちょっと　大きいかな　でも　そのままで　いいよ	6
A：うるさかったら　もう　少し　下げるけど	4
B：うううん　そんなに　気に　ならない	4
MLT；A：4語（8語/2ターン），B：5語（10語/2ターン） MLT比率；A：0.8（4語/5語），B：1.25（5語/4語）	

Ⅱ：会話の流暢性が低い例	自立語数
A：宿題は　もう　終わったの？	3
B：とっくに　終わったよ　いちいち　うるさいな　言われ　なくても　やるよ	7
A：何だって？	1
B：もう　言ったよ　さっき　言ったよ　同じこと　何度も　言わないで	7
MLT；A：2語（4語/2ターン），B：7語（14語/2ターン） MLT比率；A：0.28（2語/7語），B：3.5（7語/2語）	

A：聴覚障害者，B：聴者
Ⅰ：聴覚障害者の自立語総数は8語であり，2ターンで除すると，MLTは4語となる．聴者のMLTは5語となる．MLT比率は，聴覚障害者0.8（4語/5語），聴者1.25（5語/4語）となり，コミュニケーションの断絶は少ない．
Ⅱ：MLT比率は聴覚障害者0.28に対し，聴者は3.5と高く，双方の発話量が不均衡で会話が成立していない．

(2) コミュニケーションストラテジーの評価

ここが重要

【コミュニケーションストラテジー】
種類や内容について理解しよう．「**表12-4　HDHS改訂版**」「**表12-5　きこえについての質問紙2002**」にも含まれている．

　聴覚障害者の<u>コミュニケーションストラテジー</u>は，聞こえの障害によって生じるコミュニケーションの困難を軽減するための工夫をいう．特に，感音難聴，加齢性難聴で，聴覚補償機器を適切に調整しても，聞き取りの問題が残る場合には，コミュニケーションストラテジーはリハビリテーションの重要な要素となる[9]．コミュニケーションストラテジーは，<u>自助型</u>と<u>要請型</u>の2つに大別される[19]．

　リハビリテーション計画を策定するため，日常生活で生じるコミュニケーション障害の頻度や状況，使用しているコミュニケーションストラテジーを評価することが重要である．コミュニケーションストラテジーの評価項目例を**表12-13**に示す．

4 活動参加状況の評価

キーワード

【自助型ストラテジー（anticipatory strategies）】
コミュニケーションが円滑に進むようにあらかじめ準備したり，自ら行動したりする．

【要請型ストラテジー（repair strategies）】
相手に対応を依頼して会話の断絶を修復する．

　聴覚障害により，社会生活の様々なレベル（家族，職場，交友関係，地域社会）で社会的障害が生じる．活動参加状況の評価には，質問紙評価が適しているが，HDHS改訂版やAPHABのようにあらかじめ項目が設定されている自己評価スケールは，必ずしも固有の状況に応じた社会的活動の評価には適していない．基本的に活動参加状況の評価は，介入のアウトカム評価として行われる．本来，介入のアウトカム評価とは，解決したい活動制限と参加制約の範囲を決め，聴覚補償機器の活用や訓練によって解決したのか，あるいは，別の問題が残っているのかを確認するためのものである．そこで，聴覚障害者本人が取り組みたい内容を決め，改善程度を測定する評価視点が重要となる．

(1) 本人が改善したい聞こえの状況スケール（NAL-COSI）

　「本人が改善したい聞こえの状況スケール（The Client Oriented Scale of Im-

表12-13　コミュニケーションストラテジーの評価項目[2, 19]（Tye-Murray, 2018, Nerbonne et al., 2006をもとに作成）

会話の内容が理解できなければ，あなたは，何をしますか．用いているコミュニケーションストラテジーについて，該当するものにすべてチェックを入れてください．		チェック欄
自助型	1. 特定の会話に関する話題について，あらかじめ調べておく	
	2. 騒がしい場所を避ける（例：テレビのボリュームを下げる）	
	3. 話し手に近づく	
	4. オープンクエスチョンではなく，「一か，一かどちらか」といった択一形式の質問をする	
	5. 会議などでは，話の流れがわかりやすい最適な位置に座る	
	6. その他　（　　　　　　　　　　　　　　　　　　　　　　　）	
要請型	1. 「もう一回お願い」などと発言を繰り返してもらえるように頼む	
	2. 口元を見せて話してもらえるように頼む	
	3. 大きな声で話してもらえるように頼む	
	4. ゆっくりと話してもらえるように頼む	
	5. 短い文で話してもらえるように頼む	
	6. 発話内容を文字で書いてもらえるように頼む	
	7. 集団ではなく，一対一で話してもらえるように頼む	
	8. 電話よりメールなどでやり取りしたいと伝える	
	9. ノートテイカーなどが同席してよいか確認する	
	10. 自分が聴き取った内容が正しいのか確認する	
	11. 何について話をしているのか周囲の人に確認する	
	12. その他　（　　　　　　　　　　　　　　　　　　　　　　）	

provement：NAL-COSI）」[4, 20] は，本人固有の聞こえやコミュニケーションの困難を明らかにすることを目的として，構造化された自己評価スケールである．聴覚障害者のニーズを明らかにするためには，本人に確認することが最も簡便な方法である．NAL-COSI は，本人が重要かつ改善の価値があると考えるニーズを整理し，聴覚障害による参加制約を評価することができる．評価用紙を図12-4 に示す．

　NAL-COSI では，聴覚補償機器導入時やリハビリテーション開始時に，本人が改善させたい聞こえとコミュニケーションの問題について，重要度順に最大5つまで設定する．また，本人が抱える課題の傾向を把握するために，各ニーズに最も近いものを，図12-4 のカテゴリー1〜16 より選択して記入する．

　介入後に，設定したニーズがどれくらい改善したのか・悪化したのか，あるいは，別の問題が生じたのかをチェックし，最終的に何％聞き取れるようになったかを評価する．

5. リハビリテーション計画立案

　　リハビリテーションは，本人のニーズに応じて，社会的活動への参加や，障害で制限されている状況について，機能回復訓練，補装具の導入，社会的配慮，本人や周囲の人の障害に対する理解や受け止め方など総合的な支援策で構成して，課題の解消をはかるプロセスである．しかし，多くは永続的障害として残り，支援効果に

		変化の程度						カテゴリー	聴覚補償機器を装用した最終的な聞こえ ニーズの状況で何%，聞き取れるか				
									10%	25%	50%	75%	95%
順位	改善したい状況	悪化	変化なし	わずかに改善	改善	かなり改善			めったにない	時々	半分くらいの時間	多くの時間	ほとんどいつも
1													
2													
3													
4													
5													

カテゴリー

1 静かな場所で1，2名と会話	5 通常の音量のテレビやラジオ	9 ドアベルかノックの音	13 立ち去りたい気持ち
2 うるさい場所で1，2名と会話	6 親しい人と電話	10 車が近づいて来る音	14 焦る気持ち
3 静かな場所でグループ会話	7 知らない人と電話	11 社会的な交流	15 公の集まり
4 うるさい場所でグループ会話	8 他の部屋から電話のベルを聞く	12 決まりが悪い思い	16 その他

図12-4　本人が改善したい聞こえの状況スケール（NAL-COSI）[20]（Dillon H, et al., 1997）
本人が「会話ができるようになりたい」と訴えたら，「リビングでテレビをみながら，家族と会話したい」と修正案を提示する．さらに，本人のニーズと短期間（3か月）での実現可能性を鑑みて，「食卓を囲んで，家族と会話がしたい」「リビングで家族と一緒にテレビをみたい」とニーズを細かく分割して具体化する．具体化することで，介入がピンポイントになり，アウトカムの評価が行いやすくなる．

満足を得られず，何らかの折り合いを付ける過程について支援と活動参加の調整を必要とする．

本人のニーズを中心としてプログラムを策定し，周囲の人や帰属組織への働きかけを含めて，実現可能な選択肢を提案し，聴覚障害者本人の選択と合意により構成する．

■1 目標設定と支援構成

本人や家族と話し合い，本人のニーズに応じた具体的で意味のある目標を設定し，実施可能なプログラムを構成する．目標は到達度や介入効果の評価の基準になる．また，本人が隠している本心や真の目標を理解し，ニーズに合わせて内容を調整する．

例えば，重度難聴の補聴器装用支援では，読話訓練やコミュニケーションストラテジー訓練のように，実際の生活での効果を重視した支援を行う．一方，軽中等度難聴や人工内耳装用者には，機器調整や直接的訓練を検討する．さらに，社会人や学生であれば，補聴援助システム（Assistive Listening Devices：ALD）の活用や，直接的な聴覚活用指導についても検討する．

成人聴覚障害者に対する指導は，言語教育の機会を逸した事例や特別なニーズのある事例を除くと，すでに母国語を獲得していることを前提とした構成になる．具体的な指導一覧を**表12-14**に示す．

表12-14　リハビリテーション指導一覧

	指導法	
聴覚活用指導	(1) 分析的訓練	
	(2) 統合的訓練（スピーチトラッキング訓練など）	
コミュニケーション指導	(1) コミュニケーションストラテジー訓練	
	(2) 構成的会話訓練	
談話訓練	(1) 分析的訓練	
	(2) 統合的訓練	

1 コミュニケーションモードの基本的選択

成人期の聴覚障害者の支援は，すでに獲得している言語をコミュニケーションで活用できるようにすることを目指す．発症時期や難聴程度，各ライフステージのニーズに応じてコミュニケーションモードは影響を受ける．母語の基本構造（日本語，日本手話）は変わらないが，受信モードの変更が必要になることがある．所属する文化や価値観を尊重し，これまでの生活経験を踏まえて，本人が新たなコミュニケーションモードを十分に納得して選べるように支援する．

(1) 聴覚

成人聴覚障害者の多くは軽中等度難聴であり，デジタル補聴器や人工内耳の進歩により，高重度難聴でも聴覚活用が可能となった．しかし，感音難聴では聴者と同等の聞こえを得ることは難しいため，必要に応じて読話，筆談，日本語対応手話などの視覚的補助手段を併用する．

(2) 手話

①日本手話と日本語対応手話

日本手話はろう者の母語であり，日本語とは文法体系が異なる．近年では，より日本語に近い中間型手話の話者が最も多い．一方，日本語対応手話は，手話単語を日本語文法に対応させたものである．成人期発症の聴覚障害者が使用し，聴覚補償機器を装用しても聞き取れないことばを補うための受信モードとして用いる．両者の手話表現の違いを**図12-5**に示す[22]．

②社会における日本語対応手話の活用

日本語対応手話は，主に手話サークルや中途失聴者の会で学習を目的として使用され，公共機関でも対応の幅が広がっている．しかし，中途難聴・失聴者の多くは，日常的に読話や筆談を使用し，実社会で手話を用いる場面は限られている[21]．これは，ろう者コミュニティで日本手話や中間型手話が使用されている状況とは異なり，通常の学校や職場で日本語対応手話が一般的に用いられることはないからである．

✏️ **つながる知識**
【ライフステージによる支援の変化】
聴覚障害に対して，乳幼児期には母語を獲得すること，成人期には言語をコミュニケーションで用いることが支援の中心となる．

📖 **ここが重要**
聴覚障害が発症した時期とコミュニケーションモードの関連を理解しよう．

🔑 **キーワード**
【中間型手話】
日本手話独自の空間使用などの要素が足されているが，日本手話と異なるもの．日本手話と日本語対応手話の中間に位置する．聴覚特別支援学校（ろう学校）では，徹底した日本語教育がなされてきたため，日本手話話者のほとんどが日本語とのバイリンガルである[21]．

【日本語対応手話】
手指日本語と呼ばれ，通常，日本語として扱われる．また，日本語音声を発しながら文を作ることから，日本語対応手話（Simultaneous Communication：Sim-Com）と呼ばれる．

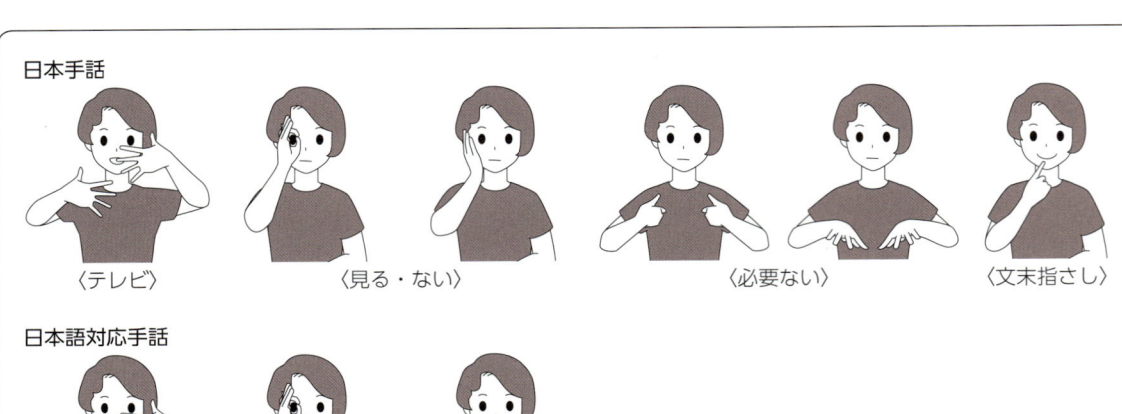

日本手話

〈テレビ〉 〈見る・ない〉 〈必要ない〉 〈文末指さし〉

日本語対応手話

〈テレビ〉 〈見る〉 〈ない〉
（テレビは） （見-） （-なかった）

図12-5　日本手話と日本語対応手話の違い[22]（木村晴美，2011をもとに作成）
「テレビは見なかった」に対する手話表現の違い．

1　清音・濁音・半濁音（相手側から見た形）

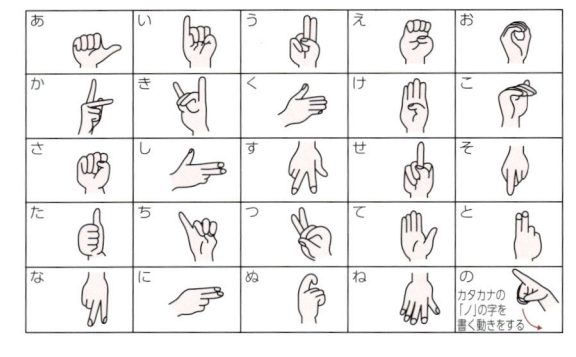
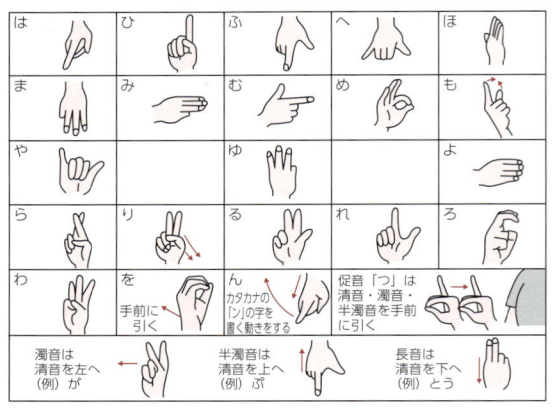

図12-6　日本語の指文字（栃木県立聾学校）[23]（神田和幸，1986をもとに作成）

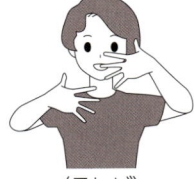
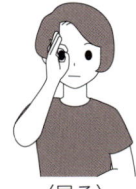
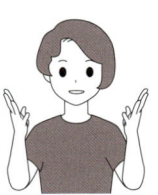
③日本語対応手話習得の利点

　日本語対応手話を学習すると，視覚的コミュニケーションの理解が深まり，読話の精度が向上する．さらに，中途難聴・失聴者やろう者と交流することにより，<u>ピアカウンセリング</u>を通じて人生に新しい価値を見出し，聴覚障害とともに豊かに生活する方法を学ぶ機会を得ることができる．

(3)　指文字

　指文字は，仮名文字や数字に対応した手指記号（**図12-6**）であり，日本手話や日本語対応手話を使用する際の補助手段として用いられ，固有名詞や新造語などを表す[15,23]．日本語対応手話では，助詞や語尾変化の表示にも使われることがある．中

表12-15　分析的聴能訓練

刺激語・文	段階	内容
音声・音素	検出	刺激：アー 課題：「音が聞こえたら返事をしてください」
	弁別	刺激：バ － マ 課題：「これらの音は同じですか，違いますか」
		刺激：アバ（[aba]）－ アマ（[ama]） 課題：「これらの音は同じですか，違いますか」
単語	識別	刺激：イス － イヌ 課題：「これらのことばは同じですか，違いますか」
		刺激：イヌ － インゲン 課題：「どちらのことばが長いですか」
	理解	刺激：イヌ 課題：「4枚の絵カード（イヌ，イス，イエ，イシ）から私が言ったものを選んでください」
文		刺激：昨日から 雨が 降り続いている 課題：「私に合わせて文にポーズを入れて模倣してください」
談話		刺激：短い物語，印刷されたテキスト 課題：「私の朗読に合わせて指で文章を追ってください」

聴覚単独での聴き取りが困難であれば，読話を併用する.

📖 **ここが重要**

分析的（系統的）な聴能訓練の順序を理解しよう.

🔑 **キーワード**

【ボトムアップ処理】
個々の要素や細部から全体の理解を組み立てる方法. 外部から得たデータ（音,視覚情報）から知覚や理解を形成する.

【パラ言語】
他者とのコミュニケーションに用いられる言語以外の音声情報を意味する. 発話速度, 声の高さ・大きさ, 声色, イントネーション（抑揚）, ため息, 沈黙などが含まれ, 話者の心的態度や感情などを伝達する機能を有する.

📖 **ここが重要**

成人期の統合的訓練におけるトップダウン処理の効果について理解しよう.

途難聴・失聴者でも短期間で習得でき，聴覚活用や読話の補助としても役立つ. しかし，指文字単独ですべての日常会話を表現したり読み取ったりすることは困難であり，主たるコミュニケーションモードとして用いられることはない.

2 聴覚活用指導

　成人期に難聴が悪化した例や，後天性の聴覚障害例では，聞こえていた時と比べて戸惑ったり，聴取できても言語理解ができなかったりする. 特に雑音下では，聴取できても言語理解ができない傾向が顕著となる.

　聴能訓練は，以前の記憶と結び付けて，障害された聞こえの感覚を再学習する過程であり，聴覚補償機器装用下で行う. 聴能訓練には，分析的訓練と統合的訓練があり[2, 19)]，通常，両者を組み合わせて指導を構成する.

(1) 分析的訓練

　分析的訓練例を**表12-15**に示す. ボトムアップ処理に基づいた検出→弁別→識別→理解という系統的な訓練手法である. 口形を隠して語音を聴取させ, 20課題中75％正答などと基準を設け，基準に応じて刺激語を変更するなど，本人の能力に応じて無理なく適切な刺激語と段階を選定する. 課題が単調になるので5〜10分と短時間で行う. 本訓練が適応となるのは，中等度難聴の補聴器装用者や人工内耳装用者など，聴覚活用が十分できる者に限られている.

(2) 統合的訓練

　話し手のすべての音節の聴取は求めずに，文脈情報や抑揚などのパラ言語情報を活用して，概括的な意味を理解するトップダウン処理過程を指導する. 日常的なコミュニケーションの文や句,物語文の復唱を求める. また，要請型コミュニケーションストラテジーの方法も併せて指導し，理解の精度を向上させる.

表12-16 読話の精度を高める要素[26] (Cherry R et al., 1988をもとに作成)

1. 聴覚活用	最大限に聴覚を活用する．すべて聴き取れなくても，内容理解を助ける
2. 唇，顎，舌尖の動きの読み取り	すべての語を同定できなくても，いくつかの語が読めれば，発話内容の推察に役立つ
3. 表情・ジェスチャーの理解	話し手の感情や気持ちが表現される．曖昧なニュアンスの理解を助ける
4. 話題の理解	話されている内容がわかっていれば，会話を追うのはやさしい．話し手や周囲の人に，何について話しているのか，確認することは有効である
5. 言語知識	聴きもらした（読話できなかった）内容について，前後の文脈や，語彙や文構造の知識によって補うことができる
6. 推論	すべての語を読み取ることは難しい．全体を形作るため，すべての情報を統合させ，理解できなかった部分を埋める

①スピーチトラッキング訓練

スピーチトラッキング訓練[24]は，会話場面設定では，話し手が文節，あるいは意味の区切りでポーズを入れて読み上げ，聞き手（聴覚障害者）に復唱を求める．復唱が正しくできない場合には，繰り返し再提示する．発話を追えなければ，話し手は文字資料や口形などの視覚的情報も示す．訓練時間は，対象者への負荷を配慮し5分程度とし，聴覚での復唱数を1分あたりのトラッキング率（Tracking Rate in words-per-minute：TRW）として算出する[25]．

高重度聴覚障害の補聴器装用者では，1分間トラッキング率25%以下だと語理解に難渋し，文脈などのトップダウン処理ができず，負担の高い訓練課題となる．その場合は，読話を併用したり，身近な教材を用いたりする工夫が必要である．

✏ つながる知識
【TRWの計算】
5分間で250語復唱できれば50%（250/5）となる．

3 コミュニケーション指導

残存聴力を活用して，他者とのコミュニケーションを改善するためには，視覚情報の併用が不可欠である．読話，視線，表情，ジェスチャー，手話を含めた視覚情報を利用し，聴覚音声情報と統合することで，発話の内容推論が高まる．読話の精度を高める要素を**表12-16**に示す[26]．また，視覚情報を最適に聴取できるように適切な距離や位置をとり，日本語音声の使用を継続する場合でも，視覚併用への意識転換が求められる．

(1) コミュニケーションストラテジー訓練

聴覚補償機器の初期装用指導として，個別訓練または集団訓練として実施される．集団訓練では，聴覚障害をもつ仲間が経験した困難や対処方法を共有できる．指導目標は，聞こえの問題を特定して対処方法を習得すること，自信をもって他者とのコミュニケーションを向上させること，障害を受け入れて前向きに生きるためのセルフアドボカシーやアサーティブな自己表現を学ぶことである．配偶者や主要なコミュニケーションパートナーの参加も推奨される．訓練の実施方法を**表12-17**に示す[2, 27]．

(2) 構成的会話訓練

会話訓練では，質問応答，3〜4行短文の談話，日常会話のスクリプトなどが用いられる．整理された手法の一つに「オーラルリハビリテーションのための質問リスト（Questions for Aural Rehabilitation：QUEST?AR)」[19, 28]がある．QUEST?ARの質問内容を**表12-18**に示す．

🔑 キーワード

【セルフアドボカシー
(self-advocacy)】
当事者自らが利益や欲求，意思，権利を主張し，自分や他者のために権利擁護活動を行うこと．

【アサーティブ
(assertive)】
相手を尊重しながらも自分の意見をきちんと述べる，他者とのコミュニケーションを円滑にする姿勢．

【QUEST?AR】
スピーチトラッキング訓練の一種であるが，コミュニケーションストラテジーの要素を取り入れており，統制された環境で，より総合的なコミュニケーションの指導ができる．

キーワード

【バリアゲーム】
2名の参加者の前に同じ絵やミニチュアの素材を置き, 互いの手元が見えないようについ立てで隠し, 互いに「○○を△△の下に動かしてください」などの指示を出すボードゲームの一種である. つい立てを外したら, 絵やミニチュアの構図が同じになるように, 相手の話を聞いて操作する.

表12-17　コミュニケーションストラテジー訓練[2, 27] (Tye-Murray, 2018, Preminger et al., 2014 をもとに作成)

段階	活動内容	具体的手法
ステップ1：コミュニケーションの困難と対策の理解	日常生活のコミュニケーションの困難と実際に行っている対策について, 自己認識を深め, 解決策を検討する	ホワイトボードなどを用いて, 発言を整理し, 共通の対策を抽出し, 共有する. 適宜, 困難に対応した適切な対策を提案する
ステップ2：場面ごとのシミュレーション	訓練室で, 設定された生活場面の台本に基づき, 有効な対策を用いる練習をする	ロールプレイやバリアゲームを用いて, 実際の会話場面を再現し, 有効な対策を学ぶ. 手本を示し, 良かった点や改善点をフィードバックする
ステップ3：日常生活場面での実践	家庭や職場で, 学んだ対策を実践し, コミュニケーションの成立・不成立経験を記録する	訓練時に, コミュニケーション成立・不成立経験を報告し合い, 課題克服への各自の考え方を共有する

集団訓練を想定しているが, 個別に実施してもよい.

表12-18　オーラルリハビリテーションのための質問リスト（QUEST?AR）[28] (Erber, 1996)

どこに行きましたか（トピック）	博物館　レストラン　郵便局　買い物　キャンプ　病院　動物園　海空港　プール　山　ピクニック　音楽教室　火星　など
質問	1.　どうして行ったのですか 2.　いつ行ったのですか 3.　何人と行ったのですか 4.　誰と行ったのですか 5.　何を持って行ったのですか 6.　行った場所は, どこですか 7.　どうやって行ったのですか 8.　途中で何を見ましたか 9.　どれくらい時間がかかりましたか 10.　最初に何をしましたか 11.　何を見ましたか 12.　○○はいくつありましたか, どんな色でしたかなど 13.　そこで何が起こりましたか 14.　他に何か行いましたか 15.　他の人は何をしましたか 16.　見た中で何が最も興味深かったですか 17.　全体を通して何が最も興味深かったですか 18.　何か買いましたか 19.　買った物は何ですか, どんな味ですか, どんな色ですかなど 20.　いくら費用がかかりましたか 21.　何か変わったことが起こりましたか 22.　どれくらい滞在しましたか 23.　帰る前に何をしましたか 24.　いつ出発しましたか 25.　どうやって家に帰ったのですか 26.　帰りの道で何か生じましたか 27.　家に着いたのは何時ですか 28.　その時, どのような気持ちになりましたか 29.　また行きたいですか 30.　私もいつか行った方がよいと思いますか, それはなぜですか

　まず, 聴覚障害者がトピック（博物館, レストランなど）を提示し, 選んだ質問を読み上げる. 次に, 回答者（言語聴覚士, コミュニケーションパートナー）が答え, 聴覚障害者が回答者の発話を復唱する. 回答者は聞き取れなかった要素につい

て，聴覚障害者に繰り返すよう依頼したり，聞き取った内容であっているか確認したりする．回答者は，聴覚障害者の聴取能力に応じて，文の長さや語彙を調整し，読話を併用する．

4 読話訓練

読話は，発症時期にかかわらず，日本語を母語とする聴覚障害者が広く用いる視覚的補助手段である．聴能訓練と同様に，単音節や単語の読み取りに焦点を当てる分析的訓練と，文の要旨の理解を目的とした統合的訓練に分けられる．

(1) 分析的訓練

構音の特徴（調音点，有声性，調音方法）を対比させて指導する[2,29]．有声性には視覚的な手がかりがないため，最初は調音点を利用する．まず，クローズドセット（i〜iv）で2組の弁別から訓練し，刺激語を徐々に3〜6程度へ増やし，最終的にオープンセット（v）での認識に至るように課題を設定する．

（ⅰ）異なった調音点，異なった有声性の2組の子音弁別（例：[ta]，[ba]）．

（ⅱ）共通する調音点，異なった有声性・調音方法の2組の子音弁別（例：[pa]，[ma]）．

（ⅲ）異なった調音点の3〜6組の子音弁別（例：[ta]，[ba]，[ga]，[ma] から [ta] を弁別）．

（ⅳ）有声性を統一した3〜6組の子音弁別（例：[ta]，[pa]，[ka]，[sa] から [ta] を弁別）．

（ⅴ）オープンセットで音節や単語を読み取る．

(2) 統合的訓練

単語と文章を区別する単純な区別から開始し，一連の無関係の文を認識する高度な課題に進む[2]．発話の全要素を認識するのではなく，メッセージの全体的な意味を理解すること，静的な口形よりも音声産生の一連の動きに焦点を当てることに重点を置く．

（ⅰ）単語と文の弁別（例：「明日から夏休みです」「夏休み」）

（ⅱ）単語の長短の弁別（例：「蛍光灯」「猫」）

（ⅲ）同じ構造，一要素のみ異なった文の弁別（例：「私は 猫を 飼っている」「私は 犬を 飼っている」）

（ⅳ）短文弁別（例：刺激語「子どもがお母さんを押している」について，適切な絵カードを選択する）

（ⅴ）文脈に沿った質問応答（例：「夏休みに，どこか旅行に行きますか」「誰と行くのですか」）

<aside>
🔑 **キーワード**

【調音点】
/b/と/d/のように音を生じさせるために主に狭められる口腔内の場所．

【有声性】
/p/と/b/といった音が無声か有声の区別．

【調音方法】
/m/が鼻音，/p/が破裂音といった音の産生方法．

【クローズドセット (closed-set)】
限定した選択肢を示した上で刺激を与えて，選択肢の中から回答を得る提示方法．

【オープンセット (open-set)】
ヒントや限定した選択肢などを示さずに，刺激を与えて，回答を得る提示方法．
</aside>

文献
1）高林克日己：POMR（problem-oriented medical record）問題志向型診療録．日本内科学会雑誌，**106**：2529-2534, 2017.
2）Tye-Murray N：Foundations of Aural Rehabilitation, Plural Publishing, Incorporated, San Diego, 2018.
3）辻　久茂：語音の Familiarity の明瞭度に及ぼす影響に関する研究．耳鼻咽喉科臨床，**61**：1397-1418, 1968.
4）Dillon H：Hearing Aids, Thieme, New York, 2012.
5）宮北隆志・他：日本語版 Hearing disability and handicap scale（HDHS）による聴力障害の自己評価．*AUDIOLOGY JAPAN*，**40**：64-71, 1997.
6）廣田栄子：成人の聴覚障害（伊藤元信，笹沼澄子編）．新編言語治療マニュアル，医歯薬出版，2002, pp202-224.
7）廣田栄子・他：高齢者における聴覚ハンディーキャップ自己評価法の検討．*AUDIOLOGY JAPAN*，**44**：257-258, 2001.

8) Hetu Raymond, et al.：Development of a Clinical Tool for the Measurement of the Severity of Hearing Disabilities and Handicaps. *Journal of speech-language pathology and audiology*, **18**：83-95, 1994.

9) 鈴木恵子，原 由紀・他：難聴者による聴覚障害の自己評価. *AUDIOLOGY JAPAN*, **45**：704-715, 2002.

10) 小寺一興・他：補聴器適合検査の指針（2010）について. *AUDIOLOGY JAPAN*, **53**：708-726, 2010.

11) Noble W, et al.：A short form of the Speech, Spatial and Qualities of Hearing scale suitable for clinical use：The SSQ12. *Europe PMC Author Manuscripts*, **52**：409-412, 2013.

12) 中津真美，廣田栄子：聴覚障害の親をもつ健聴の子ども（CODA）の通訳場面に抱く心理状態と変容. *AUDIOLOGY JAPAN*, **56**：249-257, 2013.

13) Cox R, Alexander G：The Abbreviated Profile of Hearing Aid Benefit. *Ear Hear*, **16**：176-186, 1995.

14) Johnson J, et al：Development of APHAB Norms for WDRC Hearing Aids and Comparisons with Original Norms. *Ear Hear*, **31**：47-55, 2010.

15) 福田友美子：口形による音声情報の伝達：各種の読話の補足手段（〈小特集〉障害者のための感覚補助代行）. 日本音響学会誌, **43**：349-355, 1987.

16) 白井健次：読唇と読舌の規則性について：語音弁別練習用の単語リスト作成への応用. 人間の福祉. 立正大学社会福祉学部紀要, **32**：59-79, 2018.

17) 伊原健一：高度難聴者における補聴効果及び読話能力の測定法の研究. 日本耳鼻咽喉科学会会報, **69**：1555-1566, 1966.

18) 田中美郷・他：テレビを用いた読話テストと高度聴覚障害者のコミュニケーション能力について. *AUDIOLOGY JAPAN*, **16**：109-119, 1973.

19) Nerbonne MA, Schow RL：Auditory stimuli in communication（Nerbonne MA, Schow RL eds.）；Introduction to audiologic rehabilitation（5th ed.）, Allyn and Bacon, Boston, 2006, pp113-150.

20) Dillon H, et al.：Client Oriented Scale of Improvement（COSI）and its relationship to several other measures of benefit and satisfaction provided by hearing aids. *J Am Acad Audiol.* **8**：27-43, 1997.

21) 高嶋由布子：危機言語としての日本手話. 国立国語研究所論集（NINJAL research papers）, **18**：121-148, 2020.

22) 木村晴美：日本手話と日本語対応手話（手指日本語）：間にある「深い谷」, 生活書院, 2011.

23) 神田和幸：指文字の研究, 光生館, 1986.

24) De Filippo CL, Scott BL：A Method for Training and Evaluating the Reception of Ongoing Speech. *J Acoust Soc Am*, **63**：1186-1192, 1978.

25) Plant G：One to one speech communication training for adults with cochlear implants（Montano JJ, Spitzer JB eds.）；Adult Audiologic Rehabilitation, Plural Publishing, Incorporated, San Diego, 2014, pp291-306.

26) Cherry R, Rubinstein A：Speechreading Instruction for Adults：Issues and Approaches. *The Volta Review*, **90**：289-306, 1988.

27) Preminger J, Nesbitt L：Group audiologic rehabilitation for adults；Justification and implementation.（Montano JJ, Spitzer JB eds.）；Adult Audiologic Rehabilitation, Plural Publishing, Incorporated, San Diego, 2014, pp307-328.

28) Erber Norman P：Communication therapy for adults with sensory loss, Clavis Publishing, Melbourne, 1996.

29) 大塚明敏：読話指導法：聴覚障害児（者）のための. 金沢大学教育学部紀要 教育科学編（Bulletin of the Faculty of Education, Kanazawa University）. *Educational science*, **35**：47-69, 1986.

30) 鈴木恵子・他：「聞こえについての質問紙2002」の評価点に表れた補聴後の変化—軽中等度難聴例に関する検討—. *Audiology Japan*, **60**：492-499, 2017.

（大原重洋）

---

7. リハビリテーション支援

　成人期難聴者のリハビリテーションとは，成人期難聴者が「聞こえにくい」という状況の中でコミュニケーションに必要な技術を習得し，自己実現し，満足感が得られる社会生活を送るために専門的な支援を行うことである.

　成人期難聴者とは，難聴の発症時期によって言語獲得前に発症の難聴例，成人期（言語獲得後）発症の難聴例，高齢期発症の難聴例など様々であるが，本節では成人期発症の難聴例と高齢期発症の難聴例について述べる.

■1 成人期発症の難聴者の心理

（1）障害認識と心理的回復過程

①成人期発症の難聴とは

　人生の途中で疾患などにより聞こえにくくなった難聴である.

　難聴が発症したことで，環境音や人の話す言語音の聞き取りが制限されるために

二次的，三次的障害が起こり，人とのコミュニケーションがとりづらくなる．このため，日常生活における活動や社会参加が制限され，社会から孤立してしまい，これまで築いてきた人間関係や社会的役割にも影響を与えることとなり，人生を変更せざるを得ない場合もある．

②難聴者の心理

難聴者は，自身の聞こえにくさが周囲に正しく理解されていないと感じる経験や，周囲の人に自身の難聴を忘れられてしまうという経験をしている．このような経験が蓄積されていくと，聞き取れなかった時に聞き返すことを躊躇したり，難聴が一般人には理解されにくいものという意識を強くしてしまうことがあると佐藤ら[1]は報告している．また，人とのコミュニケーションを通してわかりあえない経験があると，自身の存在感が薄いことを認識し，疎外感や聞こえることへの羨望，自信喪失などを感じていることを示唆している[1]．

このようなことから，日常生活における「聞こえにくさ」だけではなく，コミュニケーションに起因する人間関係に負荷がかかったり，人間関係の挫折によって社会参加や交流場面で不安や苦悩が入り混じる心理状況に置かれていることが推測できる．

③心理的回復過程

難聴の発症後から障害受容および社会適応に至るまでの心理回復過程とその介入方法について，東京都心身障害者福祉センターにおける支援実践例をもとに分析された報告を**表12-19**[2]に示す．

表12-19 成人期に難聴発症例の心理的回復過程と言語聴覚士による介入[2]（東京都心身障害者福祉センター聴言語障害科，1981より一部改変）

受容の段階	心理的回復過程	コミュニケーション行動	介入方法
ショック期	・医療による回復を強く期待している時期 ・耳鳴，めまい，頭痛などに悩まされている時期	・混乱，拒否的，依存的な傾向がみられる	・コミュニケーションへの介入以前の時期 ・医療，心理療法の段階
あきらめ期	・回復への期待は断念しながらも悲嘆，不安，抑うつ，攻撃など，心理的葛藤に悩まされている時期	・逃避的（引きこもり），消極的な傾向がみられる ・本人のレベルに合わせて可能な手段を用いれば受動的に応じる	・言語聴覚士が総力をあげてつき合う ・言語聴覚士との間で交流を積み重ねていく段階
再適応への萌芽期	・苦悩の末，障害をもったまま生きる決断をし，徐々に将来の生活にも関心を向け始める時期	・言語聴覚士との1対1の交流から他の人にも汎化し始める ・わからない時は自分から聞き返すなど積極性がみられる ・新しいコミュニケーション手段の獲得に関心がみられる	・交流が深まるにつれ，自分から積極的に語りかけてくるのに応じて，言語聴覚士は付き合う ・新しいコミュニケーション手段の導入を行う
再適応への努力期	・社会復帰へ積極的に努力をする時期 ・同障者に親近感を感じ，同障の先輩を対象に観察学習を行う時期	・グループの場に積極的に参加する ・相手によってコミュニケーション手段を変えることができる	・グループにうまく溶け込んで交流できるよう支援する ・新しいコミュニケーション手段に習熟するように援助する
再適応期	・必要に応じて聴者・同障者の区別なく付き合う ・家庭や職場で新しい役割，仕事を得て，社会の中で活動し始める	・相手との関係で使える手段を十分使ってコミュニケーションする	・地域における中途失聴者グループを紹介したり，社会生活に必要な情報を提供したりする

ショック期：医療での聴力回復が不可能だとわかりショックが大きく，難聴に随伴するめまい，耳鳴などの症状に悩まされる時期.

あきらめ期：回復をあきらめながらも，自分のこれからについて悲嘆や不安などの心理的葛藤に苦悩する時期.

再適応への萌芽期：障害受容の兆しがみられ，肯定的に捉えた働きかけがみられる時期.

再適応への努力期：社会復帰に向けて努力し，コミュニティに積極的に参加する時期.

再適応期：新しい役割を得て活動を始めるために，自分が使える手段を使って，コミュニケーションをとろうとする時期.

この報告をみると，障害受容は「再適応への萌芽期」から始まり，その段階からリハビリテーションが開始されることになる．同時期に直ちに障害受容することは難しいが，職場復帰や転職，同障者との仲間づくり，手話や筆談などの新しいコミュニケーション手段の獲得，社会参加を通して時間をかけながら人生への再挑戦を始める例もある.

（2）カウンセリング支援

①言語聴覚士が実施するカウンセリングの位置付け

言語聴覚士は，難聴の発症から診断，そして社会復帰までの過程において，対象者と関わり，リハビリテーションや聴覚障害に対する対処法についての情報を提供し，あわせてカウンセリング的な対応によって対象者を支援する．すなわち，聴覚障害に起因するコミュニケーションの問題を整理し，障害受容・障害認識に関わる広義の心理的サポートを行う.

②難聴者に必要とされるカウンセリング

成人期発症の難聴者は，前述したようなカウンセリングを必要としている人が多い．理由として相楽[3]は，①聴覚を失ったショックからの心理的回復過程にあること，②冷静な状況判断が難しい状況にあること，③情報に乏しく自分の考えを確認する手段がないこと，④他者とのコミュニケーションが制約されるため精神的に不満足な状態にあることを挙げている.

言語聴覚士は，対象者の抱えている問題や解決するべき課題を示し，本人がそれをどのような方法で，どのように解決するかを自分で決定できるように導く過程に関わることになる.

■2 環境・関係調整，ピア活動支援

（1）環境・関係調整

①環境調整

環境調整とは，音声聴取の阻害要因となる周囲の雑音を小さくするだけではなく，聞きやすい環境を整える工夫のことである.

物理的な環境整備としては，話を聞きたい人に近づく，聞こえやすい側に聞きたい音源を置く，照明をつけて口元がみえるようにする，逆光にならないようにする，部屋にカーテンを付けて反響を抑える，コピー機やシュレッダーなど雑音源から離れるなどである.

一方，難聴者が話の内容を推測してつかむために自身が整備することとしては，会議などに参加する際には，事前にレジュメを一読することで頻出する用語などを予習しておく，わからない時に尋ねられる環境をつくる，司会や議事録の記録者の近くに座る，補聴援助システム（⇒ 141〜145 頁）を活用する，聞こえにくいことを周囲に伝えておく，自身が聞き取りやすい話し方を会話の相手に依頼するなどである．

②会話に必要とされるコミュニケーションスキル

　難聴者がコミュニケーションを円滑に進めていくためには，相手の話していることがよくわからなかった時に，相槌などで会話を流してしまうのではなく，相手の会話を確認していくようなコミュニケーション上の工夫が必要である．このようなコミュニケーション上の工夫を訂正方略[4]，コミュニケーションストラテジースキル[5] などという．

　佐藤[6] は，コミュニケーションには受信と発信の 2 面性があるため，上記のコミュニケーション上の工夫をコミュニケーションスキル[6] として，表 12-20 に示すように「要請スキル」「聞きとるスキル」「伝えるスキル」に分けている．

　「要請スキル」：声の大きさ，速度，騒音や反響のない場所など，自身が聞き取りやすい方法を会話の相手に要請するスキルである．

　「聞きとるスキル」：コミュニケーションを継続させるためのスキルである．例えば，「反復模倣」は相手の発話の一部を聞こえた通りに復唱することで，相手に是正を得ることができるものである．また，相手の話していることがすべて聞きとれなくても，話を「推測」しながら聞き，それを相手に「確認」することも必要である．

　「伝えるスキル」：聞き手に伝えられなかった時に，コミュニケーション場面の仕切り直しを行うためのスキルである．時に難聴者は構音が明瞭でない，早口で話してしまうなど，伝わりにくい話し方をする場合もある．このため，相手に伝わっていないと感じたら自分の発話を意識して「繰り返し」をする必要がある．また，ことばが伝わらなかった時には別のことばに「言い換え」ることも必要である．

　コミュニケーションスキルは，難聴者のみに必要なものではなく，正常聴力者でもこれらの聞き取りにくい環境で会話をする時に必要な手技といえる．

<aside>
✎ つながる知識

【訂正方略】
相手の話が聞こえなかったり，わからなかったりした場合に，確認などを用いてその事態を修復し，会話を継続させる手段のこと．
</aside>

表12-20　**コミュニケーションスキル**[6]（佐藤紀代子，2024 より一部改変）

要請スキル		・自身がわかりやすい方法，話し方を相手に要請 （声の大きさ，速度，騒音や反響のない場所，光源を背にするなど）
聞きとるスキル	聞き返し	・「え？」「なに」「もう一回」と会話全体を聞き返す
	反復模倣	・相手の発話の一部を聞こえた通りに復唱する
	確認	・相手の発話の内容を確かめる
	不明の明確化	・「なに」「どこ」「だれ」などを用い，聞きとれなかった限定した内容を明確にする
	推測	・相手の発話の前後から推測する
伝えるスキル	繰り返し	・同じ単語，文などを繰り返す
	言い換え	・別の語に言い換える ・関連する語を付加する ・伝わりきらない語を説明する
	修正	・相手の受け止めのくい違いに気づいて，会話を修正する

軽度・中等度の難聴者がコミュニケーションスキルを積極的に活用することは，自身の聞こえにくさを開示することでもあり，難聴の自覚や認識，職種，周囲との人間関係などによるところが大きい．コミュニケーションスキルの活用が少ない場合では，言語聴覚士は対象者の会話相手をしながら支援を続け，対象者の気持ちの変化を待つことになる．

　一方，高度・重度難聴者では，コミュニケーションスキルだけでは意思の疎通が困難な場合もある．このような時，言語聴覚士は，対象者の正面からゆっくり話し，伝わりにくいことばを筆談するなど対象者にわかる会話を心がける．そして，対象者と話している様子を家族にみせ，コミュニケーションの取り方のモデルを示す．また，対象者に対しては会話を理解するために，話し手に何を要請すべきかを一緒に考え，生活場面での実践を促していくことが重要である．

③セルフアドボカシーの重要性

　難聴者が抱える「聞こえにくさ」は，当事者以外にはその困り感がどのようなものか気づきにくく，理解しにくい．つまり，聴覚障害は，歩けない，見えないといった障害と異なり，障害の状況や困り感が「見えにくい障害」であるという特徴がある．このため，自身の障害を自己開示し，社会に対する要望などを発信していくことや，バリアを自ら解消する姿勢（セルフアドボカシー，self-advocacy）が重要になる．

(2) ピア活動支援

　「ピア」とは，同じような障害をもつ当事者同士，仲間という意味を有する．

　「ピアカウンセリング」とは，同じような障害をもつ当事者同士が適応上の問題を理解し，解決できるよう互いを援助するカウンセリングである．

①ピアカウンセリングの目的と機能

- 同じ境遇と経験をもつ仲間（当事者）だからこそ，ダイレクトに共感でき，人生観や苦悩を分かち合える関係性を構築でき[7]，孤独感や不安から解消される．
- 自分が話すだけではなく，相手の悩みを客観的に聞くことで，自分一人で考えている時には気づかなかった新しい解決策を発見することができる．
- 他者が実践してきた対処法を知ることで，自分の悩みに活用するなど，自発的な思考が働くようになる．
- 自分の考えや感情をありのままに受け入れてもらえる経験により，自己肯定感を高め，主体的に悩みを解決する力を得ることができる．
- 援助者はピアカウンセリング講座などで一定の研修を受けてはいるものの，専門知識を備えたピアカウンセラーが少ないことを配慮すべきと考えられる．

②ピアカウンセリングの場

　各市町村の障害福祉窓口，聴覚障害者情報提供センター，中途失聴者・難聴者団体，ろうあ者団体，自立生活センターなどには，聴覚障害をもつスタッフが配置されている場合が多く，対象者に合わせた適切なコミュニケーション方法でピアカウンセリングを行っている．

📝 **つながる知識**

【聴覚障害者情報提供センター】

「聴覚障害者の権利を守る」手話通訳者・要約筆記者の派遣，養成事業，相談事業，「聴覚障害者の暮らしを豊かにする」字幕・手話通訳入りビデオの制作・貸し出しなど，聴覚障害者への情報提供を総合的に推進する拠点施設である．

3 高齢期発症の難聴とケア

(1) 加齢性難聴（老人性難聴）とは

加齢性難聴は，年齢以外に特別な原因のない両側性感音難聴で，加齢とともに聴覚機能の衰退現象を示す．特徴としては，**図11-3**（⇒ **224頁**）に示すように聴力が初期には高周波数から障害され[8]，難聴が進行すると次第に低音域へと障害されること，難聴の進行が年をとるほど加速する傾向にあること，男性は女性に比して聴力低下の進行が速いことなどがある．その病態は，蝸牛入口近くの部位の有毛細胞の脱落，蝸牛神経の変性・消失などの影響を受けていると考えられる[9]．

さらに，聴覚中枢機能の低下によって両耳融合能，時間情報処理など音声の情報処理能力が衰える[10]．このため，純音聴力レベルの程度に比して語音聴取能が悪くなり，音圧を上げてもことばが聞き分けられない，早口が聞きとれない（時間分解能の低下），雑音下での会話が聞きとれないなど，音声理解に困難をきたす中枢の聴覚情報処理の機能低下も併せてみられる．さらに，音源定位がしにくい（両耳分解能，両耳融合能の低下）などがみられる．

難聴の有病率については，国立長寿医療研究センター・老化に関する長期縦断疫学研究（National Institute for Longevity Sciences-Longitudinal Study of Aging：NILS-LSA）によると，難聴（良聴耳の聴力が25 dB以上）の有病率は，60〜64歳までは徐々に増加し，65歳以上で急激に急増する傾向が示されている．また，75〜79歳では男性71.4%，女性67.3%と報告され，高齢になるほど増加傾向にある．なお，いずれの年代においても男性の有病率が女性より高いことが示されている（**図12-7**[11]）．

(2) 加齢性難聴における心身の活力の低下

高齢者の社会的な活動や役割は，高齢になればなるほど減少し，コミュニケーションの相手が近親者や介護者に限られていく．このため，高齢者にとって，加齢性難聴はコミュニケーション障害を引き起こし，それに起因して社会的ネットワー

📖 ここが重要

【両耳融合能】
両耳からの情報を統合して1つの音像として捉えるなど，両耳で聞くことによって，位相差，時間差から音源定位ができる能力．片耳だとその機能がないので音源がわからない．

【時間情報処理】
聴覚において必要とされる基礎的な情報処理能力に「時間分解能」がある．刺激の時間的変化を指し，例えば，2つの刺激の間隙（ギャップ）や，刺激の変調を検知する能力と定義されている．時間分解能は加齢や内耳機能の低下（感音障害）によっても低下が認められている．

【時間分解能】
音の時間的変化にどの程度の速さまで追随できるかという能力．

【両耳分解能】
聴覚における選択的注意の一つであり，重要だと認識した情報のみを選択して，これに注意を向ける能力．

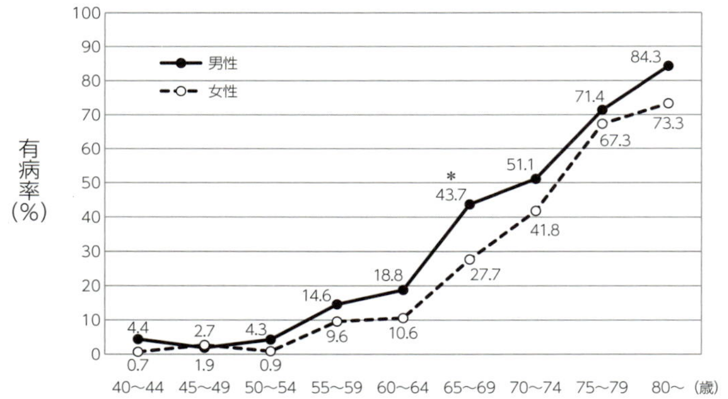

図12-7　NILS-LSAにおける難聴の有病率（25dB以上）[11]（内田育恵，2012より一部改変）

* : p<0.05

クのサイズ（付きあいのある人の規模）が小さくなりがちになる[12]. また社会的孤立やうつなどを引き起こす要因にもなり，認知症の危険因子の一つとして注目されている.

さらに，「話しかけても以前より反応しなくなった」「外出することがおっくうになってきた」「部屋に引きこもることが多くなった」「以前より怒りっぽくなった」「大好きだったテレビを急に見なくなった」「以前に比べて会話が難しくなった」などの二次的症状がみられる. これらは，加齢性難聴による聴覚機能の低下によってコミュニケーションがうまくいかなくなった状態である.

しかしながら，加齢に伴う聴力低下の影響にもかかわらず，周囲の難聴への理解不足や関心の薄さのために，認知症傾向と勘違いされているケースが多いことに注意が必要である. このため，聴覚機能の衰えを感じたら，早急に医療機関を受診して難聴に正しく対処し，適切な聞こえを維持するために補聴器装用を検討するなど，早めの対応が重要となる.

（3）予防と早期発見

①予防

現時点では，加齢性難聴を回復させる方法はない. しかし，危険要因，促進要因，進行予防については，多くの知見が報告されている. 加齢性難聴の<u>後天的要因</u>として，騒音曝露は内耳有毛細胞の障害を引き起こすため，若年から注意を要する必要がある. また，耳毒性薬剤の使用，喫煙，虚血による動脈硬化，糖尿病，虚血性心疾患，腎疾患などは，加齢性難聴と関係があることが示されており，生活習慣病予防が難聴予防にもつながることが示唆されている[9]. 特に，糖尿病が加齢性難聴を悪化させることが全国規模の疫学調査で明らかにされている.

加齢性難聴によるコミュニケーション障害を放置し，日常生活で聴覚活用を行わない場合には，前述したように認知機能の低下と聴能の劣化[13]が生じる可能性がある. このため，補聴器や人工内耳を用いて聴覚刺激を与えていくことが重要とされているが，補聴器の導入が加齢性難聴の進行や認知機能の低下を抑制するかどうかについては，今後の検証を待つ必要がある.

②早期発見

加齢性難聴は，何十年という時間経過を経て徐々に進行するために，対象者の自覚がない場合が少なくない. 補聴器が必要であっても，「補聴器をつけるほど悪くない」「年齢相応の聞こえだと感じる」などと自己判断してしまい，装用に消極的な高齢者は多い. また，高齢者に話しかける相手が声を大きくしたり，耳元で話したりするため，対象者は何も困っていないという状況になりやすい[14]. さらに，聞こえにくさは，周囲にその状況がどのようなものであるかわかりにくいため，二次的な障害に気づかないことが多い.「きこえについての質問紙2002」（⇒ **233, 235 頁**）などを使用し，対象者が聞こえにくさを意識できるよう支援することが必要である.

聞こえが悪くなったら耳鼻咽喉科を受診し，問診と聴力検査を受ける. 加齢性難聴と診断されたら補聴器専門医のいる耳鼻咽喉科を受診し，言語聴覚士に相談したり，認定補聴器技能者のいる販売店で自分に合った補聴器を早期検討することが原則である. また，日常生活上の聞こえにくさを最小限に抑えることが必要である. 日常のコミュニケーション状態も「うなずき」などによる応答が習慣化しているこ

とが多く，会話が成立していないままになりがちである．言語聴覚士は，このようなコミュニケーション上の問題点について改善策を検討することも重要な課題である．

　超高齢社会の緊急課題でもある**健康寿命**の延伸，生活機能および生活の質の改善の観点から加齢性難聴への介入の必要性が認識されており，今後，積極的に推進していく必要がある．

文献

1) 佐藤紀代子・他：中等度難聴者における聞こえにくさと聴覚障害への意識の検討．*Audiology Japan*, **62**：290-298, 2019.
2) 東京都心身障害者福祉センター聴覚言語障害科：中途失聴者に対するコミュニケーション指導．東京都心身障害者福祉センター研究報告集，**12**：55-74, 1981.
3) 相楽多恵子：中途失聴者に対するカウンセリング．IBM ウェルフェアセミナー報告集，39-46, 1990.
4) 平島ユイ子，城間将江：人工内耳装用児の自由会話における沈黙およびミニマル反応の出現と訂正方略の活用．*Audiology Japan*, **55**：48-55, 2012.
5) 鈴木恵子・他：難聴者におけるコミュニケーションストラテジー―「きこえについての質問紙2002」の回答に表れた傾向―．*Audiology Japan*, **56**：226-233, 2013.
6) 佐藤紀代子：聴覚障害児者のライフステージにあわせたコミュニケーション支援．言語聴覚研究，**21**：3-10, 2024.
7) 梓川　一：ピアカウンセリング実践の社会的な意味と役割―難病ピアカウンセリング実践に向けての検討―．豊橋短期大学論文，**15**：137-147, 2018.
8) 山岨達也・他：聴覚に関わる社会医学的諸問題「加齢に伴う聴覚障害」．*Audiology Japan*, **57**：52-62, 2014.
9) 太田有美：加齢性難聴の病態と対処方法．日本老年医学会雑誌，**57**：397-404, 2020.
10) 塚原　恵・他：高齢者の両耳融合現象に関する研究―両耳交互聴と関連する要因の検討―．*Audiology Japan*, **62**：276-281, 2019.
11) 内田育恵・他：全国高齢難聴者数推計と10年後の年齢別難聴発症率－老化に関する長期縦断疫学研究：National Institute for Longevity Sciences-Longitudinal Study of Aging（NILS-LSA）より．日本老年医学会雑誌，**49**：222-227, 2012.
12) 小川高生・他：難聴が高齢者のネットワークに与える影響―コンボイモデルを用いた検討―．*Audiology Japan*, **60**：445, 2017.
13) 内田郁恵：加齢性難聴患者へのアドバイス．日本耳鼻咽喉科学会会報，**116**：1144-1145, 2013.
14) 外山　稔・他：加齢性難聴と認知症：健康寿命延伸における言語聴覚士の役割と課題．日本老年療法学会誌，**1**：1-7, 2022.

（佐藤紀代子）

✓ **確認Check!** ☐ ☐ ☐

- 難聴程度だけでは，生活における不自由度や聴覚補償機器の適応を判断できない理由を説明しよう．⇒232〜237頁
- 問診について，本人や家族から聞き取る情報の種類，内容，留意点を述べよう．⇒229〜231頁
- 成人聴覚障害者の質問紙評価について，実施目的と内容を述べよう．⇒232〜237頁
- コミュニケーション指導の種類と実施方法を説明しよう．⇒246〜248頁
- 加齢性難聴の予防と早期発見のポイントを挙げよう．⇒255〜256頁

Column

成人期の聴覚健診（労働安全衛生法）

　労働安全衛生法に基づく一般健康診断は，職場環境から労働者を保護するために欠かせないものであり，毎年1回実施される．一般健康診断に含まれる聴覚検査は，騒音環境下での労働者の聴覚保護を目的としている．すべての労働者に対して，時間とコストを要する精密聴力検査を施行することは現実的ではないため，スクリーニングとして選別聴力検査が採用されている．選別聴力検査では，一般的な会話音域の1,000 Hzと騒音による聴力損失が顕著になりやすい4,000 Hzを使用し，聴力障害の疑いを特定する．

　雇入れ時健康診断（労働安全衛生規則第43条）では，1,000 Hz，4,000 Hzともに30 dB，定期健康診断（労働安全衛生規則第44条）では4,000 Hzで40 dBの音圧を用いる．

　学校の健康診断では，4,000 Hzの音圧は25 dBであるが，成人を対象とした一般健康診断では，50歳以上で多くみられる自然な聴力低下を考慮して，より緩やかな基準を設定している．

　なお，騒音を発する場所など特定業務に従事する労働者に対しては，騒音性難聴のリスクが高いため，配置換えの際，および，6か月に1回の頻度で検査が行われる（労働安全衛生規則第45条）．

　選別聴力検査で異常がみられた場合には，速やかに耳鼻咽喉科での精密聴力検査を受けることが推奨される．早期発見と早期治療により，難聴の進行を防ぎ，労働者の生活の質を維持することができる．また，聴覚検査の結果をもとに職場環境の改善や個人保護具の使用など，具体的な予防策の検討も進めることができる．

（大原重洋）

Column

リハビリテーション指導プログラムの構成事例

　聴覚障害が生活に与える影響は，発症時期，難聴程度，ライフステージ，コミュニケーションの必要性によって異なり，これらを踏まえてプログラムを構成する必要がある．発症（聴力低下）時期別に，SOAP 形式で整理したプログラム構成例を以下に紹介する．

①高齢期：加齢性難聴

　背景：A さん（**図1**），68 歳男性．高等学校の物理教師を定年退職し 65 歳まで再雇用された．60 歳を過ぎてから聞こえにくさを自覚し始めるが，仕事の忙しさから受診が遅れた．時間的な余裕ができたため，検査を受けて補聴器を購入した．妻と一緒に旅行や博物館訪問を楽しんでいたが，外出先での会話内容を理解するのが難しく，さらなる支援を希望した．

　支援：補聴援助システム（Assistive Listening Devices：ALD）の使用とコミュニケーションストラテジーのグループ訓練を行い，博物館での解説を理解できるようになり，余暇をより充実させることができた．さらに，A さんが電話を使って遠方の家族と話すことを望んだため，話し手が Yes-No 形式で質問し，相手が「はい」または「いいえ」で回答する電話コード訓練をプログラムに追加した．

②青年期・成年初期：中途難聴

　背景：B さん（**図2**）．28 歳男性，会社員．家庭や職場（事務職）での聞き間違いが多く，妻に促されて受診した．数年前から聞こえに問題があることを自覚していたが，家族や同僚が困るほどではないと考えていた．B さんには，難聴の既往歴がなく，聴力低下の原因は不明である．

　支援：補聴器の装用とコミュニケーションストラテジー訓練を行ったが，B さんから職場の会議で聞き取り困難が続いていると相談があった．職場は部署ごとに間仕切りがないオープンオフィスである．リハビリテーションプログラムに環境調整を加え，上司に相談するよう B さんに助言するとともに，ALD の使用を勧めた．その後，B さんの上司から言語聴覚士に電話で問い合わせがあり，会議などでの配慮方法について協議した．

③壮年期：言語獲得前聴覚障害

　背景：C さん（**図3**），53 歳女性，専業主婦．1 歳時に髄膜炎により，両側 70 dB の聴覚障害となり，以後，補聴器を装用して聴覚音声コミュニケーションを用い，通常の小学校，中学校，高等学校を卒業した．20 歳の時に右耳の聴力がさらに低下し（90 dB），読話を併用してコミュニケーションをとるようになった．52 歳の時に加齢黄斑変性に罹患し，20 cm の距離でないと表情がわからないほどに視力が低下した．これにより読話が困難となり，より高出力の補聴器の使用を求めて夫とともに受診した．

　支援：補聴器では語音聴取が困難であったため，左耳に人工内耳植え込み術を実施した．マッピングと並行して分析的アプローチに基づいた聴能訓練を行い，術後 1 年で聴覚単感覚での最高語音明瞭度が 75％に改善した．さらに，読話を併用したスピーチトラッキング訓練とコミュニケーションストラテジー訓練を追加し，家庭でも実施できるよう，夫にも同席してもらい訓練の手順を学んだ．

（大原重洋）

項目	記 録
S	#1 補聴器を購入したい #2 外出先で人がしゃべっている内容を理解したい
O	#1 平均聴力レベル；右33.8dB，左32.5dB #2 最高語音明瞭度；左右ともに80dBで80% 　　会話レベル（60dB）では50%
A	#1 最高語音明瞭度が80%と高く，補聴効果が期待できる #2 旅先や博物館などでは，ALDが有効である
P1	#1 情報カウンセリング（検査結果，聴覚障害の説明） #2 補聴器の処方・調整 #3 ALDの使用 #4 コミュニケーションストラテジーのグループ訓練
P2	#1 テレ(電話)コミュニケーション訓練

P1：初回方針，P2：追加・修正方針

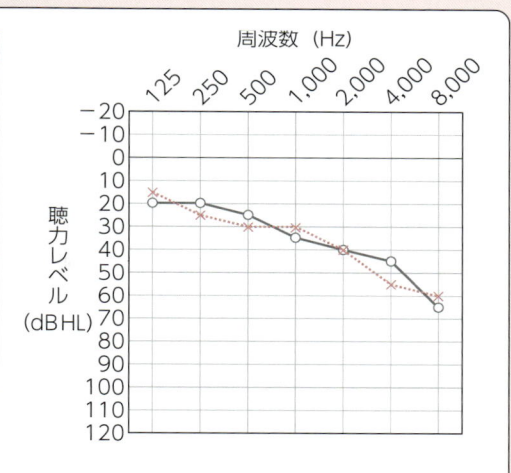

図1　高齢期：加齢性難聴（Aさん）

項目	記 録
S	#1 本人；自分の聴力程度を知りたい #2 家族；難聴の治療をしてほしい
O	#1 平均聴力レベル；右20dB，左22.5dB 　　聴力型；高音急墜型 #2 最高語音明瞭度；右85%，左90%
A	#1 自分の聞こえとコミュニケーションの障害を理解していない #2 最高語音明瞭度は高いが，日常生活では，聞きもらしや聞き誤りが多い
P1	#1 情報カウンセリング（検査結果，聴覚障害の説明） #2 補聴器の処方・調整 #3 コミュニケーションストラテジー訓練
P2	#1 会議室など，周囲の雑音が少ない部屋で会議を行う #2 会議では，発言前に発言者に合図をしてもらう #3 ALDの使用

P1：初回方針，P2：追加・修正方針

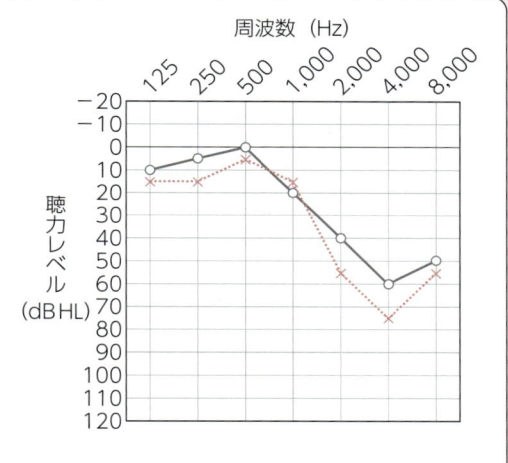

図2　青年期・成年初期：中途難聴（Bさん）

項目	記 録
S	#1 高出力の補聴器に変更したい
O	#1 平均聴力レベル；右100dB，左77.5dB #2 最高語音明瞭度；右0%，左25% #3 読話（三音節）；左補聴器装用下70%
A	#1 相手との距離を20cm程度に近付けないと読話困難 #2 補聴器の変更・調整により，装用閾値の改善が見込めるが，最高語音明瞭度の改善は期待できない #3 成人人工内耳適応基準（2017）に該当
P1	#1 情報カウンセリング（検査結果説明） #2 人工内耳の検討（メリット・デメリット，術前・術後の検査・訓練の説明）
P2	#1 マッピング #2 聴能訓練 #3 スピーチトラッキング訓練 #4 コミュニケーションストラテジー訓練

P1：初回方針，P2：追加・修正方針

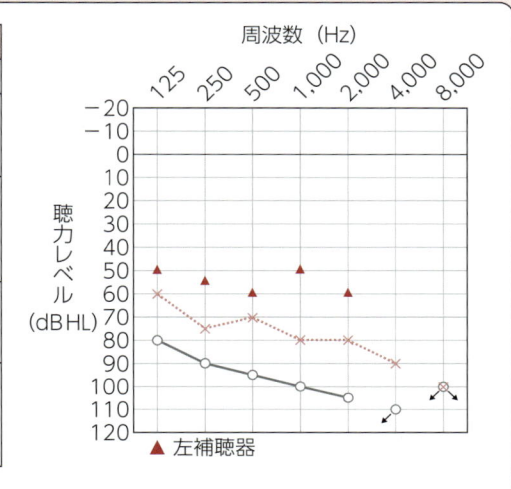

図3　壮年期：言語獲得前聴覚障害（Cさん）

加齢性難聴：聴覚リハビリテーションと支援など

【概要】

　加齢性難聴では，周波数・時間分解能の低下や認知機能の低下など，補聴器装用のみでは解決されない機能低下がある．高齢難聴者に対しては医療機関での補聴管理に加え，系統的な聴覚リハビリテーションの併用が望ましい．

■ 基本情報

- ・79歳，男性．
- ・主訴：町内会やボランティア活動などで会話が聞き取れない．
- ・現病歴：35歳時より難聴を自覚．近年，対面での会話は問題ないが，大人数での会議では聞き取れない．補聴目的に紹介受診．
- ・診断名：両側感音難聴
- ・平均聴力レベル（4分法）：右56.3 dB，左48.8 dB（**図1**）
- ・最高語音明瞭度：右55%（100 dB），左60%（80 dB）
- ・補聴歴：なし

■ 評価

　日常生活および社会活動に支障をきたしている．補聴器の適応あり．著明な語音明瞭度の低下を認め，言語聴取訓練が必要である．

■ 指導・支援

〈目標〉

　①補聴器の装用時間の延長，②言語（会話）聴取・理解能の改善，③聴取に望ましい行動習慣・環境調整および代償的コミュニケーションストラテジーの習得

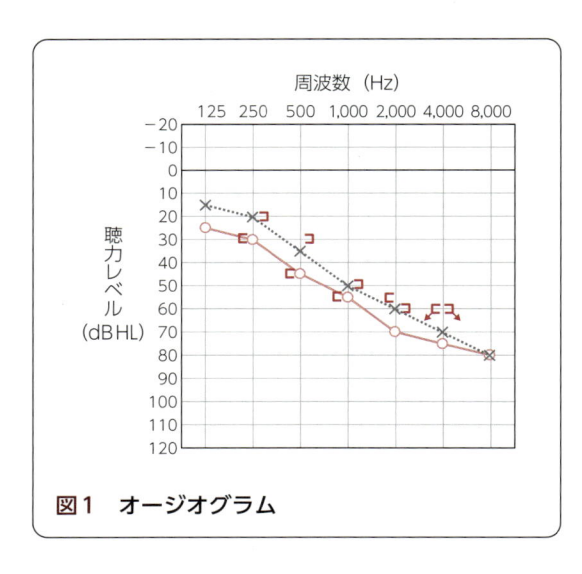

図1　オージオグラム

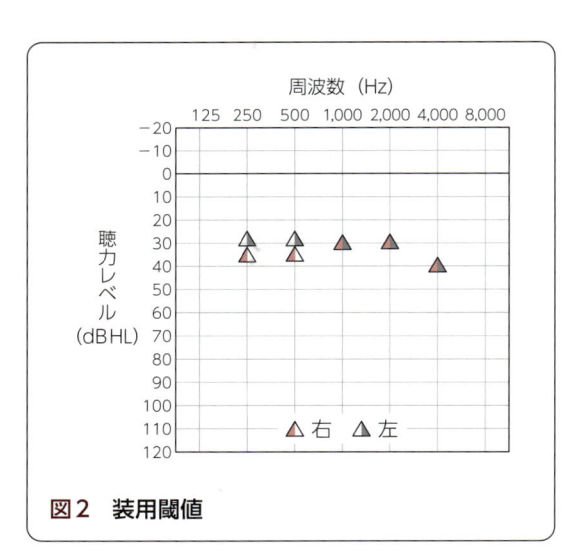

図2　装用閾値

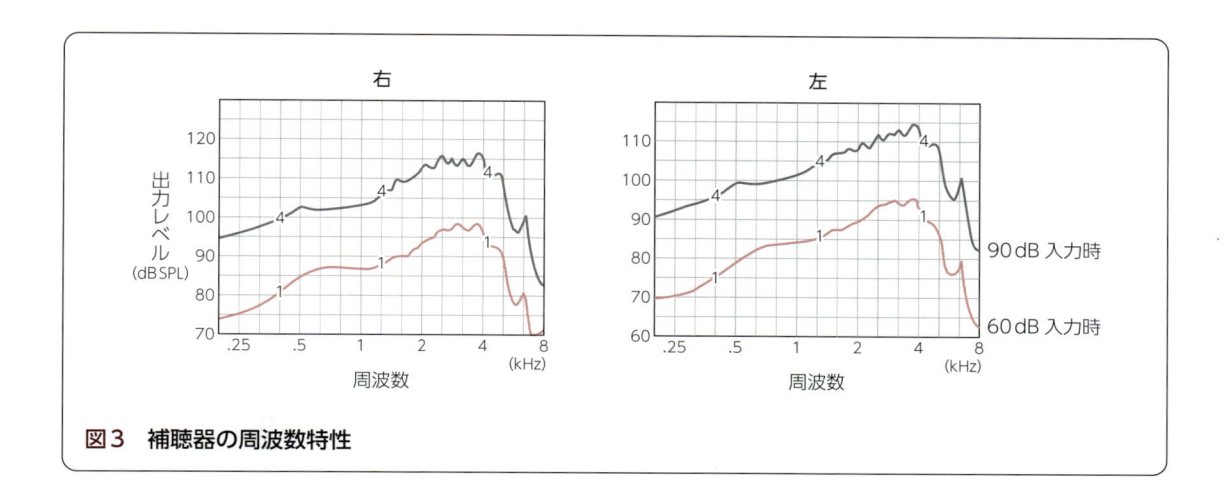

図3　補聴器の周波数特性

〈プログラム〉

・**補聴器導入カウンセリングと装用指導**：聴覚メカニズムや感音難聴，補聴器の役割について十分に説明し，両耳装用と常時装用の必要性を指導した．

・**補聴器の調整**：耳かけ型を両耳貸出．目標利得はハーフゲイン程度，3か月間週1回，利得／出力を交互に＋2 dB ずつ調整した．

・**聴覚活用訓練**：補聴器調整に並行し，文章追唱訓練[1] を行った．文章は毎回変更し，読み上げる文節数や話速，雑音負荷などの課題の難易度を調整しつつ計12回実施した．

■ 結果

　常時装用可．装用閾値（**図2**），補聴器の周波数特性（**図3**），装用時語音明瞭度 80%（60 dB）．1分間の追唱文節数は 31.4 → 38.8 文節と向上．他者との会話の改善を自覚し，社会活動も可能となり，補聴器は同モデルを両耳購入した．

■ まとめ

　加齢性難聴例に対し，補聴器の適合調整・装用指導および実用的な会話聴取・理解能力の向上を目的とした聴覚リハビリテーションを行った．コミュニケーション訓練を併用したことで装用意欲が向上し，適切な調整と順応，会話理解能力の改善が得られた．

文献
1) 三瀬和代，白馬伸洋：聴覚障害のリハビリテーション．耳喉頭頸，**93**(10)：776-780, 2021.

（三瀬和代）

第13章

視覚聴覚二重障害

**学習の
ねらい**

- ・視覚聴覚二重障害のある人の実態について理解しよう.
- ・視覚聴覚二重障害を発症する原因疾患とその特徴について理解しよう.
- ・ベースとなる言語・文字や活用する感覚器に応じたコミュニケーション
  手段を理解しよう.
- ・コミュニケーションの困難と支援のポイントを理解しよう.

1. 視覚聴覚二重障害とは

✎ つながる知識

【盲ろう】
身体障害者福祉法において，視覚障害や聴覚障害は，それぞれの感覚の障害度について明確に定義されているものの，視覚聴覚二重障害(盲ろう)については定義されていない.自治体が定める制度運用上の定義はあるが，制度の利用対象として認められる視覚・聴覚の障害程度には自治体ごとに違いがある.

【重複障害】
小児については,知的発達症の他にも,肢体不自由を重複している割合も多く,さらに医療的ケアを必要としている割合も多い.いわゆる重症心身障害児の中に,視覚聴覚二重障害のある児が一定の割合で存在すると考えられる.

【視覚障害の症状】
視覚障害の症状には，低視力による「ぼやけ」，光を過度にまぶしく感じる「羞明」，見える範囲が狭まる「視野狭窄」，視線の中心部が見えにくくなる「中心暗点」などがある.眼疾患および病変した部位や進行の状況により，症状やその程度が異なる.

視覚聴覚二重障害とは，視覚と聴覚の両方に障害が重複している状態であり，「盲ろう」とも称されている.一方の感覚を他の利用が容易な感覚で補うことが難しく，適切な支援がないと日常生活に極めて大きな困難が生じる.

1 実態

(1) 人数

わが国において，身体障害者手帳に視覚障害と聴覚障害の両方の障害が記載されている視覚聴覚二重障害者は，**1万4千人程度**存在し，10万人あたり11人程度である[1,2].これらのことから，視覚障害者や聴覚障害者の4～5%に視覚聴覚二重障害があることが指摘されている[2,3,4].

(2) 年齢層

成人のうち，特に高齢者が多く，70歳代以上が全体の70%以上である.小児(18歳未満)は1%程度である[1,2].

(3) 障害の状態

身体障害者障害程度等級において，視覚障害では1・2級の者が55%程度，聴覚障害では3～6級の者が70%近くを占めている.視覚と聴覚，またそれ以外の障害を含んだ総合等級は1・2級の者が75%程度である[1,2].

視覚と聴覚以外の障害を重複している場合もあり，特に小児は知的発達症を重複している割合が多いことが指摘されている[2,5].

(4) 活動・参加の制約

視覚聴覚二重障害を発症することで，**コミュニケーション**，**移動**，**情報入手**という3つの困難を複合して抱える.視覚聴覚二重障害者の14%程度は，会話頻度が月2日以下であり，視覚と聴覚の障害が重いと，さらにその割合が増えることが指摘されている.

2 障害程度による分類

視覚障害は，視覚の活用が困難な「盲」，視覚の活用が可能な「弱視」に分類され

表13-1　障害程度による分類

		聴覚障害の程度	
		聴覚活用不可	聴覚活用可能
視覚障害の程度	視覚活用不可	全盲ろう 11%	全盲難聴 24%
	視覚活用可能	弱視ろう 12%	弱視難聴 44%

表13-2　発症時期・順序による分類

		聴覚障害の発症時期	
		先天性	中途
視覚障害の発症時期	先天性	先天性（早期） 8%	盲ベース 5%
	中途	ろうベース 12%	後天性（後期） 65%

る．聴覚障害は，聴覚の活用が困難な「ろう」，聴覚の活用が可能な「難聴」に分類される．これらを組み合わせて，視覚聴覚二重障害は，「**全盲ろう**」「**弱視ろう**」「**全盲難聴**」「**弱視難聴**」の4つに分類されている（**表13-1**）．

これらの分類の割合は，「弱視難聴」が44%と最も多く，次いで「全盲難聴」24%と，補聴器などの利用が有効な割合が68%と過半数を占める．また，「弱視ろう」12%，「全盲ろう」11%の順であることが示されている（無回答が9%）[2,3]．

コミュニケーションにおいては，「全盲難聴」や「弱視難聴」は聴覚，「弱視ろう」は視覚，「全盲ろう」は触覚を活用して，他者の意思を受け取る場合が多い．

ここが重要
障害程度と活用できる感覚器，活用できる感覚器と各種コミュニケーション手段の関係を理解しよう．

■3 発症時期・順序による分類

障害の発症時期は，「先天性」と「中途」に分類される．視覚障害と聴覚障害について，これらの発症時期を組み合わせて，「**先天性（早期）**」「**盲ベース**」「**ろうベース**」「**後天性（後期）**」の4つに分類されている（**表13-2**）．

発症時期について4歳未満を「先天性」，4歳以後を「中途」と定義し，視覚と聴覚の受障時期を組み合わせた調査結果では，「後天性（後期）」が65%と最も多く，次いで「ろうベース」12%，「先天性（早期）」8%，「盲ベース」5%の順であることが示されている（無回答が10%）[2,3]．

ここが重要
発症時期・順序と習得可能性のある言語・文字，その言語・文字と各種コミュニケーション手段の関係を理解しよう．

視覚障害者としての生活歴がある「盲ベース」では点字，聴覚障害者としての生活歴がある「ろうベース」では手話や指文字を習得している可能性がある．

2. 原因疾患と病態

視覚聴覚二重障害の原因疾患には，視覚と聴覚の障害を発症する原因が共通である疾患と固有である疾患がある．共通である疾患は，遺伝性症候群や先天性合併症などが原因で，視覚と聴覚の両方に障害を引き起こすものである．また，長期的な経過で障害が進行し，後天的に二重障害に至る疾患もある．一方で，固有である疾患は，「視覚障害者が騒音性難聴を発症する」「聴覚障害者が緑内障を発症する」など，視覚と聴覚の障害を引き起こす原因に直接の関連がないものである．

つながる知識

【杆体細胞と錐体細胞】

網膜の視細胞には, 杆体細胞と錐体細胞がある. 杆体細胞は明度を感知する細胞で, 暗い場所で働く. 周辺網膜に多く分布する. 網膜色素変性症の場合, 杆体細胞から先に病変が起こる. そのため, 早期から夜盲が生じ, さらに視力低下よりも前に, 周辺から視野が狭くなる症状を呈する.

1 視覚障害と聴覚障害の発症原因が共通の疾患

（1）原因疾患

視覚障害と聴覚障害の両方を発症し得る疾患のうち, 比較的頻度が多いとされているものは表13-3の通りである.

（2）代表的な原因疾患と病態

視覚障害と聴覚障害の両方を発症する頻度が特に多い「チャージ症候群」と「アッシャー症候群」の病態は次の通りである.

①チャージ（CHARGE）症候群[6]

人口10万人あたり5〜10人程度に出現する. 眼, 耳, 心臓, 鼻腔, 性器などに先天性異常が発生し, 成長や発達に遅れがみられる. 視覚は虹彩や網膜などの欠損, 聴覚は感音難聴や外耳・内耳の形態異常などが現れる.

②アッシャー（Usher）症候群[6,7]

人口10万人あたり3〜6人程度に出現する. 感音難聴に網膜色素変性症を伴う. 前庭機能（平衡感覚）の障害を伴う場合がある. 症状や発症時期によって3つのタイプに分類される（表13-4）.

2 視覚障害と聴覚障害の発症原因がそれぞれ固有の疾患

視覚障害の発症原因として, 頻度が多い疾患と病態は表13-5の通りである.

表13-3 視覚障害と聴覚障害の両方を発症し得る疾患[6]

遺伝性症候群	チャージ症候群, アッシャー症候群, 先天性風疹症候群, ダウン症候群, スティラー症候群, ダンディウォーカー症候群, ゴールデンハー症候群, コケイン症候群など
先天性合併症	サイトメガロウイルス, 水頭症, 小頭症など
出生後の非先天性合併症	窒息, 頭部外傷, 髄膜炎など
その他	早産・低出生体重, 糖尿病など

表13-4 アッシャー症候群のタイプ分類[7]

	難聴	前庭機能障害	視覚症状
タイプ1	先天性の高度〜重度難聴	伴う	10歳前後
タイプ2	先天性の高音障害型難聴	正常	思春期以降
タイプ3	進行性の難聴	様々	様々

表13-5 視覚障害を発症する疾患と病態

緑内障	眼圧の上昇などにより, 視神経が障害され, 見える範囲（視野）が徐々に欠ける
糖尿病網膜症	糖尿病により網膜が損傷することで, 視力低下や飛蚊症などが発症する. 自覚症状に乏しく, 失明を突如経験する場合もある
網膜色素変性症	網膜の杆体細胞の病変により, 夜盲や求心性視野狭窄が進行する. その後, 錐体細胞の病変が進行すると, 視力低下が進む
黄斑変性	網膜の中心部にある黄斑部に病変が生じ, 視野の中心部がゆがんだり, 暗く見えたりする

3. コミュニケーション手段

発信（視覚聴覚二重障害者→他者）と受信（他者→視覚聴覚二重障害者）に分けて，コミュニケーション手段について概説する．

① 発信方法

発信においては，視覚や聴覚を活用しないため，発症する以前から使用していた方法がある場合は，そのまま用いることができる．視覚障害や聴覚障害の発症時期・順序が，使用する発信方法に影響を与える（**表13-6**）．

(1) 後天性（後期），盲ベース

聴力が活用できる場合，あるいは，聴力が活用できなくとも音声言語を獲得した後に失聴した場合は，視覚聴覚二重障害を発症した後も明瞭に発話できる場合がほとんどである．すなわち，後天性（後期）や盲ベースの視覚聴覚二重障害者は，**発話**を発信方法とすることが多い．

(2) ろうベース

先天的に重度の聴覚障害があるろうベースの視覚聴覚二重障害者では，明瞭な発話が困難な場合が少なくない．そのため，**手話**，**日本語式指文字**，**文字**といった方法で発信することが多い．

ただし，「早期から有効な補聴支援が提供されている」「先天的な聴覚障害の程度が比較的軽い」といった場合，発話を発信方法とすることもある．

(3) 先天性（早期）

先天性の視覚聴覚二重障害者の場合，言語獲得に困難があり，実物やオブジェクトキュー，身振りサイン，表情や泣き声などの**前言語的**コミュニケーション手段が用いられている場合が多い．言語獲得に至る盲ろう児においては，手話や指文字，文字などの多様な方法が用いられている．

📝 **つながる知識**

【発信方法】
最も円滑な発信方法については，「音声」が65％と最も多く，次いで「文字」9％，「手話」7％の順である．一方，「特にない」という割合が9％あることが，全国調査で示されている．

【「盲ベース」と「ろうベース」】
「盲ベース」とは，広義には，先に視覚障害を発症し，後に聴覚障害も重複することをいい，狭義には，視覚障害者としての生活歴がある者が聴覚障害を発症することをいう．一方，「ろうベース」とは，広義には，先に聴覚障害を発症し，後に視覚障害も重複することをいい，狭義には，聴覚障害者としての生活歴がある者が視覚障害を発症することをいう．

表13-6　発信方法と主たる使用者

発信方法	具体的方法	主たる使用者
発話	音声言語を口頭で他者に発する	盲ベース，後天性
手話	手指や顔の動きなどで構成される視覚言語を他者に表出する	ろうベース
文字	ひらがな，カタカナ，数字，漢字などを筆談や空書きなどで他者に提示する	ろうベース
日本語式指文字	日本語の五十音に対応した指文字を他者に表出する	ろうベース
ローマ字式指文字	ローマ字方式で綴られた米国式アルファベット指文字を他者に表出する	先天性
実物・オブジェクトキュー	特定の活動を行う時に使用する，あるいはその活動を想起させる実物やその一部（オブジェクトキュー）を他者に提示する	先天性
身振りサイン	特定の活動や感情と関連が深い身体の一部に触れる，あるいは，動きで他者に表出する	先天性

✏️ つながる知識

【受信方法】
最も円滑な受信方法については,「音声」が60％と最も多く,次いで「文字筆記」9％,「手書き文字」5％,「触手話」と「弱視手話」が各4％の順である. 一方,「特にない」という割合が8％あることが,全国調査で示されている.

📖✋ ここが重要

【文字や手話の提示方法】
文字筆記や弱視手話では,視覚聴覚二重障害者の見え方に応じて,文字や手話の提示方法を変える必要がある. 低視力の場合には,文字の拡大や近距離での手話が有効である. しかし,進行した求心性視野狭窄の場合には,拡大した文字や近距離での手話では視野からはみ出ることになり,逆に読み取りにくくなってしまう.

2 受信方法

　受信においては,「ベースとなる言語・文字」と「活用する感覚器」により,使用する方法に違いが生じる(**表13-7, 表13-8**).

　「ベースとなる言語・文字」については「発症の時期・順序」との関連が,「活用する感覚器」については視覚や聴覚の「障害程度」との関連が強い.

表13-7　言語・文字と感覚器ごとのコミュニケーション手段

		活用する感覚器		
		触覚	視覚	聴覚
音声言語	音声			音声(聴覚)
	文字	手書き文字	文字筆記	
	指文字	日本語式指文字		
		ローマ字式指文字		
	点字	点字筆記, 指点字		
手話言語	手話	触手話	弱視手話	
前言語期サインなど		実物・オブジェクトキュー		
		身振りサイン		

表13-8　受信方法の詳細

コミュニケーション手段	具体的方法
音声(聴覚)	耳元や補聴器などに向かって話された音声を聞く
文字筆記	見え方に合わせて,文字や背景の色,大きさ,太さ,文字間などが調整・配慮された文字を見る
弱視手話	話者との距離や手の動きの幅,環境(背景や光量など)などが調整・配慮された手話を見る
日本語式指文字	日本語の五十音に対応した指文字を見る,あるいは触る
手書き文字(手のひら書き)	手のひらに指先などでひらがなやカタカナ,漢字などを書いてもらい,書かれた文字を読み取る
触手話(図13-1)	話者の手話を触る
ローマ字式指文字	ローマ字方式で綴られた米国式アルファベット指文字を触る
点字筆記	速記用点字タイプライター(通称「ブリスタ」)や点字盤を使用して打たれた点字,点字ディスプレイに出力された点字を触読する
指点字(図13-2)	点字タイプライターのキーに見立てた,左右の人指し指から薬指までの6本の指に直接タッチされることで読み取る
実物・オブジェクトキュー	特定の活動を行う時に使用する,あるいはその活動を想起させる実物やその一部(オブジェクトキュー)を見る,触る
身振りサイン	特定の活動や感情と関連が深い身体の一部を見る,触る

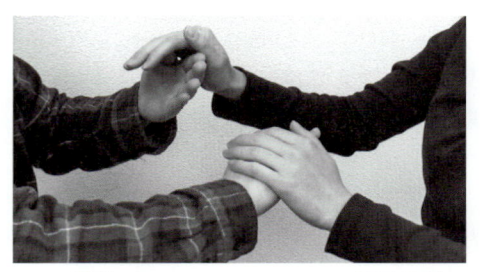

話者　　　　　　　盲ろう者

図13-1　触手話
盲ろう者が話者の手話に触れることにより，読み取る．

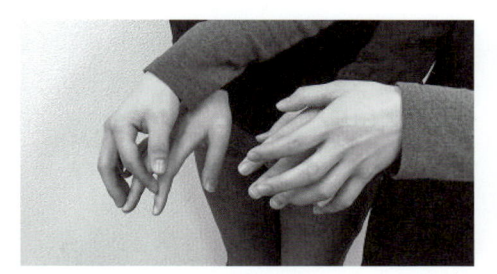

盲ろう者　　　　話者

図13-2　指点字
話者が盲ろう者の指に上からタッチし，盲ろう者が読み取る．

文献
1) 前田晃秀：盲ろう者（視覚聴覚二重障害者）における身体障害者手帳の交付状況の実態：自治体を対象とした全国調査から．社会福祉学，**56**(4)：94-104, 2016.
2) 全国盲ろう者協会：盲ろう者に関する実態調査報告書，2013.
3) 前田晃秀：盲ろう者の同行援護─「盲ろう者向け同行援護」と通訳・介助員派遣の活用のために─，全国盲ろう者協会，2020.
4) 厚生労働省：平成28年生活のしづらさなどに関する調査（全国在宅障害児・者等実態調査），2018.
5) 国立特別支援教育総合研究所：特別支援学校における盲ろう幼児児童生徒の実態調査結果について（速報版），2018.
6)「先天性および若年性の視覚聴覚二重障害に対する一体的診療体制に関する研究」研究班：視覚聴覚二重障害者の医療─盲ろう医療支援情報ネット．https://dbmedj.org/（閲覧日：2022年12月5日）
7) 石川浩太郎・他：アッシャー症候群．*Otology Japan*, **31**(2)：142-147, 2021.

（前田晃秀）

4. コミュニケーションの困難と支援

■1 コミュニケーションの困難

　視覚聴覚二重障害がもたらすコミュニケーションの困難には，様々な側面がある．言語聴覚士としてふまえておきたい側面を以下に述べる．

(1) コミュニケーション手段という側面からみた困難

①それまで用いてきたコミュニケーション手段を継続することの困難

　後天的に視覚聴覚二重障害が生じた場合，音声や手話など，それまで用いていた手段をそれまで通りに用いて受信することが困難になる．このため，ベースとなる手段をもとに，活用できる感覚をふまえて新たなコミュニケーション手段を導入することが求められる．あるいは，同じ手段を継続して用いるための支援が必要なこともある．

　例えば，手話を中心に用いていたが，見えなくなったため，触手話を導入する場合や，音声を中心に用いていたが，聞こえにくくなったため，ワイヤレス補聴システムを導入する場合などがある．

②相手とのコミュニケーション手段の調整

　先天的か後天的かにかかわらず，視覚聴覚二重障害者のコミュニケーションには，相手と共通のコミュニケーション手段を用いることができるかどうかという視点も必要である．相手に受信可能な手段で発信できるか，相手の発信可能な手段で受信

できるかがマッチしてはじめてコミュニケーションが可能となる.

例えば，受信には手書き文字・触手話・指点字，発信には音声・手話を用いることのできる視覚聴覚二重障害者が，見えて聞こえており文字と音声のみ用いることのできる人と会話する際に，受信の際は手書き文字で読み取り，発信には音声を用いることが挙げられる.

(2) 文脈の把握

見えて聞こえる人は，言語的情報だけでなく，相手の表情やしぐさ，口調や声色，周囲の人の動きなどの様々な非言語的情報を取り込み，文脈を理解している．こうした非言語的情報による「感覚的情報の文脈」を把握できなければ，発言の真意をつかめず，会話が十分に理解できないという事態が生じる．視覚と聴覚に障害があると，感覚的情報と言語的情報を複合した「感覚・言語的情報の文脈」[1] の把握が困難になり，コミュニケーションに影響を及ぼす.

また，周囲の会話や物音，メディアを通した情報などの多様な情報を取り込むことが難しいため，出来事の背景や関連性を把握することが困難になる.

(3) 周囲の状況把握

視覚と聴覚に障害があると，周りに誰がいて何をしているのか，話したい相手がいるのかどうか，話してもよい場面なのか，といった様々な状況の把握が困難になる．こうした状況が把握できない場合，コミュニケーションの担い手としての自分の立場や役割が認識できずに，「コミュニケーションの定位」[2] が困難になる．コミュニケーション手段が確保できても，周囲の状況把握ができなければ，その場のコミュニケーション場面に能動的に参加することはできない.

(4) フィードバック

発信の手段として音声を用いてきた場合は，後天的に視覚聴覚二重障害となってもそのまま音声を用いることができる．しかし，自分の発語を聞いてフィードバックすることが困難になるため，声の大きさや発音のコントロールが難しい場合がある．見えていれば周囲の反応を見て声の大きさを調整したり言い直したりすることが可能だが，反応が伝わらなければこうした調整は難しい.

また，視覚と聴覚に障害があると，相手の相槌や表情の変化などをキャッチできず，自分の発言や行動に対する周囲の反応を把握することが困難になる.

(5) コミュニケーションに要する時間

視覚聴覚二重障害者とのコミュニケーションにおいては，確実に伝わるようスピードを調整したり，周囲の状況を伝えたりといった情報保障を行う必要があるため，見えて聞こえる人とのコミュニケーションと比較して長い時間を要する．臨床にあたっては，十分な時間を確保するといった配慮が必要である.

2 コミュニケーション支援

言語聴覚士は，補聴器や人工内耳の調整など，聴覚障害に関する支援を通して視覚聴覚二重障害者と出会うことが想定される.

臨床にあたっては，まず聴覚障害に関する現症の把握が重要である．さらに，視覚障害の現症，その他の障害の有無などを含めて状態を理解し，現状でどのようなコミュニケーション手段を用いているか，どのような場面でコミュニケーションに

> ✎ **つながる知識**
>
> **【コミュニケーションの定位】**
>
> コミュニケーション行為がなされている，あるいはこれからなされる場面において，ある個人がその場のコミュニケーション行為に関わる様々な情報を把握することによって，コミュニケーションの担い手としての自らの立場や役割を同定すること，例えば，その場にいる人々の構成，人と人との関係性，今何をして何が話題になっているのか，どのような雰囲気なのか，物理的な環境はどうか，といった状況を把握しなければ，その場にいながら参加できない状況が生じる.

困難が生じているかを把握する視点が必要である.

（1）小児期の視覚聴覚二重障害（先天性盲ろう）児への支援

①関係の形成

視覚や聴覚に障害がない乳幼児は，あやされて声を出したり，微笑まれて微笑み返したりといった経験を重ねながら，愛着関係やコミュニケーション関係が形成されていく．視覚聴覚二重障害の場合は，周囲が意図的に児に伝わる方法で働きかけなければ，そばに人がいるかどうかもわからず，いわば一人だけの世界に閉じ込められた状態になりがちである．このため，例えば触れ合うことや振動を通して周囲の人の存在や反応を伝えるといった方法で，周囲とのつながりを広げる.

まだことばを獲得していなくても，盲ろう児が表情やしぐさで何らかの思いを発信していることがある．この発信に周囲が気付かない，あるいは気付いても盲ろう児に伝わる方法でフィードバックしないことが続くと，盲ろう児にとっては思いを受け止めてもらえなかった経験が積み重なり，伝えたいという欲求が薄れていく可能性がある．盲ろう児からの発信に周囲が気付き，児に伝わる方法でフィードバックすることで，コミュニケーション関係が形成される.

わが子が視覚聴覚二重障害と診断され，どのように関わればよいか戸惑っている親も少なくない．親の不安を受け止め，関わり方を支援することも重要である.

②体験の積み重ね

見えて聞こえていれば，些細な体験の積み重ねを通して感情語や抽象概念，物事の因果関係を理解できるようになる．盲ろう児の場合は，周囲が児に伝わる方法で意図的に働きかけなければ，体験を積み重ねる機会を得ることができない．このため，人や物に近づいて触れさせながら周囲で起きていることを伝えたり，活動を省略せずにすべての過程を体験させたりするといった丁寧な関わりが必要である.

③見通しを示す

言語によるコミュニケーションが難しい場合は，次の活動への見通しをもつことが困難である．見通しのないままに，いわば強制的に次の活動に移ると，盲ろう児にとっては不安や混乱を招く場合がある．見通しをもつためには，オブジェクトキューを用いて次の活動を伝える方法がある.

（2）聴覚を活用する視覚聴覚二重障害児・者への支援

①聴覚活用

「全盲難聴」「弱視難聴」の視覚聴覚二重障害者への支援では，聴覚を最大限活用できるよう，補聴器や人工内耳の十分な調整が必要である．聴覚障害があると，雑音下や離れた位置での会話は，近くの1対1での会話と比べて特に聴取が困難であることが多い．一方，視覚障害が加わると，口元や表情の読み取りが困難であるため，近くの1対1での会話も困難な場合がある．この場合，近くの会話であっても，話者の声をワイヤレスマイクで拾って補聴器や人工内耳で聞くワイヤレス補聴システムが有効なこともある.

ただし，視覚的な情報が得にくいため，ワイヤレス補聴システムを使用すると話者の声が常に耳元で聞こえ，距離や位置関係，周囲の状況が変化した時の把握が困難になるという側面もある．例えば，職場で隣の席の同僚がワイヤレスマイクを使用していて，視覚聴覚二重障害者から離れた位置に移動して話した場合に，視覚聴

覚二重障害者自身は相手が離れたことに気付かず，隣の席の方を向いて話し続けるという状況が生じ得る．このため，ワイヤレス補聴システムを使用していたとしても，十分な情報保障が必要である．

②コミュニケーションストラテジー

「全盲難聴」「弱視難聴」の場合は，聴覚障害のみの場合と異なり，聞こえにくい部分を身振りや表情，口形などの視覚的情報で補うことが困難である．また，会話を聞き誤って応答がずれてしまっても，周囲の反応をフィードバックすることが難しいため，自分がどの程度聞き取れているかを把握することが難しい．このため，「聞き取れない時に相手にもう一度言ってもらう」といったコミュニケーションストラテジーの定着が難しい場合がある．そこで，「聞き取ったことを復唱する」「相手が相槌を打つ時に触って伝えるよう相手に依頼する」といったストラテジーを活用できるような支援が有効である．

③環境調整・情報提供

聴覚を最大限に活用できていたとしても，視覚と聴覚から得る膨大な情報をすべて取り込むことは不可能といえる．視覚聴覚二重障害者と接する時の留意点について，周囲に理解を促すなどの環境調整も重要である．

また，情報の入手に困難があるため，支援制度や機器，関連団体などに関する情報を知らずに生活している場合もある．言語聴覚士には，これらの情報収集や情報提供に努めることも求められる．

(3) 中途視覚聴覚二重障害者への支援

①聞こえ方の理解

症状が進行する場合，変化していく見え方や聞こえ方を，視覚聴覚二重障害者自身が把握しがたいことや，症状の進行に対し不安を抱えていることがある．定期的な受診を勧めるとともに，自身の聞こえ方を把握できるよう，理解しやすい方法で説明することが必要である．

症状が徐々に進行する場合は，周囲が障害に気付かない場合や，気付いてもどのように配慮すればよいかわからない場合もある．家庭や学校，職場など，多様な生活環境で症状への理解が得られるよう，環境調整も重要である．

②コミュニケーション手段

視覚聴覚二重障害者自身の思いを受け止めながら，現在用いているコミュニケーション手段ではどのような困難があるか，別の手段の導入が必要か検討し，支援を行う．例えば，音声での会話聴取が困難になった場合に，どの大きさや太さの文字であれば筆談での理解が可能か，筆談が難しければ手書き文字の導入が可能か，といった対応を検討する．

もともと聴覚にも視覚にも障害がなく，中途で突然「全盲ろう」の状態になった場合は，身近な人とのコミュニケーションにも大きな困難が生じ，非常な制約下に置かれる．そこで，比較的取り入れやすい手書き文字を導入し，周囲との十分なコミュニケーション関係を確保することが必要である．

③「コミュニケーションの定位」を支える関わり

中途視覚聴覚二重障害者への支援では，残存聴力がある場合には聴覚活用への支援が重要であることに加え，聞こえ方の理解を促すこと，コミュニケーション手段

を確保することが必要である．しかし，こうした本人側の要因へのアプローチのみでは十分ではない．なぜなら，「コミュニケーションの定位」の困難は，本人側の要因だけでは解消することができないからである．中途視覚聴覚二重障害者のコミュニケーションを支援するには，「コミュニケーションの定位」を支える視点が不可欠である．

　「コミュニケーションの定位」を支えるためには，視覚聴覚二重障害者が周囲の状況を把握できていないという事態に気付き，今どのような情報を必要としているか，どのように伝えることができるかを判断し，実行に移すことのできる人の存在が必要である．言語聴覚士には，率先してこうした関わりを実践する姿勢が求められる．

文献
1) 福島　智：盲ろう者として生きて―指点字によるコミュニケーションの復活と再生，明石書店，p301，2011.
2) 柴﨑美穂：中途盲ろう者のコミュニケーション変容―人生の途上で「光」と「音」を失っていった人たちとの語り，明石書店，2017，p304.

（柴﨑美穂）

✅ **確認Check!** ☐ ☐ ☐

・アッシャー症候群の症状を述べよう⇒．264頁
・網膜色素変性症の病態について述べよう．⇒264頁
・触覚を活用する視覚聴覚二重障害者のコミュニケーション手段を述べよう．⇒266～267頁
・視覚聴覚二重障害がもたらすコミュニケーションの困難について述べよう．⇒267～268頁

第14章

社会・地域資源の活用と参加

学習の
ねらい

- ・聴覚障害に関わる施策・サービスを理解しよう.
- ・障害程度等級に応じて利用できる社会資源を理解しよう.
- ・サービスや社会資源の利用の流れを確認しよう.
- ・医療環境と地域における多職種連携・協働の多様な取り組みを理解しよう.

章の概要

社会福祉サービス	・身体障害者手帳の障害程度等級に応じて，各種の社会福祉サービスを受けることができる. ・聴覚障害者では，障害者総合支援法などによる医療費の助成や補装具費（補聴器）の支給・購入費補助，日常生活用具の給付，意思疎通支援（手話通訳・要約筆記），就労支援などがある.
情報保障	・障害者が，他の人と同質・同量の情報を得て，その場へ対等に参加するための取り組みを指す. ・聴覚障害者では，手話通訳者や要約筆記者の派遣，聴覚障害者用屋内信号装置や聴覚障害者用通信装置といった用具の支給や貸与，電話リレーサービスなどの方法がある.
就労に関する支援制度	・一般就労に向けて職業訓練や就職活動の支援を行う就労移行支援，一般就労が不安あるいは困難とされる障害者に働く機会を提供する就労継続支援，一般就労後の就労定着支援などがある. ・一般就労の方法には，障害者雇用枠での雇用，特例子会社で働く方法などがある.
多職種連携・協働	・医療でのチーム医療と，医療と地域の協働，施設間連携による協働などがある. ・多職種連携では，互いを尊重して関係を形成し，情報を共有・協議して質の高い支援を目指す. ・高齢難聴の補聴支援，小児難聴の早期診断・療育の実施に多職種連携がある.

1. 社会福祉サービスの利用

1 障害者施策に関する法令

（1）主な法体系

　日本国憲法の次に，わが国が国際連合「障害者の権利に関する条約（**障害者権利条約**）」を批准するために整備した国内法の一つである「**障害者基本法**」が置かれている．そして，この法律の下に，各国内法が位置付けられている（**図14-1**）.

（2）障害者権利条約と障害者基本法

　障害者権利条約とは，すべての障害のある人が，人権や基本的自由を完全かつ平等に享有することを目的とした国際条約である．障害者基本法とは，障害のある人の自立と社会参加を支援する施策に関する基本理念を定めた国内法である.

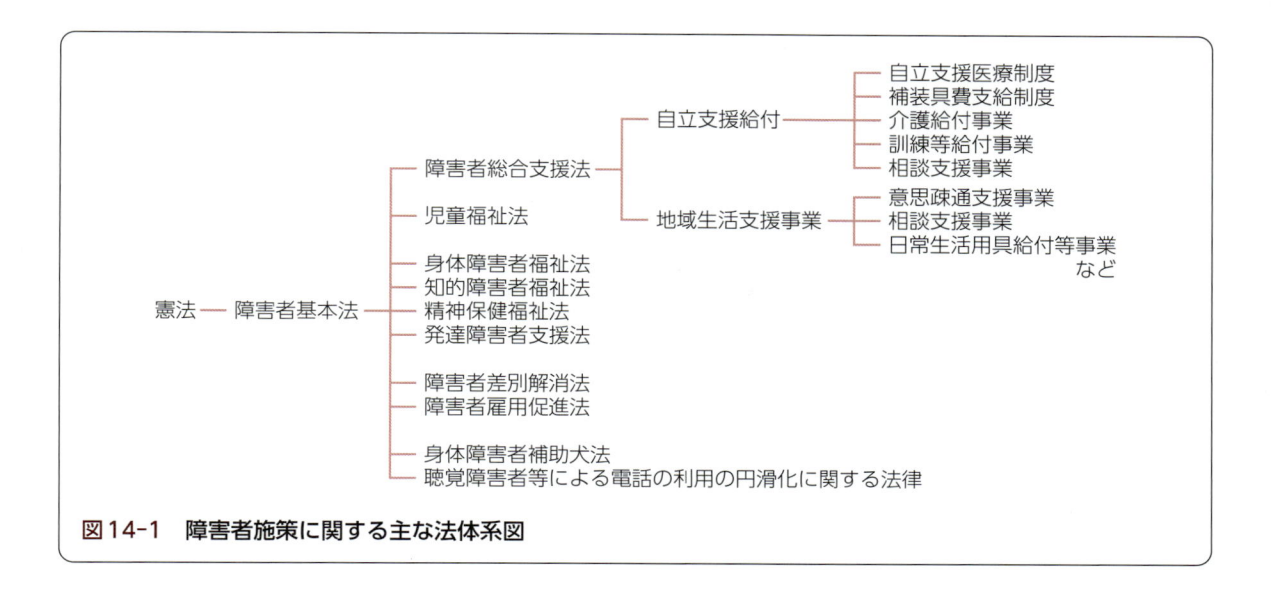

図14-1　障害者施策に関する主な法体系図

❷ 身体障害者手帳制度

(1) 身体障害者手帳と障害程度等級

　身体障害者手帳は，身体障害者福祉法に基づき，身体の機能に一定以上の障害があると認められた場合に交付される．身体障害の範囲とは，身体障害者障害程度等級表（身体障害者福祉法施行規則別表第5号）の障害程度等級が1級から6級までに該当する者，および7級に該当する障害が2つ以上重複している者とされる．等級の数字は，小さいほど障害の程度が重く，大きいほど障害の程度が軽い．

(2) 聴覚障害者の障害程度等級

　聴覚障害者における身体障害者障害程度等級の項目は「聴覚又は平衡機能の障害」であり，そのうち「聴覚障害」は2，3，4，6級，「平衡機能障害」は3，5級，「音声機能，言語機能又はそしゃく機能の障害」は3，4級とされる（**表14-1**）．「聴覚障害」とその他の障害が重複する場合には，各指数を合計し，合計指数に応じて認定等級を決定する（**表14-2**）．

(3) 聴覚障害の判定基準

　「聴覚障害」は，平均聴力レベル（4分法）（**表5-4 ⇒ 37頁**）と最良の語音明瞭度を基準に等級が判定される．6級は両耳平均聴力レベル70dB以上または一側耳平均聴力レベル50dB以上で，他側耳平均聴力レベル90dB以上とされる．4級は両耳平均聴力レベル80dB以上または両耳による最良語音明瞭度が50%以下，3級は両耳平均聴力レベル90dB以上，2級は両耳平均聴力レベル100dB以上になる．

　良聴耳聴力が正常な一側性難聴は，障害認定されない．また，2015年より，はじめて「聴覚障害」の身体障害者手帳を申請する場合に2級であれば，聴性脳幹反応（ABR）検査などの他覚的聴覚検査またはそれに相当する検査の実施と結果資料の提出も必要になった．

(4) 身体障害者手帳の手続き

　身体障害者手帳の取得は，身体障害者福祉法第15条の規定に基づく指定を受けた医師の診断書・意見書を添えて，居住地の市町村（**福祉事務所**または障害福祉課等

ここが重要

【障害者手帳】
身体障害者手帳，療育手帳，精神障害者保健福祉手帳の3種がある．制度の根拠となる法律などはそれぞれ異なる．聴覚障害者には身体障害者手帳が該当する．

つながる知識

【福祉事務所】
社会福祉法に基づく福祉に関する事務所であり，都道府県および市（特別区を含む）は設置が義務付けられ，町村は任意で設置することができる．

表14-1　身体障害者障害程度等級表：聴覚障害[1]（厚生労働省より抜粋）

級別	聴覚又は平衡機能の障害		音声機能，言語機能又はそしゃく機能の障害
	聴覚障害	平衡機能障害	
1級		—	—
2級	両耳の聴力レベルがそれぞれ100デシベル以上のもの（両耳全ろう）	—	—
3級	両耳の聴力レベルが90デシベル以上のもの（耳介に接しなければ大声語を理解し得ないもの）	平衡機能の極めて著しい障害	音声機能，言語機能又はそしゃく機能の喪失
4級	1　耳の聴力レベルが80デシベル以上のもの（耳介に接しなければ話声語を理解し得ないもの） 2　両耳による普通話声の最良の語音明瞭度が50パーセント以下のもの	—	音声機能，言語機能又はそしゃく機能の著しい障害
5級	—	平衡機能の著しい障害	—
6級	1　両耳の聴力レベルが70デシベル以上のもの（40センチメートル以上の距離で発声された会話語を理解し得ないもの） 2　一側耳の聴力レベルが90デシベル以上，他側耳の聴力レベルが50デシベル以上のもの	—	—

表14-2　障害等級・指数・認定等級[2]（厚生労働省より抜粋）

障害等級	指数
1級	18
2級*	11
3級*	7
4級*	4
5級	2
6級*	1
7級	0.5

合計指数	認定等級
18以上	1級
11～17	2級
7～10	3級
4～6	4級
2～3	5級
1	6級

例えば，聴覚障害2級と音声機能・言語機能の障害の3級を併せもつ場合に，2級は11点，3級は7点で合計18点となり，1級と判定される．
*は聴覚障害者の障害等級である．

> **✎ つながる知識**
> 【身体障害者更生相談所】
> 身体障害者の更生援護のために，都道府県により設置される．身体障害者福祉司を置かなければならない．

窓口）に申請する．その後，身体障害者更生相談所などにて判定され，身体障害者障害程度等級表に定める障害に該当すると認められれば，都道府県知事，政令指定都市市長または中核市市長より交付される．なお，身体障害者手帳の申請から交付までには，1〜2か月かかることが多い．

　具体的な手続方法などは，市町村によって異なることもあるため，居住地の方法を確認する必要がある．

(5) 社会福祉サービス

　身体障害者手帳は，公的な社会福祉サービスの前提となるものであり，身体障害者福祉法以外の施策でのサービスを受ける場合にも，サービス受給の証明として利用される．

　身体障害者手帳の所持者は，障害程度等級に応じて，様々な社会福祉サービスを利用することができる．例えば，医療費の助成，補装具費の支給，日常生活用具の

給付（⇒ **277頁**）の他，税金や公共料金の減免，公共交通機関の旅客運賃割引制度などの各種減免制度がある．また，就労場面では，障害者手帳を所有する障害者を対象とした**障害者雇用枠**という専用の雇用枠がある．

▮3 障害者総合支援法とサービス

(1) 障害者総合支援法とは

「障害者の日常生活及び社会生活を総合的に支援するための法律（障害者総合支援法）」とは，障害者基本法の基本理念を踏まえて，日常生活および社会生活を営む上で必要な障害福祉サービスなどが規定された法律である．2013年4月に，障害者自立支援法を改正して施行された．

障害者総合支援法は，大きく分けて**自立支援給付**と**地域生活支援事業**で構成される．自立支援給付には，**自立支援医療制度**，<u>**補装具費支給制度**</u>，**介護給付事業**，**訓練等給付事業**，**相談支援事業**があり，市町村が実施主体となる．地域生活支援事業には，手話通訳などの**意思疎通支援事業**，**相談支援事業**，**日常生活用具給付等事業**などがある．市町村事業と都道府県事業があり，市町村は主に障害児・者に直接サービスを提供する事業を行い，都道府県は主に人材育成や広域支援（市町村間の調整など）を行い，市町村の事業をバックアップする．

障害のある人は，障害程度等級に応じて，これらのサービスを組み合わせて利用することができる．ただし，満18歳に満たない障害児の通所・入所の支援，障害児相談支援については，児童福祉法に規定される．

(2) 障害者総合支援法等によるサービス

①自立支援医療制度

例えば，外耳道形成術，人工内耳植え込み術など，治療により障害の改善が期待できる場合に，自己負担額を軽減する公費負担医療制度であり，通常の医療費が原則3割負担であるのに対して，障害者は原則1割負担となる．

満18歳に満たない児を対象とした「育成医療（18歳未満）」と，身体障害者手帳を所持する18歳以上を対象とした「更生医療（18歳以上）」，精神障害者を対象とした「精神通院医療（精神疾患のある者）」がある．育成医療は，障害者手帳を所持しているかどうかは問われない．

育成医療と更生医療は，市町村の窓口に申請する．

②補装具費支給制度

聴覚障害者を対象とする補装具としては，**補聴器**が該当し，身体障害者手帳の交付を受けた方に**購入・借受け・修理に係る費用**の一部が支給される．18歳未満の聴覚障害児へは，**児童福祉法に基づいて**，身体障害者手帳の交付を受けた児童に支給される．

補聴器の補装具費支給の流れ（**図 14-2**）：補聴器の補装具費の支給は，市町村の障害福祉課などの窓口が申請先となる．自治体により多少の違いはあるが，主には耳鼻咽喉科の指定医師などに**補装具費支給意見書**を作成してもらい，他の必要書類と併せて申請する．市町村は，**身体障害者更生相談所**などの意見をもとに支給を決定する．補装具費の支給額は，購入費用から利用者負担額（原則1割）を引いた額である．

・つながる知識
【補装具】
身体障害者の日常生活や社会活動の上で，身体機能を補完・代替し，かつ長期にわたり継続して使用する用具を指す．補聴器は補装具に該当する．

・つながる知識
【補装具費の支給】
支給額には上限があり，世帯所得に応じて設定される．補装具費の負担割合は，国が50/100，都道府県が25/100，市町村が25/100となる．

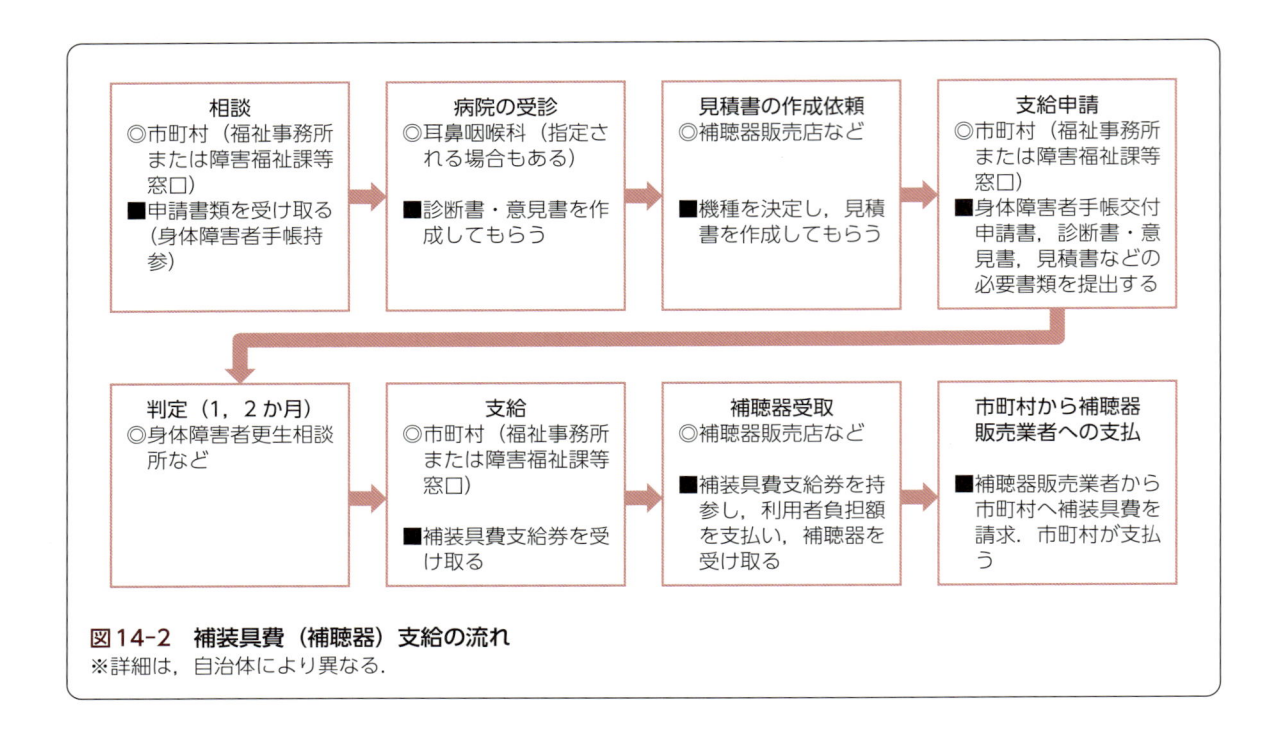

図14-2　補装具費（補聴器）支給の流れ
※詳細は，自治体により異なる．

軽度・中等度難聴児者への対応：身体障害者手帳の障害程度等級6級に認定されない軽度・中等度難聴児者は，障害者総合支援法の補装具費支給制度の対象にならない．難聴と診断された18歳未満の軽度・中等度難聴児においては，市町村による，言語の習得やコミュニケーション能力の向上を支援するための「軽度・中等度難聴児補聴器購入費補助事業」にて，補聴器購入等費用の一部助成が行われるようになった．しかし，制度利用の条件や補助額などは市町村ごとに異なるので，役所での確認が必要である．18歳以上の軽度・中等度難聴者の場合には，市町村による事業は少なく，補聴器は全額自費購入しなければならないことが課題となっている[3]．なお，2018年度から，補聴器が診療などのために直接必要であり，医師による「補聴器適合に関する診療情報提供書（2018）」を提出する場合には，当該補聴器の購入費用は，医療費控除の対象になった．一般的に支出される水準を著しく超えない金額について控除対象とする．

補聴援助システム（⇒141〜145頁）：市町村により，障害の状況，生活環境，就学・就労上，真に必要と判断される場合には，医師の意見書により支給される．

③相談支援事業

障害者相談支援：地域生活支援事業における地方自治体の必須事業である．市町村が主体となるが，指定相談支援事業者や他の地方公共団体に委託できる．

障害者などの福祉に関する様々な問題についての相談に応じ，必要な情報の提供やサービスの利用支援などを行う[4]．聴覚障害者への相談支援では，聴覚障害にかかる障害特性を十分に理解し，すべての相談に手話または筆記など，聴覚障害者に合わせたコミュニケーション手段で対応できる担当者を置くことが重要になる．意思疎通支援事業に基づき，窓口に手話通訳者や音声文字変換装置などを設置する市町村なども多い．

その他の相談体制：身体障害者福祉法に基づく聴覚障害者情報提供施設がある．各都道府県，政令都市に一つ設置することとされ，聴覚障害の人を対象に，コミュニケーション支援，情報支援，相談支援の他，手話通訳者や要約筆記者の派遣・養成および各種相談事業などを行う．また，聴覚障害者協会事務所や福祉事務所，社会福祉協議会などに，聴覚障害者への相談支援を専門に行う「ろうあ者相談員」を採用する地方自治体もある．

4 情報保障（⇒145～148頁）

(1) 主な社会資源

①意思疎通支援者（手話通訳者・要約筆記者）の派遣

「意思疎通支援事業」は，各市町村の必須事業であり，「聴覚，言語機能，音声機能，視覚その他の障害のため，意思疎通を図ることに支障がある障害者等」を対象に，意思疎通支援者の派遣を行う．障害者総合支援法における地域生活支援事業の一つである．

聴覚障害者に対する意思疎通支援者としては，手話通訳者と要約筆記者（文字通訳者）がある．厚生労働省令に基づく認定資格に合格した者や，厚生労働省が定める養成カリキュラムに基づき，市町村が実施する養成研修を受講した者が対応する．

聴覚障害者が，手話通訳者や要約筆記者の派遣を希望する際には，居住する市町村の派遣窓口に申請する．実施主体である市町村によって，利用時の費用負担（原則，無料の場合が多い），派遣可能な場面や時間，派遣依頼方法などが異なるため，居住地の取り組みを確認する．

なお，企業などの事業主が，手話通訳者や要約筆記者の派遣を要請する場合には，事業主の実費負担となる．

②日常生活用具給付等事業

障害者総合支援法に基づき，障害児・者に対して，自立生活支援用具など日常生活用具の給付または貸与が行われる．市町村の障害福祉課などの窓口が申請先となり，市町村にて審査が行われる．

聴覚障害者の日常生活用具には，聴覚障害者用屋内信号装置，聴覚障害者用通信装置，聴覚障害者用情報受信装置などがあり，生活上の音声情報の使用を支援する（表14-3）．

身体障害者手帳の等級，年齢，家族状況などにより，用具の給付・貸与に制限がある．また，市町村により，申請の流れや給付費の上限額なども異なる．

③電話リレーサービス提供事業

電話リレーサービスとは，聴覚や発話に障害のある人とそれ以外の人とが，オペレーターの通訳を介して電話することができるサービスをいう．

2020年12月に「聴覚障害者等による電話の利用の円滑化に関する法律」が施行され，2021年7月から電話リレーサービスは公共インフラとして制度化された．登録により24時間365日，通訳者を仲介して聴者へ音声で送信するサービスである．聴覚障害者からは手話や文字を発信し，聴者からの発信は逆の通訳が利用できる．即時双方向に電話がかけられるようになった．また，緊急通報機関への連絡も可能となった．

キーワード

【聴覚障害者用屋内信号装置】
生活音を光・振動・アラーム音などに変えて知らせる装置．玄関のチャイム音，ファックス受信音，乳児の泣き声，アラーム音，火災報知器の音などに利用する．

【聴覚障害者用通信装置】
ファックスなど，音声の代わりに文字や動画によって通信が可能な装置．

【聴覚障害者用情報受信装置】
テレビの映像音声に字幕や手話通訳映像を合成して出力する装置．また，災害時の緊急信号を受信する．

つながる知識

【電話リレーサービス】
「聴覚障害者が自立した日常生活及び社会生活を送るために重要な社会基盤である」とし，総務省によって公共インフラとして整備された．

表14-3　聴覚障害者における日常生活用具の一例

支援	種目	使用モード	仕様
自立生活支援用具	屋内用信号装置	音→光／振動	生活上の音，音声などを視覚や振動などの信号に変換して知らせる
	火災警報器	音→増幅／光	室内の火災を煙または熱により感知し，音または光を発し，屋外にも警報ブザーで知らせる
	自動消火装置	音に反応し消火	室内温度の異常上昇または炎の接触で自動的に消火液を噴射し，初期火災を消火する
	携帯用信号装置	音→光／振動	屋内用信号装置の携帯用装置で，各部屋に移動する際にも所持して使える
情報・意思疎通支援用具	聴覚障害者用通信装置	音声→文字	一般の電話に接続することができ，音声の代わりに，文字などにより通信が可能である
	聴覚障害者用情報受信装置	音声→文字／手話	字幕および手話通訳付きの聴覚障害者（児）用番組ならびにテレビ番組に字幕および手話通訳の映像を合成したものを画面に出力する機能を有し，かつ，災害時の聴覚障害者（児）向け緊急信号を受信する

身体障害者手帳の等級，年齢，家族状況などにより，各市町村で給付に制限がある．

④聴導犬訓練事業

　身体障害者補助犬法に基づく**身体障害者補助犬**には，盲導犬・介助犬・聴導犬の3種がある．身体障害者の自立と社会参加を促進することを目的とする．

　聴導犬とは，聴覚障害者に生活の中の必要な音を聞き分けて知らせ，音源へ誘導する．例えば，玄関のチャイム音，スマートホンの着信音，キッチンタイマー，乳児の泣き声，車のクラクション，自転車のベル，非常ベルの音などの音情報を伝える．申請や問い合わせの窓口は，居住する市町村にある．

(2) 情報保障に関わる意識態度

　情報保障とは，障害者の社会参加を支援する取り組みといえる[5]．ただし，聴覚障害の程度，語音聴取の程度の他，障害が生じた時期や教育歴などの個別事情によって必要な手段が異なる[6]．場面によって，情報保障の手段を使い分けたり，複数の手段を組み合わせて利用したりすることもある．どのような手段を選択するかは，聴覚障害者本人や家族と対話を重ねて検討する．

5 就労に関する支援制度

(1) 障害者総合支援法に基づく就労支援（表14-4）

　障害者総合支援法における就労系障害福祉サービスには，就労移行支援，就労継続支援，就労定着支援がある．

　就労支援を受ける際には，支援を受けたい事業所（市町村から指定を受けた施設）を選択した上で，障害者の居住する市町村窓口に訓練等給付を申請する．その後，給付が決定した際に，「障害福祉サービス受給者証」が発行される．受給者証には支援内容や支給量などが記載されている．

①就労移行支援事業

　一般就労への就職を希望する65歳未満の障害者を対象に，職業訓練や就職活動の支援を行う．原則24か月（2年）の期間内で利用することができる．また，一般就労後にも，最長3年間（1年ごとに支給決定期間を更新）の範囲で，**就労定着支援**

🖊 つながる知識
【身体障害者補助犬】
身体障害者補助犬法により，現在では不特定かつ多数の者が利用する施設において，補助犬の同伴を拒んではならないこととなっている．

🖊 つながる知識
【一般就労】
企業や公的機関などに就職して，雇用契約を結んで働く就労形態．

【障害者の一般就労の方法】
障害のない人と同様の一般雇用枠で雇用される方法や，障害者手帳を所有する障害者を対象とした障害者雇用枠で雇用され障害のない人と同じ場所で働く方法，特例子会社で働く方法がある．

表14-4　障害者就労に関する主な支援サービス

支援サービス	対象	内容	雇用契約	賃金	利用期間
就労移行支援事業	一般就労への就職を希望する65歳未満の障害者	一般企業に雇用されることが可能と見込まれる者に対して，一定期間就労に必要な知識および能力の向上のために必要な訓練を行う	なし	なし（一部ではあり）	原則2年以内
就労継続支援A型事業	一般就労では不安または困難で，雇用契約に基づく就労が可能とされる原則18歳以上65歳未満の障害者	雇用契約の締結などによる就労の機会の提供および生産活動の機会の提供を行う	あり	あり	なし
就労継続支援B型事業	一般就労では不安または困難で，雇用契約に基づく就労が困難とされる障害者	就労の機会の提供および生産活動の機会の提供を行う	なし	あり	なし
就労定着支援事業	就労移行支援などを利用して，一般企業に新たに雇用された障害者	雇用に伴い生じる日常生活または社会生活を営む上での各般の問題に関する相談，指導および助言などの必要な支援を行う	—	—	最長3年間（1年ごとに支給決定期間を更新）

を受けることができる．

②就労継続支援事業

　一般就労が現時点で不安あるいは困難とされる障害者に，働く機会を提供する支援として，就労継続支援A型（雇用型）と就労継続支援B型（非雇用型）の2つのサービスがある．

　就労継続支援A型は，雇用契約を結んだ上で働きながら，同時に職業訓練も受けることができる福祉サービスであり，原則18歳以上65歳未満の障害者を対象とする．

　就労継続支援B型は，雇用契約を結ばず，作業訓練などを通じて生産活動を行い，生産物に対する成果報酬の工賃が支払われる．年齢制限は設けられていない．B型事業所にて作業経験を重ね，一般就労や就労継続支援A型での雇用型勤務に移行することもできる．

　いずれも，利用期間の定めはない．市町村によって諸条件が異なる場合があり，居住する市町村窓口に確認する必要がある．なお，就労移行支援も就労継続支援も，わずかではあるが聴覚障害者に特化した事業所がある．

(2) 障害者雇用促進法に基づく特例子会社制度

　特例子会社とは，「障害者の雇用の促進および安定を図るため，事業主が障害者の雇用に特別の配慮をした子会社」であり，一定の要件を満たした上で，厚生労働大臣から認定を受けた会社を指す．「障害者の雇用の促進等に関する法律（**障害者雇用促進法**）」に規定されている．

　障害者雇用促進法では，<u>障害者法定雇用率</u>が定められ，事業主にはその率に応じた障害者の雇用が義務付けられている．事業主（親会社）が特例子会社を設立すると，そこで雇用されている障害のある従業員も，事業主（親会社）の従業員として，障害者法定雇用率を算定することができる．

　特例子会社では，障害者の特性に配慮した仕事の確保・職場環境の整備が容易となるなどのメリットがあると考えられている[7]．いずれの形態にせよ，障害のある労働者もまた貴重な戦力として，企業に貢献できる就労のあり方が求められる．

✎ **つながる知識**

【障害者法定雇用率】
事業主が雇用しなければならない障害者の割合を指す．従業員が40人以上の事業主には，民間企業では2.5％，国・地方自治体では2.8％，都道府県などの教育委員会では2.7％以上の割合で，障害者雇用が義務付けられている（2024年4月）．

文献
1) 厚生労働省：身体障害者福祉法施行規則，別表第5号.
2) 厚生労働省：身体障害者障害程度等級表の解説（身体障害認定基準）について，別表第2・6号.
3) 奥野英子：聴覚障害児・者支援の基本と実践．p56，中央法規，2008.
4) 丸山　晃：障害者総合支援法とは…制度を理解するために　改訂第3版．p22，社会福祉法人東京都社会福祉協議会，2020.
5) 厚生労働省：令和6年版　厚生労働白書—社会保障を支える人材の確保—．p434，2024.
6) 廣田栄子：特別支援教育・療育における聴覚障害のある子どもの理解と支援．p253，学苑社，2021.
7) 内閣府：令和6年版　障害者白書．p85，2024.

（中津真美）

● 2. 多職種連携と協働

■1 医療での多職種連携・協働の成り立ち

多職種連携による協働（interprofessional work：IPW）とは，「患者のQOLの維持と改善」「再発や重度化の予防」など，利用者（患者や家族）の利益を第一として，専門職によるチームや，機関・施設が協働して総合的なケアを提供するものである．医療・保健・福祉の多様な専門性を活用して質の高い支援を目指す．

近年では医療技術が高度化し，専門知識が細分化することで医療スタッフの業務内容が増大し，安全で質の高い医療の提供には「チーム医療」の実践が求められる．患者・家族からも**有害事象**のない安心・安全な質の高い医療を求める声が高まり，ガイドラインの作成やそれを活用した治療の標準化，チーム医療が進められてきた[1]．また，医師の時間外労働など働き方改革の施策も執行され，これまで医師法で制約されていた業務や役割について，医師から各種専門職へのタスクシフト/シェアが進められている．

わが国では超高齢社会に直面し，介護保険法や地域包括ケアの法整備によって，病院と退院後の在宅医療・福祉の連携による支援が行われるようになった．

> 🖉 つながる知識
> 【治療の標準化】
> 処置・検査・薬剤使用および判断に関する業務指示を整理した規準をいう.

■2 医療での多職種連携・協働の多様な形態 （表14-5）

病院内や地域医療では，多様な形態によって患者のニーズへの対応を行う[2]．

表14-5　医療・保健における多様な連携・協働の形態と取り組み

協働の形態	取り組みの内容
各診療科や部門の連携	医療スタッフ間で患者情報を共有し，診療科間の連絡に留意して診療を行う．平常時と緊急時の対応の手順や責任者を明確化することが必要になる
院内横断的な連携	医師，歯科医師を中心に複数の医療スタッフが特定の治療や，患者サポートに向けて医療チームを組織して治療にあたる（栄養・呼吸管理，感染制御，口腔ケア，摂食嚥下，褥瘡対策，周術期管理，慢性疾患，終末期など）
特定疾患に対する連携	医療スタッフが医療チームを組織し，患者の生活習慣などの改善に向けて，治療・支援にあたる（がん，糖尿病，高血圧，脂質異常症など）
地域横断的連携	医療スタッフと地域組織の保健・福祉専門職が，退院時カンファレンスや地域ケア会議で協議し，在宅医療・介護についての役割を分担し，連携支援にあたる（医師，歯科医師，看護師，保健師，薬剤師，理学療法士，作業療法士，言語聴覚士，ソーシャルワーカー）
緊急時の連携	災害支援，救急医療において，多職種が連携・協働して，生命維持・栄養管理・危険回避・疾病再発，さらに重症化予防，QOL改善などに対処する

③ 高齢者の医療・介護連携の特色

　高齢期では複数の慢性疾患を併せもつ場合が多く，さらに急性期医療での治療後に，加齢により地域での介護生活へと患者のニーズが変化する．そこで各疾患の治療についての総合的な観点で，病院入院中から退院後の地域ケアや生活を想定し，病院と地域包括ケアの専門職（医療・介護・福祉・保健・生活支援）との協働が求められている（**図14-3**）．

④ 高齢難聴の多職種連携・協働による支援

　65歳以上の高齢者では1/3に難聴の訴えがあるが[3]，高齢難聴者は加齢により聞こえが徐々に低下した軽中等度難聴が多い．難聴によって日常的会話や社会活動が低下すると，社会からの孤立やうつ症状を誘発することもある．しかし，当事者による難聴の自覚は乏しく，補聴器装用者の割合は15.2%程度とされている[4]．そこで，高齢者で聞き返しが多く難聴を疑う際には，言語聴覚士，さらにリハビリテーションや介護支援に関わる専門職，補聴器適合技能者などが耳鼻咽喉科の受診を勧め，早期診断につなげることが必要になる．難聴診断後には直ちに補聴器や人工内耳の適用を検討し，装用指導を開始する．補聴機器入手には，障害者総合支援法による補聴器処方や自治体の購入支援事業，健康保険による人工内耳処方，意思疎通支援事業などについて，社会福祉士に情報提供を依頼する．言語聴覚士は，医療・福祉・介護・地域の各施設で，難聴高齢者とのコミュニケーション回復の方法と情報保障について各種専門職に理解を求めることが必要である．

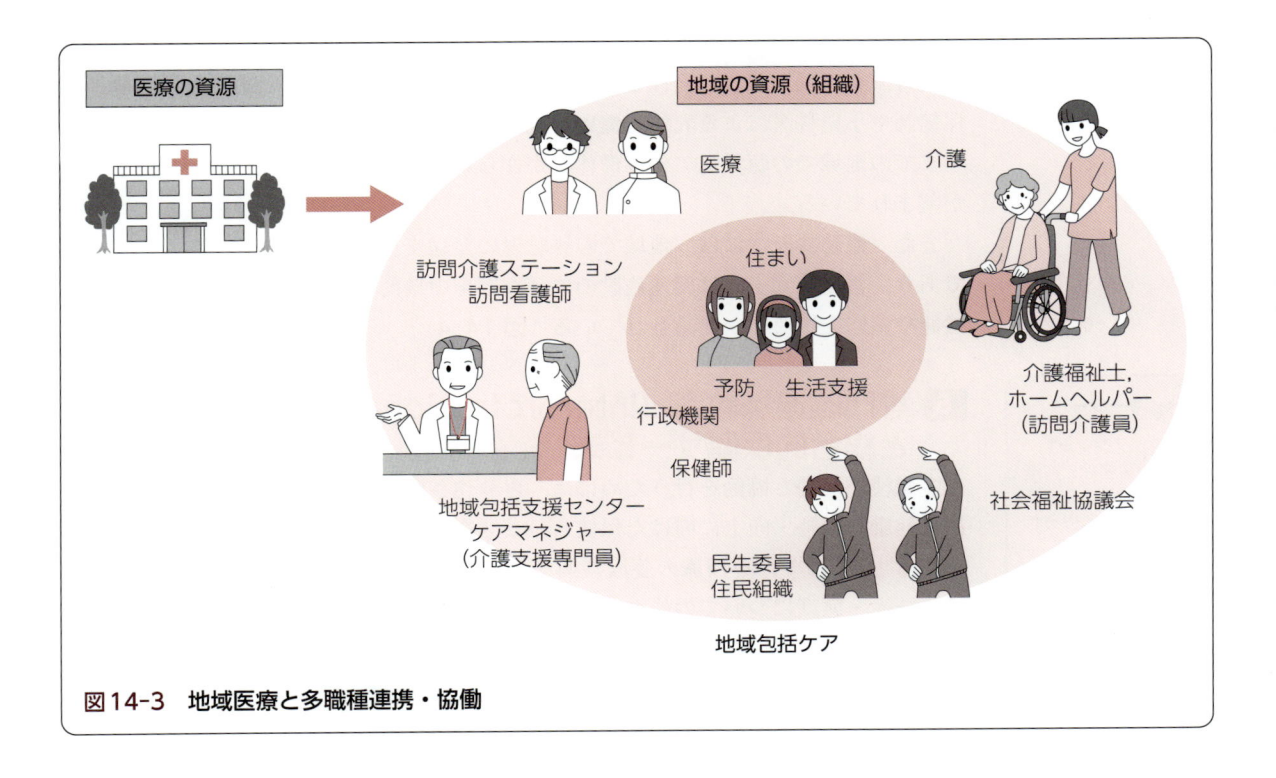

図14-3　地域医療と多職種連携・協働

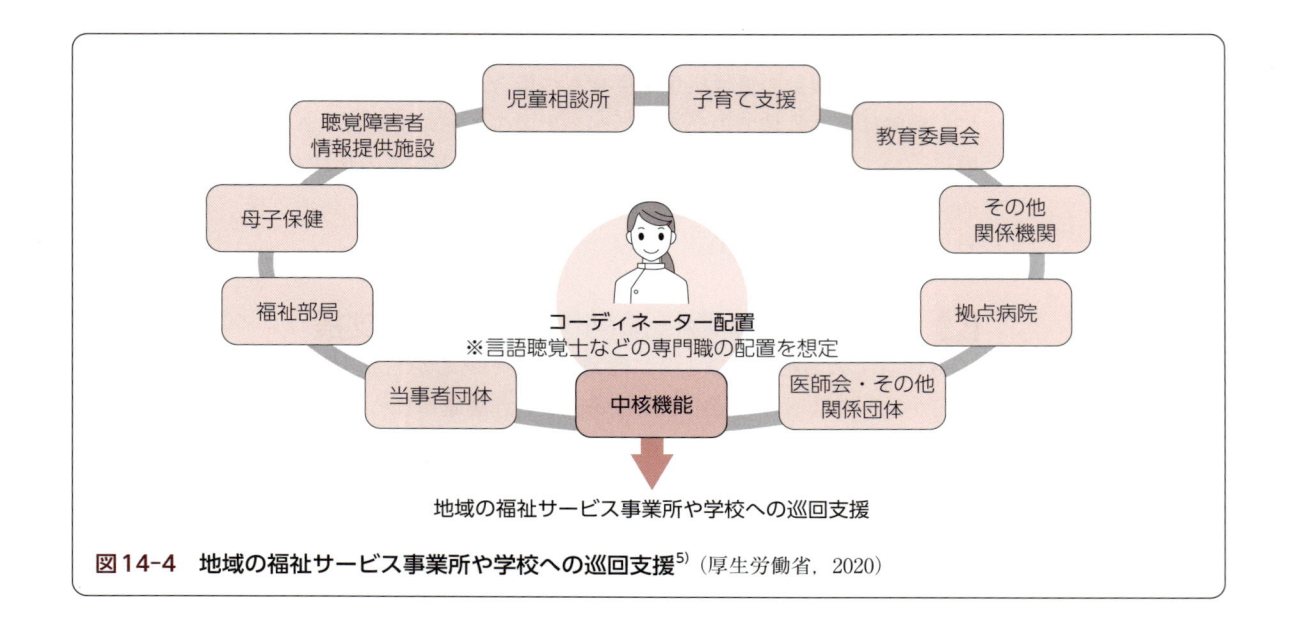

図14-4　地域の福祉サービス事業所や学校への巡回支援[5]（厚生労働省, 2020）

（図中）

児童相談所

子育て支援

聴覚障害者情報提供施設

教育委員会

母子保健

その他関係機関

福祉部局

拠点病院

コーディネーター配置
※言語聴覚士などの専門職の配置を想定

中核機能

当事者団体

医師会・その他関係団体

地域の福祉サービス事業所や学校への巡回支援

⑤ 小児難聴の多職種連携・協働による支援

　小児期の難聴は，言語などの発達全般に及ぼす影響が大きい．わが国では出生児の95.2%[10]に新生児聴覚スクリーニング検査（NHS）が導入されており，早期診断と診断後の療育への**切れ目のない支援連携が必要である**．**出生病院産科でNHS**が行われ，難聴疑い（リファー）児では，**耳鼻咽喉科精密聴力検査**で難聴の診断を行う．難聴児には**児童発達支援事業所，病院，クリニック，聴覚特別支援学校**などで療育を始める．

　一方，新生児以降に遅発性または進行性の難聴が発症することもあり，**保健所の保健師や小児科医による乳幼児健康診査や就学時健康診査も重要である**．小学校就学までの地域での聴覚ケアの協働体制が作られており，言語聴覚士の積極的な関与が望まれている．

　また，難聴診断後には，地域での難聴児の発達支援に向けた関係者の連携が必要であり，言語聴覚士には関連施設の協議などを中核的に進めるコーディネーターの機能や巡回支援などが要請されている（**図14-4**）[5]．

⑥ 専門職連携教育（Interprofessional Education：IPE）と総合的保健サービス

　多職種が連携と協働を行うためには，再分化された高度医療を統合し，患者の治療と健康の維持・向上に向けた保健サービスを提供できる高度な人材の育成が重要である[6]．そこで，専門職の養成機関では，多職種連携の実践に必要な基本的な知識・技術・態度についての能力（専門職連携**コンピテンシー**）の育成を目指すことが重要になる．すなわち，患者・家族の利益を中核に置き，①チームワーク，②役割と責任，③コミュニケーション，④学習態度と批判的考察，⑤患者との関係・ニーズの把握，⑥倫理的洞察の6領域の習得が挙げられる[6,7]．

　国内では，2018年に理学療法士・作業療法士学校養成施設指定規則が改正され[8]，

多職種で円滑に協働できる人材育成の教育モデル・コア・カリキュラムが策定されている．専門基礎科目において，地域包括ケアシステムの強化に向けた医療・介護連携や，自立支援や就労支援などを含む「リハビリテーションの理念」「地域包括ケアシステム」「多職種連携の理解」「喀痰等の吸引」を必修化した．臨床実習科目では，多様化する保健・医療・福祉・介護のニーズに対応するため，基本的技術の習得と地域包括ケアシステムに資する高度医療人材の養成が記載された．言語聴覚士においても，同様に指定規則（言語聴覚士学校養成所指定規則の一部を改正する省令）が発出され，カリキュラムの大綱化や臨床実習内容について改正された[9].

文献

1) 厚生労働省医政局長：医療スタッフの協同・連携によるチーム医療の推進について．https://www.mhlw.go.jp/topics/2013/02/dl/tp0215-01-09d.pdf（2024年3月1日閲覧）
2) 廣田栄子：他職種連携と協働．リハビリテーション医学（上月正博・他編），メジカルビュー社，2021，pp81-86.
3) World Health Organization（WHO）：World report on hearing. https://www.who.int/publications/i/item/9789240020481（2024年3月1日閲覧）
4) 日本補聴器工業会：Japan Track 2022調査報告書．http://www.hochouki.com/files/JAPAN_Trak_2022_report.pdf（2024年3月1日閲覧）
5) 厚生労働省 社会・援護局 障害保健福祉部：障害者自立支援法等の一部を改正する法律案の概要．https://www.mhlw.go.jp/content/12401000/000758926.pdf（2024年3月1日閲覧）
6) World Health Organization（WHO）：framework for action on interprofessional education and collaborative practice. https://iris.who.int/bitstream/handle/10665/70185/WHO_HRH_HPN_10.3_eng.pdf?sequence=1（2024年3月1日閲覧）
7) 多職種連携コンピテンシー開発チーム，春田淳志・他：医療保健福祉分野の多職種連携コンピテンシー，2016. https://www.hosp.tsukuba.ac.jp/mirai_iryo/pdf/Interprofessional_Competency_in_Japan_ver15.pdf（2024年3月1日閲覧）
8) 文部科学省・厚生労働省：理学療法士作業療法士学校養成施設指定規則の一部を改正する省令（平成30年10月5日）https://www.jaot.or.jp/files/page/wp-content/uploads/2018/10/shiteikisokukaitei.pdf（2024年3月1日閲覧）
9) 令和6年4月1日 施行 言語聴覚士学校養成所指定規則の一部を改正する省令（令和六年文部科学省・厚生労働省令第一号）https://laws.e-gov.go.jp/law/410M50000180002?tab=compare（2024年11月25日閲覧）
10) 子ども家庭庁：新生児聴覚検査の実施状況等について．令和4年調査，令和6年公表．

（廣田栄子）

✓ 確認Check! ☐ ☐ ☐

- 身体障害者福祉法の「聴覚障害」の障害程度等級の判定基準を述べよう．⇒273〜274頁
- 補聴器の補装具費支給の流れを述べよう．⇒275〜276頁
- 障害者総合支援法における就労系障害福祉サービスを挙げよう．⇒278〜279頁

和文索引

あ

アウトカム評価	228
あきらめ期	250
アサーティブ	246
足場かけ	201
足踏み検査	79
アッシャー症候群	264
アデノイド増殖症	40
アブミ骨	14
アブミ骨筋反射	73
アブミ骨手術	43

い

閾値上レベル	8
意思疎通支援事業	275, 277
異常眼球運動検査	81
位相情報	25
異聴傾向	232
一側性難聴	161
一般就労	278
遺伝カウンセリング	35
遺伝性難聴	35, 44, 159
イヤモールド	101
陰影聴取	66
インクルーシブ	156
インクルージョン	2, 155
インテグレーション	155
インピーダンス	18
インピーダンスオージオメトリー	72
インフォームド・コンセント	229
インプラント	116

う

ウイルス感染による難聴	159
運動障害	212
運用仮説	154

え

エアーカロリック検査	83
絵日記指導	199
エマージェントリテラシー	207
遠城寺式乳幼児分析的発達検査	186

お

黄斑変性	264
オージオグラム	65
オーディトリー・ニューロパチー	49

オ

オーバーマスキング	67
オープンセット	248
オープンフィッティング	101
オーラルリハビリテーションのための質問リスト	246, 247
オクターブバンド分析	6
屋内用信号装置	278
音入れ	122
音の大きさ	7
音の情報処理過程	25
音の増幅	95
音の高さ	4
音の強さ	5
オブジェクトキュー	265, 266, 269
音圧	5
音圧レベル	5
音響外傷	46
音響環境的要因	139, 149
音響性耳小骨筋反射	73
音響分析評価	184
音響法	73
音源定位	121
音質調整	99
音場閾値検査	176
音場検査	105
音声	266
音声機能，言語機能又はそしゃく機能の障害	273
音声言語	3, 189
音声と環境音認知の評価	233, 236
音速	4
温度刺激検査	82

か

開回路	125
介護給付事業	275
外耳	18
外耳炎	39
外耳道形成術	39
外耳道形態異常	39, 159
外耳道閉鎖効果	63
外耳の発生	23
外傷性鼓膜穿孔	43
回折	7
回旋性眼振	80
外側半規管	16
回転加速度	16, 21
外リンパ瘻	44
会話の流暢性の評価	239
会話法	189
カウンセリング支援	251

き (right column top)

カウンセリングスキル	216
カウントドットオージオグラム	178
蝸牛	15, 19
蝸牛神経	16
蝸牛窓	14
蝸牛有毛細胞	20
学習意欲	208
学習仮説	154
火災警報器	278
加重効果	121
家族支援	189, 214
家族を重視した支援	215
活動参加状況の評価	240
滑動性眼球運動	22
蝸電図	74
カハートのノッチ	43
加齢性難聴	47, 223, 254, 258, 260
感音難聴	37, 38, 54, 158
眼球運動	22
環境調整	251
緩徐相	80
眼振	50
眼振検査	77, 80
杆体細胞	264
顔面神経	17
顔面神経刺激反応	122
顔面神経麻痺	31

き

聞きとるスキル	252
きこえについての質問紙2002	233, 235
聞こえの確認のフローチャート	174
聞こえの評価尺度	178
規準周波数レスポンス曲線	98, 99
規準利得	99
基底回転	14
規定選択法	104
基底板振動	20, 26, 27
気（導）骨導差	36
気導聴力	36, 63, 65
気導補聴器	93
キヌタ骨	14
機能性難聴	49
キャッチアップサッケード	85
キャンセル効果	19
球形嚢	16, 22
キューサイン	191
吸収	7
急性中耳炎	40
急性乳様突起炎	40

急速眼球運動検査	87	
急速相	80	
キュードスピーチ法	190	
共生	2	
共生社会	2	
狭帯域雑音	66	
共鳴	209	
極現法	9	
距離減衰	6	

く

グリセロールテスト	51
クリック音	74
クローズドセット	248
訓練等給付事業	275

け

計画立案	187
継時マスキング	9
形態素分析	183
携帯用信号装置	278
傾聴態度	192
言語	179
健康寿命	256
言語獲得	151
言語獲得期	203
言語獲得前聴覚障害	258
言語生得仮説	154
言語聴覚リハビリテーション依頼箋	163
言語発達指導	198
言語発達段階	180, 199
言語発達評価	179
言語発達マーカー	182
言語ベースの聴覚学習	193
言語力	179
検知	176, 193

こ

語彙学習の指導	202
高音急墜型	38
構音訓練	209
構音検査	183
高音漸傾型	38
交叉聴取	66
高周波数平均値	99
恒常法	9
構成的会話訓練	246
構成的指導	207
構成的聴覚学習	193
高速フーリエ変換	6
後天性真珠腫性中耳炎	41

後天性難聴	34, 161
後天的要因	255
行動観察	182
行動観察評価	178
行動性評価	186
後半規管	16
構文学習の指導	201
後迷路性難聴	37, 38
合理的配慮	2
高齢期	222, 258
高齢難聴	281
コード化法	121
語音聴力検査	67, 232
語音弁別検査	69, 108
語音明瞭度検査	176, 232
語音了解閾値検査	69
国際音声試験信号	97
国際生活機能分類	1
極低出生体重児	36
鼓室	14
鼓室階	14
鼓室形成術	41
固視抑制検査	84
個人モデル	1
ごっこ遊び	204
骨導聴力	36, 64, 65
骨導補聴器	94
骨迷路	14
ことばの鎖	152
鼓膜	13, 42
鼓膜の発生	24
コミュニケーション	179
コミュニケーション指導	195, 246
コミュニケーションスキル	252
コミュニケーションストラテジー	240, 270
コミュニケーションストラテジー訓練	246
コミュニケーションストラテジースキル	252
コミュニケーションストラテジーの評価	240
コミュニケーションの定位	268
コミュニケーション評価	239
コミュニケーションモード	189, 243
コミュニケーションモダリティー	43
語用	182
語用面の指導	205
語連鎖期	180, 199
語連鎖指導	202

混合難聴	37, 39, 158
コンピテンシー	282

さ

最高語音明瞭度	232
最小可聴値	8
最小反応閾値	166
最大音響利得周波数レスポンス曲線	97, 99
最大出力	101
最大出力制限	95
再適応期	250
再適応への努力期	250
再適応への萌芽期	250
サウンドスペクトログラム	10
ささやき声検査	173
雑音	97
雑音抑制	96
作動記憶	185
皿型	38
三次的障害	250
残存聴力活用型人工内耳	116, 132
三半規管	16

し

視運動性眼振	22
視運動性眼振検査	87
支援のニーズ	222
耳音響放射	28, 75
耳介形態異常	39, 159
視覚強化式聴力検査	169
視覚障害	262, 264
視覚代替支援	145
視覚聴覚二重障害	50, 262
自覚的聴覚検査	60, 166
耳管	14
耳管機能検査	73
耳管機能不全	41
時間情報処理	254
時間分解能	254
自記オージオメトリー	69
識別	176, 193
耳鏡検査	61
磁気を利用したシステム	144
耳硬化症	43
指向性	96
耳垢栓塞	39
視刺激検査	77, 87
自浄作用	33
自助型ストラテジー	240
視診	61
自声強調	41

自然法 198
耳痛 30
実行機能 185
実効値 5
実効マスキングレベル 66
実耳挿入利得 103
実耳装用利得 103
実耳測定 102, 105
実耳非装用利得 103
実物 265, 266
質問紙 232
質問紙法 187
自動ABR 171
自動消火装置 278
児童発達支援事業所 156
児童発達支援センター 156
自発眼振検査 80
自閉スペクトラム症 212
耳閉（塞）感 30
字幕表示 147
耳鳴 30
耳鳴検査 62
社会性評価 186
社会福祉サービス 274
社会モデル 1
弱視手話 266
弱視難聴 263
弱視ろう 263
若年発症型両側性感音難聴 48
遮蔽効果 19
自由音場 139
就学時健診 174
周期 4
周産期 35
周産期性難聴 35
重心動揺検査 78
周波数 4, 65
周波数特性 95, 97
周波数分析 6
周波数レスポンス 97
重複障害児 211
重力 22
就労移行支援事業 279
就労継続支援A型事業 279
就労継続支援B型事業 279
就労支援 278
就労定着支援事業 279
受信方法 266
受動型骨導インプラント 128
手話 265
手話言語 3, 190
手話通訳 146

手話通訳者 277
純音 63, 97
純音聴力検査 63, 232
障害者基本法 272
障害者権利条約 2, 272
障害者雇用促進法 279
障害者雇用枠 275
障害者総合支援法 273, 275, 278
障害者手帳 273
障害者の人権 2
障害者法定雇用率 279
障害等級 274
条件詮索反応聴力検査 167
症候群性難聴 159
常染色体顕性遺伝 35
常染色体潜性遺伝 35
常染色体優性遺伝 35
常染色体劣性遺伝 35
情緒性評価 186
衝動性眼球運動 22
衝動性眼振 50
小児人工内耳適応基準（2022） 119
小児聴覚障害 163
小児聴覚障害の臨床の流れ 164
上半規管裂隙症候群 51
情報・意思疎通支援用具 278
情報カウンセリング 229
情報収集 164, 229
情報提供 231
情報保障 145, 278
少量注水法 83
書記言語力評価 187
書記産生力評価 187
書記読解力評価 187
書記リテラシー 206, 207
触手話 266
初語期 180, 199, 203
書字検査 79
ショック期 250
自立支援医療制度 275
自立支援給付 273, 275
自立生活支援用具 278
耳漏 30
心因性難聴 49
神経反応テレメトリー 125, 133
唇型分類 237, 238
人工中耳 128
人工内耳 115
人工内耳装用下の聞こえ 226
人工内耳の適応 191
人工内耳プログラミング 126
真珠腫性中耳炎 42

滲出性中耳炎 40, 42, 159
新生児期 35
新生児聴覚スクリーニング検査 154, 171, 218
身体障害者更生相談所 274
身体障害者障害程度等級 273
身体障害者障害程度等級（聴覚障害） 37
身体障害者手帳 273
身体障害者補助犬 278
身体障害者補助犬法 278
新版K式発達検査2020 186
新版構文検査―小児版 183, 203
信頼性 184
心理社会的支援 188
心理的回復過程 250
心理物理学的測定法 9

す

錐体細胞 264
垂直性眼振 80
水平型 38
水平性眼振 80
スケールアウト 65
スケルチ効果 121
ステンゲル検査 89
スピーチオージオグラム 68
スピーチトラッキング訓練 246
スピーチノイズ 66
スピーチバナナ 177

せ

正円窓 14
生活支援機器 148
生活単元学習 199
声質 209
成人語模倣期 180, 199
成人人工内耳適応基準（2017） 118
成人聴覚障害 221, 228
成人聴覚障害の臨床の流れ 228
青年期 258
青年期・成年初期 222
成年初期 258
赤外線フレンツェル眼鏡検査 81
赤外線補聴システム 145
赤外線を利用したシステム 145
セルフアドボカシー 246, 253
セルフアドボカシースキル 194
線形応答 28
線形増幅 98
前言語期 180, 199
全体法 198

前庭 16, 22
前庭階 14
前庭眼反射 22
前庭自律神経反射 22
前庭神経 16
前庭神経炎 51
前庭脊髄反射 22
前庭窓 14
前庭動眼反射 84
前庭誘発筋電位検査 86
先天性形態異常 23
先天性耳瘻孔 41
先天性真珠腫性中耳炎 41
先天性難聴 34, 45, 161
前半規管 16
選別聴力検査 174, 175, 257
全盲難聴 263
全盲ろう 263
専門職連携教育 282

そ

騒音性難聴 46, 150
騒音防止ガイド 150
早期介入プログラム 153
相談支援事業 275, 276
壮年期 222, 258
増幅特性の評価 105
ゾーン 7
側頭骨骨折 44, 46

た

ターンテイキング 196
体外装置 116
体内装置 116
ダイナミックレンジ 26
体平衡検査 77, 78
他覚的聴覚検査 60, 166
多語文・従属文発生期 180, 199
多職種連携による協働 280
田中ビネー知能検査Ⅴ 185
多弁期・複文期 180, 199
単音節／単語明瞭度検査 183
単音節語音検査 176
短期支援 188
単語了解度検査 176
短絡 125
談話 182
談話の指導 204

ち

地域生活支援事業 273, 275
地域包括ケア 281

遅延側音検査 89
知的能力障害 164, 212
知的発達症 164, 212
知能検査 185
チャージ症候群 264
チャープ音 74
中央階 14
中間型手話 190, 243
中耳 14, 18
注視眼振検査 80
中耳機能検査 72
中耳形態異常 43
中耳の発生 24
中枢性聴覚障害 49
中途難聴 223, 258
調音点 248
調音方法 248
頂回転 14
聴覚閾値 8, 65
聴覚閾値検査 176
聴覚印象評価 184
聴覚音声法 190
聴覚学習 192, 193
聴覚活用指導 192, 245
聴覚ケアの地域体制 157
聴覚検査 165
聴覚健診 257
聴覚検診 173
聴覚口話法 189
聴覚障害 273
聴覚障害からみた生活機能 2
聴覚障害者情報提供センター 253
聴覚障害者用屋内信号装置 277
聴覚障害者用情報受信装置 277, 278
聴覚障害者用通信装置 277, 278
聴覚障害と生活機能 157
聴覚障害の程度分類 225
聴覚障害ハンディキャップスケール 233, 234
聴覚スキル 176, 193
聴覚精密検査 172
聴覚伝導路 17
聴覚特別支援学校 156
聴覚発達質問紙 168
聴覚評価 165, 232
聴覚補償機器の適応 191
聴覚補償支援 141
聴覚又は平衡機能の障害 273
長期支援 188
聴器の疾患 52
聴器の発生 23

聴取環境調整 188, 194
聴取能検査法 176
聴神経腫瘍 48
聴神経複合活動電位 125
聴性行動反応 167
聴性行動反応聴力検査 166
聴性定常反応 74
聴性脳幹反応 74
調整法 9
聴性誘発反応検査 74
超低出生体重児 36
聴導犬 278
聴導犬訓練事業 278
聴能訓練 193
重複障害 262
聴力型 38
聴力レベル 8, 65
直線加速度 22
治療の標準化 280
チンパノメトリー 72

つ

追跡眼球運動検査 87
伝えるスキル 252
ツチ骨 14
津守・稲毛式乳幼児精神発達質問紙 186

て

低音障害型 38
低出生体重児 36
訂正方略 252
ティンパノグラムの病型 72
ティンパノメトリー 72
データログ 97, 109
手書き文字 266
適応法 9
デジタルシグナルプロセッサ 92
デジタル電波によるシステム 143
デジタル補聴器 138
デシベル 5
伝音難聴 37, 38, 53, 158
電気眼振検査 81
電極インピーダンス 125
点字筆記 266
電波法 144
電波を利用したシステム 143
電話リレーサービス 148, 277

と

頭位眼振検査 80
頭位変換眼振検査 80

透過............7
統計確率仮説............154
統合的訓練............248
統語形式指導............202
同時法............190
同時マスキング............9
糖尿病網膜症............264
頭部遮蔽効果............121
等ラウドネス曲線............8
トゥリオ現象............51
トータルコミュニケーション法............190
特例子会社制度............279
読話訓練............248
読話検査語............238
読話評価............237
読話併用指導............194
突発性難聴............46
トップダウン処理............193, 237
トノトピー............117
トラッキング率............246

な

内耳............14, 15
内耳機能検査............69
内耳形態異常............43, 44
内耳性難聴............37, 38
内耳窓............14
内耳の発生............23
内耳リンパ液............14
内リンパ電位............20
ナラティブ............182
軟骨伝導補聴器............95
難聴............263
難聴者............223
難聴者の心理............250
難聴程度............160
難聴のオージオグラム............36
難聴の程度分類............37
難聴のハイリスク因子............155
難聴のハイリスク児............164
難聴の有病率............254

に

二言語二文化教育............223
二次的障害............250
日常生活用具給付等事業............275, 277
日本工業規格............97
日本語式指文字............265, 266
日本語対応手話............190, 243, 244
日本手話............190, 243, 244
乳児期............35
入出力曲線............28

入出力特性............99
乳突腔............14
乳突洞口............14
乳突蜂巣............14
乳幼児健康診査............173
乳幼児聴覚閾値の変化............178
認知発達評価............185
認定等級............274
認定補聴器技能者............109

の

ノイズ............10
脳幹性難聴............49
脳性麻痺............212
能動型骨導インプラント............128
能動的音受容............26, 27
ノートテイク............147
ノーマライゼーション............155
ノンリニア増幅............95, 98, 104

は

パーソナリティ性評価............186
ハイポイント法分析............182
バイモーダル............121
ハイリスクファクター............36
バイリンガル・バイカルチュラル
　教育............223
ハウリング抑制............96
場所説............20
パスカル............5
パソコンテイク............147
波長............4
発信方法............265
発声発語............179
発声発語指導............209
発声発語評価............183
発達プロフィール............179
発話特徴評価............184
発話明瞭度検査............184
発話明瞭度検査の評価尺度............185
母親法............198
ハビリテーション............151
パラ言語............245
バランステスト............71
バリアゲーム............247
半規管............16, 21
反射............7
搬送周波数............74
バンドノイズ............66
反復性中耳炎............40

ひ

ピアカウンセリング............244, 253
ピア活動支援............253
ピア支援............216
ヒアリングループシステム............144
非遺伝性先天性難聴............44
非遺伝性難聴............159
ピープショウ検査............169
比較選択法............104
皮質性難聴............49
歪成分耳音響放射............29, 76
非線形応答............28
非線形増幅............95, 98
ピッチ............4
ピッチ・マッチ検査............63
ビデオ眼振検査............82
ビデオヘッドインパルス検査............84

ふ

フィードバック抑制............96
フォン............8
複合音............63, 97
福祉事務所............273
輻輳・開散運動............22
振子様眼振............50
フレンツェル眼鏡............81
プログラミング............122
プログラム設定............96
フロセミドテスト............51
プロソディ............209
文章構成期............180, 199
文章了解度検査............176
分析的アプローチ............193
分析的訓練............248
分析的聴能訓練............245

へ

平均ターン長比率............239
平均聴力レベル............37, 159
平均発話長............182
平衡機能............21
平衡機能検査............77
平衡機能障害............50, 53, 273
平衡機能障害の身体障害認定............79
平衡斑............16, 22
ベケシーの伝達波............20
ヘルツ............4
ベル麻痺............48
偏倚検査............79
変調周波数............74
ベント............101

弁別 176, 193

ほ

萌芽期のリテラシー 207
包括的アプローチ 193
包括的指導 206
膨大部 16
法定健診 173
包絡線情報 25
ポケット型補聴器 93
母語 189
歩行検査 79
補充現象 39, 70
補装具費支給制度 275
補聴援助システム 141
補聴器 91, 275
補聴器装用下の聞こえ 226
補聴器適合検査の指針（2010）
105, 106
補聴器適合評価 105
補聴器特性測定装置 98
補聴器の常用 192
補聴器の適応 191
補聴効果の評価 105
補聴によるメリットの評価
234, 236
ボトムアップ処理 245
ホワイトノイズ 66
ボンディング 196
本人が改善したい聞こえの状況
スケール 240, 242

ま

マイクロホン 92
膜電位 20
膜迷路 14
マクロ分析 182
マスカー 10
マスキング 9, 65
マッピング® 122
マルチチャンネル処理 95
慢性中耳炎 40, 42

み

ミクロ分析 182
密閉型疑似耳 97
身振りサイン 265, 266
耳あな型補聴器 94
耳かけ型補聴器 93
耳鳴りの支障度に関する質問表 62

む

ムンプス難聴 47

め

迷路刺激検査 77, 82
メニエール病 51
めまい 30, 32
メモリー 97

も

盲ベース 263, 265
網膜色素変性症 264
盲ろう 262
目標設定 242
文字筆記 266
モロー反射 166
問診 164, 181
問診票 230

や

薬剤性難聴 47
山型 38

ゆ

遊戯聴力検査 169, 170
有声性 248
有線によるシステム 145
遊走能 33
誘発耳音響放射 75
癒着性中耳炎 41, 42
ユニバーサルデザイン 3
指点字 266
指文字 244

よ

幼児期 35
要請型ストラテジー 240
要請スキル 252
要約筆記 146
要約筆記者 277
読み書き能力 206
読み書きの指導 206

ら

ライフステージ 209, 221
ラウドネス 7
ラウドネス加算効果 121
ラウドネス申告用ボード 122
ラウドネス・バランス検査 63
ラウドネスレベル 8
裸耳利得 103

ラムゼイハント症候群 48
卵円窓 14
卵形嚢 16, 22

り

理解 176, 193
リクルートメント現象 39
利得調整の規準の設定 99
リニア増幅 98, 104
リハビリテーション計画立案 241
リファー 171
療育 155
両耳加重現象 21
両耳合成能 21
両耳装用 103
両耳聴効果 121
両耳分解能 254
両耳分離現象 21
両耳分離能 21
両耳弁別現象 21
両耳融合現象 21
両耳融合能 254
良性発作性頭位めまい症 50
両側人工内耳 121
両側性難聴 161
良聴耳 63
良聴耳効果 121
緑内障 264
臨界期 152

れ

冷温交互検査 84
冷温交互刺激法 82
冷風刺激法 84
レシーバー 92

ろ

ろう 263
ろう者 223
老人性難聴 47, 254
労働安全衛生法 257
ろうベース 263, 265
ローマ字式指文字 265, 266
ロンバール検査 89
ロンベルグ徴候 78

数字・欧文索引

数字

1/3オクターブバンド分析 6
1歳6か月児健診 173

2 cm³ カプラ	97	CROS 補聴器 95	LiP	123

索引（抜粋）

2 cm³ カプラ 97
3 歳児健診 173
3 分法 37
4 分法 159
4 分法 A 37
4 分法 B 37
6 分法 37
9 歳の壁 187
57-S 語表 68
67-S 語表 68
90dB 入力最大出力音圧レベル 97, 99

A

ABLB 検査 71
ABR 74
AD 変換器 92
APHAB 234, 236
ASD 212
ASSR 74
auditory neuropathy 49
Auditory Verbal therapy 190
AVT 法 190

B

Baha® 128, 131
Barr 法 170
BB 128
behavioral observation audiometry 166
Benign Paroxysmal Positional Vertigo 50
Bi-Bi 法 190
BICROS 補聴器 95
Bluetooth 電波によるシステム 144
BOA 166
Bonebridge® 128, 131
BPPV 50

C

CAP 178
Carhart's notch 43
Categories of Auditory Performance 178
CHARGE 症候群 264
Chirp 音 74
CI-2004（試案） 123
CIS コード化法 121
conditioned orientation response audiometry 167
COR 167
critical period 152

CROS 補聴器 95
CUS 85
cVEMP 86

D

DA 変換器 92
dB 5
dB HL 8
dB SL 8
dB SPL 6
dip 型 38
DPOAE 29, 76
DSP 92

E

EAS 人工内耳 116, 132
EAS 適応基準（2023） 116
ECAP 125
EcochG 74
ENG 81
ENoG 48
ETT 87

F

Family Focused 支援 215
FFT 6
FM 電波によるシステム 143

H

habilitation 151
HDHS 233, 234
HFA 99
HFA-OSPL90 99
HL 8
Hz 4

I

ICF 1, 156
IPE 282
IPW 280

J

J.COSS 日本語理解テスト 183
Jerger の分類 70
JIS 97

K

KIDS 乳幼児発達スケール 186

L

L_{50} 11
Ling-6 検査 176

LiP 123

M

MAIS 123
MLT 比率 239
MLU 182
MRT 166
MUSS 123

N

NAL-COSI 240, 242
Newborn Hearing Screening 171
NHS 154, 171, 218
NRT 125

O

OAE 75, 171
OKN 87
open ear gain 103
OSPL90 .... 97, 99
OTOF 遺伝子変異 49
oVEMP 86

P

Pa 5
peep show test 169
phon 8
play audiometry 169
PVT-R 絵画語い発達検査 183

Q

QUEST?AR 246, 247

R

real ear aided gain 103
real ear insertion gain 103
real ear unaided gain 103
refer 171
RIC 型補聴器 93

S

scaffolding 201
self-advocacy 253
SIR 185
SISI 検査 71
SN 比 10, 139
SOAP 形式 229, 258
sone 7
SPEAK コード化法 121
Speech Chain 152
Speech Intelligibility Rating 184, 185

SRI ………………………………… 184
SSQ-12 ……………………… 233, 236
STC ………………………………… 183

T

TEOAE ……………………………… 75
THI ………………………………… 62
TRW ……………………………… 246
Tullio 現象 ………………………… 51

U

Usher 症候群 ……………………… 264

V

VAS ………………………………… 63
VEMP ……………………………… 86
vHIT ……………………………… 84
Vibrant Soundbridge® …… 128, 130
Visual Analogue Scale ………… 63
visual reinforcement audiometry
……………………………………… 169
visual suppression 検査 ………… 84
VOG ……………………………… 82
VOR gain ………………………… 84

VRA ……………………………… 169
VSB ……………………………… 128
VU メーター ……………………… 10

W

WISC-Ⅳ知能検査 ………… 185, 186
WISC-Ⅴ …………………………… 185

X

X連鎖性遺伝 ……………………… 35

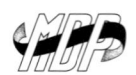

最新言語聴覚学講座
聴覚障害学

ISBN978-4-263-27074-5

2025 年 2 月20日　第1版第1刷発行

編著者　中　川　尚　志
　　　　廣　田　栄　子
発行者　白　石　泰　夫

発行所　医歯薬出版株式会社

〒113-8612　東京都文京区本駒込 1-7-10
TEL. (03)5395-7628(編集)・7616(販売)
FAX. (03)5395-7609(編集)・8563(販売)
https://www.ishiyaku.co.jp/
郵便振替番号　00190-5-13816

乱丁, 落丁の際はお取り替えいたします　　印刷・教文堂／製本・愛千製本所
© Ishiyaku Publishers, Inc., 2025. Printed in Japan